T0128320

Rolf de Weert

Instrumentenatlas

Het tot stand komen van deel 2 van deze Instrumentenatlas is mogelijk gemaakt door: Marga Bekkers, Tessa Fuhring, Els Gerritsen, Ingrid Larmené, Christel Bank, Peter Stoorvogel, Ellen Joan van Vliet, Hendries Boele, Esther Riemens, Anton Wisse, Dorien Mans, Margret Beliën, Janine Wassink, Monique van Meer, Minke Dongstra, Chantal Bout, Hanneke Mulder en Nicol Vaessen.

Met speciale dank aan Clemens van Hooft, Kees van der Putten – BBRAUN, AESCU-LAP a.g., de heer G. Strengholt – VUmc Amsterdam, de heer A. W. Schreurs – Leidse instrumentmakersschool, Paul Meijsen & Harriët Staal van het Catharina Ziekenhuis Eindhoven voor hun inhoudsdeskundige ondersteuning bij de inleidende hoofdstukken.

Rolf de Weert

Instrumentenatlas

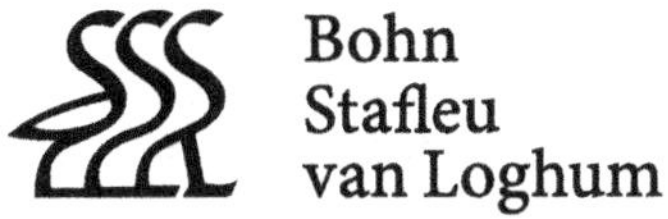

Houten, 2016

Eerste druk, Elsevier gezondheidszorg, Maarssen 2006
Eerste druk, tweede oplage, Reed Business Education, Amsterdam 2013
Tweede (ongewijzigde) druk, Bohn Stafleu van Loghum, Houten 2016

ISBN 978-90-368-1213-9 **ISBN 978-90-368-1214-6 (eBook)**
DOI 10.1007/978-90-368-1214-6

NUR 870
Omslagontwerp en vormgeving: Studio Imago, Amersfoort
Illustratie omslag: Ellen Joan van Vliet, Rotterdam

Bohn Stafleu van Loghum
Het Spoor 2
Postbus 246
3990 GA Houten

www.bsl.nl

Voorwoord

Het schrijverscollectief Operatieve Zorg en Technieken is sinds de oprichting in 1992, uitgegroeid tot een enthousiaste groep auteurs en bestaat uit vele vakinhoudelijke deskundigen. In de tussenliggende jaren heeft het schrijverscollectief laten zien te kunnen voorzien in een groot deel van de informatiebehoefte binnen het vak operatieve zorg en technieken. De missie, visie en doelen van de boekenreeks zijn geformuleerd – en worden bewaakt – door een vierkoppige redactie.

Missie

Het schrijverscollectief en zijn redactie stellen zich tot taak een bijdrage te leveren aan de kwaliteit van de opleiding tot operatieassistent.

Visie

De redactie is van mening dat:
- kennis de basis moet vormen van handelen;
- kennis van operatieve therapie en het faciliteren hiervan de operatieassistent in staat moet stellen eigen observaties op de juiste wijze om te zetten in beroepsmatig handelen, interventies en evaluaties;
- het beroep operatieassistent een niet met andere disciplines uitwisselbare rol vervult binnen het operatieteam.

Doelstellingen

De OZT-boekenreeks kan:
- de essentiële vakinformatie aanbieden ten behoeve van observatie, planning, uitvoering en evaluatie van de eigen beroepstaken;
- de (aankomend) beroepsbeoefenaar behulpzaam zijn bij het leggen van verbanden tussen eigen observaties en de organisatie van de eigen werkzaamheden;

- de (aankomend) beroepsbeoefenaar aansporen het eigen beroepsmatig handelen te onderbouwen aan de hand van de achtergronden en theoretische kaders van haar specifieke beroepsinhoud.

Het eerste deel van de reeks is het basisboek. Dit is een algemeen oriënterend boek waarin de lezer kennismaakt met een aantal grondbeginselen die later in de opleiding tot operatieassistent verder geïntegreerd kunnen worden. De structuur van het basisboek wijkt af van de overige delen uit de boekenreeks, omdat de leerling na het verwerven van de basiskennis (en -vaardigheden) deze gaat toepassen bij de diverse deelspecialismen. De overige delen uit de boekenreeks zullen derhalve een aantal basisprincipes niet meer uitwerken, omdat ze als bekend worden verondersteld. In de reeks volgt nu als compilatie van alle instrumentenbijlagen de *Instrumentenatlas*. Dit boek is voorzien van enkele inleidende hoofdstukken.
De auteurs die het schrijven van een instrumentenbijlage voor hun rekening hebben genomen, zijn bij hun activiteiten begeleid door een redactielid en een bureauredacteur.
De redactie van het schrijverscollectief verzoekt de lezer dringend onjuistheden en/of verbeteringen bekend te maken bij de uitgever en of auteur(s) zodat de serie blijft aansluiten op de praktijk.

De redactie najaar 2006

Inhoud

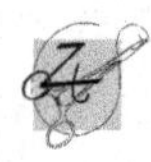

Inleiding

Werkzaam zijn binnen een operatieteam, in welke rol dan ook, is compromisloos. Operatieassistenten moeten wel perfectionisten zijn. De hoogste zorgkwaliteit is immers de norm. Iedereen die daaronder presteert, kan – en zal – daar op aangesproken worden. Je doet je werk uitstekend of je doet het slecht; er is niets daartussen.

Kortom, we moeten elke dag en bij elke patiënt opnieuw 'de beste' willen zijn. Met een grondige scholing en de juiste beroepshouding is dat haalbaar. Er zijn vele beroepstaken waarin we deze hoogste kwaliteitsnorm kunnen leveren. Drie van die taken – waar we heel erg goed in zijn – zijn: het beheren, gebruiksklaar maken en hanteren van het juiste chirurgisch instrumentarium. Hiervoor lijkt in eerste instantie een grondige kennis van de naamgeving van het instrumentarium nodig. Met naamkennis alleen red je het echter niet. Veel instrumenten lijken sprekend op elkaar, worden met een bijnaam aangeduid of worden in een ander ziekenhuis net even anders genoemd. Het is veel belangrijker dat operatieassistenten in staat zijn om de relatie tussen vorm en functie van het instrumentarium te doorgronden. Dit is niet een kwestie van memoriseren, maar eerder een kwestie van analytisch en systematisch kijken. Met een dergelijke vaardigheid wordt de naam van de dokter die het instrument bedacht heeft (in de instrumentenbranche (IB) de auteur genoemd) ondergeschikt aan het begrijpen van de beste toepassing en de wijze waarop het instrument gehanteerd moet worden.

Collega's die deze kunst beheersen, kunnen moeiteloos van werkkring veranderen, laten zich niet uit het veld slaan als een instrument een keer op de grond valt en kunnen bovenal 'aan tafel' daadwerkelijk de operateur adviseren bij het maken van de juiste keuze. Als we op deze wijze ons beroep inhoud geven, dan zijn we zelf specialist, zoals het hoort, op een eigen vakgebied.

Dit boek, de *Instrumentenatlas* kan behulpzaam zijn bij het aanleren of verbeteren van je instrumentenkennis. Na een paar inleidende hoofdstukken over naamgeving en de relatie tussen vorm en functie, bevat dit boek een compilatie van alle instrumentenbijlagen uit de OZT-boekenreeks. De beschrijvingen van het instrumentarium zijn rechtstreeks overgenomen uit de overige delen van de reeks en afkomstig

van alle auteurs die een boek voor hun rekening hebben genomen. De redactie dankt alle auteurs voor hun bijdrage.
De *Instrumentenatlas* kan dienstdoen als een, opzichzelfstaand, naslagwerk voor operatieassistenten. Maar is ook buitengewoon geschikt voor medewerkers van de Centrale Sterilisatie Afdeling (CSA), artsen (in opleiding), medisch instrumentmakers en – niet in de laatste plaats – productspecialisten van fabrikanten van medisch instrumentarium.
Het instrumentarium wordt bij de auteursnaam genoemd, een enkele keer aangevuld of vervangen door een veelgehoorde bijnaam. Bij dit deel van de serie is toestemming voor afbeelding van het instrumentarium verleend door AESCULAP a.g. en Explorent instruments – Gyrus Medical GmbH, Tuttlingen, Germany (varianten in naam en uitvoering van het instrumentarium onder voorbehoud). In hoofdstuk 4 is fotomateriaal opgenomen met toestemming van: ArbeitsKreis Instrumentenaufbereitung c/o Münchener Medizin Mechanik GmbH, Mörfelden-Walldorf, Germany.

Deel 1 Algemeen

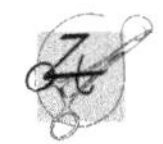

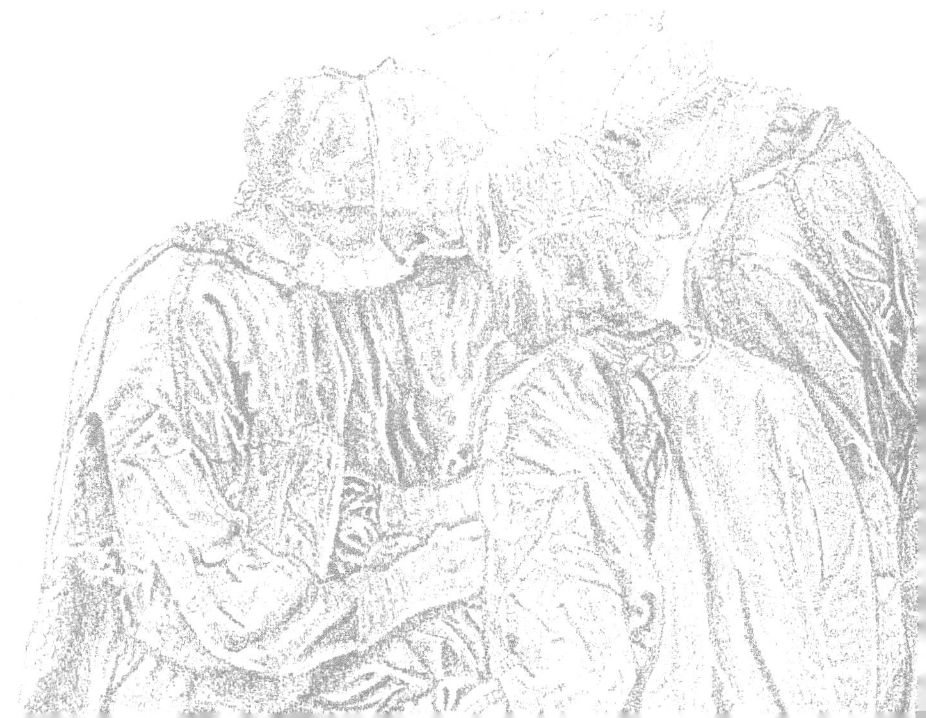

Inleiding

Bij het schrijven of begeleiden van de instrumentenbijlagen voor de OZT-boekenreeks kwam de redactie tot de ontdekking dat het analyseren en verklaren van de relaties tussen vorm en functie van medisch instrumentarium steeds makkelijker ging. We constateerden dat deze vaardigheid gebaseerd was op een paar eenvoudige principes die toepasbaar waren voor de meeste instrumentenbijlagen. In de eerste vier hoofdstukken verschaffen we enig inzicht in de theoretische basis die voor het begrijpen en op de juiste wijze hanteren van de overige hoofdstukken noodzakelijk is.

1 Instrumentenleer

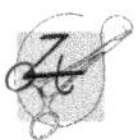

1.1 Terminologie

> **Definitie van een instrument**
> Een instrument is een werktuig dat als hulpmiddel dienst kan doen om handelingen en/of metingen te verrichten.

De instrumenten die we in dit deel van de serie afbeelden, zijn de gereedschappen die bij de diverse snijdend specialismen dienstdoen. Voordat je je verdiept in het specifieke instrumentenaanbod, is het noodzakelijk kennis te nemen van een eigen jargon dat grotendeels betrekking heeft op onderdelennamen. Bij een oriëntatie op deze onderdelennamen valt op dat de instrumentenleer gebruikmaakt van:

– namen van lichaamsdelen (paragraaf 1.1.1);
– namen uit de industrie en medische instrumentenmakerij (paragraaf 1.1.2).

1.1.1 Onderdelenalfabet: lichaamsdelen

Armen

Bij wondspreiders spreken we van de armen.

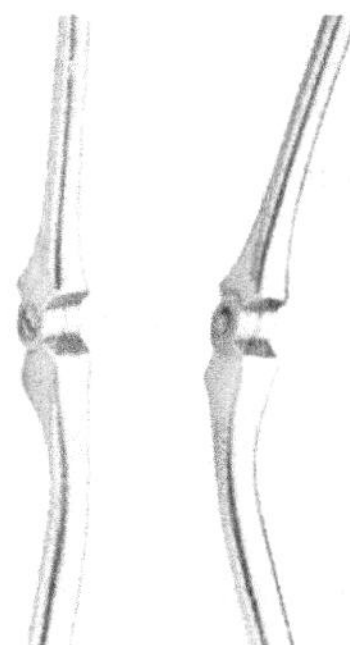

Benen

De instrumentendelen tussen ringen en scharnier of de beide helften van een pincet, zijn de benen. Er zijn collega's die ook wel van de poten van het instrument spreken – dit is een kwestie van smaak.

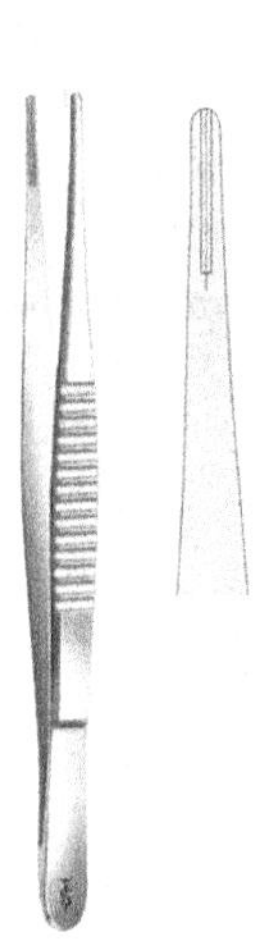

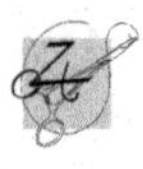

Bek

Het deel waarin het weefsel gevat of doorgeknipt wordt, is de bek. Bij klemmen en pincetten spreken we van bekhelften, bij scharen spreken we van bladen.

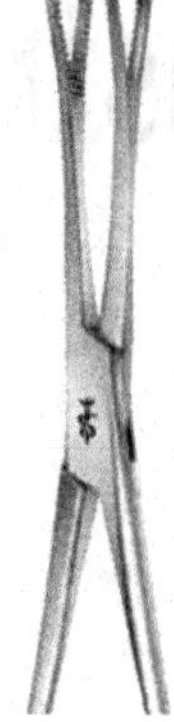

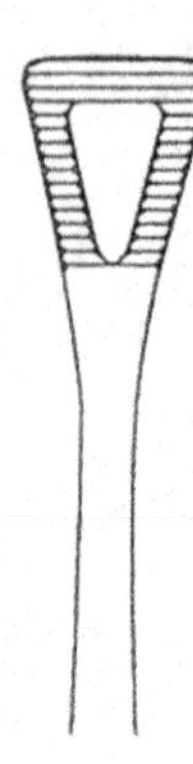

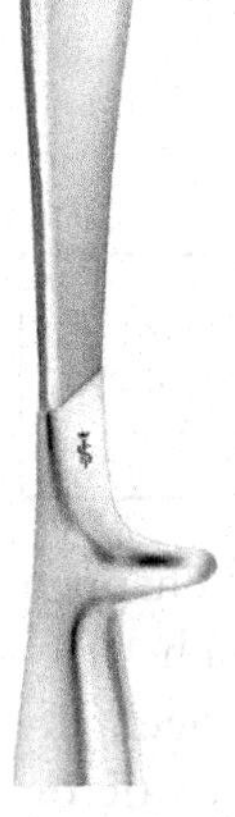

Hals

Specula, curettes, scopen, troicarts en dergelijke hebben een versmalling die hals wordt genoemd.

Kop

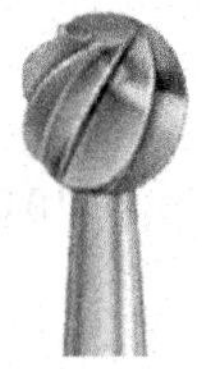

Het uiteinde van een chirurgische schroe(f)(vendraaier) is de kop. Een eerste onderscheid kunnen we maken in de binnenzeskant, ook wel inbus genoemd of de kruiskop. Inbus is eigenlijk een handelsnaam, maar wordt tegenwoordig door iedereen geaccepteerd en begrepen. De industrie spreekt ook wel van een unbrako. Een doorontwikkeling op de binnenzeskant is de schroefkop met een zeskantige stervormige uitsparing, bekend onder de naam TORX®. Schroeven met een enkelvoudige rechte sleuf worden niet (meer) op de OK gebruikt omdat de sleuf snel beschadigd raakt en scherpe bramen of losrakende metaalscherfjes bevat. Uiteraard treffen wij ook bij de heupprotheses een kop aan, analoog aan de medische term *caput femoris*.

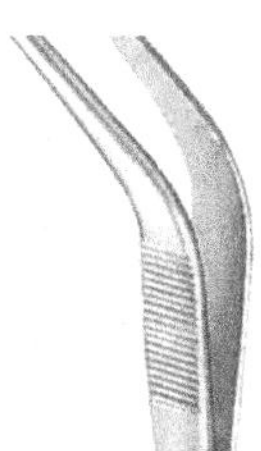

Knie

Bij instrumenten met een enkelvoudige prominente knik, spreken we van de knie; bijvoorbeeld bij dit kniepincet.

Lichaam (body)

Het lichaam is het deel van de naald dat in de bek van de naaldvoerder wordt genomen.

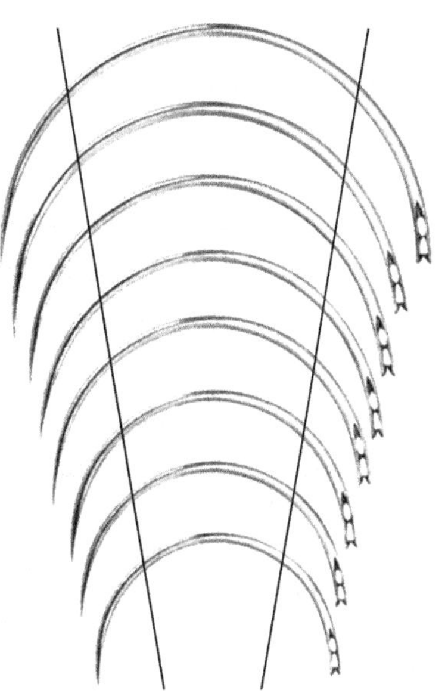

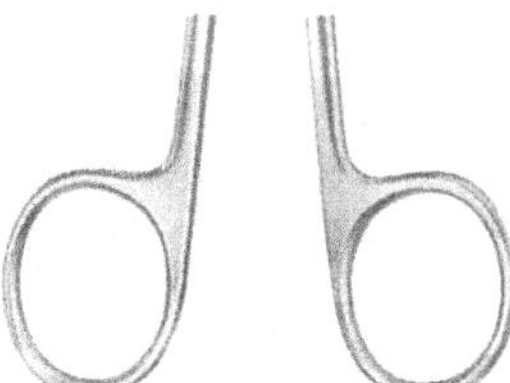

Ogen

De ringen waarin de gebruiker de vingers plaatst, zijn de ogen. Bij losse naalden spreken we van het oog van de naald. Vroeger moest de draad nog echt door het oog gestoken worden. Dit is echter achterhaald sinds de invoering van naalden waarbij de draad van bovenaf in de naald getrokken kan worden. Om dit soort naalden aan te duiden gebruiken we de toevoeging: 'French-split'. Ook de openingen vlakbij de tip van – bijvoorbeeld – een blaaskatheter worden de katheterogen genoemd.

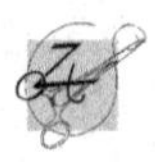

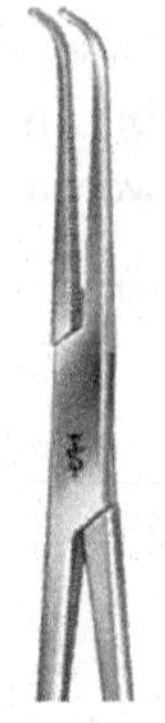

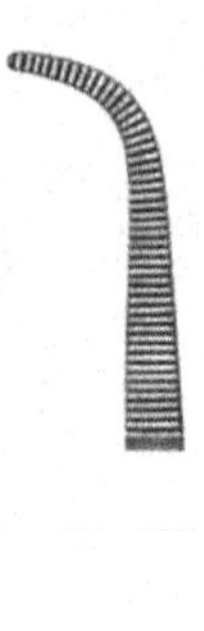

Tanding

De binnenzijde van de bek van een klem of pincet bevat de tanding. In de instrumentenbranche (IB), spreekt men ook wel van vertanding of carering.

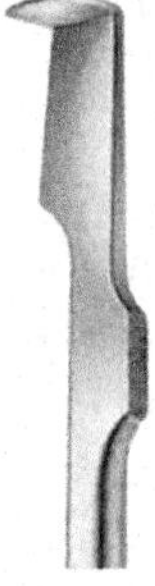

Voet

De voet van een instrument is meestal hetzelfde als de basis. Een enkele keer hebben we het over een voetplaat of een voetje; in dergelijke gevallen gaat het meestal om een uitsteeksel haaks op de rest van het instrument. Denk hierbij aan het uitsteeksel aan de basis van de sternumbeitel volgens Lebsche.

1.1.2 Onderdelenalfabet: industrie en medische instrumentenmakerij

De lichaamsdelenaanduidingen omvatten slechts een klein fragment van het onderdelennamenrepertoire. Een medisch instrument is een ambachtelijk product, gemaakt door handwerkmensen die een precisie en toewijding tentoonspreiden die nog het meest doet denken aan de zilver- en goudsmeden in de juweliersbranche. Bij dit ambachtelijke karakter hoort een eigen vaktaal.

Aambeeld

Het aambeeld is het deel van de stapler waarin de nietjes in de juiste vorm worden gebogen.

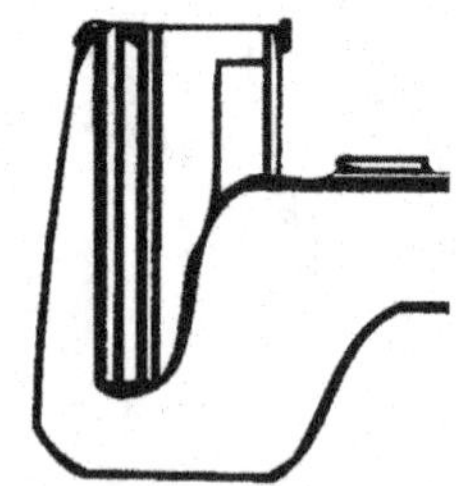

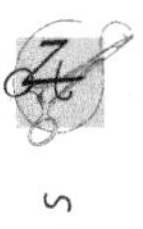

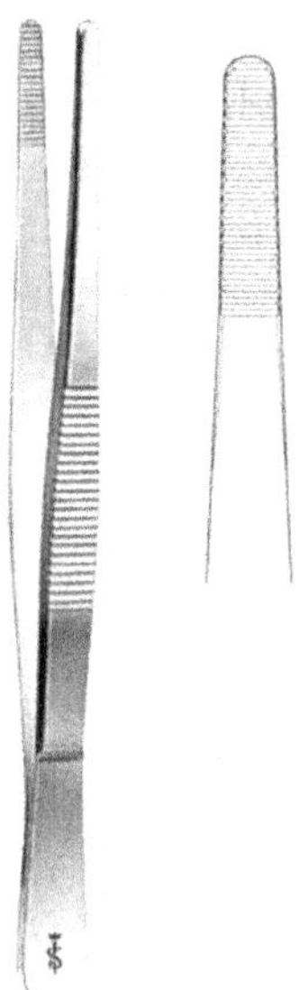

Anatomisch

Een anatomisch pincet heeft geen puntjes/tandjes aan het distale einde van de bek. De term wordt soms ook voor arterieklemmen gebruikt. Dit is niet helemaal terecht omdat de arterieklem niet de functie heeft om weefsel in de tip van de bek te vatten. Buisvormig weefsel dat in de bek van de arterieklem gevat wordt, zal zich meestal halverwege de bek bevinden.

Atraumatisch

Atraumatisch is geen onderdelennaam, maar we komen deze term wel veel tegen bij chirurgisch instrumentarium. Deze term suggereert dat het instrument het weefsel spaart. Dit is maar ten dele juist. Elk contact tussen chirurgisch staal en weefsel kan tot schade leiden. Echter, deze schade is te beperken door de vormgeving van het instrument en in het bijzonder het contactoppervlak. Algemene regel is dat we – waar mogelijk – de druk op het weefsel over een zo groot mogelijk oppervlak moeten verspreiden. Smalle slanke pincetten en klemmen zien er delicaat uit, maar kunnen het weefsel veel makkelijker kwetsen dan de wat meer robuuste soortgenoten (zie: vertanding).

Bajonet

Een dubbele horizontale knik in bijvoorbeeld de benen van een pincet, wordt bajonet genoemd. Deze term is afgeleid van het gelijknamige speciale mes dat vroeger onder de vuurmond van de loop van een geweer werd gemonteerd.

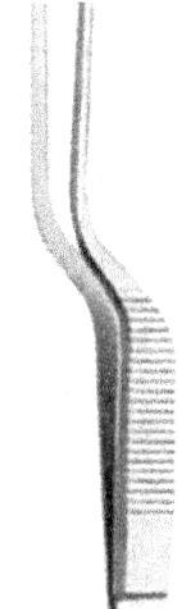

Bajonetsluiting

De bajonetsluiting is wat betreft zijn oorsprong te vergelijken met het bajonetpincet. Alleen in dit geval is de naam afkomstig van de wijze waarop het militair steekwapen op de loop van het geweer bevestigd wordt. De sluiting is een draaibare ring die zichzelf vastzet om de flens van het moederinstrument. De sluiting wordt vooral gezien bij endoscopisch instrumentarium dat samengesteld is uit meerdere demontabele onderdelen.

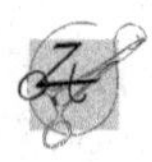

Ball-bearing

Klikslot met behulp van een kogeltje dat met een kleine veer omhoog gedrukt wordt. De ball-bearing zien we bij samengestelde instrumenten waarbij de fixatie niet blootgesteld wordt aan grote krachten en de gefixeerde delen nog ten opzichte van elkaar moeten kunnen bewegen/draaien (bij sommige re-usable scopen). Een bekende ball-bearing uit het huishouden is het klikslotje bij sommige keukenkastjes.

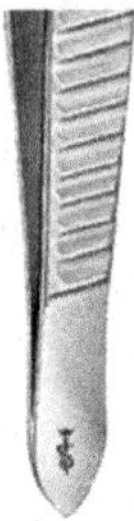

Basis

De plaats waar de twee benen van een pincet samenkomen is de basis.

Blad

Het deel van spreiders en specula dat daadwerkelijk het weefsel opzij houdt, is het blad. Ook bij chirurgische scharen spreken we van blad(en). In dit geval zijn dit de weefselscheidende bekhelften.

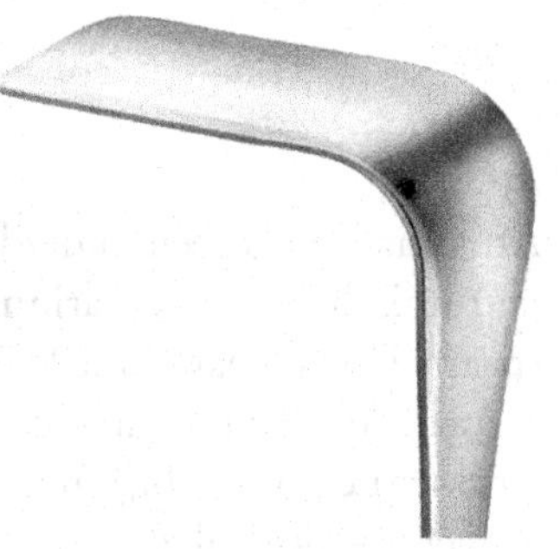

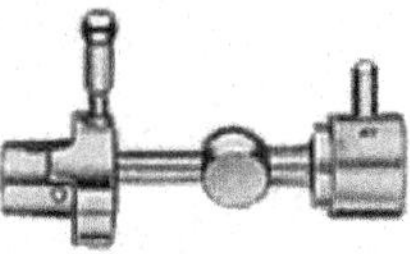

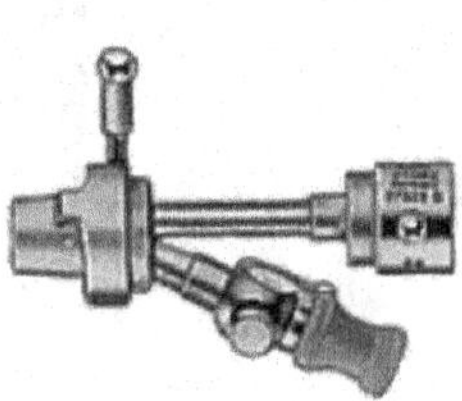

Brug

Een brug is een aanduiding die we vooral aantreffen bij de instrumenten voor de cystoscopieën. De brug is een tussen- of koppelstuk aan het proximale deel van de cystoscoop. In de anatomie zijn we gewend om altijd vanuit de mens/patiënt te redeneren. Bij medisch instrumentarium is dat niet altijd het geval. Bij langwerpig instrumentarium en operatiebenodigdheden redeneren we ook wel vanuit de gebruiker. De brug maakt de cystoscoop gereed voor het doorvoeren van bijvoorbeeld het instrumentarium ten behoeve van de transuretrale resecties.

Bus

Een bus is een cilindervormig instrumentonderdeel van metaal dat veel gezien wordt bij complexe meervoudige instrumenten. In de meeste gevallen is de bus een onderdeel dat over een geleidestang of iets dergelijks voortbewogen kan worden. De bus vormt vervolgens de basis om een los onderdeel zoals een derde blad te monteren.

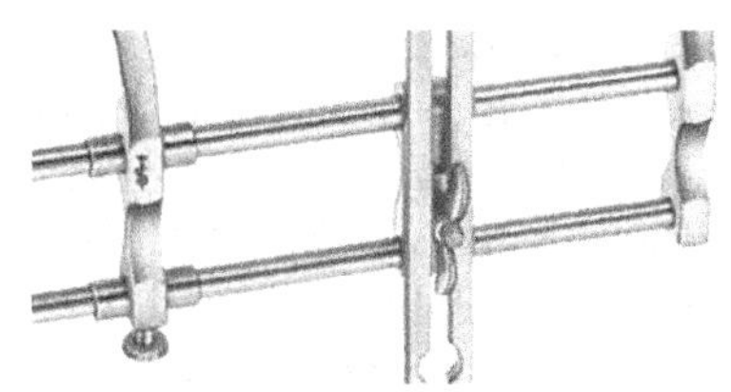

Carering

Zie: vertanding.

Catch

Zie: crémaillère.

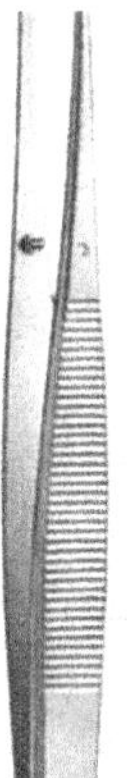

Centreerstift

Op de OK geven we deze naam aan het pennetje dat in een opening van de tegenoverliggende pincethelft valt om het pincet te stabiliseren en te voorkomen dat de bek van het pincet haar tegenhelft mist. In de medisch instrumentele werkplaats wordt deze term gebruikt voor een stift, pen, as of punt die het midden zoekt en waaromheen de rest van een bewegend deel kan draaien.

Chirurgisch

De tegenhanger van de aanduiding 'anatomisch' is chirurgisch. Over het algemeen duiden we hier pincetten mee aan die aan het distale einde van de bek puntjes/tandjes hebben die aan de overzijde van de bek in elkaar grijpen. Klemmen met deze puntjes worden ook wel chirurgische klemmen genoemd. De puntjes hebben twee functies:

1 ze vergroten bij de pincetten de grip op het weefsel;
2 de in elkaar grijpende helften werken als een soort geleiders.

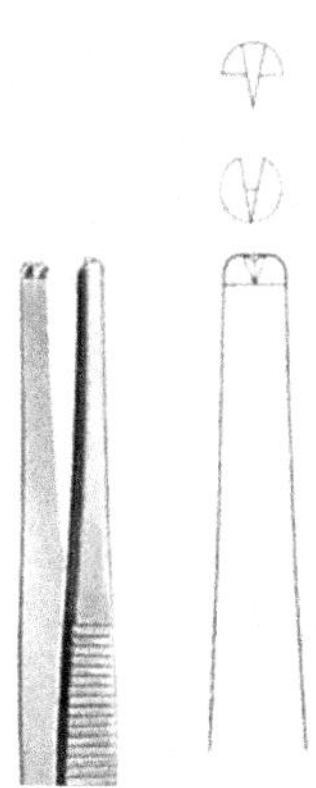

De bekhelften komen (voorbij het weefsel) bij elkaar en kunnen bij het sluiten niet meer zo makkelijk uitbreken of ontsporen.

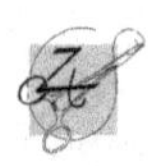

Cilinder

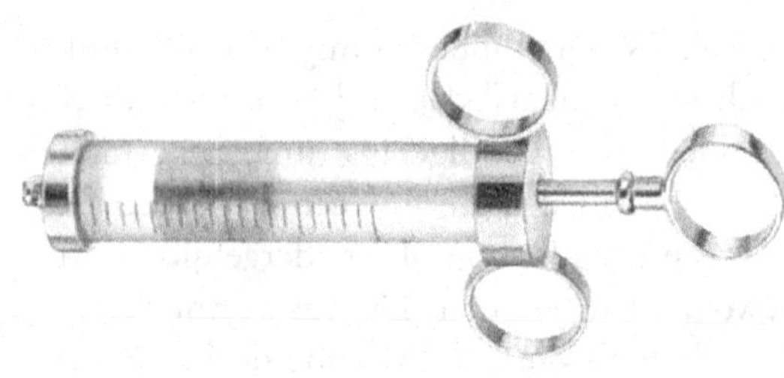

Het onderdeel van de injectiespuit waarin de zuiger kan bewegen, is de cilinder. Halverwege de twintigste eeuw waren injectiespuiten re-usable en in al hun onderdelen te demonteren. De cilinder was van glas en niets meer dan een kleine koker voorzien van een maatstrepenstelsel. Tot voor kort waren deze glazen spuiten nog geliefd bij vaatchirurgen en anesthesiologen omdat de zuiger voorspelbaar en met bijzonder weinig weerstand door de cilinder beweegt en veel fijngevoeliger de vloeistof inspuit.

Connector

Letterlijk 'verbinding'. Deze term treffen we aan bij het anesthesieteam voor alles wat we aan slangen, lijnen en apparaten met elkaar kunnen verbinden. Ook in de chirurgie gebruiken we deze term voor tussenstuk, koppeling of verbinding tussen delen die anderszins niet veilig of eenvoudig aan elkaar gekoppeld kunnen worden. Bijvoorbeeld de koppelingen tussen het lichtsnoer en de lichtkast of het optiek.

Conus

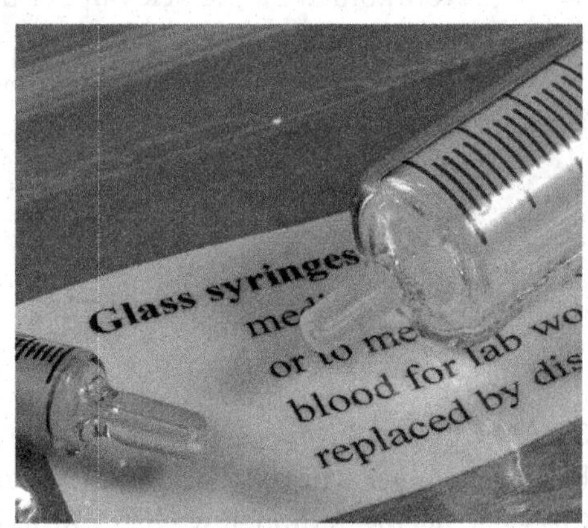

Per definitie is een conus de aanduiding voor een regelmatig aflopende of toelopende diameter. Verpleegkundigen en anesthesiemedewerkers gebruiken de term voor het uitsteeksel op een injectiespuit waar de naald op past. Als standaard aanvaardt men het ontwerp van de Parijse instrumentmaker Luer. Bezwaar van de conus is het losschieten van de naald of het lekken van injectievloeistof als de druk in de spuit te hoog oploopt. Speciaal voor dit doel kan de naald ook op de conus worden vastgeschroefd. We noemen dit een Luer-lock.

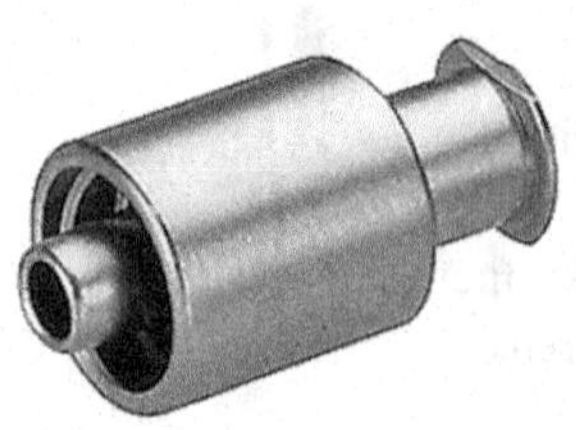

Spuiten voorzien van een Luer-lock, zien we veel bij spuitenpompen en intravasale lijnen. Hiermee garandeert de gebruiker een langdurige en veilige infusie.

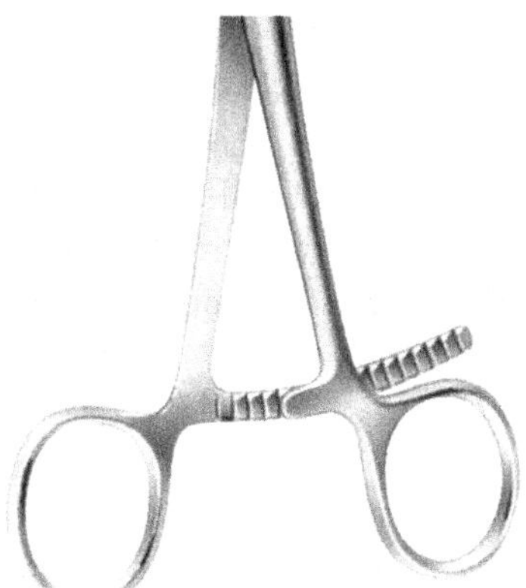

Crémaillère

De vertande fixatiehulpen die tussen de benen van klemmen en naaldvoerders in elkaar grijpen, dragen de welluidende naam crémaillère. Dit woord is afkomstig uit het Frans en werd vroeger gebruikt om een speciaal soort keukengerei aan te duiden. Boven in de grote schouw van de keuken hing aan een oog een tweetal vertande ijzeren stroken die in elkaar grepen maar ook ten opzichte van elkaar verschoven konden worden. Met dit hulpmiddel kon de kok de grote soeppot hoger of lager boven het vuur hangen. Eeuwen later is deze term opnieuw aangetroffen bij treintjes die steile hellingen beklimmen met behulp van een tandradbaan. Micronaaldvoerders maken soms gebruik van eentandige crémaillères; dan spreken we liever van een catch.

Facet

Er zijn scharen, naalden en punctiehulpmiddelen waarop platte vlakken geslepen zijn; dit wordt facetgeslepen genoemd.

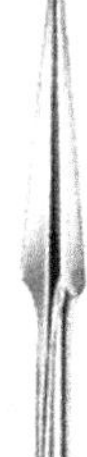

Fenestratie

Afgeleid van het Latijnse woord fenestra. Letterlijk: venster. Term voor het aanduiden van gaten of openingen in anatomische structuren, maar ook in sommige medische gebruiksartikelen. Bijvoorbeeld bij een extra opening in een tracheacanule. Nog veel gehoord op de gipskamer voor het maken van een luikje in gips om de onderliggende huid of een wond te kunnen beoordelen/verzorgen.

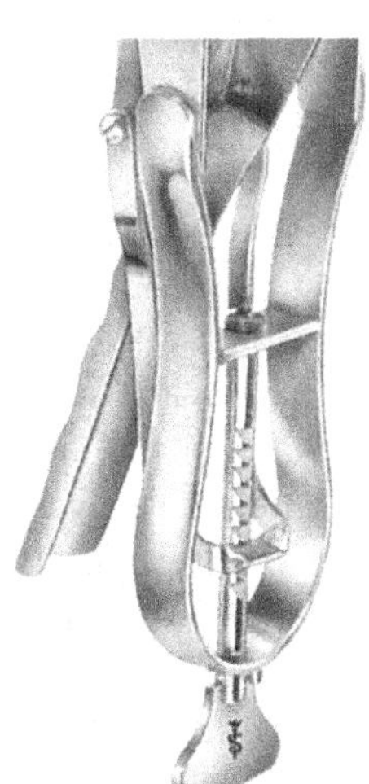

Fixatieas

In het inwendige van gynaecologische dubbelbladspecula vind je de fixatieas. De as betreft een centrale stift met uitsparingen waarin een tweede deel van het mechanisme vastgrijpt. Door de as een kwartslag weg te draaien, verliest de fixatie zijn grip en kan het speculum onbegrensd geopend of gesloten worden.

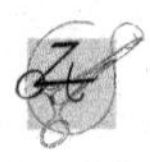

Flens

Een flens is een hulpmiddel om twee delen van een instrument met elkaar te verbinden. Een flens ziet eruit als een ring, meestal te vinden op een staafvormig instrument en soms ook op een plat vlak (zie ook: bajonetsluiting). De flens kan ook uitgevoerd worden met een schroefdraad en een wartelmoer. De flens is veelvuldig te zien op de schacht van het optiek om verbinding te kunnen maken met de starre endoscoop.

Geleidestang

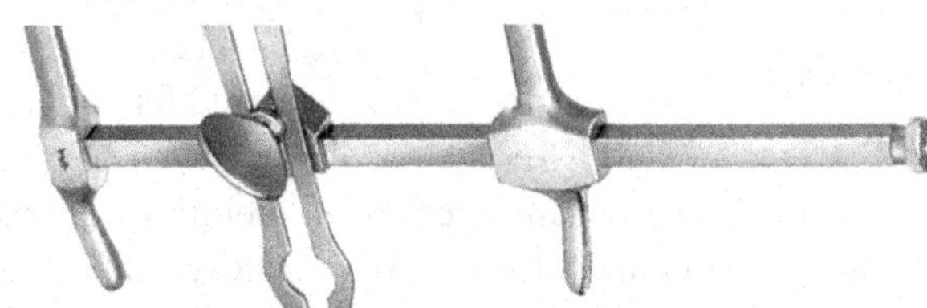

Buikwandspreiders maken gebruik van een geleidestang. Bedoeld wordt een enkelvoudige of dubbele rechte balk waarover bijvoorbeeld de spreiderhelften kunnen bewegen of worden vastgezet.

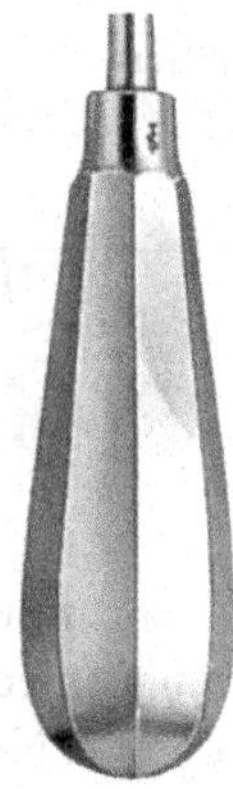

Greep/heft

Het deel van specula, curettes, pincetten en troicarts dat in de hand genomen wordt, is de (hand)greep. Bij chirurgische messen noemen we dit het heft.

Inleg (inlay)

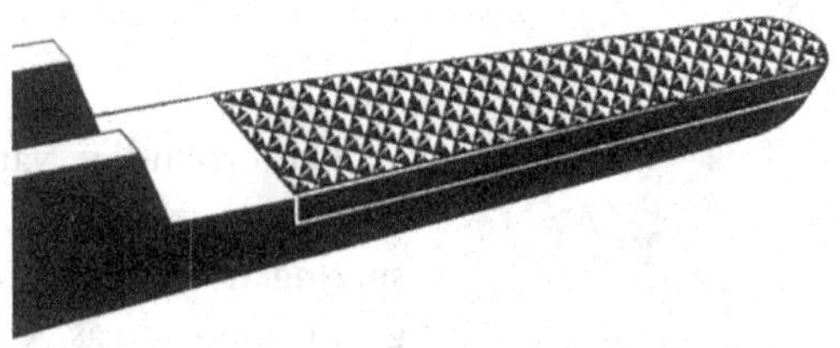

Extra sterke chirurgische instrumenten maken in de bek of de bladen gebruik van een slijtvaste inleg (ook wel bekend als *inlay*). De inleg is vervaardigd van een metaallegering die bekendstaat onder de verzamelnaam hardmetaal. Dit is meestal een combinatie van wolfraam en koolstofstaal. De naam wolfraam is afgeleid van *wolf rahm* (*spuma lupi*), wat wolfsschuim betekent. Deze naam werd door de mineraloog G. Bauer gegeven omdat de aanwezigheid van het wolfraammineraal bij de bereiding van tin de opbrengst aanzienlijk verminderde. Men sprak van het 'wegvreten' van tin, zoals wolven hun prooi verslinden. Anderen veronderstellen dat de naam betrekking heeft op de naam van een van de ontdekkers, Woulfe. De in het Engelse taalgebied gehanteerde term 'tungsten', is afgeleid van het Zweedse *tung sten*. Dit betekent zware steen, vanwege de grote dichtheid van het mineraal scheeliet, waarin het element werd aangetroffen. Bij de combinatie van wolfraam en koolstofstaal spreken we in de Engelstalige landen van *tungsten carbide*. De legering is beroemd vanwege zijn slijtvastheid, hittebestendigheid, vormvastheid en de wijze waarop het oppervlak van de inleg bewerkt kan worden tot een optimale combinatie tussen grip en atraumatische eigenschappen (zie ook: korrel/kartel).

Jacobs-klauw

De Jacobs-klauw maakt deel uit van een bepaald type boorkop vergelijkbaar met de boormachines uit de doe-het-zelfwinkel. Een getande sleutel (de Jacobs-sleutel) wordt in een opening in de boorkop geplaatst waarna deze contact maakt met een tanding rondom de kop. Door aan de Jacobs-sleutel te draaien, wordt het inwendige driedelige fixatiehulpje in de binnenzijde van de boorkop voortgestuwd waarna de boor langzaam maar zeker omsloten wordt. De krachten die je hiermee kunt opbouwen, zijn enorm. Desondanks maken we in de chirurgie nauwelijks gebruik van de Jacobs-klauw. Nieuwe snelkoppelingen hebben de overhand genomen.

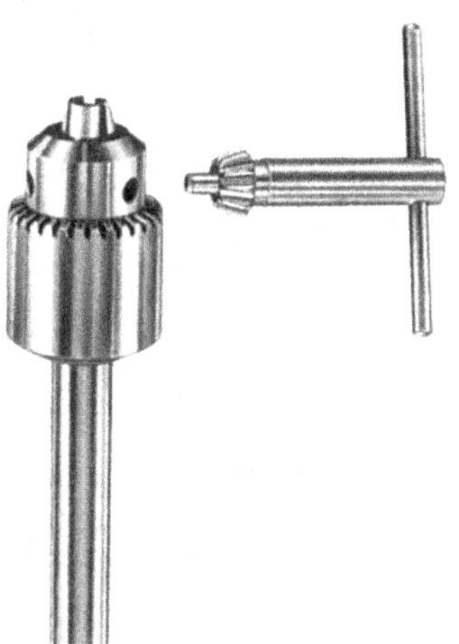

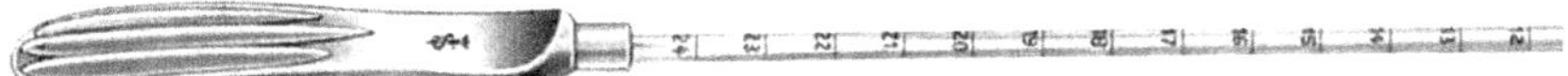

Kalibratie

Deze term wordt ten onrechte op de OK gebruikt voor een strepenstelsel in de vorm van groefjes of cijfers als hulpmiddel om de maat te nemen. De technische term hiervoor is schaalverdeling. Bij een extra fijne onderverdeling spreekt men van een nonius. In de instrumentmakerij is kalibreren het uitvoeren van een handeling waarbij de maat wordt genomen, in millimeters of in nader overeengekomen eenheden.

Kegel

Zie: troicart.

Klephuis

Het deel van een laparoscoop waar de klep zich bevindt, is het klephuis. Bij kranen op scopisch instrumentarium spreek je van het kraanhuis.

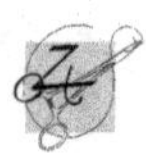

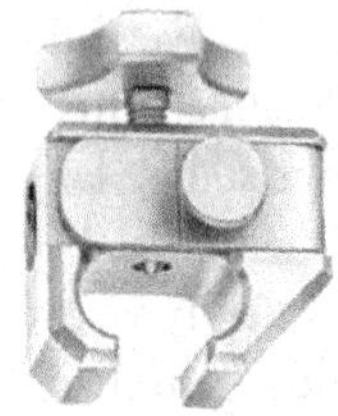

Klos

Een klos is een verbindingsstuk in de ruimste zin van het woord. Het bevestigen van bijvoorbeeld beensteunen aan de operatietafel vindt plaats met behulp van klossen die over een geleiderail op de operatietafel geklemd worden. In een veel kleiner formaat, maar met een vergelijkbare functie, kan een klos een derde speculum dragen op een zelfspreider (bijvoorbeeld Balfour). Met het oog op de veiligheid is het aanbevolen om bij het bevestigen van het derde blad te kiezen voor systemen waarbij de vleugelmoer niet los kan laten.

Korf (zie ook: tip)

Sommige zuigbuizen, zoals de Yankauer, zijn aan de tip voorzien van een demontabel hulpmiddel dat het vastzuigen op het weefsel moet voorkomen. De korf trekt valse lucht aan zodra een van de overige gaatjes dichtzit. Op deze wijze kost het niet veel kracht om de tip van de zuigbuis los te krijgen van het weefsel en blijft een constante zuigstroom behouden.

Korrel of kartel

De enigszins ruwe structuur aan de binnenzijde van de bek van hardmetalen naaldvoerders en pincetten, wordt de korrel genoemd (zie ook: raster).

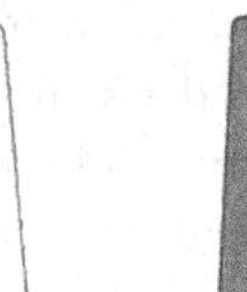

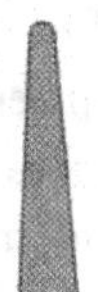

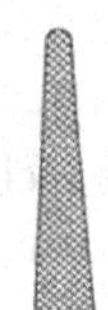

Kraan

De kraan zien we vooral terug op scopisch instrumentarium. Het reguleert de toestroom van gassen of vloeistoffen. Het anesthesieteam werkt met talloze kranen op zijn infuussystemen en beademingsapparatuur. In de meeste gevallen kunnen we aan de kraansleutel zien of de kraan openstaat. Als de sleutel van de kraan in de richting van de doorstroom staat, dan is de kraan open. Staat de sleutel dwars op de stroomrichting, dan is hij dicht. Ingewikkelder wordt het met de driewegkranen die we bij infuussystemen aantreffen. Hierbij is de sleutel ook drieledig en wijst als het ware aan de buitenkant van de kraan aan welke stroomrichting gekozen is.

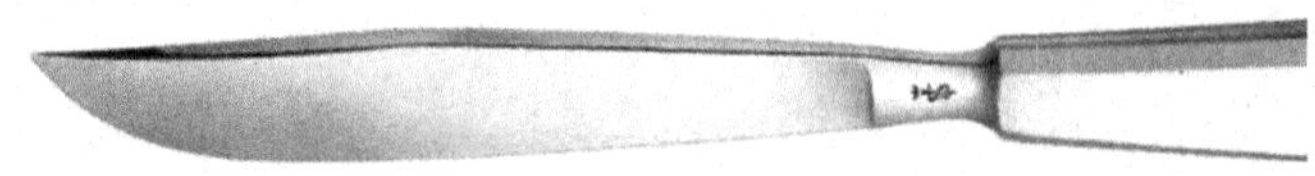

Lemmet

Het snijdend deel van een mes is het lemmet. We noemen dit ook wel het scherp van het mes.

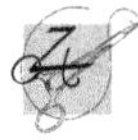

Lumen

De opening door een schacht of buis is het lumen. Met hetzelfde woord kun je in de spreektaal ook de inmonding en uitstroomopening aanduiden.

Lus/lis

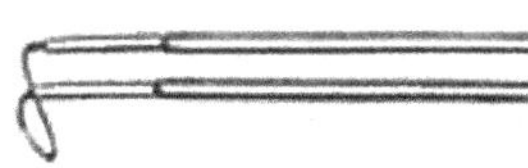

Het werkend gedeelte van een curette is de lus. Bij de resector die we aantreffen bij de transuretrale prostatectomieën, spreken we ook wel van de lis. In beide gevallen betreft het een draad of een geslepen oppervlak, bedoeld om oppervlakkig weefsel los te schrapen.

Mandrin

Een metalen stift of draad die we gebruiken om het lumen van een punctienaald open te houden noemen we een *mandrin.* Het Franse woord mandrin is van oorsprong afkomstig uit de negentiende-eeuwse wapenindustrie. Een mandrin was een houten cilinder die als aambeeld dienstdeed om de koperen hulzen van de kogels in de juiste vorm te kloppen. In onze lage landen wordt het woord ook nog wel eens verbasterd tot mandrijn.

Obdurator

Het woord 'obdurator' is afkomstig van het Latijnse woord *obduratio*, hetgeen verharding betekent. Denk ook aan de woorden *dura mater* en *palatum durum.* Een obdurator wordt als stevige kern aan een slappe katheter toegevoegd om hem bij het inbrengen meer stevigheid te geven (katheterspanner). Bij deze verrichting wordt de spanner in de katheter tot aan de tip opgevoerd en strak gespannen. De zelfverende lus vlak boven de greep gaat buitenom en houdt de katheter op zijn plek. De voorgevormde kromming is geschikt voor de meeste katheterisaties (bij voorkeur bij de man) maar kan desgewenst door de operateur worden aangepast (verbogen). Het werken met een katheterspanner zie je meestal bij mannen met urethraobstructies en is niet zonder risico! Wij raden je aan om het werken met de spanner altijd aan de arts (uroloog) over te laten. De rigide obdurator kan bij verkeerd gebruik het slijmvlies van de urethra beschadigen en zelfs een zogenoemde *fausse route* veroorzaken. Berucht is ook de complicatie waarbij de spanner niet strak genoeg in de tip getrokken blijft en bij een katheteroog uitsteekt. Desastreuze gevolgen voor het kwetsbare urethraslijmvlies zijn dan onafwendbaar.

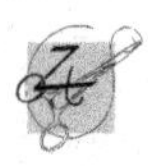

Obturator

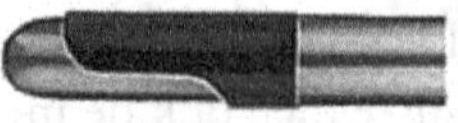

Wellicht verwarrend maar wel degelijk met een eigen betekenis, is het Latijnse woord 'obturator'. Dit woord is afkomstig van *obturare*, hetgeen verstopping betekent. Denk ook aan het verbasterde woord 'obstructie'. De obturator in de instrumentenleer is de vulling van een schacht om het inbrengen veiliger te laten verlopen. Een obturator is bijvoorbeeld de kern van een cystoscoop. Deze obturator is voorzien van een afgeronde tip die het lumen van de (cysto)scoop opvult om slijmvliesbeschadiging van de urethra bij het inbrengen te voorkomen. Indien de punt geslepen is, spreekt men liever van een troicart.

Oculair

Het oculair is het deel van de optiek waar vroeger de operateur letterlijk doorheen keek en waar tegenwoordig vaak de camera op klikt. Het is een zwarte kunststofrand, een beetje trechtervormig, waarin het eerste lensje van de optiek gevat is.

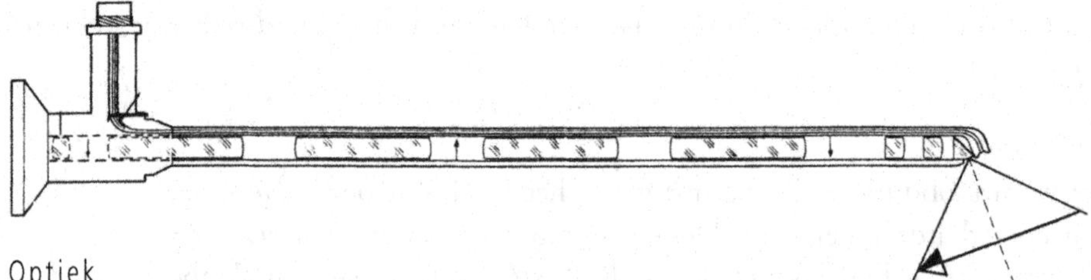

Optiek

Het woord 'optiek' is afkomstig van het Griekse woord *optikos*, hetgeen 'zien' betekent. In deze instrumentenatlas is het woord 'optiek' de aanduiding voor het samenstelsel van lenzen voorzien van een oculair en een aansluiting voor de lichtkabel, die als kern door de schacht van bijvoorbeeld een cystoscoop geschoven wordt. In de praktijk wordt de optiek vaak aangeduid met scoop. Dit kan veel verwarring oproepen. De waarheid ligt in het midden en wordt mede bepaald door het land van herkomst. In bijvoorbeeld de Duitse catalogi wordt het woord 'scoop' veelvuldig voor de optiek gebruikt. Als uitgangspunt voor een instrumentenatlas moet een keuze gemaakt worden. De makers van de OZT-reeks geven de voorkeur aan de volgende definitie.

> Een scoop is het omhulsel dat toegang verschaft tot een bepaald lichaamsdeel. De optiek is het toegevoegde hulpmiddel om daadwerkelijk het inwendige te bezichtigen (zie ook: scoop).

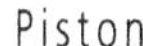

Piston

Er bestaat een re-usable laparoscoop met een trompetventiel. Net als in de muziek(instrumenten)leer en de autotechniek wordt dit met het woord 'piston' aangeduid.

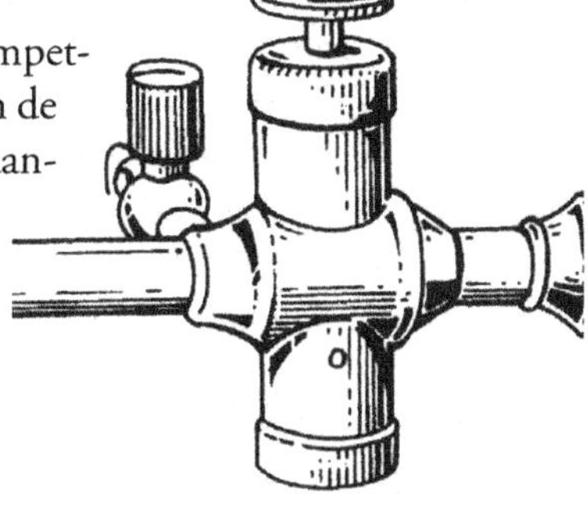

Plug

De plug is het onderdeel dat in het kraanhuis de stoom doorlaat of afsluit. Dwars door de plug is een gaatje geboord die in lijn kan worden gebracht met de aan- en afvoerende kanalen van de kraan. Om de plug binnen het kraanhuis te kunnen verdraaien, is hij aan de bovenzijde voorzien van de zogenoemde sleutel. Het is gebruikelijk om de sleutel, een plat vlak, te laten corresponderen met de dieper gelegen doorstroomopening. Op deze wijze kun je aan de buitenkant van de kraan zien of hij open- of dichtstaat. Re-usable scopen met veel kranen moeten op de Centrale Sterilisatie Afdeling (CSA) volledig gedemonteerd en handmatig zorgvuldig gereinigd worden. Het zijn broeinesten van bacteriën waar het steriliserend medium maar moeizaam kan doordringen. Voordat de kraan in de stoomautoclaaf gesteriliseerd wordt, moet hij opengezet worden omdat anders de stoom niet vrij door de aan- en afvoerende kanalen geperst kan worden.

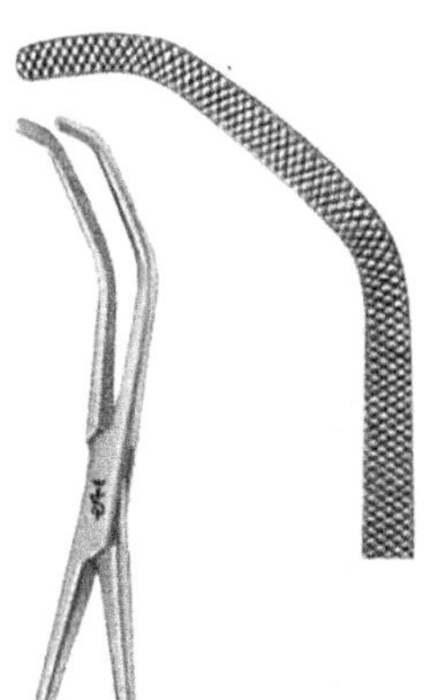

Raster

Elk kruisend lijnenspel vormt een raster. In de instrumentmakerij wordt de term gebruikt bij het beschrijven van het patroon dat te zien is aan de binnenzijde van de bek van klemmen en naaldvoerders of bij chirurgische vijlen. (Bij een chirurgische rasp is er sprake van een veld met moedwillig aangebrachte bramen of een recht lijnenspel met scherpe ribbels.) Een enkele keer is een raster toegepast op de greep van bijvoorbeeld een chirurgische hamer of een pneumatische boor om de hanteerbaarheid en de grip met bebloede handen te vergroten. Medische instrumentmakers spreken ook wel van een gekartelde greep.

Rondsel

Het rondsel is het ronde tandwiel dat in contact staat met de rechte vertande balk van de tandheugel.

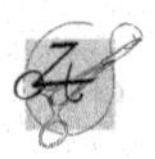

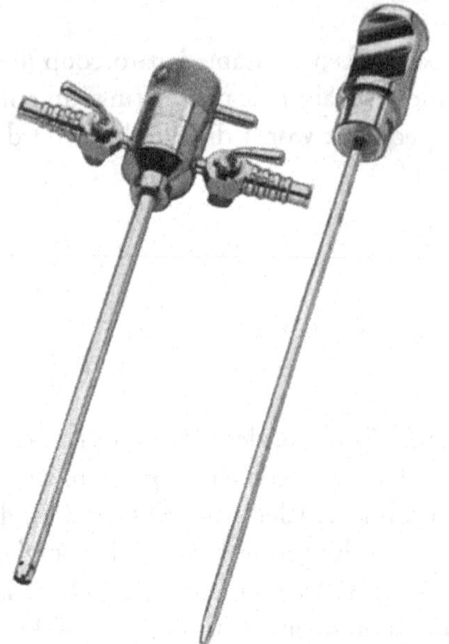

Scoop

Het woord 'scoop' is afgeleid van het Griekse *skopein*, hetgeen beschouwen betekent. Dit is een algemeen overkoepelende aanduiding voor alle instrumenten waarmee je kunt kijken. Het woord 'scoop' wordt in de medische terminologie vooral gebruikt als achtervoegsel. Het wordt geplaatst achter het lichaamsdeel waartoe het instrument toegang verschaft, zoals artroscoop, laryngoscoop, enzovoort. Om daadwerkelijk het inwendige in beeld te krijgen, is soms de toevoeging van een optiek noodzakelijk.

Schacht

Bij holle buisvormige instrumenten, spreek je van de schacht. De term komt vooral veel voor bij de starre scopen. Zo spreek je van de schacht van een cystoscoop of de schacht van een (ouderwetse) starre oesofagoscoop.

Slot

Het scharnier van een schaar, klem of zelfspreider, heet het slot.

Hierin kun je de volgende varianten onderscheiden.

- Doorlopend of boxslot.
  De ene instrumenthelft beweegt door de andere. Veelgezien bij moderne klemmen en naaldvoerders. In de IB spreekt men van een doorgestoken slot.

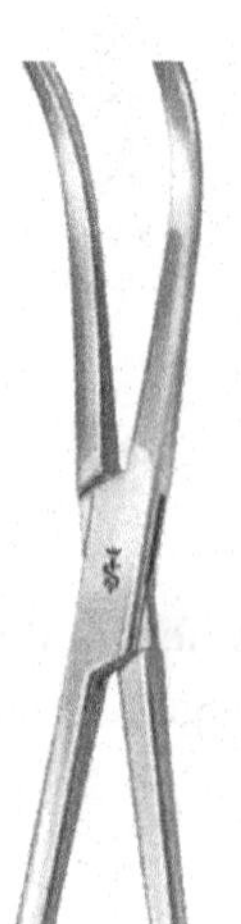

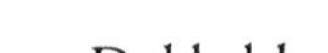

– Dubbelslot.
Knabbeltangen en snijdende beentangen zijn vaak voorzien van een dubbelslot. Achterliggende gedachte is het vergroten van de hefboomwerking zonder afbreuk te doen aan de (eenhandige) hanteerbaarheid. In de IB spreekt men van een dubbel scharnierend slot, ook wel een dubbellapslot genoemd.

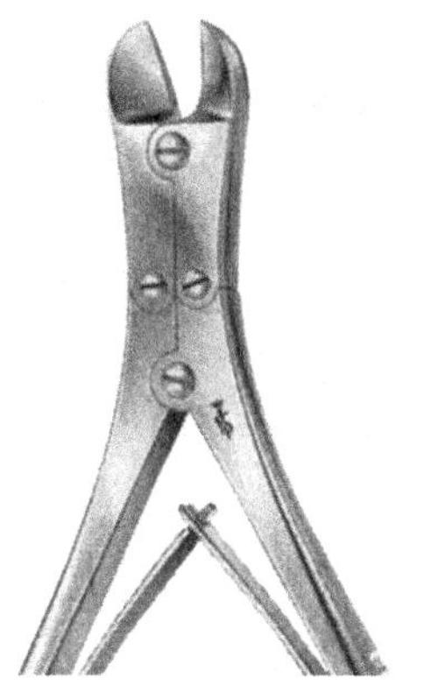

– Kruisend slot.
Dit heeft veel weg van een scherend slot, maar is meer solide. Dit type hoort bij zware orthopedische tangen en klemmen. De instrumenthelften bewegen dankzij halfcirkelvormige uitsparingen min of meer om elkaar heen. Net als bij een tang uit de doe-het-zelfwinkel.

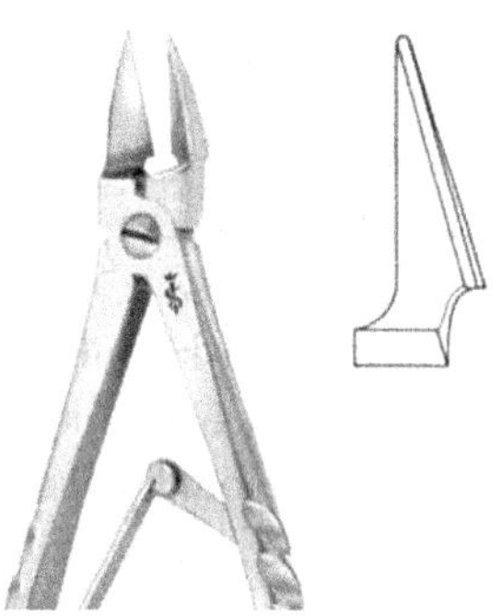

– Parallelslot.
De instrumenthelften bewegen wel maar kruisen niet, de beweging in het instrument lijkt tegengesteld. Bij het naar elkaar bewegen van de benen komen de bekhelften niet naar elkaar toe, maar spreiden ze zich. Uiteraard veelgezien bij (zelf)spreiders.

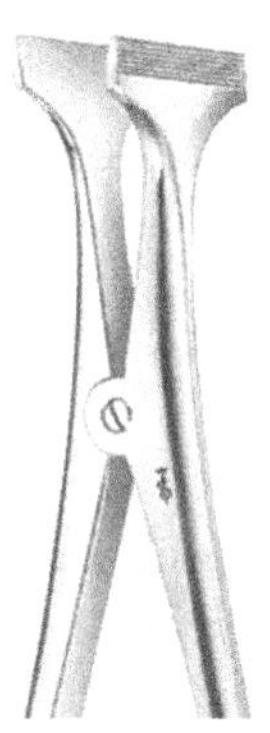

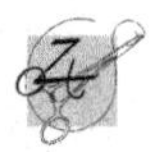

– Scherend slot.
  Beide instrumenthelften bewegen langs elkaar net als bij een schaar. In de IB noemt men dit een schroefslot.

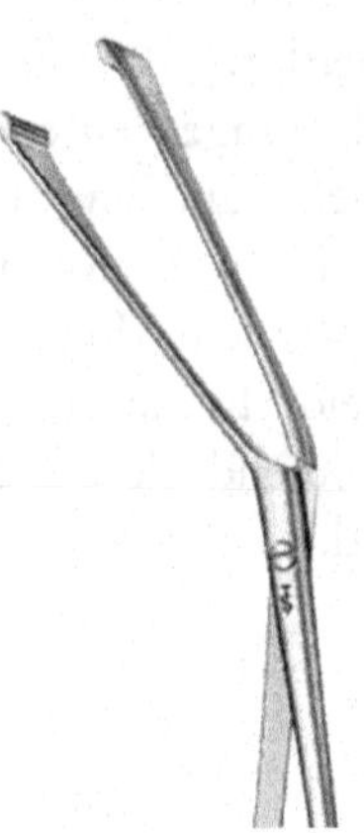

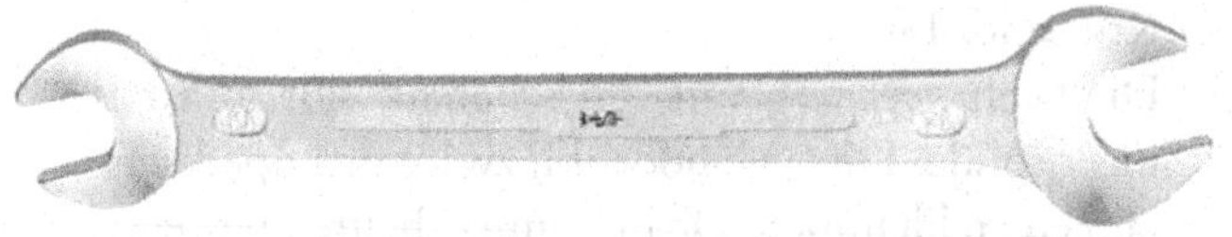

Sleutel

We kennen op de OK veel soorten sleutels. De plug van een kraan bevat een sleutel die boven het kraanhuis uitsteekt en waarmee we de kraan open en dicht kunnen draaien. Het woord komen we ook tegen bij boorkoppen, de zogenoemde Jacobssleutel of bij oscillerende zagen waar een (steek/ring)sleutel (zoals we die ook kennen uit de gereedschapswinkel) het zaagblad op het handstuk vastzet.

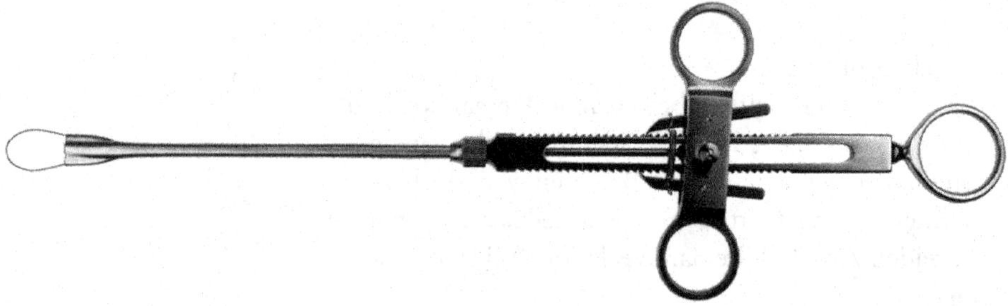

Snaar

De lus in de tonsilsnoerder volgens Brünings wordt ook wel de snaar van het instrument genoemd.

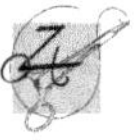

Snijvlak

Het snijvlak zien we op het uiteinde van het blad van osteotomen en beitels, maar ook in de bek van bijvoorbeeld de snijdende beentang. We spreken met opzet niet over een beenschaar omdat de beide bekhelften met hun snijvlakken niet langs elkaar bewegen maar precies recht tegenover elkaar zijn geplaatst. Bij het dichtknijpen van de greep komen de snijvlakken naar elkaar toe en dringen in het botweefsel. Te vergelijken met twee beitels die met kracht het bot doornemen.

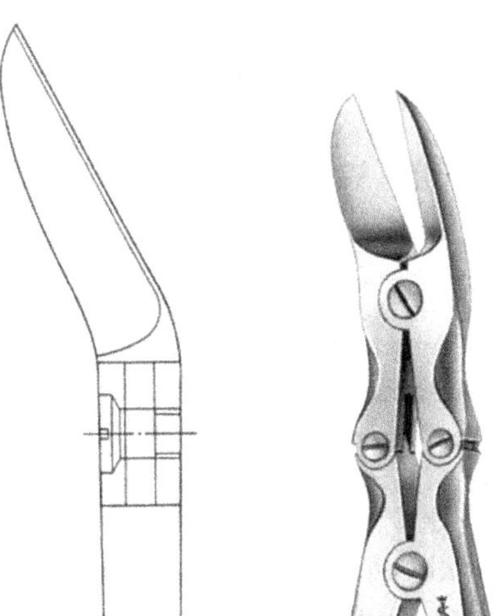

Spoed (steek)

De spoed (afgeleid van *spatium*, Latijn voor ruimte) van de schroef zegt iets over de afstand tussen twee windingen van dezelfde gang en wordt gemeten op loodrecht boven elkaar gelegen punten. De Engelsen en de Amerikanen drukken deze afstand meestal uit in het aantal gangen of windingen per inch. In de bevestigingstechnieken zoals bij bouten en moeren, spreken we van de schroefdraad. Bij het nauwkeurig observeren van chirurgische schroeven is het interessant om de verhoudingen tussen de spoed en de kerndiameter te observeren. Deze verhouding zegt namelijk iets over het toepassingsgebied van de schroef. Hoe groter de spoed – in combinatie met de diepte van de uitsnijding van de draad – hoe zachter het (bot)weefsel. Een spongiosaschroef heeft een beduidend grotere spoed en diepere uitsnijding van de draad dan een corticalisschroef.

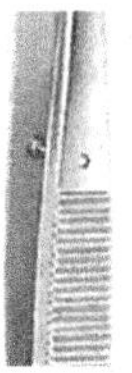

Stabilisatiepen

In fijne en lange pincetten zorgt een stabilisatiepen dat de bekhelften precies op elkaar terechtkomen. Dit onderdeel staat ook bekend onder de naam 'geleidestift'. Binnen de OZT-reeks geven we de voorkeur aan stabilisatiepen omdat bij spreiders het woord 'geleidestang' reeds in gebruik is.

Stamper

De kern van een injectiespuit bevat de stamper; ook wel de zuiger genoemd. In de beginjaren van de injectietechnieken waren de stampers van metaal of van glas. Kunststofspuiten hebben een stamper met een rubberen (latex) stop of zijn gemaakt uit één stuk plastic. In deze jaren van de opkomende latexallergie staat de spuit met de latexstamper op de lijst van ongewenste producten.

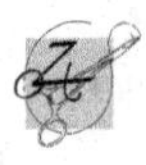

Steel

Bij massieve langwerpige instrumenten is de steel te vinden tussen de (hand)greep en bijvoorbeeld de lus van een curette.

Stilet

Eigenlijk is een stilet een dunne dolk, afgeleid van het Italiaanse woord *stiletto*. Bij de anesthesiologie is het woord echter in gebruik als aanduiding voor de stevige buigzame kern die gebruikt wordt om beademingstubes een gewenste knik te geven. Deze knik kan van pas komen bij moeilijke intubaties waarbij de oorspronkelijke ronding in de tube ontoereikend is om de stembanden te bereiken (zie: obdurator).

Tandheugel

Thoraxspreiders zijn voorzien van een rechte balk met vertanding. Hierover beweegt de losse spreiderhelft waarbinnen een draaiende beweging omgezet wordt in een rechtlijnige beweging. Letterlijk zouden we in dit geval beter van een tandheugelmechaniek kunnen spreken.

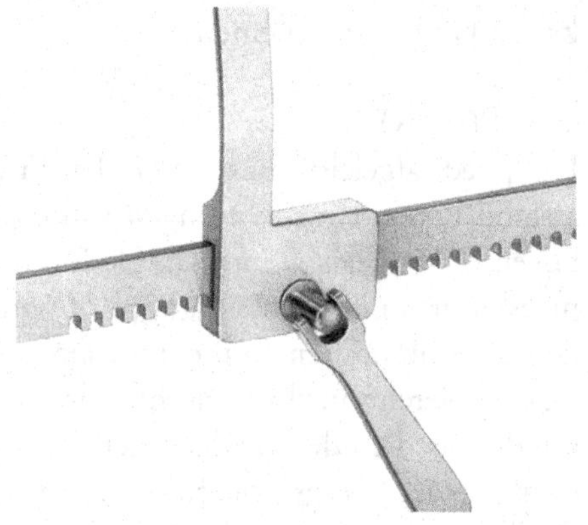

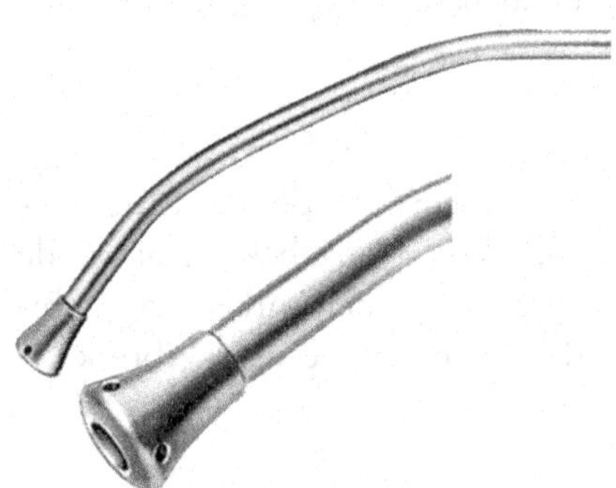

Tip

Het uiteinde van een optiek, zuigbuis of katheter, is de tip. Als het ontwerp zich duidelijk onderscheidt van de standaard, krijgt het een eigen naam. Denk bijvoorbeeld aan de Tiemann-tip van de blaaskatheter.

Troicart

De kern van punctie-instrumenten en van sommige scopen, draagt de naam 'troicart'. Dit woord is afgeleid van het Franse woord *trois carré* (driehoek) of van *trois quarts* (driekwart). De aanduiding slaat op de drie vlakken waarin (meestal) de punt geslepen is. Troicarts zijn echter eveneens verkrijgbaar met een ronde geslepen punt; dit noemen we de kegel. Officieel is het alleen de geslepen kern van het instrument die troicart genoemd mag worden. In de dagelijkse praktijk wordt echter vaak het hele instrument ermee aangeduid. In schriftelijke verslaglegging zijn van dit woord veel varianten in omloop. Trocar, trocard, enzovoort. In dit boek wordt voor troicart gekozen omdat dit woord haar Franse oorsprong het dichtst benadert. Indien de punt niet geslepen is maar juist afgerond, hebben we het over een obturator.

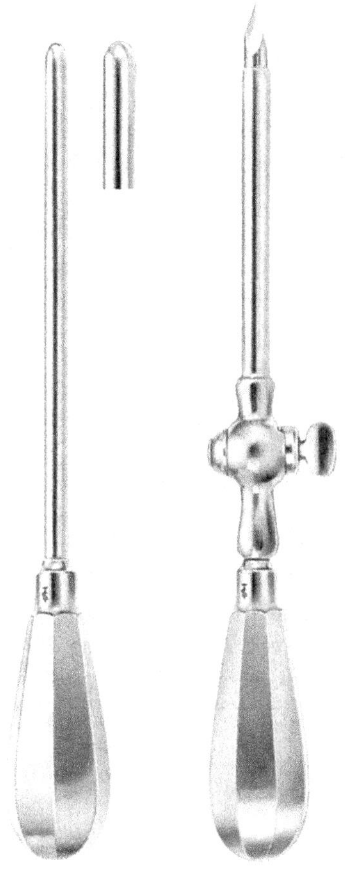

Vertanding

Operateur en instrumentmaker staan voor een lastige keuze. Aan de ene kant wil de operateur grip op het weefsel zonder te kwetsen (atraumatisch werken). De instrumentmaker mag echter niet al te bruusk te werk gaan. In de praktijk blijken profielen aan de binnenzijde van de bek die elkaar als het ware aanvullen goed te werken. Pionier op het gebied van varianten in de vertanding was onder andere De Bakey. Hij ontwierp een patroon met rijen in de lengterichting van de bek voorzien van hele fijne ribbeltjes. Een profiel dat niet alleen te zien is in weefselsparende klemmen, maar ook in de bek van pincetten. Het is een graag geziene gast aan tafel bij vaatchirurgie, darmchirurgie en bij allerlei delicate oncologische procedures. Niet alle instrumenten met een De Bakey-tanding dragen zijn naam. De vertanding is ook overgenomen door andere instrumentenauteurs.

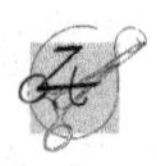

Voerdraad

Vaak aangeduid met de Engelstalige term: guide-wire. Nog een lid uit de familie van de 'kernvullingen' bij holle medische hulpmiddelen. In betekenis en toepassing net weer wat anders dan het stilet, de mandrin of de obturator. Een voerdraad is meestal van soepel metaal (ten behoeve van Röntgen-detectie) en wordt bijvoorbeeld in een bloedvat opgevoerd om later canules te (be)geleiden. Deze wordt na verloop van tijd over de voerdraad geschoven. Zodra de canule (ook) op haar plaats is, kan de voerdraad weer worden verwijderd (hartkatheterisatie).

Winding

Zie: spoed (steek).

Zuiger

Zie: stamper.

OPROEP

De redactie nodigt alle lezers en gebruikers van dit boek uit om dit onderdelenalfabet te verbeteren of aan te vullen. Stuur je bijdrage naar: Elsevier gezondheidszorg. Redactie OZT-boekenreeks, Antwoordnummer 2594, 3600 VB Maarssen (postzegel niet nodig).
Dank voor je medewerking.

2 Overige instrumentenleer

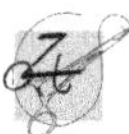

Kennismaking met onderdelennamen is een goede basis. Bij de praktische toepassing van het instrumentarium zijn er echter nog andere gegevens van belang. Iedere speler in het team van de operatieve therapie, van operateur tot medewerker van de Centrale Sterilisatie Afdeling (CSA), zal in meerdere of mindere mate kennis en kunde ontplooien in het hanteren van de volgende aspecten uit de instrumentenleer.

- auteursnaam;
- bijnaam;
- herkenningstekens;
- gebruiksdoel;
- catalogusnaam;
- plaats in het operatieverloop;
- specifieke kwaliteitscontroles;
- wijze waarop aangegeven/teruggenomen moet worden.

2.1 Auteursnaam

De instrumentencatalogi van de toonaangevende instrumentenfabrikanten hebben het formaat en de omvang van een fors telefoonboek. Honderden instrumenten staan erin afgebeeld. Het grote aanbod en de enorme diversiteit van het instrumentarium, is historisch te verklaren. In de loop van de negentiende eeuw – de jaren van de grote opkomst van de operatieve therapie – kwamen de pioniers van de chirurgie steeds voor nieuwe problemen te staan. Bestaand instrumentarium werd aangepast aan de nieuwe eisen en wensen van de operateurs. Elke modificatie van een instrument die in productie werd genomen, kreeg de naam van de bedenker – men noemt dit in de instrumentenbranche (IB) de auteur – terwijl de voorloper van de aanpassing gewoon in het assortiment bleef bestaan. Op deze wijze nam het aantal variëteiten uiteraard toe. Dat deze ontwikkeling nog lang niet tot stilstand is gekomen is te zien aan de huidige vernieuwingen in de endoscopie en de staplingtechnieken (opereren met nietjes).

Als het in jouw ziekenhuis gebruikelijk is om de instrumenten te vragen bij de auteursnaam, dan moet je je gaan bekwamen in het memoriseren van honderden

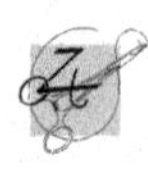

instrumentennamen. Enige moeilijkheid ontstaat wanneer de bewuste instrumentenbedenker meerdere instrumenten op zijn naam heeft staan. Net als bij vlijtige boeken- en muziekschrijvers, kun je niet zomaar volstaan met een enkelvoudige koppeling. Als wij aan jou vragen: 'Geef eens een titel van Harry Mulisch of van Marco Borsato', dan is de kans groot dat je verschillende boek- en muziektitels opnoemt. Een instrumenterende waaraan de operateur bij Urologie om een Millin, bij Gynaecologie om een Wertheim of bij Plastische chirurgie om een Gillies vraagt, heeft de keus uit vele variëteiten. Een korte blik in de wond of een helder beeld van de verrichting die de operateur wil gaan uitvoeren, zal er dan voor moeten zorg dragen dat de enig juiste Millin, Wertheim of Gillies aangegeven wordt (zie ook paragraaf 2.4).

Bij het, met name, schriftelijk communiceren over auteursnamen, ligt er een ander probleem op de loer. Er zijn instrumentenfabrikanten die de namen als het ware vertalen naar hun eigen landstaal. Een index van een Franse catalogus kan er wezenlijk anders uitzien dan een Duitse. Net als bij aardrijkskundige termen en namen van beroemdheden, kan het zomaar gebeuren dat Castroviejo ineens met een 'k' en een 'g' geschreven wordt (Kastroviego). Dit is vergelijkbaar met de vertalingen van London/Londen en Paris/Parijs en kan uitermate verwarrend zijn. In deze instrumentenatlas geven we er dan ook de voorkeur aan om de namen te vermelden naar de meest oorspronkelijke schrijfwijze. Dus Castroviejo in het Spaans en Geissendörfer in het Duits.

2.2 Bijnaam

Zolang als er namen zijn, bestaat de neiging om bijnamen te verzinnen. Napoleon, oprichter van een grondig persoonsnamenregister, werd er destijds moedeloos van. De mensen die de vraagstelling van zijn ambtenaren niet goed begrepen, gaven niet hun oorspronkelijke familienaam maar hun bijnaam, welke vervolgens voor de eeuwigheid aan de persoon en zijn nazaten werd meegegeven. Niet alleen bij personen, maar ook in en om huis is het heel gewoon om bepaalde associaties te verwoorden in een pakkende bijnaam. Iedereen zal bij het woord 'zebrapad' eerder denken aan een oversteekplaats dan aan een wildreservaat in Zuid-Afrika.

De diverse leden van een chirurgisch team doen niet onder voor deze menselijke eigenschap. Instrumenten hebben ook bijnamen.

Over het algemeen zijn de bijnamen afkomstig van uiterlijkheden. Bijvoorbeeld de veelgehoorde bijnaam blauwe klem. Dit is een aanduiding die door meerdere personen op eigen wijze uitgelegd wordt. Eén versie vindt zijn oorsprong in de jaren zeventig van de twintigste eeuw. In deze vroege jaren van de automatische wasmachines, werden de instrumentensets gewassen met een agressieve zeepsoort. Silicaathoudende zeepresten werden niet altijd volledig verwijderd en duurzaam, frequent gebruikt instrumentarium verkleurde op den duur onder invloed van de hoge temperatuurpieken in de autoclaven. De meeste instrumenten kregen in de loop der tijd een blauw patina. Eén instrument stak hier duidelijk bovenuit: de Crafoord-klem.

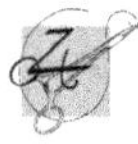

De zwak gebogen Crafoord-klem (24 cm) was destijds gemaakt van Zweeds staal en niet van het doorgaans gebruikte Duitse instrumentenstaal. Op een of andere manier was deze legering meer bevattelijk voor het ontstaan van de patina, waardoor op een 'blanke' instrumentenset plotseling de blauw verkleurde klem extra opviel. Ook plaatselijk treffen we verschillende bijnamen voor hetzelfde instrument aan. Voorbeelden hiervan zijn: het Rotterdammertje (chirurgische klem) of het Euromastje (boorgeleider voor osteosynthese). Je begrijpt dat een operateur in het Academisch Medisch Centrum bij de Universiteit van Amsterdam (UvA), met uitzicht op de ArenA hier geen boodschap aan heeft.
In de meeste gevallen echter, doet de vorm van het instrument de gebruikers ergens aan denken. Vooral dierennamen zijn populair. Zo kennen we *cobra*(retractor), *colibri*(pincet), *eendenbek*(speculum), *kattenklauwtje*(haakje), *krokodilbek*(tang) en *rattentand*(pincet/klem).
Het vermelden waard is de bulldog-klem. Deze naam voor de hele instrumentenfamilie van verende zelfsluitende vaatklemmetjes heeft zelfs de catalogus gehaald – een plek waar je doorgaans niet veel bijnamen zult tegenkomen. Ook hier is de oorsprong van de naam onzeker. De meest voor de hand liggende verklaring is dat de klemmen zo heten omdat ze net als een bulldog niet zomaar loslaten (andere uitleg is welkom bij de redactie).
Ook etenswaren worden niet gespaard. Heb je wel eens achter een *bananentafel* gestaan, een *olijfje* aangereikt aan een uroloog of voor het sluiten de *peanuts* geteld? Zelfs het gebak blijft niet onbesproken. Als de operateur om een *taartschep* vraagt, grijp je naar de buikspatel volgens Reverdin. Soms vereist het doorgronden van de bijnaam wat meer verbeeldingskracht. Slechts met veel fantasie kunnen we in de binnenzijde van de bek van een depperklem volgens Maier een *korenaar* herkennen. Een enkele bijnaam is zelfs ondeugend. De *zweep* als aanduiding voor een ligatuur in de bek van een lange klem kan nog door de beugel, maar een losse naald zonder draad aanduiden als een *weduwe*?
Enfin, er is gelukkig ook een instrument naar onze voorgangers vernoemd. De schaar volgens Wagner dankt haar bijnaam niet aan de ontwerper maar aan de gebruiker. De *zusterschaar* ligt op een onbereikbaar hoekje van de overzettafel en is niet bijzonder geschikt (te scherp gepunt) voor gebruik in de wond. De schaar bewijst daarentegen goede diensten voor het openen van verpakkingen en het doorknippen van drains en hechtingen. De scherpe punt van één blad biedt hulp bij allerlei peuterwerkjes. Het andere blad, meer in het model van de kop van een potvis (gaan we weer), is handig bij het knippen van pleisters en (zwachtel)verbanden.

2.3 Herkenningstekens

Zoals al eerder aangegeven, is het memoriseren van honderden catalogusnamen geen eenvoudige bezigheid. Operatieassistenten moeten wel een buitengewoon geheugen hebben. Dat klopt. Een geroutineerde operatieassistent heeft een speciaal getraind geheugen dat soms bijna fotografisch te noemen is. Hele instrumentensets kent

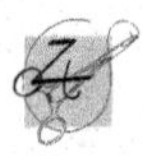

hij/zij uit haar hoofd. Een *allround* operatieassistent kent de gangbare specifieke instrumenten van alle specialismen – hetgeen kan oplopen tot honderden variëteiten.

De redactie van de OZT-boekenreeks heeft het een keer uitgeprobeerd. Samen met een paar ervaren collega's (operatieassistenten, praktijkbegeleiders en OZT-docenten) namen we de index door van een grote instrumentencatalogus. De deelnemers aan dit experiment moesten op fotokopieën van de index aankruisen welke instrumentennamen bekend voorkwamen. De uitkomst was verbluffend. Tussen de 1100 en 1300 instrumenten uit de index werden gemarkeerd!

De kunst van het inprenten zit 'm in het opslaan van afwijkende herkenningstekens. Neem bijvoorbeeld een standaard chirurgisch pincet. Als de bek smaller wordt en de greep krijgt grovere strepen in de dwarsrichting, dan spreek je van een chirurgisch pincet volgens Gillies.

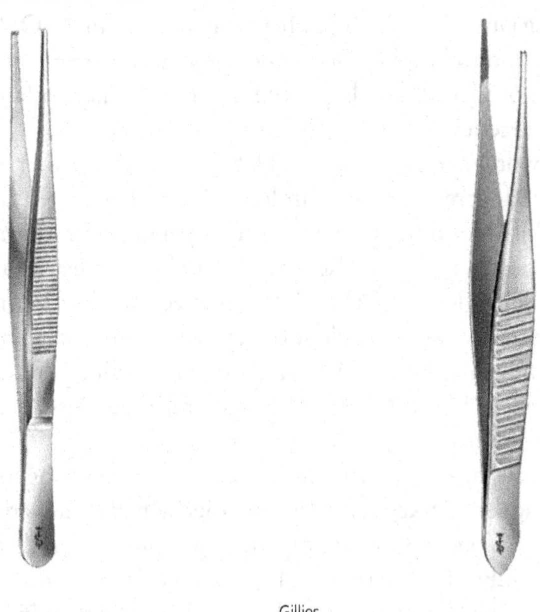

Standaard chirurgisch — Gillies

Het opsporen van afwijkende herkenningstekens kan soms erg moeilijk zijn, waardoor instrumenten die uiterlijk erg op elkaar lijken verschillende namen toebedeeld krijgen. Ovariumklemmen worden in elk ziekenhuis anders genoemd. We moeten toegeven dat in een instrumentencatalogus ook nauwelijks verschil te zien is tussen een Collin of een Doyen.

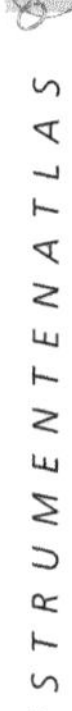

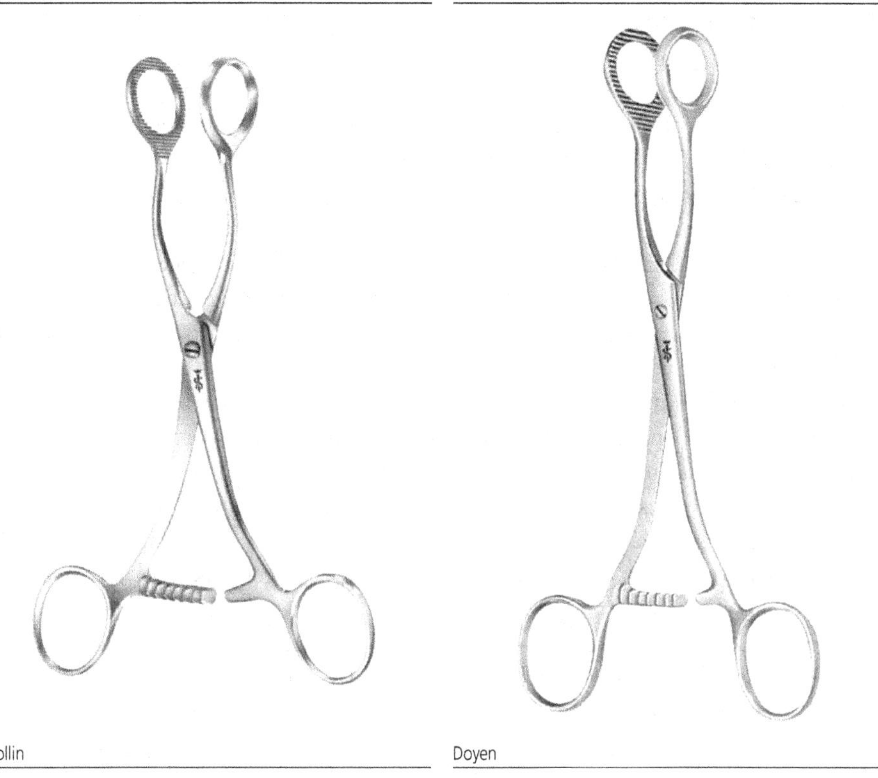

Collin

Doyen

Hele moeilijke inprenters zijn ook de arterieklemmen. Hiervan zijn tientallen varianten op de markt verkrijgbaar.

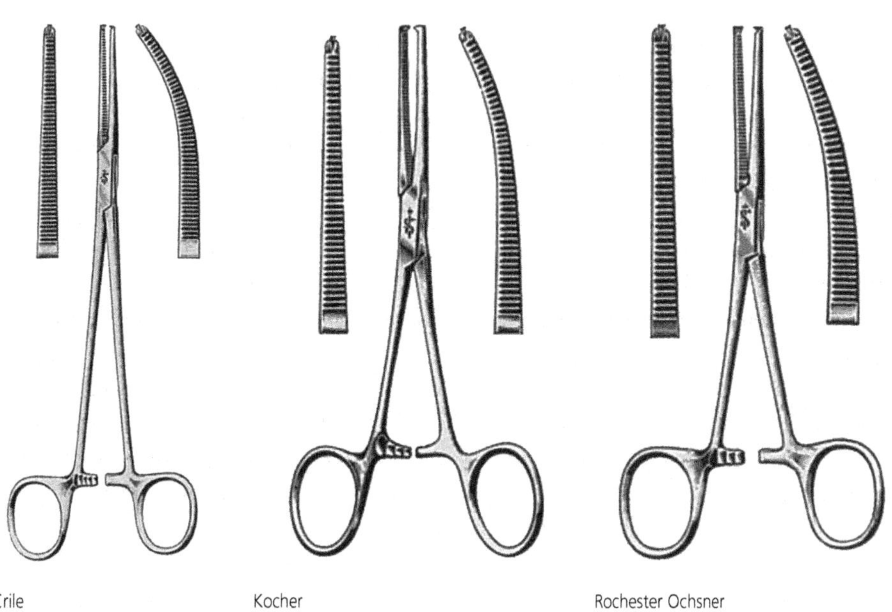

Crile

Kocher

Rochester Ochsner

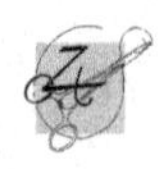

2.4 Gebruiksdoel

Stel, je weet de auteursnaam, de bijnaam en de herkenningstekens van een instrument. Toch kom je bij jouw eerste operatie al voor grote problemen te staan. Een operateur eist meer! Het is helemaal niet ongewoon dat om *een* arterieklem, *een* prepareerschaar, of *een* zelfspreider gevraagd wordt zonder verdere aanduiding. Aan tafel komt het dus regelmatig voor dat de operateur alleen het gebruiksdoel vraagt en dat de instrumenterende daarbij zelf moet bedenken welke variant gegeven moet worden. Instrumenten zijn in de dagelijkse praktijk van de operatieve therapie dus niet alleen te rubriceren naar de auteursnaam of het snijdend specialisme maar bovenal naar het gebruiksdoel.
Werken met het gebruiksdoel vereist een grondige kennis van de anatomie, fysiologie, pathologie en de operatieve therapie. Een operatieassistent wordt geacht om met een kortstondige blik in de wond zelfstandig mee te denken en een keuze te maken uit het meest voor de hand liggend instrumentarium. Kennis van het gebruiksdoel komt ook van pas als aanvullende beschrijving van het instrument. Los van de auteursnaam en de overige herkenningstekens zegt het gebruiksdoel iets over de daadwerkelijke toepassing van het instrument. Dit is de reden waarom we in de literatuur graag het gebruiksdoel koppelen aan de auteursnaam. Indien je het gebruiksdoel in één adem vermeldt met de auteursnaam voorkom je misverstanden over het oeuvre dat op naam van een enkelvoudige auteur is komen te staan. Ook al heeft dokter Kocher meerdere instrumenten bedacht, de arterieklem volgens Kocher is niet te verwarren met de wondhaak volgens Kocher.

2.5 Catalogusnaam

We kunnen hier nog een schepje bovenop doen. Willen we echt dat iedereen die met ons instrumentarium werkt ook ondubbelzinnig het juiste pakt, dan zullen we moeten standaardiseren. Alleen als iedereen in de kringloop van fabrikant, CSA tot eindgebruiker dezelfde naamgeving hanteert, kunnen we vergissingen of spraakverwarringen elimineren.
Het ligt voor de hand om aan te sluiten bij de bron. Welke systematiek gebruikt de fabrikant om orde te scheppen in een assortiment met honderden chirurgische instrumenten en de duizenden varianten in formaat en uitvoering? Ook hier spelen het gebruiksdoel en de naam van de auteur een belangrijke rol, maar de catalogusnaam zegt meer.
Om te beginnen wordt het gebruiksdoel in de catalogusnaam 'stamnaam' genoemd, aangevuld met extra parameters die de uniciteit van het instrument onderstrepen. Zo bevat de catalogusnaam afmetingen van het hele instrument of van cruciale onderdelen, eventueel met karakteristieken zoals krommingen, uitvoering fijn of grof, of toevoegingen zoals een Durogrip®-inleg.

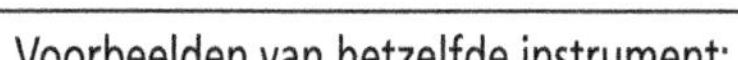

Voorbeelden van hetzelfde instrument:
- gebruiksdoel + auteursnaam = weefselvattende klem volgens Allis
- stamnaam + auteur + eigenschap + totale instrumentlengte = orgaan/weefsel/darm pak-tang Allis atrau 155 mm

Zoals je ziet is het werken met de stamnamen plus haar toevoegingen een stuk uitvoeriger. Dat is voor alle betrokkenen even een omschakeling. Echter, hoe grondiger de naamgeving des te minder kans op verwisselingen of vergissingen. Een goed voorbeeld van een ziekenhuis dat op de catalogusnaam (dus ook de stamnamen) is overgestapt, is het Catharina Ziekenhuis in Eindhoven. Zij hebben op het ogenblik een van de beste instrumenten-volg-systemen van Nederland, waarbij het gebruik van de stamnaam als onderdeel van de catalogusnaam door alle betrokkenen heeft geleid tot een grote mate van accuratesse en efficiency.

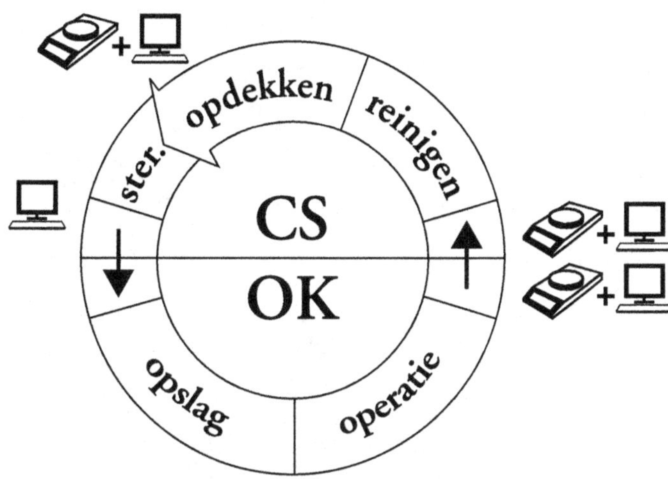

De CSA/OK-kringloop is in het Catharina Ziekenhuis volledig geautomatiseerd met een aantal kritieke registratiemomenten. Op deze registratiemomenten wordt de set of het per stuk verpakte instrument gescand en opgenomen in het routingsysteem.

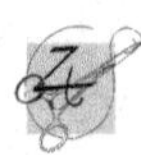

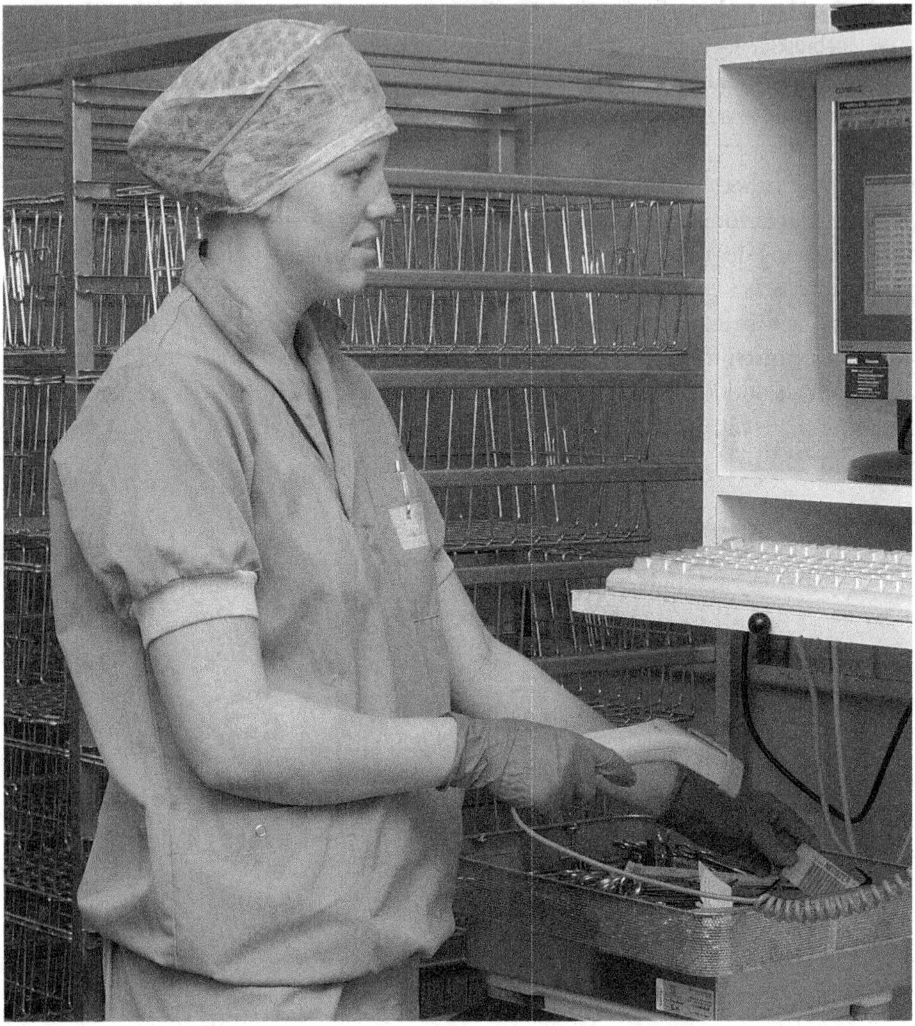

Je begrijpt dat een instrument op alle momenten van de route dezelfde naam moet dragen omdat anders niet te traceren is waar het gebleven is. Met het registreren van het opname- en uitgiftemoment neemt de volgende partij de verantwoordelijkheid voor de set over. Op deze manier kan hierover later geen onduidelijkheid bestaan.

2.6 Plaats in het operatieverloop

Operatieassistenten kunnen zich ten onrechte nerveus maken over de aankomende operatie. Uit angst voor missers, maar vooral 'of alles wel paraat is', dwingen we onszelf om hele operatieprocedures uit het hoofd te leren en bijbehorende instrumententafels te memoriseren. In zakboekjes van eigen fabrikaat staan tekeningen van diverse overzettafels met daarop alle benodigdheden voor de operatie.

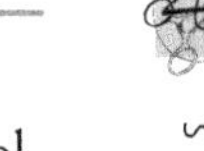

Dit kan anders! Na het tellen van het instrumentarium verloopt elke operatie volgens zeven vaststaande stappen. Anticiperen op deze stappen voorkomt bomvolle overzettafels en houdt de blik scherp, waar hij hoort, op de patiënt en niet op je tafel!

1 *Desinfecteren.*
   Na het tellen van de instrumenten, het positioneren van de patiënt en het aanbrengen van de elektrochirurgieplaat, desinfecteer je de huid van het aanstaande operatieterrein.
2 *Afdekken.*
   Als het desinfectans opgedroogd is, ga je afdekken.
3 *Incideren.*
   Na afdekken en aansluiten van diathermie en zuigunit komt het incideren.
4 *Hemostase.*
   Na het incideren gaat het meestal bloeden, dus volgt de eerste hemostase. Daarbij maakt de operateur gebruik van pincetten om kleine vaatjes dicht te branden, deppers om het wondgebied even droog te maken, een zuigbuis om bloed weg te zuigen en arterieklemmen of clips voor de grotere vaten.
5 *Presenteren.*
   Naarmate de operateur dieper komt, zijn er steeds grotere haken en wondspreiders nodig om het operatieterrein te presenteren.
6 *Prepareren, implanteren of reconstrueren.*
   Vervolgens gaat de operateur prepareren en desgewenst implanteren of reconstrueren.
7 *Sluiten.*
   Als alles klaar is, gaat de operateur de wond weer sluiten.

Het enige wat je per ingreep invult, is het specialismegebonden gereedschap dat voor bovengenoemde stappen gebruikelijk is. Of je nu een lensimplantatie instrumenteert of het inbrengen van een kop-halsprothese, de stappen in deze volgorde zullen altijd terugkeren. Een instrumententafel hoeft alleen maar datgene te bevatten wat op dat ogenblik daadwerkelijk nodig is. Bij grote ingrepen is het verloop als volgt:

– in het begin: kort hemostase-instrumentarium;
– halverwege: in formaat oplopende presentatie- en preparatie-instrumenten;
– aan het eind: van diep naar oppervlakkig oplopend hechtinstrumentarium.

Zo hoef je geen uitputtende operatieprocedures meer uit het hoofd te leren. Je kunt je in de voorbereidingen en uitvoering van jouw werkzaamheden concentreren op welk instrumentarium binnen een bepaalde fase van de ingreep 'toepasselijk' is.

2.7 Specifieke kwaliteitscontroles

Naast de naamkennis op alle niveaus kunnen we operatieassistenten beschouwen als de beschermengelen van het kostbare instrumentarium (we komen hier in hoofdstuk 4 nog op terug). Voordat de operateur het instrument in gebruik neemt, onderwerp

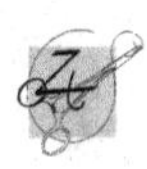

je het eerst aan een grondige inspectie. De meest eenvoudige manier om instrumenten te controleren, is door er uiteraard zorgvuldig naar te kijken en het instrument in de hand te nemen. De bek van een naaldvoerder mag geen bramen of overmatige slijtage vertonen, het slot moet soepel lopen, de crémaillère van een vaatklem mag niet versleten zijn, de tanden van een chirurgisch pincet of een chirurgische klem moeten precies in elkaar passen, enzovoort.

Er is vervolgens een aantal praktische controles die door operatieassistenten 'aan tafel' uitgevoerd kunnen worden.

- Slijtage in de bek van naaldvoerders kun je heel eenvoudig aantonen door de naaldvoerder op de eerste crémaillèretand tegen het licht te houden. Als je een lichtspleet ziet, begint de naaldvoerder te verslijten. De slijtage is erger nadat je steeds een tand dieper inknijpt en licht blijft zien. Een volledig gesloten naaldvoerder waar je 'doorheen' kunt kijken, was vroeger rijp voor de sloop. Tegenwoordig bevatten negen van de tien naaldvoerders een inleg die door de instrumentmaker vervangen kan worden. Men spreekt dan van 'verbekken'; dit kan een aantal malen herhaald worden.
- De kwaliteit van het slot en de slijping van de bladen van scharen kun je controleren door de schaar aan één been rechtop te houden. Open de schaar maximaal en laat het andere been spontaan terugvallen. Een goede schaar zal bij deze proef niet helemaal sluiten maar ongeveer een kwart van de beschikbare gradenboog open blijven staan. Dit is te verklaren door de wrijvingsweerstand die afkomstig is uit de langs elkaar scherende bladen. De twee helften van een schaar sluiten niet hermetisch op elkaar aan, bij het sluiten van de schaar is steeds één fragment van het beschikbare bladoppervlak in contact met zijn wederhelft. Deze beweging verloopt uiteraard vanuit het slot in de richting van de tip. Een volledig gesloten schaar maakt *en profil* alleen maar contact met de tip en het slot. Daartussen staan de bladen met een minuscule kier los van elkaar. In geopende toestand mag een schaar best een beetje rammelen. Met name de lange slanke prepareerscharen kunnen na verloop van tijd deze eigenschap gaan vertonen. Binnen redelijke marges hoeft dit – zolang de beide bladen nog intact zijn – nog geen nadelige gevolgen te hebben voor de kwaliteit van de schaar.
- Je kunt de deugdelijkheid van vaatklemmen testen door de klem op een hoek van een plastic zakje te plaatsen. Vul het zakje vervolgens met water. Bij een goede klem zal de afgesloten hoek droog blijven.
- Versleten crémaillères bij arterieklemmen zijn hinderlijk maar bovenal gevaarlijk. De klem kan onverwacht bij een kleine schok of aanraking openspringen. Deze eigenschap kun je testen (uitlokken) door de klem bij de bek luchtig tussen duim en wijsvinger te nemen en met de ogen (plat) zachtjes een kleine tik te geven op de rand van je instrumentenset of overzettafel. Springt de klem vanzelf open, markeer dan het oog met een dikke hechtdraad en neem hem uit gebruik. De collega's van de CSA zullen dan vaststellen of de klem nog gerepareerd kan worden of moet worden afgeschreven.

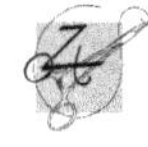

Vergeet niet dat instrumentarium erg te lijden heeft onder de wasprocedure en de stoomsterilisatie en dat het dagelijks en intensief gebruikt wordt. In de hele kringloop van autoclaaf tot inpaktafel, gaat het instrumentarium door vele handen. In deze cyclus kan er uiteraard van alles fout gaan. Verkeerde opmaak van de set of een onjuiste belading en *handling* in de daaropvolgende fasen, kan desastreuze gevolgen hebben voor de instrumentkwaliteit.
Een tot de verbeelding sprekend voorbeeld hiervan tref je bij de thoraxchirurgie. Als een Finochietto-ribbenspreider strak vastgedraaid de autoclaaf ingaat, dan krijg je hem gegarandeerd ontwricht terug. De krachten van uitzetten en krimpen in de spreider zijn zo groot dat het tandheugelmechanisme verwoest wordt. Eigenlijk is het bij de opmaak van de sets aan te bevelen om elke naaldvoerder en klem op de eerste crémaillèretand te zetten. Op deze wijze is er een optimale spanning in het instrument voordat het verhit wordt. De klem of de naaldvoerder kan vervolgens het uitzetten en krimpen op de beste wijze opvangen.
Onze voortdurende zorg voor het behoud van de kwaliteit van het instrumentarium strekt verder dan het aanreiken aan de operateur. Ook na het uit handen geven, dien je erop toe te zien dat de operateur het instrument ook daadwerkelijk gebruikt waar het voor bedoeld is. Heel wat kwetsbare instrumenten zijn beschadigd omdat de operateur het voor iets anders gebruikte. Als de operateur op het punt staat om met de prepareerschaar volgens Metzenbaum een dikke Redonse-drain door te knippen, is het jouw verantwoordelijkheid om geluidloos een Mayo of desnoods de Wagnerschaar (zusterschaar) in zijn hand te drukken.

2.8 Wijze van aanreiken en terugnemen

Een gast op een OK kijkt met verwondering naar het samenspel tussen operateur en instrumenterende. Het lijkt alsof het allemaal vanzelf gaat. Het lijkt alsof het helemaal niet moeilijk is. Het is net als met autorijden; als we in een taxi door een drukke (vreemde) stad rijden, lijkt het alsof de auto vanzelf beweegt door het verkeer. Denk eens terug aan je eerste rijles en het tegendeel is bewezen.
Dit geldt ook voor instrumenteren, meekijken met een ervaren collega is niets vergeleken met die magische eerste keer! Deze vuurdoop zal iedere collega nooit meer vergeten. Alle aspecten die tot nu toe beschreven zijn, spelen in meerdere of mindere mate een rol. Ook al beheers je de theorie nog zo goed, nu komt het eropaan. Een geniaal brein kan inprenten, analyseren, keuren en beredeneren tot hij een ons weegt, maar als hij onhandig is, wordt hij in de eerste vijf minuten van een operatie 'uit zijn jas geholpen'.
Het beroep operatieassistent is maar ten dele een denkvak, het is bovenal een doevak. De motoriek van een goede instrumenterende voorkomt ongelukken, ergernis, irritaties en pijnlijke wachttijden. Zelfs het meest praktische deel van dit boek kan niet zonder een paar regels. Regels over de wijze waarop verschillende soorten instrumenten aangereikt en teruggenomen moeten worden. Aan tafel maken we onderscheid in het *bovenhands* en het *onderhands* aangeven en terugnemen van instrumenten.

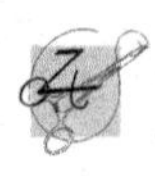

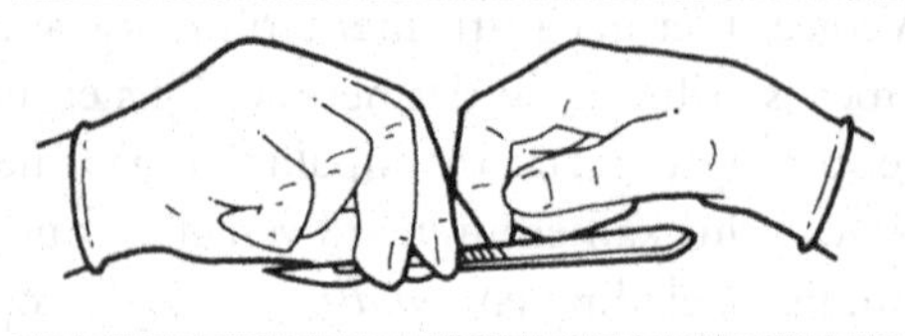

Bovenhands wil zeggen dat de hand van de instrumenterende boven het instrument geplaatst is. Deze techniek wordt toegepast bij alle scherpe instrumenten, en instrumenten waarin je, bij het aanreiken, kunt blijven haken. De opzet van deze methode is dat zowel de gever als de ontvanger zo min mogelijk risico's loopt zich aan het instrument te verwonden. Met het oog op aids, Creutzfeldt-Jakob en hepatitispreventie is het van belang dat je met scherp instrumentarium uiterste voorzichtigheid betracht. Het aanreiken gebeurt altijd met het scherp naar beneden. Mocht de ontvanger in dat geval het mes toch onverwacht langs de duimriem van de gever halen, dan zal het altijd met de botte kant zijn. Die hoogst enkele keer dat een dubbelzijdig geslepen amputatiemes aangegeven wordt, moet je extra voorzichtig zijn en het bij wijze van hoge uitzondering onderhands aangeven. De operateur kan dan immers het best zien waar het scherp van het mes begint en eindigt. Het aangeven en terugnemen van dit soort speciale messen gebeurt met uiterste voorzichtigheid. Je kunt het best hardop zeggen dat het mes eraan komt en goed blijven kijken naar je eigen hand en de hand van de ontvanger.
Scherpe haken worden eveneens met de tanden naar beneden aangegeven. Het risico op het schampen van de gevershand is in dit geval verkleind. Bezwaar van deze techniek is, vergelijkbaar met het dilemma rondom het aanreiken van het amputatiemes, dat de ontvanger niet goed kan zien wat de gever in zijn hand heeft.

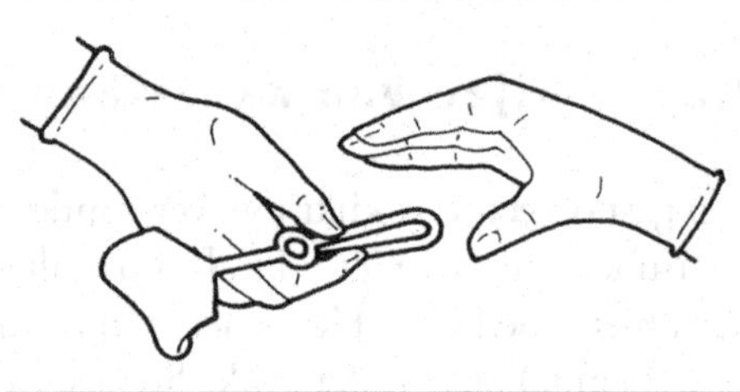

Het *onderhands aangeven* is toegestaan voor alle overige instrumenten. De onderhandse techniek geniet vooral bij de ontvanger de voorkeur omdat hij kan zien wat hij aangereikt krijgt. Uit de tekening blijkt dat de ontvanger in beide gevallen bovenhands het instrument aanneemt. De ontvanger gaat ervan uit dat hij meteen met het instrument kan werken.
Behalve de bovenhandse of onderhandse technieken is er ook nog een verschil tussen linkshandig of rechtshandig aannemen van de instrumenten. Gouden regel is dat alle gebogen instrumenten in eerste instantie met de kromming naar de mediaanlijn van de ontvanger aangegeven worden. Als een gebogen klem in de linkerhand van de ontvanger terecht moet komen, wijst de punt naar rechts, enzovoort. Bij het skeletteren maken we hierop een uitzondering. De tweede klem is vaak een zogenoemde contraklem. Deze wordt bewust met de punt naar lateraal aangegeven. In de wond komen op deze wijze de punten van beide klemmen mooi tegenover elkaar te liggen, waardoor na het doorknippen van het vat de ligaturen makkelijker geknoopt kunnen worden (klem-klem-knip-touwtje-touwtje-knip-knip, of afhankelijk van de smaak van de operateur klem-klem-knip-touwtje-knip-touwtje-knip). Dit skeletteren kan heel rap gaan. Zorg dat je voldoende klemmen en bovendien ligaturen bij de hand hebt en probeer bij de operateur in het ritme te komen.

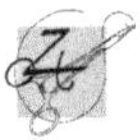

De regel: punt naar de mediaanlijn, gaat wel weer op voor het aangeven van naald en draad. Voor een rechtshandige operateur wijst de naaldpunt naar links. Tegengesteld hechten bestaat wel, maar is zeer zeldzaam. De operateur zal zelf de naald om moeten draaien of er om moeten vragen.
De instrumenterende gebruikt beide handen voor het aanreiken en terugnemen, afhankelijk van de plaats die hij/zij inneemt ten opzichte van de ontvanger. Het werkt het prettigst als je tegenover de ontvanger staat, maar het komt ook vaak voor dat je aanreikt en ontvangt bij de persoon die naast je staat. In dat geval gebruik je soms de andere hand. Een geroutineerde instrumenterende is net zo handig met de linker- als met de rechterhand.

3 Grondbeginselen voor het verklaren van vorm-functierelaties

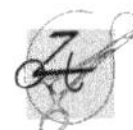

Het verklaren van de vorm-functierelatie is een vaardigheid die gestoeld is op het observeren en beredeneren van een aantal karaktertrekken van het instrumentarium. Na een eerste opsomming volgt een nadere uitwerking van de meest voorkomende karakteristieken. Deze worden voorzien van een sprekend voorbeeld. Bij het bestuderen van het specifieke deel van dit boek (deel 2), zul je deze karaktertrekken steeds weer tegenkomen:

- verklaring van de term 'spanning';
- verklaring van de fixatie van een zelfspreider;
- observaties aan het handvat;
- observaties aan de benen van scharen en klemmen;
- observaties aan de scharnieren, gewrichten van scharen en klemmen;
- observaties aan de bekhelften van scharen en klemmen.

3.1 Verklaring van de term 'spanning'

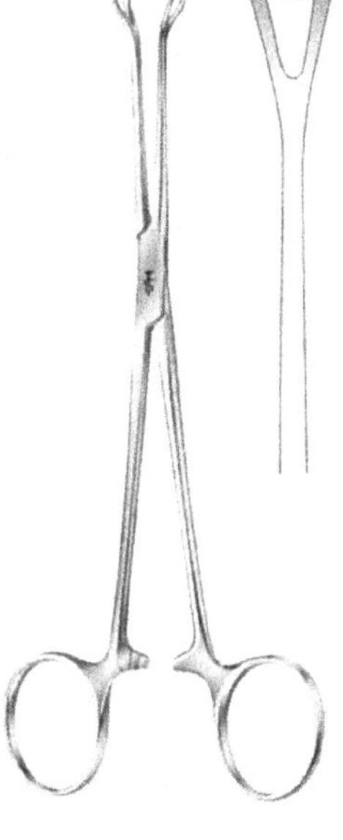

Veel van de uitleg in dit inleidende eerste deel van het boek, lijkt op het intrappen van de spreekwoordelijke open deur. Iedereen die we vertellen dat een klein fragiel instrument bedoeld is voor delicaat (prepareer)werk en dat de robuuste instrumenten ingezet worden bij het zwaardere werk, zal ons beschuldigen van bladvulling. Desondanks verricht het solide Meshgraft-apparaat delicaat werk en vreet een diamantboortje zich een weg door tandglazuur – een van de hardste weefsels van het menselijk lichaam.

Wat we werkelijk beogen met deze paragraaf is het beschouwen van details in de vormgeving van het instrument. Een verende darmklem heeft een lengte van 24 cm, maar de wijze waarop de benen en de bekhelften zijn vormgegeven, wijst op een atraumatische toepassing. Weefselvattende en weefselsparende klemmen zijn per

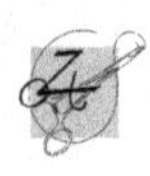

definitie slank van vorm en bij voorkeur voorzien van een groot aantal crémaillèretanden (zie ook paragraaf 3.4) om in evenzoveel stappen de druk op het weefsel te kunnen doseren. Als je in alle rust een Babcock-klem op je vingertop plaatst en de klem voorzichtig sluit, zal dit bij de eerste crémaillèretand nauwelijks pijn doen. Pas als de klem verder gesloten wordt, zal hij op een gegeven moment pijn gaan doen. Dit fenomeen, van souplesse en veerkracht afkomstig uit het eigen materiaal, duiden we aan met de term 'spanning'.

Spanning zit in elk instrument. Een gesloten pincet kan nog verder dichtgeknepen worden, de wondspreider geeft bij tegendruk een beetje mee, een arterieklem sluit eerst aan de tip en daarna pas de rest van de bek. Berucht is de spanning in metalen cerclagedraden. Bij intermaxillaire fixaties wordt vaak aan de instrumenterende gevraagd de draad voor te rekken tussen twee twistklemmen. De draad wordt hierdoor kaarsrecht en 'soepel', maar de spanning is er al een beetje uitgetrokken. Bij het twisten van de draad voelt de operateur de weerstand geleidelijk toenemen totdat de draad dof of wit verkleurt – let hierop tijdens het instrumenteren en waarschuw onmiddellijk de operateur! Plotseling is de spanning doorbroken en staat de draad op het punt te breken. Zodra je de verkleuring ziet, is het eigenlijk al te laat. Bij verder twisten zal de operateur merken dat de weerstand weggevallen is; de draad zal spoedig breken.
Spanning speelt ook een cruciale rol in het gebruik van de chirurgische (prepareer)schaar. Als je de (gesloten) schaar van opzij tegen het licht houdt, dan zal opvallen dat de beide bladen alleen bij het slot en bij de tip aanliggen. In het midden raken de bladen elkaar niet. Bij het in *slow motion* sluiten van de schaar, komen de bladen desondanks precies op het kruisingsvlak tegen elkaar aan te liggen. Dit langs elkaar scheren – het is geen toeval dat we dit woord gebruiken – van de bladen, maakt dat het weefsel als het ware microscopisch doorgescheurd – ook geen toeval – wordt. Een schaar snijdt niet, hij scheurt. Hoe dichter de bladen langs elkaar scheren, hoe fraaier het scheurvlak. Hiermee is in het ranke ontwerp en de uitvoering van een prepareerschaar volgens Metzenbaum rekening gehouden.

De operateur kan de spanning van de schaar opvoeren door de duimring weg te duwen. Hierdoor zal deze kracht aan de overzijde van het slot de bladen strakker langs elkaar laten bewegen en ontstaat een messcherp scheurvlak in het weefsel. Indien een operateur op dezelfde wijze een Siebold-schaar wil hanteren, zal dit echter veel meer spierkracht vereisen, een pijnlijke duim kosten en nauwelijks hetzelfde effect op de bladen opleveren. De 'killer' met zijn robuuste vormgeving is gewoonweg minder geschikt voor deze techniek.
Kortom: de Metzenbaum-schaar laat meer opbouw van spanning toe dan de Siebold-schaar.

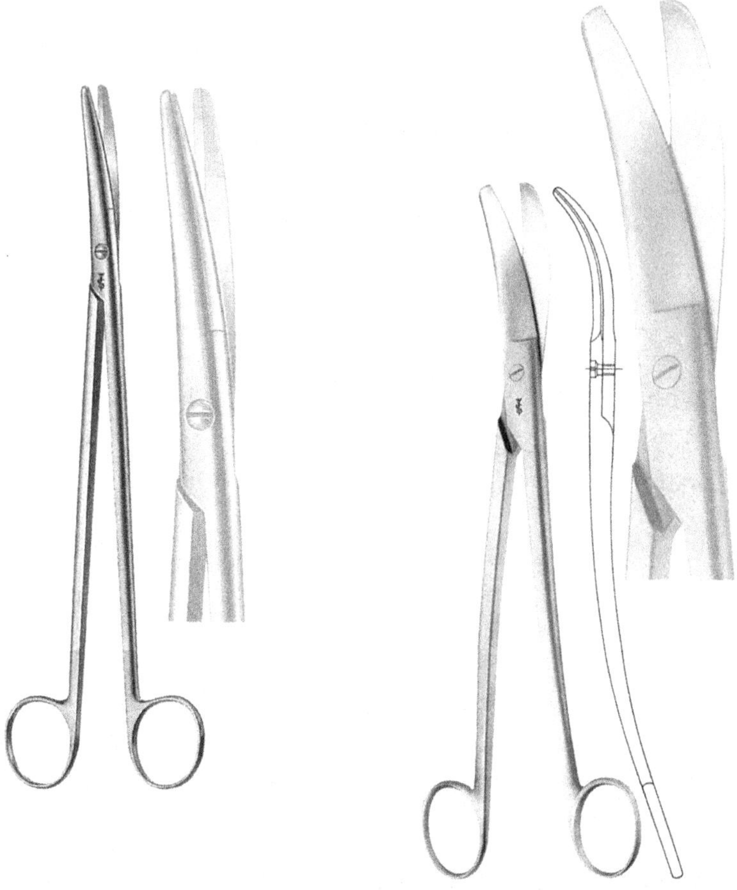

Metzenbaum Siebold

3.2 Verklaring van de fixatie van een zelfspreider

In de nostalgische speelgoedwinkel zijn ze nog wel te koop: figuurtjes zoals aapjes en clowntjes die met stapjes van een rechtopstaand latje naar beneden glijden. Het lumen in het houten poppetje is groot genoeg voor een soepele duikvlucht naar de basis van het speeltje. Toch zet het poppetje zich steeds even vast. De kanteling in

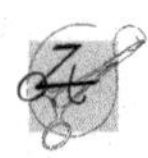

het boorgat maakt dat het figuurtje zich steeds even vastgrijpt waarna de zwaartekracht het weer wint en centimeter voor centimeter het poppetje laat zakken. Als je het speeltje in de hand neemt, dan kun je het figuurtje moeiteloos over het hele latje bewegen. Met andere woorden: een scheefstaande bus over een geleidestang zet zichzelf vast. Plaats de bus exact parallel aan de geleidestang en je kunt hem zonder weerstand heen en weer bewegen.
Dit principe is toegepast in de zelfspreider volgens Balfour.

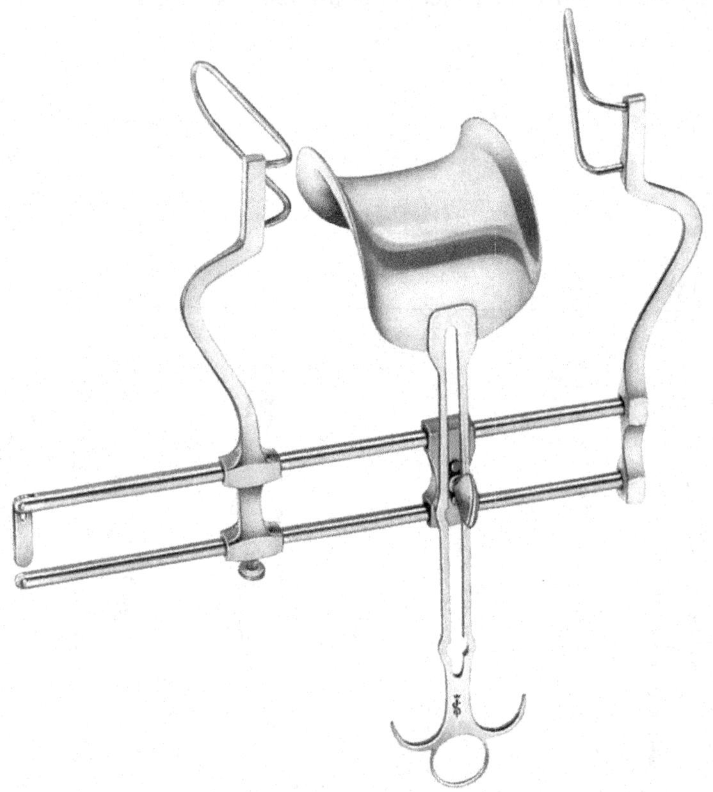

Maar liefst twee geleidestangen bieden houvast aan een beweegbaar deel. Zodra de natuurlijke spierspanning/weerstand van de buikwand deze spreiderhelft doet kantelen, zet de spreider zich vast. Wordt de spreiderhelft echter keurig haaks op de geleidestangen gehouden, dan kan de gebruiker de spreider moeiteloos openen. Een extra bevestigingsklos met een vleugelmoer (we raden je aan om de versie te kiezen waarbij de vleugelmoer geborgd is zodat hij niet van het instrument losgedraaid kan worden) biedt vervolgens de mogelijkheid om een derde blad te monteren waarmee een perfecte presentatie aan drie zijden van de wond kan worden verkregen. Je ziet deze spreider vaak bij mediane buikincisies waarbij het derde blad hulp biedt om de blaas of organen van de bovenbuik uit het operatieterrein te houden. De beide spreiderbladen die de zijkanten van de incisie moeten spreiden, zijn opengewerkt. De buikwand kan hierdoor in de open ruimte uitpuilen waardoor er een grotere zijdelingse weerstand (frictie) ontstaat. Op deze wijze heeft de spreiderhelft minder de

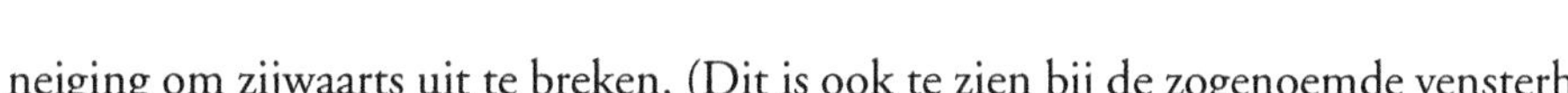

neiging om zijwaarts uit te breken. (Dit is ook te zien bij de zogenoemde vensterhaken volgens Middeldorpf.)

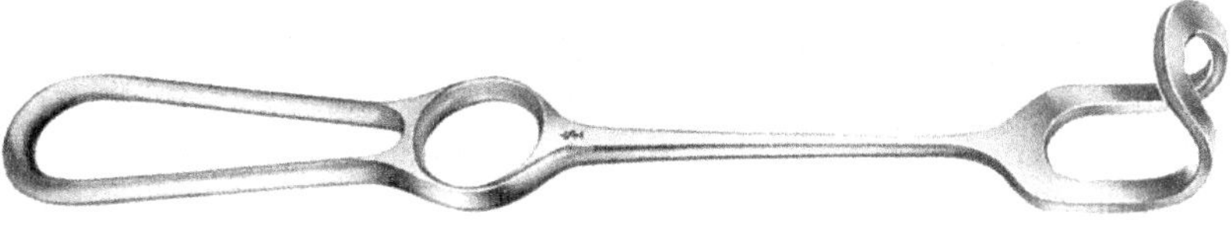

3.3 Observaties aan het handvat

Chirurgisch instrumentarium moet in ontwerp en uitvoering aan een groot aantal eisen voldoen. Het instrument moet functioneel zijn, goed in de hand liggen, sterk zijn en makkelijk schoon te maken.

Bij de orthopedie en traumatologie maak je gebruik van grof instrumentarium met een hoog eigen gewicht. Orthopediesets zijn de zwaarste in hun klasse. Door dit hoge gewicht van ieder instrument wordt de CSA-afdeling zelfs voor problemen geplaatst. Niet alleen de *handling* van de set levert arbotechnische bezwaren op, de set werkt ook als een soort warmteaccu. De robuuste metaalmassa houdt langer warmte vast dan een set van gelijk gewicht met klein instrumentarium. Dit heeft te maken met het feit dat klein instrumentarium relatief een groter oppervlak heeft voor het afstaan van de warmte dan de zware solide soortgenoten. Het gevolg hiervan is dat de orthopedieset na het uitladen van de autoclaaf langer nodig heeft om af te koelen en in de nabije omgeving zelfs condens kan aantrekken. Het risico dat de set nat wordt, is hiermee vergroot.

Met de vele bezwaren tegen zwaar, massief instrumentarium in het achterhoofd gingen de technici op zoek naar een lichtgewicht materiaal voor de grepen van schroevendraaiers, raspatoria, inslagapparaten en zelfs orthopedische hamers. Uiteindelijk vonden ze een product dat autoclaafbestendig was en verder aan alle bovengenoemde eisen kon voldoen. Het materiaal doet in alle opzichten denken aan hout: het is licht in gewicht, bruin van kleur, dof, en absorbeert in geringe mate vocht. Instrumenten die van dit materiaal voorzien zijn, worden op de werkvloer dan ook 'met houten handvat' genoemd. Bekijk zo'n instrument echter eens van onderen en het zal je opvallen dat de cirkelvormige lijnen rondom het centrum van de greep niet de jaarringen betreft, maar de windsels van een soort zwachtel. De polyurethaan kunsthars die de fabrikanten voor deze instrumenten gebruiken, wordt net als bij synthetische immobiliserende verbanden (kunstgips) gedragen door een gaaswindsel. Na het uitharden is de ruwe greep geschikt voor het slijpen van de uiteindelijke vorm en voor verder polijstwerk. (De greep wordt in de instrumentenbranche (IB) aangeduid met de benaming 'hardweefselhandgreep', *Hartpress-Griff*, volstaf 30 of volkern.)

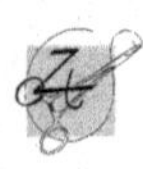

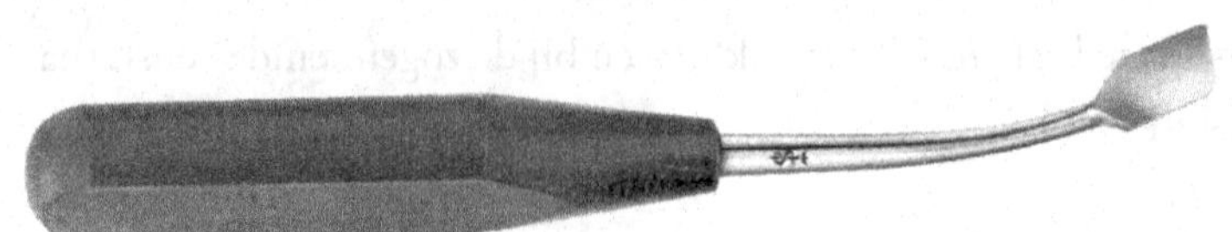

Ontwikkelingen op het gebied van kunststoffen staan echter niet stil. Met de opkomst van nieuwe kunststoffen in bijvoorbeeld de autoracerij en de ruimtevaart, zien we ook op de OK steeds meer de toepassing van *carbon fibers*. Deze nieuwe kunststoffen zijn sterk en licht in gewicht, maar vragen wel speciale aandacht bij desinfectie en sterilisatie (soms zijn ze thermoplastisch en moeten ze dus plasmagesteriliseerd worden). Raadpleeg hiervoor de gebruiksvoorschriften van de fabrikant of overleg met een medewerker van de Centrale Sterilisatie Afdeling (CSA).

3.3.1 Ergonomische vormgeving van het handvat

Als je graag assisteert en je krijgt regelmatig de kans om aan de haken te staan, dan zal het je opgevallen zijn dat chirurgisch instrumentarium ten bate van presentatie in zijn vormgeving inspeelt op de ergonomie van de gebruiker. Specula en retractoren zijn voorzien van grepen die goed in de hand liggen, veel grip bieden en de hand van de assisterende zo min mogelijk vermoeien. Neem een klomp klei en knijp erin. Giet deze vorm in chirurgisch staal rondom de steel van een speculum en je hebt een darmspatel volgens Deaver.

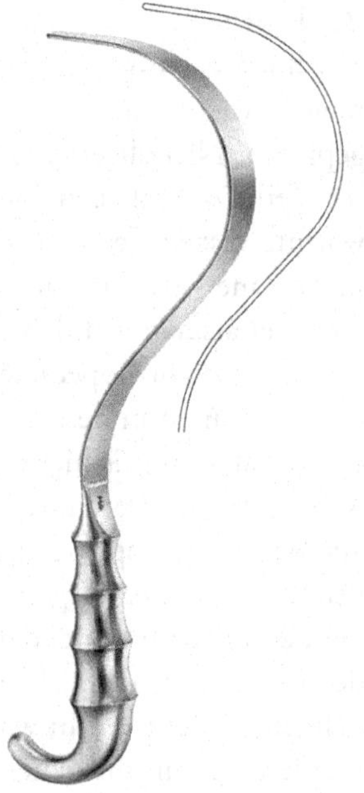

Ook uitsteeksels aan de basis van de greep, zijn ontworpen om de gebruiker meer comfort en bovenal trekkracht te bieden. Het uitsteeksel haakt als het ware om de contouren van de hand waardoor de gebruiker in staat wordt gesteld de wondranden optimaal te spreiden. Frappant is het verschil tussen bijvoorbeeld de specula volgens Kümmel en Leriche. Bij de Kümmel wijst het uitsteeksel in de richting van het blad, terwijl bij de Leriche de basis juist in tegenovergestelde richting is afgebogen.

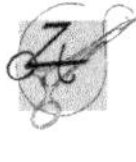

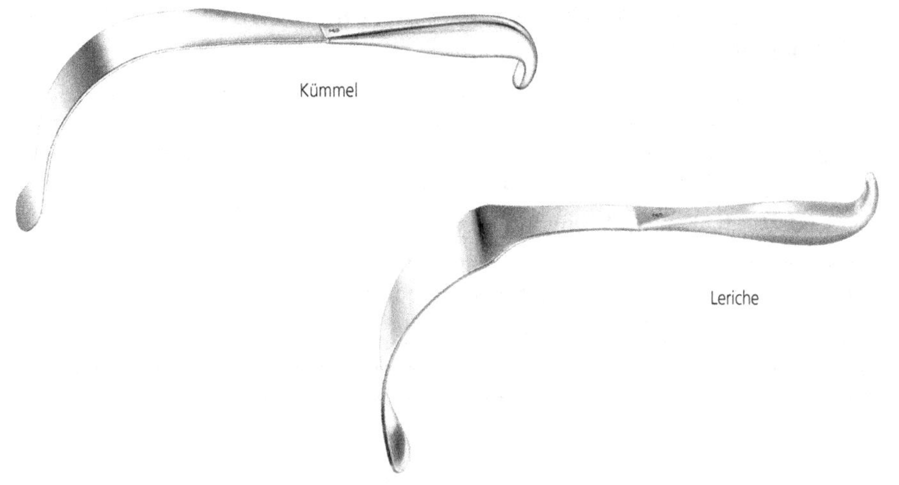

Beide vormvarianten hebben specifieke voordelen. De greep met de basis richting het blad (Kümmel), wordt in de volle hand genomen en biedt extra steun aan de pink. De greep van het blad af (Leriche) biedt steun aan de ulnaire zijde van de handpalm, waarbij kan worden opgemerkt dat de gebruiker in veel gevallen de hals van het instrument tussen wijsvinger en middelvinger neemt. Zo ontstaat een ontspannen stand van de hand zonder trekkrachtverlies op het speculum.
Dokter Doyen is op deze vorm-functierelatie doorgegaan door ook aan de hals een extra uitsteeksel aan te brengen. Deze kan door de wijs- of middelvinger aangehaakt worden voor een nog betere krachtverdeling.

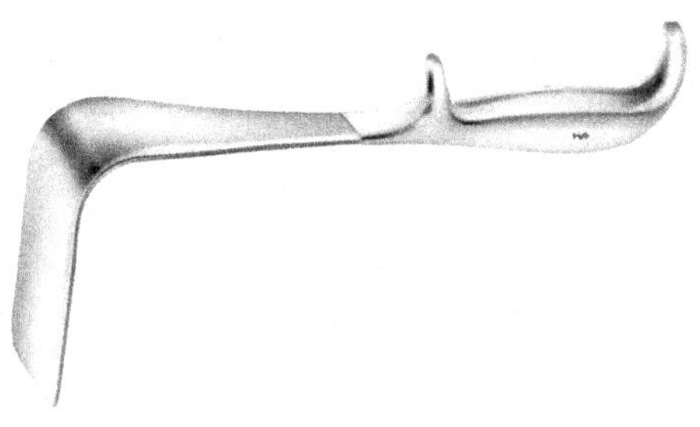

Niet iedere gebruiker van de Doyen-specula is even gecharmeerd van al die uitsteeksels. Gelukkig zijn veel specula ook verkrijgbaar met een eenvoudige opengewerkte greep, voorzien van een ring vlak achter de hals.

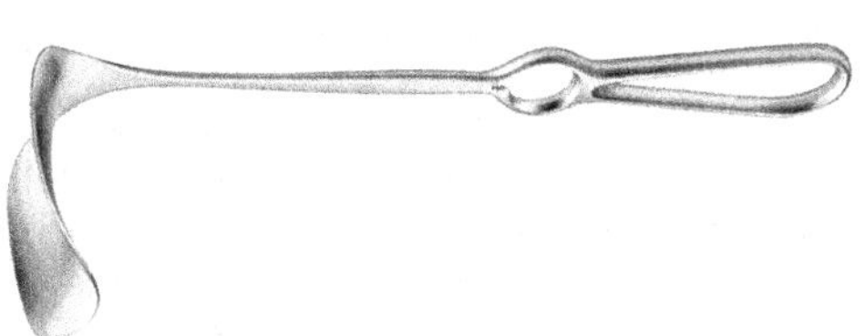

Deze ring kan uitstekend worden aangehaakt met de wijsvinger. Met name bij het minder zware werk wordt deze greepvariant gewaardeerd omdat het aanhaken met één vinger veel subtieler is.

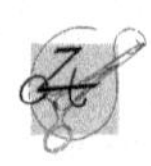

3.4 Observaties aan de benen van scharen en klemmen

De ware instrumentenleer draait om het aandachtig observeren van het instrumentarium om daaruit voortvloeiend zelfstandig de toepassing van de instrumenten te kunnen verklaren. Een heel eenvoudige observatie is het tellen van het aantal crémaillèretanden.
Kort gezegd kan worden gesteld dat naarmate het aantal tanden toeneemt, de klem steeds delicater werk zal mogen verrichten. De meest eenvoudige catch bevat één, hooguit twee tanden. De keuze is bijna binair: vast of los. Dit soort fixatiehulpen wordt aangetroffen bij micronaaldvoerders en bij depperklemmen.

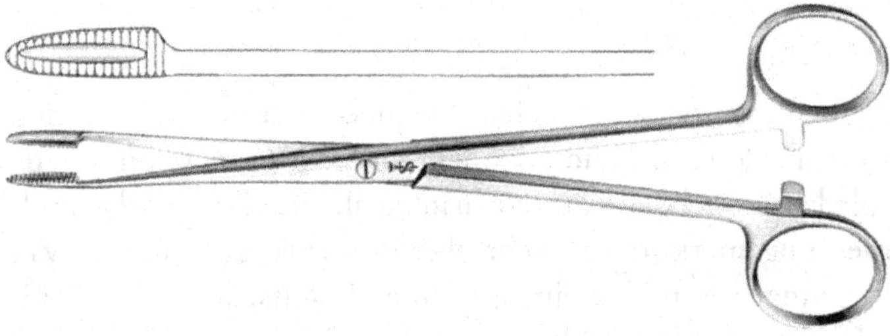

De bek hoeft alleen maar een depper of een mininaaldje te fixeren. Er is geen sprake van weefselvatten.
Vier- tot zestandige crémaillères tref je aan in klemmen waarbij de operateur het weefsel zal opofferen. We denken hierbij aan prepareerklemmen en vaatklemmen die bedoeld zijn voor het ligeren. Afsluiting heeft hierbij een hogere prioriteit dan het sparen van weefsels – dit is ook te zien aan de binnenzijde van de bek. Na het afbinden wordt de klem achter de ligatuur losgelaten en zal de stomp op den duur versterven/verbindweefselen.
De opklimmende reeks eindigt bij de instrumentenfamilie waarbij het sparen van de weefsels de overhand krijgt. Weefselvattende klemmen, darmsparende klemmen en vaatsparende klemmen zijn hier het voorbeeld van. De ultieme weefselsparende klem heeft twaalf tot veertien crémaillèretanden. Toegespitst op het gebruik van darm- en vaatsparende klemmen, is de eerste achterliggende gedachte hierbij: het sparen van de wand van het buisvormige orgaan met behoud van een adequate afsluiting. Zowel bij een rustig uitgevoerde lumenafsluiting als bij calamiteiten, stelt de veeltandige crémaillère de gebruiker in staat om in kleine stapjes de druk (dit is ook een vorm van spanning) op de wanden op te voeren totdat de bloeding stopt of de lekkage van darminhoud tot stilstand is gebracht. Hiermee is dan precies genoeg druk op de wanden gezet terwijl het risico op schade aan de weefsels, en in de vaatchirurgie plaque-embolieën (hopelijk) beperkt is gebleven.

Resumerend kan gesteld worden dat het aantal crémaillèretanden een indruk geeft van het gebruiksdoel van het instrument. Hoe meer tanden, des te delicater het toepassingsgebied.

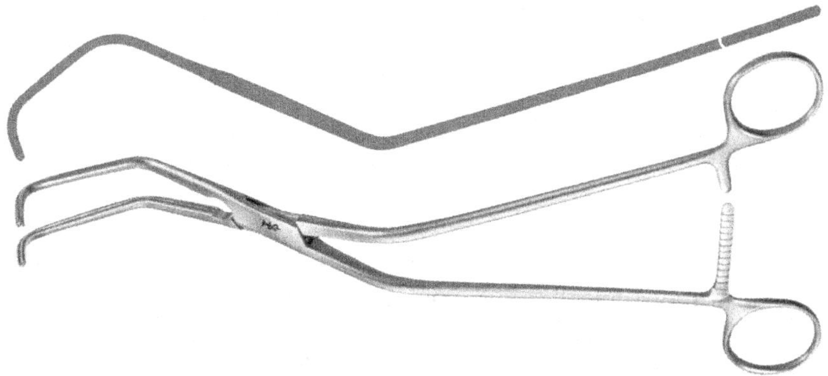

3.4.1 Knikken of hoeken in de benen van klemmen

Operatieassistenten spreken vol respect over gebogen instrumenten en bij nader specificeren over 'de hoek', 'de knie' of 'de knik' en in een enkel geval zelfs over 'de bocht'. Een krom instrument bestaat niet of het is slachtoffer van mishandeling en rijp voor de sloop. De term 'kromming' is alleen gerechtvaardigd in de werkplaats als de medisch instrumentmaker wil aangeven over hoeveel graden het instrument gebogen is.
Voor het zinvol verklaren van hoeken en knikken moeten we terug naar de basis.

> Een instrument is een werktuig dat als hulpmiddel dienst kan doen om handelingen en/of metingen te verrichten.

Een instrument wordt ingezet als onze handen tekortschieten. Onze vingers zijn te grof, te kort of te slap. Hoog tijd om de vingers te vervangen door instrumenten die fijn, lang genoeg en sterk zijn.

- Instrumenten moeten op plaatsen kunnen komen waar onze vingers niet bij kunnen.
- Knikken en hoeken in de benen verbeteren, net als bij de aanpassingen aan de bek, de bereikbaarheid van moeilijk benaderbare weefsels en organen zonder het zicht op het operatieterrein te verliezen of te belemmeren.

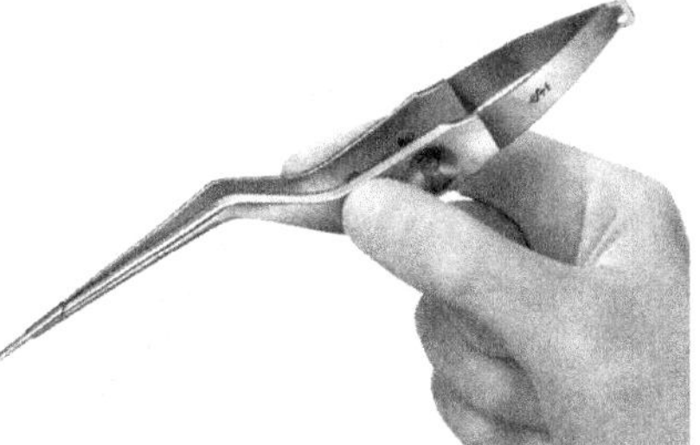

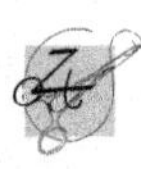

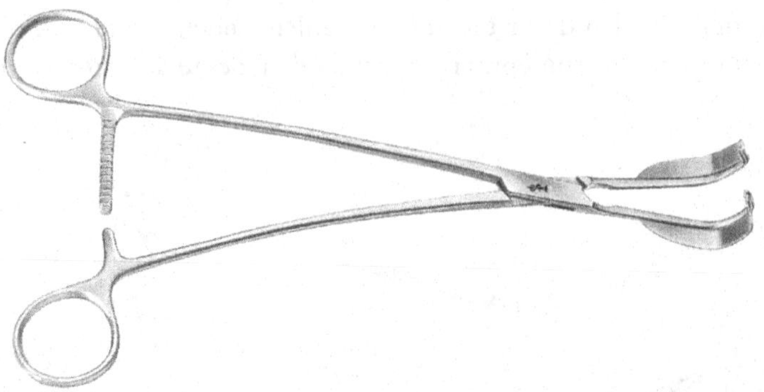

– Knikken en hoeken in de benen van vaatsparende klemmen zijn eveneens bedoeld om het instrument zonder ongewenste extra bewegingen in positie te houden. Een veelgeziene techniek is het voorlopig plaatsen van klemmen in geopende of halfgeopende toestand in een soort stand-bypositie. De klem moet dan dusdanig zijn gevormd dat hij zonder verplaatsen op de wondrand kan rusten op een plaats waar de operateur of de assisterende er – als de situatie dat vraagt – makkelijk bij kan. Een aardig voorbeeld van het bewust aanbrengen van een afwijkende vorm ten bate van de aansluiting op de plaatselijke anatomie, is gezien bij peritoneumklemmen volgens Schindler. Na het vastgrijpen van het peritoneum kan de zijwaarts gebogen klem over de wondranden rusten waarbij de vorm van de klem de contouren van de flanken moeiteloos volgt. Met deze toepassing in gedachten spreekt het voor zich dat het gebruik voornamelijk bedoeld is voor mediane buikincisies.

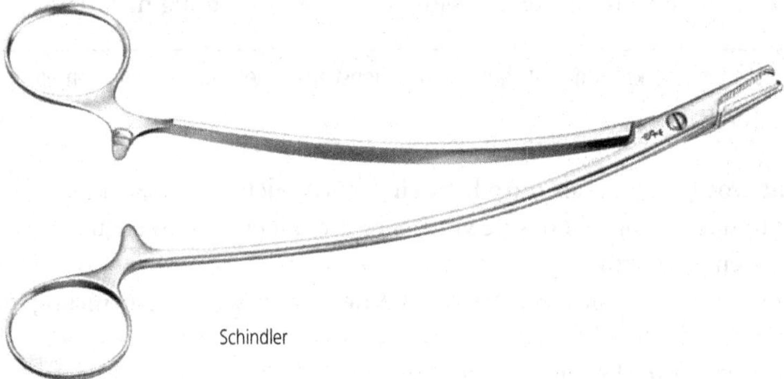

Schindler

3.4.2 Observaties aan de bek-beenlengteverhoudingen

Door een bek-beenlengteverhouding van een-op-een in combinatie met een slanke soepele vormgeving, verkrijg je een uitermate atraumatisch instrument. Dit principe zie je bijvoorbeeld terug bij de zogenoemde slappe klem volgens Kocher, die met deze motivatie toegepast wordt in de darmchirurgie. Het slot van een klem kan worden beschouwd als het draaipunt van een balans. Grote lengteverschillen aan één

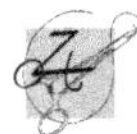

kant van de balans zorgen voor hefboomwerking. Dit principe komt ook altijd terug bij de vorm-functierelatie van scharen en naaldvoerders. Een bek-beenlengteverhouding van een-op-een zorgt voor een hefboomneutraal instrument. Alle andere verhoudingen geven dus verschuiving in de balans en niet in de laatste plaats in de kracht die je met het instrument kunt opbouwen. Dit wordt in de werktuigbouw het moment van de hefboom genoemd[1].
Bij het maken van weefselsparende afsluitende klemmen staan de ontwerpers voor tegenstrijdige belangen. Aan de ene kant is het essentieel dat een adequate afsluiting wordt verkregen om verlies van darminhoud of kostbaar bloed te voorkomen. Daar staat haast lijnrecht tegenover dat de klem de darm- en vaatwanden niet al te veel kwetst om schade aan de weefsels tegen te gaan. Die moeten immers vitaal blijven voor het postoperatieve herstel na de anastomose.

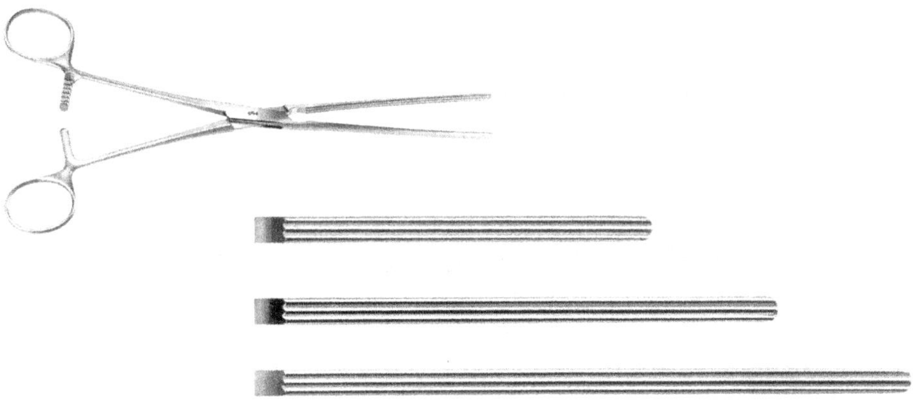

Niet alleen de doorsnede en de lengte van de benen (of slankheid) bepalen eventuele weefselschade, maar ook het oppervlak in vierkante millimeters dat in de bekhelften wordt beetgepakt. Bij dezelfde kracht hebben smalle bekhelften een groter traumatisch effect dan brede bekhelften. Ook de afwerking of afronding van de randen, is van groot belang. Het kantelen van een klem met scherpe randen kan dramatische gevolgen hebben. In het algemeen is de sluitvorm erg belangrijk.

3.5 Observaties aan de scharnieren, gewrichten van instrumenten

Zoals in de opsomming van de instrumententerminologie al is beschreven, kan de verbinding tussen twee bewegende instrumenthelften het slot genoemd worden. Een slot is een gewricht; de plaats waar twee beweegbare delen samenkomen. Op een uitzondering na veroorzaakt het slot in de overzijde van het instrument een gelijksoortige beweging. Het sluiten van de ringgrip van een klem veroorzaakt het sluiten van de beide bekhelften. Alleen het parallelslot veroorzaakt een tegengestelde beweging

1 Het moment of statisch moment van een kracht (ten opzichte van een punt) (Van Dale red).

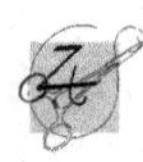

waarbij het samenbrengen van de ringen juist een spreiding in de distale instrumenthelften teweegbrengt. Onervaren gebruikers van de parallelslotinstrumenten moeten meestal even wennen aan deze onverwachte beweging. Binnen de groep van de scharniervarianten kun je de volgende familieleden onderscheiden.

– Doorlopend slot, boxslot of doorgestoken slot.

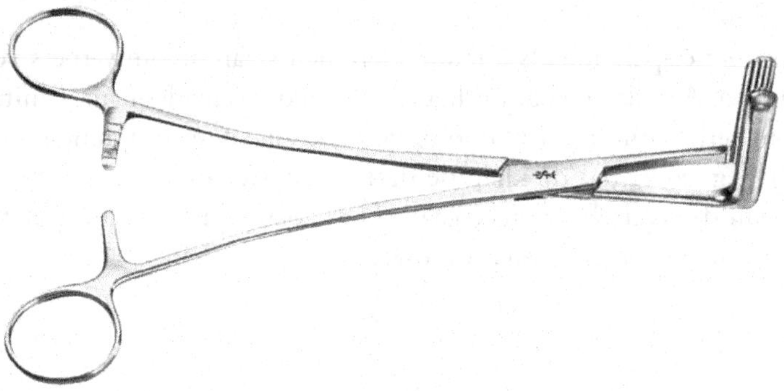

– Dubbel(scharnierend)slot of dubbellapslot.

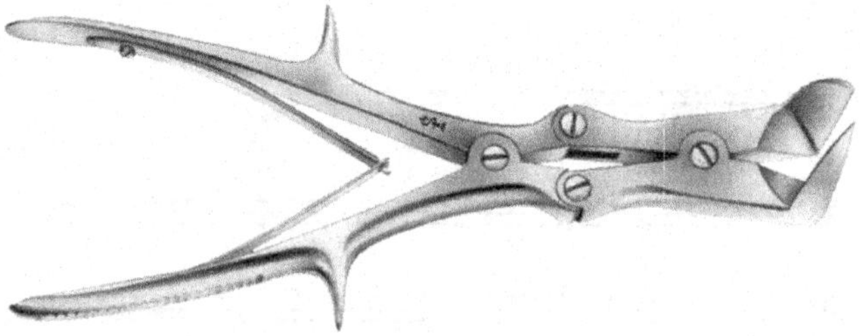

– Kruisend slot.

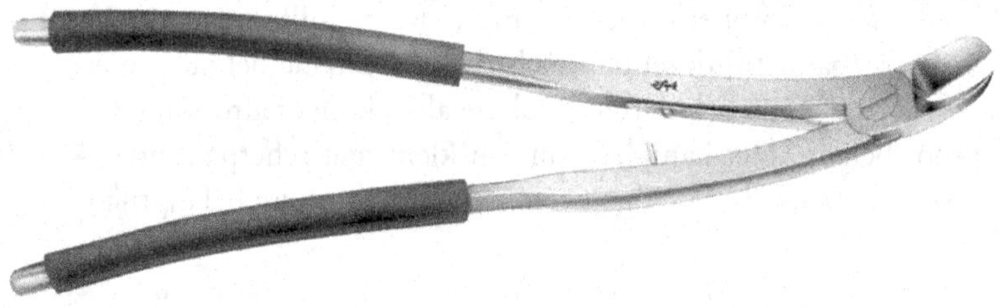

– Parallelslot.

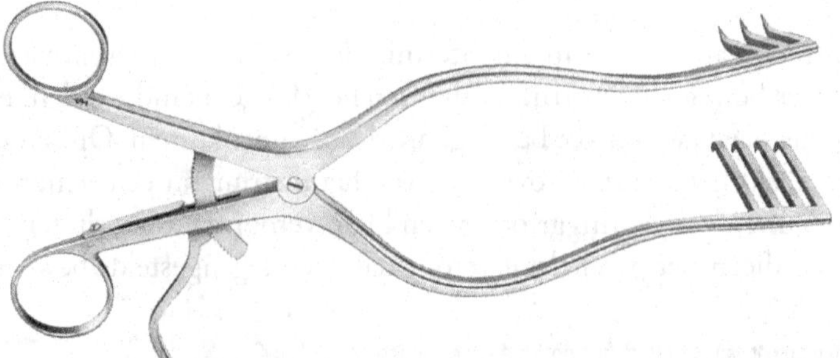

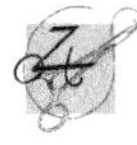

– Scherend slot of schroefslot

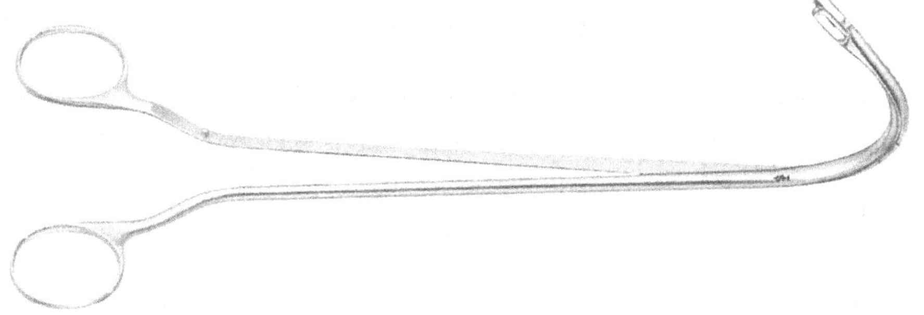

Elk type slot heeft een specifiek gebruiksdoel. De ene keer moeten de instrumenthelften over grote afstanden langs elkaar kunnen bewegen, de andere keer is een optimale stabiliteit en grote belastbaarheid een *must.* Zeer tot de verbeelding sprekend is de toepassing van het zogenoemde dubbelslot. (Fietsendieven kennen dit slot ook in de vorm van de betonschaar.) Met een dubbelslot – eigenlijk zijn het er vier – kan de relatieve hefboom vergroot worden zonder de beenlengte buiten proporties te brengen. Als je goed naar een dubbelslot kijkt, zie je tweemaal een parallelslot en tweemaal een soort kniegewricht. Met het samendrukken van de benen wordt de beweging in eerste instantie dankzij het eerste parallelslot naar buiten gebracht. De twee gewrichten brengen de spreiding over op het distale parallelslot, die het weer omzet naar het sluiten van de bekhelften. Zo kun je met een herhaalde tegengestelde beweging toch het oorspronkelijke doel bereiken. De krachten op een dubbelslotinstrument kunnen enorm oplopen. Dankzij het vernuftige ontwerp blijft het instrument goed hanteerbaar.

3.5.1 Soms is een scherend slot beter

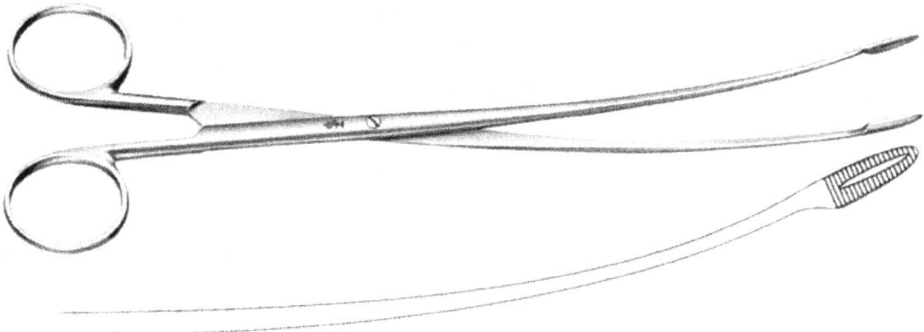

Bij het bestuderen van de instrumentencatalogus komt de toepassing van een scherend slot in chirurgische klemmen nog maar zelden voor. Het op den duur 'rammelen' van het slot als gevolg van slijtage, is bij vaatklemmen gevreesd omdat de instabiliteit in het instrument de crémaillère kan laten openspringen. Met de komst van het boxslot is in de kwaliteit en duurzaamheid van de vaatklemmen een enorme verbetering gekomen. Desondanks zijn er nog steeds chirurgische klemmen die met een

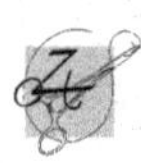

scherend slot geleverd kunnen worden. Achterliggende gedachte bij het ontwerp van klemmen met scherend slot is het feit dat de beide instrumenthelften elkaar kunnen kruisen met minder ruimteverlies. Opvallend is hierbij de knik in de benen en de lange slanke uitvoering van de klemmen. Dit maakt dit soort klemmen bij uitstek geschikt om in zeer kleine ruimten toch over grotere afstand objecten vast te grijpen. Om deze reden wordt het scherend slot nog veel gezien bij steenvattende klemmen in de (klassieke) galwegchirurgie en de urologie en bij de zogenoemde Fremdkörperzangen in de KNO.

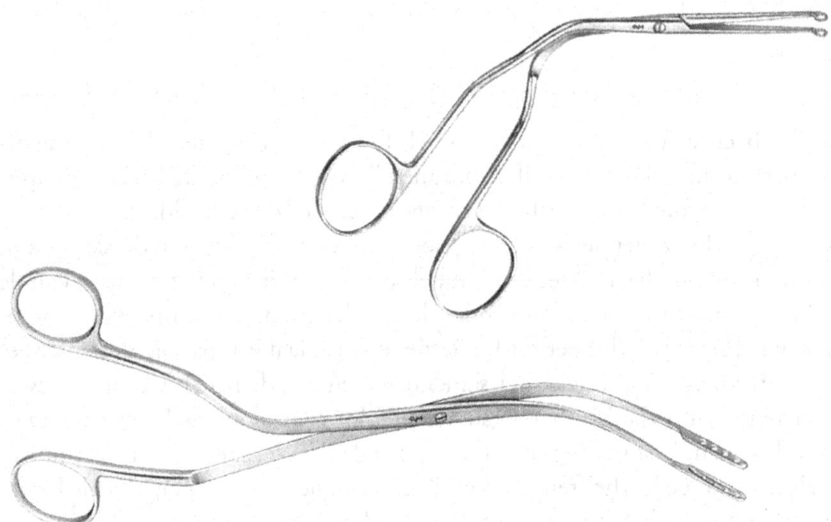

Ook bij onze collega's van het anesthesieteam is een klem met scherend slot populair. De Magill-tang is een instrument dat met zijn grillige vorm ontworpen is om de vorm van de mondkeelholte moeiteloos te kunnen volgen. Puur op basis van het ontwerp, zou een boxslotklem over een gelijke bek-beenlengte een veel grotere ruimte innemen. Om toch nog enige stabiliteit in de fragiele klemmen te krijgen, laten de ontwerpers de benen en soms ook de bekhelften, over grote afstand over elkaar scheren. Hiermee voorkom je dat de tip van de bek zijn wederhelft mist en de beide bekhelften langs elkaar bewegen.

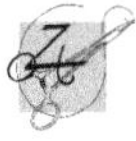

3.5.2 Verklaring van de opening vlak achter het slot

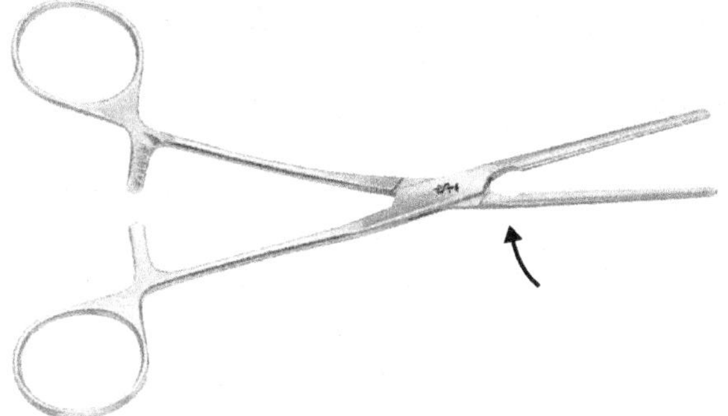

Een aantal darm- en vaatsparende en sommige vaatopofferende klemmen, is voorzien van een ovale opening aan de bekzijde van de klem vlak achter het boxslot. Het effect van dit ontwerp is tweeledig.

Aan de ene kant zorgt de uitsparing voor het toenemen van de souplesse van de daarachter gelegen bekhelften. Een maatregel waardoor het instrument minder traumatisch wordt.

Aan de andere kant... Probeer eens in gedachten het sluiten van de klem rondom de darm of het bloedvat in slow motion voor te stellen. Een bij aanvang ronde soepele buis wordt door twee platte vlakken samengeperst. Naarmate de klem zich verder sluit, zal de steeds platter wordende buis zich meer en meer over het oppervlak van de binnenzijde van de bek verdelen. Een hol buisvormig orgaan met een diameter van bijvoorbeeld 10 mm wordt nu binnen de bek uiteengedrukt tot een breedte van 15,7 mm (vermenigvuldig de diameter met een 2 Pi = een factor 1,57). Welnu, de opening vlak achter het slot zorgt er in de eerste plaats voor dat de wand van de buis niet tussen de beide instrumenthelften bekneld raakt en vervolgens dat er geen vouw in de, op elkaar gedrukte, wanden geperst wordt. De druk is immers vlakbij het slot het grootst. Dankzij de uitsparing blijft het stuk wat het meest bekneld zou kunnen raken gespaard.

3.6 Observaties aan de bekhelften van scharen en klemmen

De binnenzijde van de bek van de meeste chirurgische klemmen is geruwd. Als de binnenzijde van de bek helemaal glad is gebleven, dan is daarover nagedacht. Het ontwerpen van een speciaal oppervlak in de binnenzijde van de bek is een chirurgisch-technisch procedé dat vergelijkbaar is met het ontwerpen van het profiel voor een autoband. Terreinwagens zijn voorzien van banden met een grof profiel omdat de grip op ruw terrein van groter belang wordt geacht dan het comfort. Banden om de wielen van raceauto's hebben haast geen profiel omdat de wagens nagenoeg zonder schokbrekers over spiegelglad asfalt razen en de nadruk ligt op een zo groot mogelijk contactoppervlak.

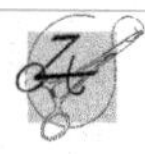

De bandenfabrikanten voor de wielen van een gewone personenauto zoeken een compromis tussen deze beide uitersten. Dit geldt ook voor de ontwerpers en makers van chirurgisch instrumentarium. Het profiel in de chirurgische klem mag de weefsels niet beschadigen zonder al te veel in te leveren op de grip. Het profiel in de bek van een klem wordt op de werkvloer de tanding genoemd (in de IB spreekt men van vertanding of carering).

Analoog aan de vergelijking met de autobanden, mogen weefselopofferende klemmen omwille van de grip dus een ruwere tanding aan de binnenzijde van de bek hebben dan de weefselsparende klemmen. De vakgebieden waarbinnen deze eigenschappen op de spits worden gedreven zijn de darm- en vaatchirurgie. Goede afsluiting in combinatie met het sparen van de delicate darm- en vaatwanden is in deze snijdend specialismen een van de grootste prioriteiten. Dit is niet voor niets. De eens afgeklemde stomp moet deel gaan uitmaken van een anastomose. De grootste bedreiging van een anastomose is het avitaal worden van de wondranden. Een necrotische anastomose kan in de buikchirurgie lekkage van darminhoud in de vrije buikholte opleveren en in de vaatchirurgie escaleren in een gigantische nabloeding. Een vitale naad staat of valt met het oversteken van microscopische bloedvaatjes die de beide anastomosehelften met elkaar moeten verbinden. Om de doorgroei van dit soort bloedvaatjes toe te laten, moet het weefsel niet al te veel gekwetst worden. Aan de andere kant wordt een adequate afsluiting het best verkregen als de groeven in de bekhelften in de lengterichting verlopen. Hierin is sprake van tegenstrijdige belangen. Om aan deze belangen tegemoet te komen is een speciale tanding ontworpen. Door de ooghahren bekeken lopen de groeven in de lengterichting, terwijl kleine onderbrekingen in de lengtegroeven het weefsel voldoende ongemoeid laten om postoperatief een microscopische doorgroei van bloedvaatjes toe te laten. Darm- en vaatsparende en opofferende klemmen zijn om deze reden bij uitstek geschikt om de vorm-functieprincipes, met betrekking tot dit type tanding, weer te geven.

Globaal kun je hierin zeven varianten onderscheiden:

1 geen (ver)tanding;
2 De Bakey-(ver)tanding 1:2 rijen;
3 De Bakey-(ver)tanding 2:3 rijen;
4 Cooley-(ver)tanding 2:2 rijen;
5 Dardik-(ver)tanding 2:3 rijen;
6 (ver)tanding bij vaatopofferende klemmen;
7 (ver)tanding in de lengterichting van de bek.

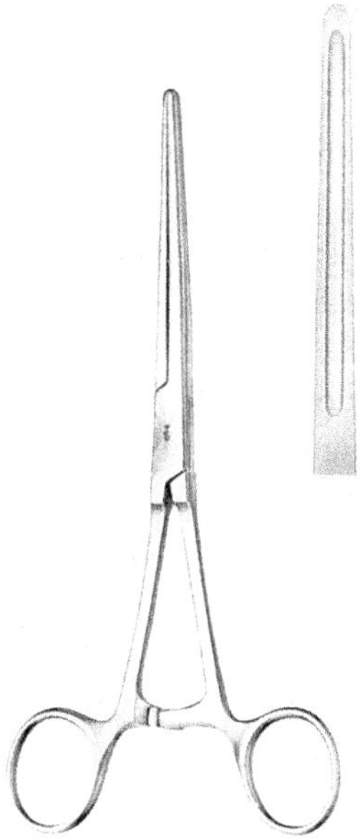

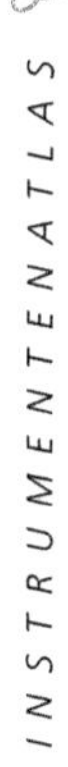

5

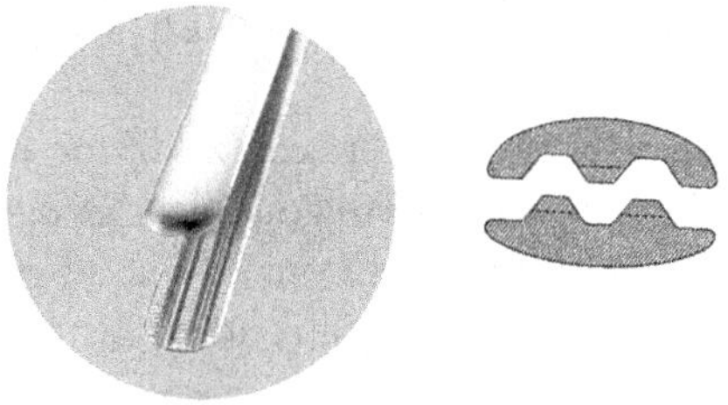

1

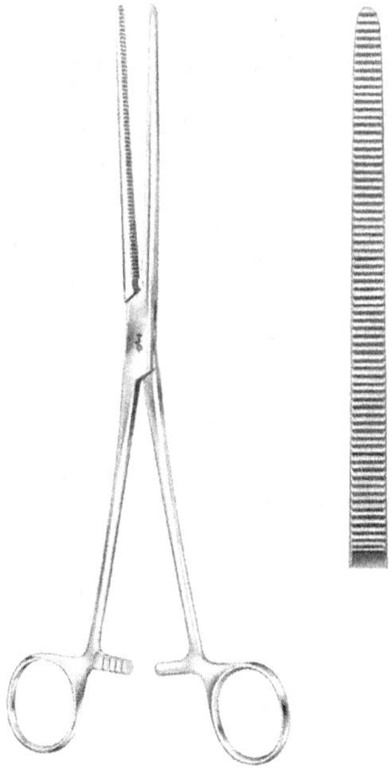

6

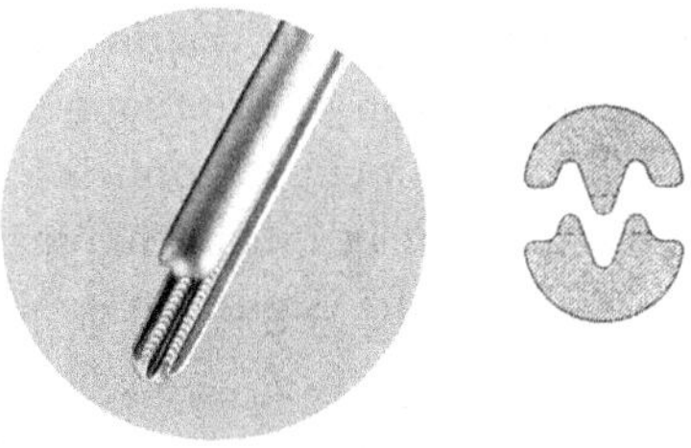

2

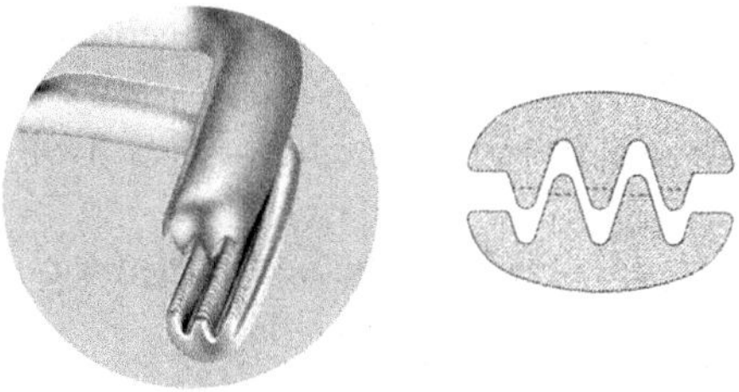

3

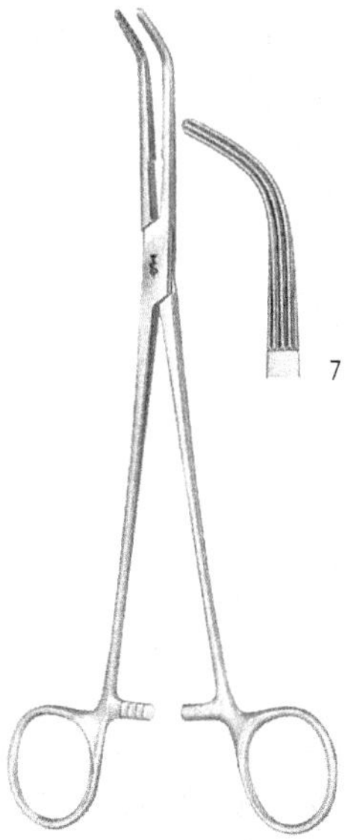

7

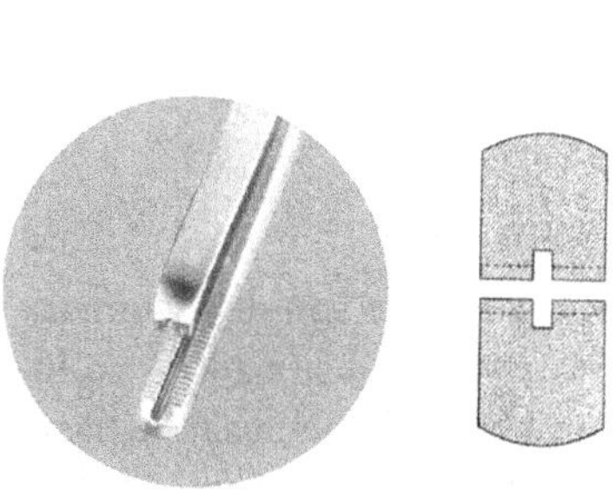

4

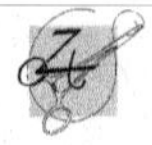

3.6.1 Goudoogvarianten als aanduiding voor duurzaamheid

Op de sets circuleert een zeldzame instrumentengroep die herkenbaar is aan een goudkleurige basis of goudkleurige ogen. Een veelgehoorde vraag is of dit onderdeel van de instrumenten van echt goud gemaakt is. Het antwoord is: 'ja!' De goudkleurige basis van deze bijzondere instrumentenfamilie is inderdaad voorzien van een echt laagje (superdun en gelegeerd) goud. In dit geval is de gouden glans aan de basis van de instrumenten echter alleen als herkenningsteken functioneel. De fabrikant voorziet de instrumenten van deze chique uitstraling om aan te geven dat het hier om een uitzonderlijke kwaliteit gaat. De goudooginstrumenten worden in de catalogus aangeduid met de toevoeging 'hardmetalen inleg' als het naaldvoerders, pincetten en scharen betreft. In alle gevallen is de binnenzijde van de bek voorzien van een *tungsten carbide* hardmetalen inleg. Dit is een metaallegering met een hoog wolfraam- en koolstofstaalgehalte dat bekendstaat om zijn uitzonderlijke hardheid en slijtvastheid. Als je goed kijkt naar de bek van dit soort instrumenten, dan zal opvallen dat de inleg iets donkerder van kleur is en een klein beetje minder glanst. Met name bij de naaldvoerders en de pincetten is dit goed te zien. Een ander interessant detail van laatstgenoemden is de bijzondere slijping aan de binnenzijde van de bek. Deze instrumenten zijn voorzien van een heel geraffineerd oppervlak waarin een soort superfijn raster (korrel) is aangebracht. De korrel heeft geen scherpe toppen zoals schuurpapier, maar is afgerond. Hiermee bereikt het instrument een optimale balans tussen grip op het naaldlichaam zonder de naald al te veel te beschadigen (bramen, krassen). Een beschadigde naald werkt immers als een soort Gigli-zaag door het weefsel.

De hardmetalen inleg is verkrijgbaar in vier oplopende korrelvarianten.

1 Glad, aanbevolen voor de naaldjes van atraumatische hechtingen van USP 9/0 tot 11/0.
2 0,2 mm korrel, aanbevolen voor de naaldjes van atraumatische hechtingen USP 6/0 tot 10/0.
3 0,4 mm korrel, aanbevolen voor de naaldjes van atraumatische hechtingen USP 4/0 tot 6/0.
4 0,5 mm korrel, aanbevolen voor de naaldjes van atraumatische hechtingen tot USP 3/0.

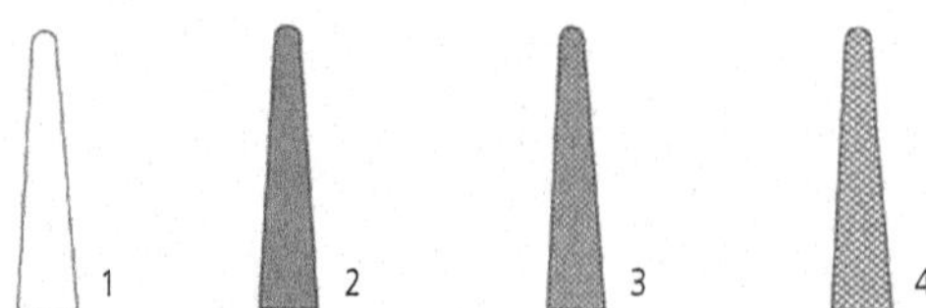

Deze aanbevolen koppelingen tussen korrelgrootte en USP-codes van de atraumatische hechtmaterialen, is niet voorschrijvend. De breedte van de bek van de naaldvoerder speelt ook een rol. Een te brede bek ten opzichte van het naaldlichaam maakt de naald plat. Daardoor kan de spanning uit de naald verdwijnen en zal de naald uiteindelijk het weefsel beschadigen of breken.

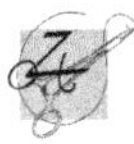

Vergelijkbaar met de goudoogvarianten is een scharenfamilie die voorzien is van een zwart en een goudkleurig oog. De scharen zijn herkenbaar gemaakt om de instrumenterende of de operateur erop te attenderen dat de schaar exclusief bedoeld is om hechtdraden te knippen. Behalve de twee verschillende ogen zijn deze scharen herkenbaar aan de benen die niet geheel op elkaar sluiten. Een extra aanpassing aan de zwartoogschaar voor hechtdraden is de zogenoemde Wellenschliff-slijping aan de snijrand van het hardmetalen blad. Dit is een minuscule kartelrand in de slijping die zich bij het sluiten van de bekhelften vastbijt in de hechtdraad. Hiermee is de schaar in staat ook op het uiterste puntje een draadje te knippen zonder dat de sluitende bekhelften de draad voor zich uit duwen.

3.6.2 Knikken of hoeken in de bek

Knikken of hoeken in de bek van allerlei weefsel- c.q. vaatsparende klemmen zijn aangebracht voor meerdere doeleinden.
Knikken en hoeken verbeteren de bereikbaarheid van moeilijk benaderbare anatomische structuren zonder het zicht op het operatieterrein te verliezen of te belemmeren. Knikken en hoeken in de bek van vaatsparende klemmen zijn eveneens bedoeld om het instrument zonder ongewenste extra bewegingen in positie te houden. Hiermee wordt bedoeld dat de klem in gesloten toestand op het vat een plaats in de operatiewond kan krijgen, zonder dat de klem te veel van plaats verandert. Vaatwandbeschadiging, plaque-embolieën en een verhoogd tromboserisico moet hiermee worden voorkomen.
Sommige sterk gebogen klemmen zijn bedoeld om de uiteinden van de bekhelften na het plaatsen van de klem weer in het zicht te krijgen. Alleen op deze manier kan de operateur er zich van overtuigen dat de klem inderdaad het volledige lumen maar liefst op twee plaatsen omvat. Hiermee wordt de vaatwand tussen de beide afsluitingen toegankelijk.
De buitenbocht in de kromming van de bek van de sterk gebogen darm- en vaatklemmen wordt soms aan de kant van de anastomose geplaatst. Dit vergemakkelijkt het inhechten van de anastomose bij vooral de grote naden. De ronde buis van een groot bloedvat of een darm wordt immers platgedrukt tussen de beide bekhelften. Doe je dit echter met een gebogen klem dan correspondeert de vorm van de afsluiting beter met de komende (vaat)naad.
Een oplopende reeks van vaatsparende klemmen bewijst eveneens goede diensten indien je twee klemmen dicht bij elkaar wilt plaatsen. Zo kan de ene klem in de oksel – hier wordt in het jargon voor de benaming weer gebruikgemaakt van een lichaamsdeel, ook wel de kom van de bek genoemd – van de andere geplaatst worden. Dit specifieke gebruiksdoel zien we terug bij de lepelvormige Pilling-klemmen. Een heel specifiek patroon van knikken in de bek treffen we aan bij de Satinsky-klemmen. Hierbij heeft de dubbele hoek in de bek het doel om bijvoorbeeld wandtraumata te isoleren zonder het hele lumen af te sluiten. Door het liggende deel van de bek parallel halverwege het vat te plaatsen, kan een deel van de bloedstroom onder de klem door voortbestaan (partiële occlusie).

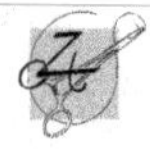

3.6.3 Schaalverdelingen op de bek

Een aantal vaatsparende klemmen is door de fabriek voorzien van een soort schaalverdeling aan de buitenzijde van de bek. Deze ingegraveerde streepjes bieden hulp bij het inschatten van de diameter van een bloedvat en bij het kiezen van de gewenste prothesemaat. Daarnaast kan de schaalverdeling goed van pas komen bij het aanleggen van vaatnaden en anastomosen als richtlijn voor het in gelijke tussenstappen doorsteken van de vaatwanden.

3.6.4 Paradox van geringe schade door scherpe punten

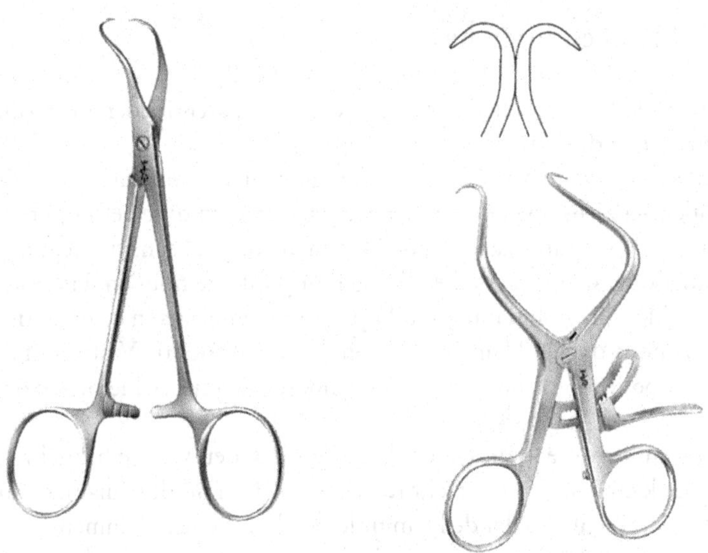

De algemene regel luidt: een groter oppervlak geeft minder schade. We passen dit toe bij weefselsparende klemmen, retractors en pincetten. Zo kan een Gillies-pincet bij het sluiten van de huid meer weefsel stukmaken dan een wat grover pincet. Een klein oppervlak in relatie tot weefselmanipulatie is immers gelijk aan grote druk.
Uitzondering op deze regel vormt het toepassen van bijvoorbeeld een (ouderwetse) doekenklem volgens Backhaus die zonder pardon door een tongpunt wordt geplaatst of een Gelpi-spreider om de *labia majora* te spreiden. De eerste reactie is dat hier veel schade wordt aangericht. Bij de meeste toeschouwers lopen de rillingen over de rug. De puntige marteltuigen lijken zo ontsproten aan het perverse brein van een sadist. Toch is het gebruik van deze instrumenten juist bedoeld om zo min mogelijk schade aan te richten.
De kleine punten van de (ouderwetse) doekenklem of de zelfspreider, veroorzaken een verwonding die te vergelijken is met een doorsteking van een stevige naald. Met andere woorden: het weefsel wordt gespaard. Daar staat tegenover dat de grip op het weefsel maximaal blijft. De tong van een patiënt met een mondbodemtumor is in een aantal gevallen bij voorkeur met de Backhaus te manipuleren. Er bestaan wel

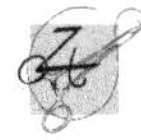

speciale tongvattende klemmen, maar deze kwetsen het weefsel over een veel groter oppervlak. Ze vergroten daarmee bovendien het risico op een tumorsqueeze en kunnen, ondanks grove carering of een rubberen inleg, makkelijk afglijden.
Als alternatief voor de klemmen of spreiders met de scherpe punten, zien we nog wel eens de toepassing van trekhechtingen. De weefselschade na een trekhechting doet niet onder voor de doekenklem of Gelpi-spreider. Keuze voor de hechting, klem of spreider wordt, afgezien van de persoonlijke voorkeur van de operateur, bepaald door de bereikbaarheid van het weefsel of de plaatselijke anatomische beperkingen.

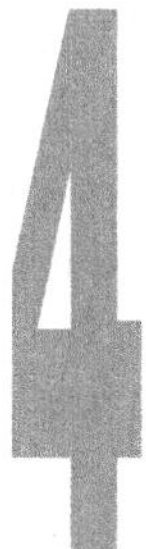

Schade aan medisch instrumentarium

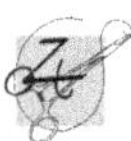

Het onderhoud van 'ons' instrumentarium kan op vele tijdstippen en locaties plaatsvinden. Er staat met opzet 'ons' instrumentarium omdat de redactie van de OZT-reeks van mening is dat wij er goed aan doen als we de tienduizenden euro's die we dagelijks door onze handen laten gaan als gemeenschappelijk bezit gaan beschouwen. De kwaliteit en levensduur van het kostbaar chirurgisch instrumentarium bepalen we in zeer belangrijke mate door de manier waarop de instrumenterende ermee omgaat. Niet alleen de juiste, met kennis van de onderliggende theorie onderbouwde *handling* hoort bij deze verantwoordelijkheid. De instrumenterende is op basis van zijn/haar specifieke kennis van het instrumentarium ook de eerdergenoemde beschermengel van het instrumentarium. We bedoelen hiermee dat je de andere gebruikers voor de voorgenomen taak het meest geschikte instrumentarium aanreikt en desnoods de gebruiker corrigeert bij misbruik ervan.
Zelfs lang voordat je aan tafel de gebruiker adviseert of corrigeert, heb je al een verantwoordelijkheid voor het welzijn van ons instrumentarium. Een van de meest voor de hand liggende 'zorgen' is het bestrijden en bij voorkeur voorkomen van corrosie en/of roest.

4.1 Rust roest niet, gebruik roest!

Een instrument in een schone droge kast haalt (letterlijk) met glans de drieëntwintigste eeuw. Het zijn de instrumenten 'in actieve dienst' die onderhevig zijn aan slijtage en blootstelling aan roest- en/of corrosiebevorderende stoffen. Let wel: roest en corrosie zijn niet hetzelfde, ook al kunnen ze beide op één instrument voorkomen. Roest (oxidatie) is een (metaal)verbinding met zuurstof. Corrosie is een complexe vorm van verval.
De schadelijke stoffen kunnen wel eens een wolf in schaapskleren zijn. Neem bijvoorbeeld fysiologisch zout; een op het eerste gezicht onschuldige vloeistof. Als je chirurgisch instrumentarium langdurig aan deze vloeistof blootstelt, dan is het predicaat 'roestvast' al snel heel betrekkelijk. Een misvatting met betrekking tot het aan tafel reinigen van chirurgisch instrumentarium berust op het idee dat een zoutoplossing een goed schoonmaakmiddel is. Niets is minder waar! Het (langdurig of

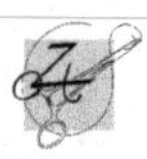

regelmatig) blootstellen van chirurgisch instrumentarium aan fysiologisch zout, is een regelrecht doodvonnis. De vloeistof lijkt zo onschuldig maar een zoutoplossing van 0,9% natriumchloride is in staat om een glimmend instrument van gehard chirurgisch staal in een nacht om te toveren in een grote roestklomp. Elke bewoner van de kuststreek weet dat zijn/haar auto sneller roest. Zout, en erger nog, de combinatie van zout met water is funest voor alles wat maar ijzer in zijn compositie bij zich draagt. Neem de proef op de som, vraag aan de collega's van de Centrale Sterilisatie Afdeling (CSA) een afgedankte klem, plaats de klem in een Erlenmeyerkolf met fysiologisch zout en kijk wat er gebeurt.

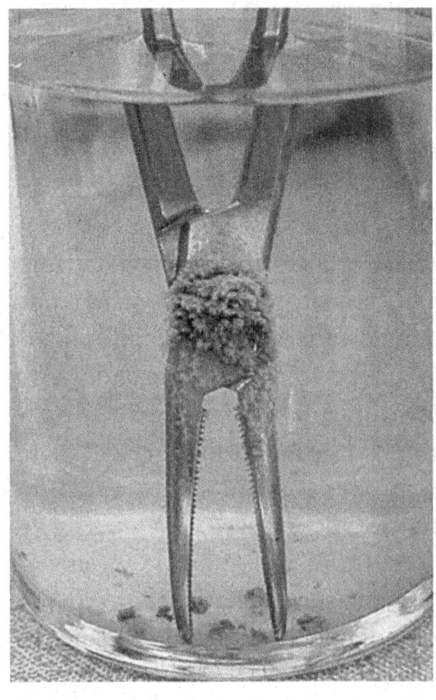

Fotomateriaal bij hoofdstuk 4 beschikbaar gesteld door: ArbeitsKreis Instrumentenaufbereitung c/o Münchener Medizin Mechanik GmbH, Mörfelden-Walldorf, Germany.

Na verloop van tijd verkrijg je een centimetergrote tros bruine aanslag aan het slot van de klem. Natuurlijk kan het reinigen van een instrument aan tafel soms noodzakelijk zijn, maar het is bewezen dat je hiermee op den duur de zogenoemde roestvaststalenstatus van het instrumentarium zwaar op de proef stelt. Indien je voorziet dat veel instrumenten tussendoor aan tafel schoongemaakt moeten worden, dan is het beter een duidelijk gemarkeerde kom steriel gedestilleerd water te gebruiken. Bedenk wel dat dit water nooit in grote hoeveelheden in contact mag komen met de weefsels omdat deze hypotone vloeistof (dankzij haar lage osmotische waarde) een celvernietigend effect kan hebben. Dit is ook de reden dat je de kom moet markeren.

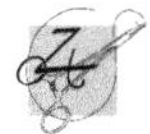

4.2 Volop activiteit in de passieflaag

Het predicaat 'roestvast' is maar een relatief begrip. Het klopt dat chirurgisch staal een legering is van kwalitatief hoogwaardige grondstoffen. Het is eveneens correct dat een chirurgische schaar of klem niet snel zal aftakelen. Gek genoeg is de bescherming tegen aanvallen op het oppervlak het gevolg van een chemisch proces dat wel erg veel wegheeft van roesten. Vrije chroomatomen gaan in het oppervlak van het instrument een verbinding aan met zuurstof, waardoor zich een dun laagje chroomoxide vormt. Dit laagje, voortaan aangeduid met de term 'passieflaag', wordt bij een juiste behandeling van het instrument in de loop van de tijd steeds dikker. Dit verklaart dat nieuw instrumentarium net na ingebruikneming, nog extra gevoelig is. De passieflaag is dan nog te dun om sommige chemische aanvallen op te vangen.

Plaatsen waar de passieflaag wegslijt of op een andere wijze wordt aangetast, zijn bevattelijk voor roest en/of corrosie. De vlijtige collega die meent het instrumentarium eens extra te verwennen met een pannensponsje – of erger nog een koperborsteltje (lekker fris) – heeft het mis. Geen enkele passieflaag is bestand tegen dergelijk geweld en eenmaal ontdaan van zijn beschermende laag is dit instrument gedoemd om vroegtijdig in de oudijzerbak te belanden.

Zoals al eerder gezegd, is roest niet hetzelfde als corrosie. En zijn vele vormen van corrosie die er niet eens uitzien als roest. In de instrumentenleer, en in het bijzonder de sterilisatieleer, maken we onderscheid tussen de volgende soorten corrosie en roest bij medisch instrumentarium.

1 Vormen van corrosie.
   - Oppervlaktecorrosie.
     Deze vorm van oppervlaktebeschadiging treedt alleen op als de passieflaag van het instrument (eerder) aangetast is. Dit kan gebeuren door blootstelling aan zware metalen, of sterke zuren en etsende middelen. De corrosie doet niet denken aan wat wij roest noemen. Het ziet er eerder uit als een gelijkmatige verkleuring of juist een soort uitbleken van het instrument of een deel daarvan. Soms is oppervlaktecorrosie maar plaatselijk. Op de afbeelding hiernaast kun je zien dat een tandspatel door zware metalen in de sterilisatiestoom slechts gedeeltelijk is aangetast. Door een verhoogd nikkelgehalte in de lasnaad is dit deel niet aangetast.

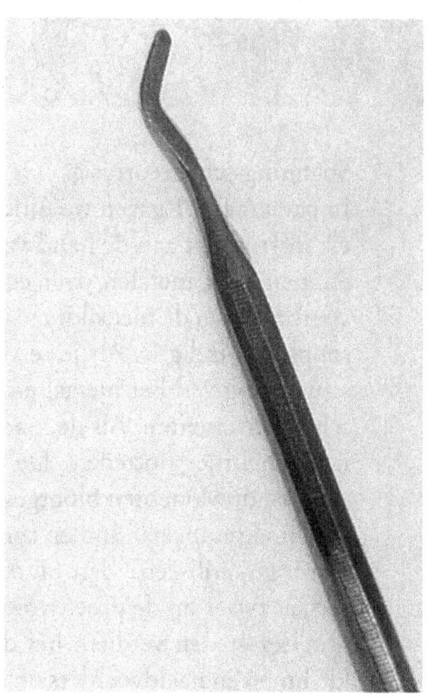

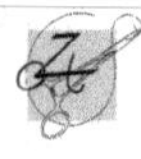

- Puntcorrosie, ook wel putcorrosie of *pitting* genoemd.
  De beschadiging van de passieflaag wordt veroorzaakt door de inwerking van halogeenionen (fysiologisch zout, andere chloriden, jodiumtinctuur, weefselresten en verontreinigde desinfectiemiddelen). Het chloride slaat op microscopisch niveau een gat of krater in de passieflaag, waarna de aantasting in kringen rondom de beschadiging zich verder uitbreidt.

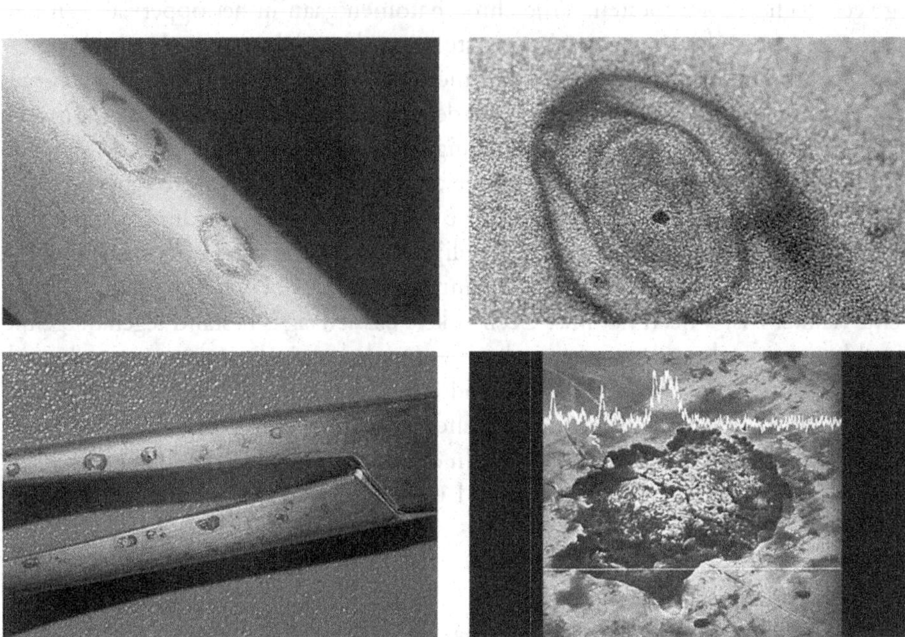

- Spanningsscheurcorrosie.
  In paragraaf 3.1 gaven we uitleg over het begrip 'spanning'. Daar bleek al dat elk instrument aan de hand van de specifieke combinatie tussen vormgeving en gebruikte metalen over een bepaalde souplesse kan beschikken. In het voorbeeld van de metaaldraad die voorgerekt wordt, komt naar voren dat deze souplesse eindig is. Als je te ver gaat met het oprekken, verandert de solide samenhang van het metaal en breekt de draad. Dit geldt ook voor chirurgische instrumenten. Als de krachten in het metaal te hoog oplopen, dan kunnen scheurtjes optreden. De instrumenten worden aan diverse scherende, trek- en duwkrachten blootgesteld tijdens het dagelijks gebruik, maar bovendien in de autoclaaf. Indien een klem in de laatste crémaillèretand in de stoom wordt gesteriliseerd, dan zal onder invloed van het uitzetten en krimpen het metaal zwaar op de proef worden gesteld.
  Om deze reden verdient het de voorkeur dat onze collega's van de CSA alle klemmen en naaldvoerders op de eerste (lees: meest losse) crémaillèretand zetten voordat de set de autoclaaf ingaat. Instrumenten die het per definitie zwaar te verduren hebben, zijn de naaldvoerders. De krachten waaraan deze instrumenten blootgesteld worden zijn enorm.

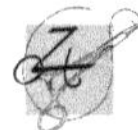

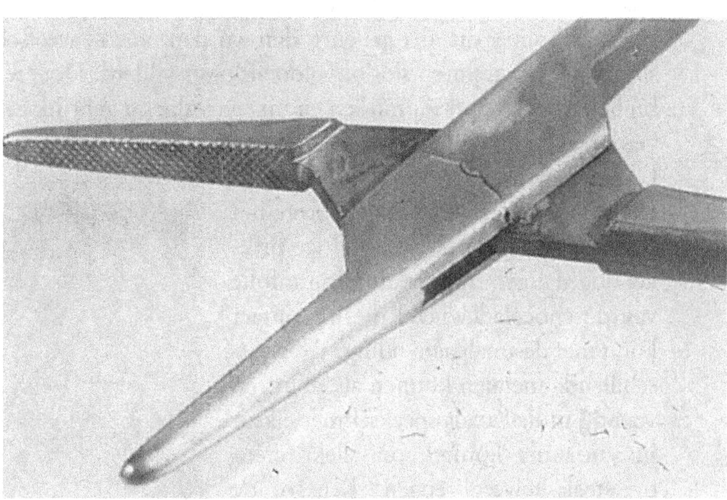

Op bovenstaande afbeelding zie je een naaldvoerder waarbij, uitgaande van een plaats met slechts een minuscule putcorrosie, een spanningsscheurtje opgetreden is. Als deze beschadiging enige tijd voortbestaat, dan zal corrosie optreden in het inwendige van de scheur. Dit noemen we vervolgens spleetcorrosie.

- Spleetcorrosie.
  Deze vorm van corrosie is te vinden op plaatsen waar de passieflaag is aangetast door scheurtjes en spleetjes. Feitelijk kan de spanningsscheur een voorloper zijn van spleetcorrosie. Hoe dan ook, bij spleetcorrosie krijgen agressieve stoffen toegang tot het metaal dat onder de passieflaag gelegen is en kunnen daar corroderen. Kenmerk van spleetcorrosie is het feit dat het zeer plaatselijk (alleen in de scheur) optreedt.
- Wrijvingscorrosie.
  Op plaatsen waar twee passieflagen voortdurend over elkaar schuren, kan beschadiging optreden. Als je kritisch kijkt naar chirurgisch instrumentarium, dan kun je moeiteloos beredeneren waar dit effect plaatsvindt. Het meest voor de hand ligt het slot van samengesteld instrumentarium. Met name het scherend slot – en in iets mindere mate het boxslot – is gevoelig voor dit type beschadiging. De oorzaak van wrijvingscorrosie ligt in onvoldoende smering en in enkele gevallen onvoldoende reiniging. Dit verklaart de achterliggende gedachte bij de instructie op de CSA om klemmen,

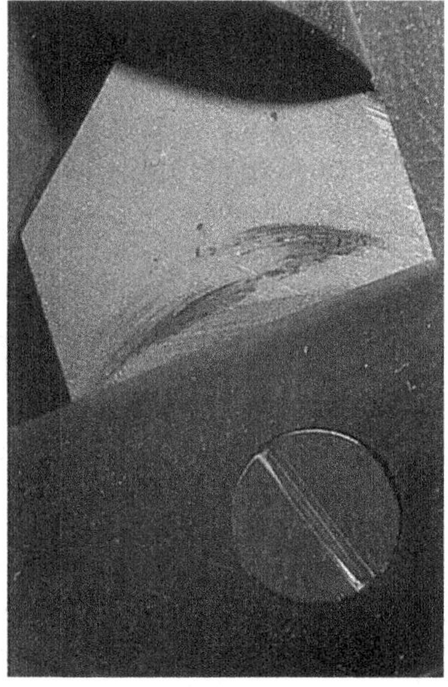

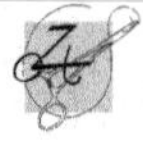

naaldvoerders en scharen met een wijd geopend slot in de wasmachines te reinigen. Wanneer dit niet gebeurt, dan worden bloed-, weefselresten of metaalslijpsel in een gesloten slot onvoldoende verwijderd. Deze resten kunnen dan bij het autoclaveren inbranden en bij een volgend gebruik een schurend effect veroorzaken op de passieflaag aan de binnenzijde van het slot.

– Contactcorrosie.

Iedereen met gebitsvullingen heeft het wel eens meegemaakt; een heftige prikkel doordat een snipper aluminiumfolie van de chocoladewikkel die in contact komt met de amalgaanvulling. Twee verschillende metalen kunnen als ze in een vochtig milieu zoals speeksel met elkaar in aanraking komen, een elektronenoversteek teweegbrengen. Behalve de oversteek van elektronen kan er op allerlei andere manieren interactie ontstaan tussen twee ongelijke metalen.

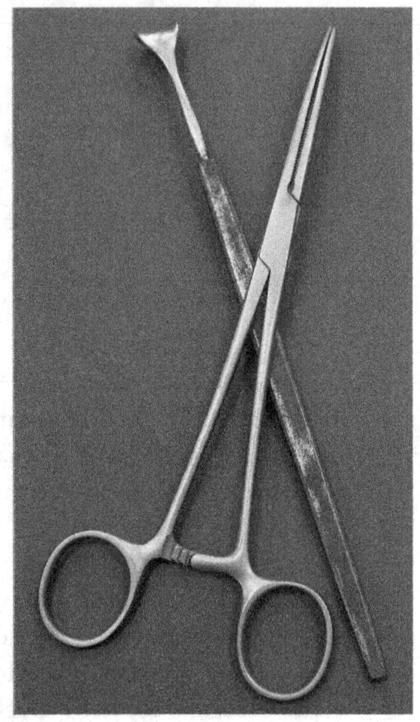

Bij instrumenten die voorzien zijn van een inleg vragen we in dit geval om moeilijkheden. Precies op het grensgebied van het ene metaal en het andere kan een dergelijke elektronenoversteek plaatsvinden. Hierdoor ontstaat na verloop van tijd aantasting van de passieflaag (bij het chirurgisch staaldeel) van de bekhelft en uiteindelijk corrosie.

Ongelooflijk hardnekkige contactcorrosie is te zien bij moderne instrumenten met een beschadigd oppervlak die in contact zijn gekomen met ouderwetse instrumenten met een gebarsten chroom- en of nikkellaag. Deze instrumenten verkleuren mat grijs. Deze laag is alleen met grof mechanisch geweld (polijsten) te verwijderen.

2 Vormen van roest.

– Vliegroest.

Roest is besmettelijk. Voorwerpen die verroest zijn, kunnen andere objecten aantasten. Eén verroeste schaar is in staat om de totale inhoud van de wasmachine te besmetten met de zogenoemde vliegroest. Achtergebleven disposable mesjes zijn om deze nare eigenschap berucht. De roest begint op het scherp van het mes en breidt zich snel uit over het hele lemmet. Binnen een mum van tijd zijn andere objecten in de nabije omgeving ook aangetast. Andere bronnen van vliegroest zijn voorwerpen die aanvankelijk nooit voor sterilisatie zijn bedoeld. Het komt wel eens voor dat een instrument van inferieure kwaliteit op een set belandt. Vliegroest is aanvankelijk makkelijk te verwijderen, maar is uiterst agressief. Vliegroest die over het hoofd wordt gezien

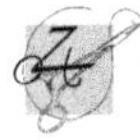

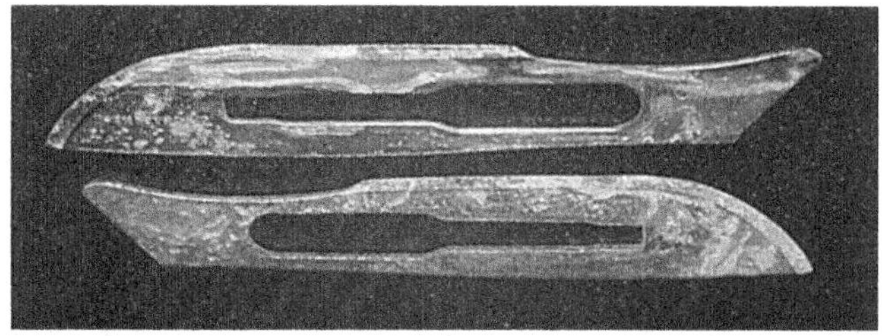

zal zich in de autoclaaf diep nestelen in de passieflaag en het instrument bij elk volgend gebruik extra aantasten.

- Vreemde roest.

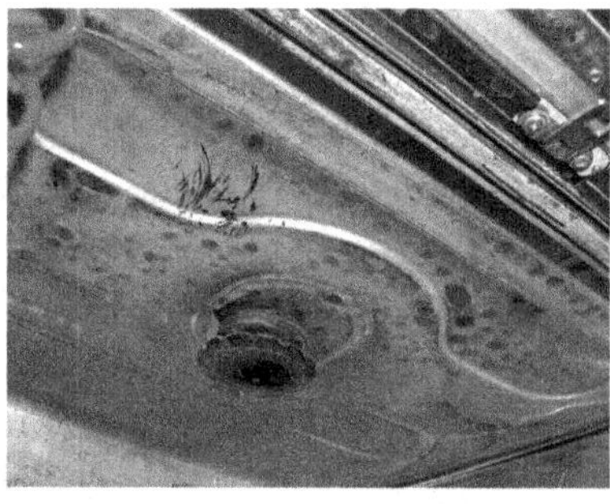

De termen 'vliegroest' en 'vreemde roest' lijken in eerste instantie over hetzelfde te gaan. Er zijn inderdaad overeenkomsten. De grootste gemene deler bij beide vormen van aantasting van het instrument is het feit dat de roest overgedragen is. Vliegroest wordt bijvoorbeeld in een wasmachine overgedragen van het ene object op het andere.

Vreemde roest is de term voor schade als gevolg van met roest besmette stoom. Na het openen van de vervuilde autoclaaf is een incident met vreemde roest meteen te zien. De wanden van de autoclaaf, maar ook de verpakkingen, vertonen duidelijk de neerslag van de vervuilde stoom.

Als de CSA-medewerker een besmette set openmaakt, is de aanslag ook op het instrumentarium te zien. Dit is een ernstig probleem. De krachten in een autoclaaf zijn zo groot dat het kostbare instrumentarium als het ware gebombardeerd is met minuscule roestdeeltjes. Tel daar de temperatuurschommelingen binnen de autoclaaf bij op, en we kunnen spreken van een kleine ramp. De vreemde roest heeft niet alleen op de passieflaag gebeukt, hij is er vervolgens ingebrand! Hierdoor kunnen gatcorrosies ontstaan die het instrument ongeschikt maken voor gebruik.

4.3 Schade aan rubber en kunststoffen

Vergelijkbaar met de schadelijke wisselwerking tussen chirurgisch staal en de NaCl-oplossing, kunnen we voor sommige kunststoffen op de OK ook schadelijke producten aanwijzen die het oppervlak van het instrument aantasten. Ondanks het feit dat natuurrubber (als gevolg van toenemende latexallergie) terrein aan het verliezen is, wordt het soms nog wel toegepast in de mantel van flexibele endoscopen. Het is bekend dat deze mantel niet goed bestand is tegen contact met aardoliederivaten zoals vaseline en paraffineolie. Ook drijfgassen uit sprays en sommige desinfectiemiddelen kunnen het rubber aantasten. Een flexibele endoscoop die regelmatig

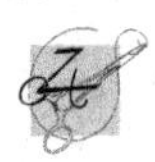

ingesmeerd wordt met een van deze producten, verweekt. De mantel wordt slap, gaat rimpelen en kan zelfs manchetten vormen (een soort invaginatie) of dusdanig verzwakken dat de gaten erin vallen. De mantel biedt minder steun aan het inwendige van de endoscoop waardoor de diverse kernbestanddelen kunnen ontsporen. Deze endoscoop loopt hierdoor een verhoogd risico om van binnenuit beschadigd te raken. Ga je onverminderd voort met het blootstellen aan – bijvoorbeeld – vaseline, dan wordt het rubber ook plakkerig en kan het zelfs zwarte vlekken achterlaten. Een endoscoop die in dit stadium van verweking terechtgekomen is, kan niet meer gebruikt worden.

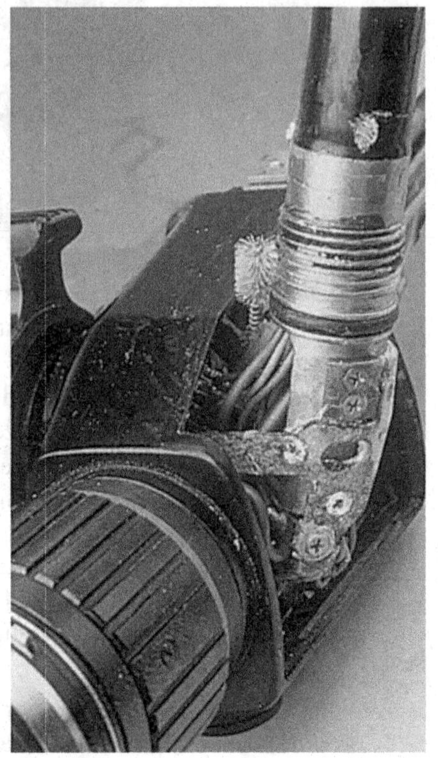

Soortgelijke reacties van de 'weekmakers' in kunststoffen kunnen eveneens optreden bij het contact tussen twee verschillende kunststoffen. Bijvoorbeeld tussen siliconenhoudende drains en pvc. Verkleuringen zijn nog tot daar aan toe, maar chemische beschadigingen die nog het meeste weg hebben van smeltplekken kunnen, met name, de pvc-houdende producten onbruikbaar maken.

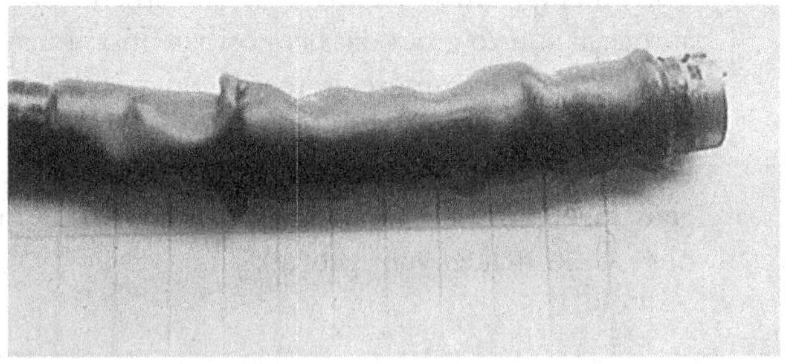

Algemeen advies om dit soort schade te voorkomen is tweeledig.

1 Gebruik geen van bovengenoemde schadelijke stoffen bij kunststoffen in het algemeen en bij endoscopen met natuurrubberen mantel in het bijzonder. In plaats van paraffineolie of vaseline kun je het best een glijmiddel op waterbasis van de apotheek gebruiken. Vergelijkbaar met KY-gel® of Instilla-gel® maar dan gewoon van eigen makelij en eventueel zonder de toevoegingen.
2 Laat kunststofproducten van verschillende oorsprong niet met elkaar in aanraking komen. De interactie is immers niet altijd bekend of niet meteen zichtbaar terwijl het proces van verweking of verkleuring wel in gang is gezet.

Deel 2 Specifiek

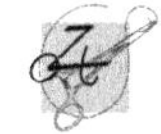

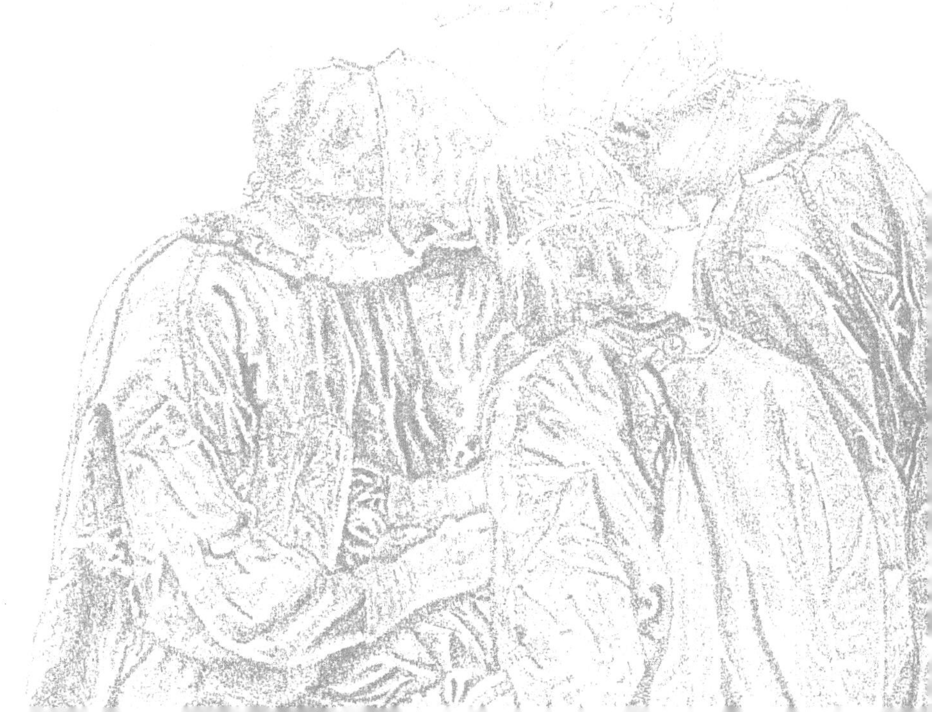

Inleiding

Bij het rubriceren en opnemen van alle instrumenten in deel 2 van deze *Instrumententenatlas* stond de redactie voor een moeilijke keuze. Hoe gaan we indelen, alfabetisch op auteursnaam? Of per snijdend specialisme? Uiteindelijk is gekozen voor een derde mogelijkheid: een indeling op basis van de zeven stappen in het operatieproces zoals dat omschreven is in paragraaf 2.6 van deel 1 (desinfecteren, incideren, hemostase, presenteren, prepareren, implanteren, reconstrueren en sluiten).
Welke indeling men ook kiest, waterdicht is het nooit. Pincetten die we bij de hemostasefase aantreffen, kunnen in de praktijk gerust terugkeren in de prepareerfase of bij het sluiten.
Na het vaststellen van een indeling stonden we voor het besluit hoe we om moesten gaan met doublures. Welke versie van een meermalen omschreven instrument wordt gekozen voor plaatsing in deel 2? Bij het bestuderen van de instrumentenbijlagen uit alle deeltjes zagen we soms kleine verschillen in de omschrijving van veelvoorkomend multidisciplinair instrumentarium. Uiteindelijk hebben we gekozen voor de versie die het instrument naar ons oordeel het best omschrijft. Een enkele keer wordt een instrument met opzet twee keer opgenomen omdat de omschrijving specialismespecifiek is en heel duidelijk aangeeft hoe het bewuste instrument het best binnen dat specialisme toegepast kan worden.
Vervolgens is binnen elk hoofdstuk een clustering aangebracht zodat de pincetten bij elkaar blijven en de naaldvoerders bij de naaldvoerders. Dit maakt het zoeken makkelijker en het doornemen van de hoofdstukken prettiger. We zien dit soort clustering ook vaak terug in de catalogi.
Om de lezer de gelegenheid te geven de herkomst van de omschrijving te achterhalen en om een indicatie te geven van een toepassingsgebied, hebben we alle omschrijvingen voorzien van een bronicoontje. De volgende icoontjes verwijzen naar de oorsprong van de opgenomen omschrijving.

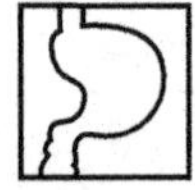
Algemene chirurgie

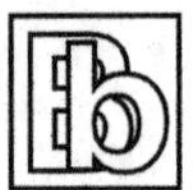
Basisboek

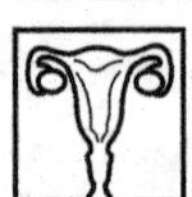
Gynaecologische chirurgie

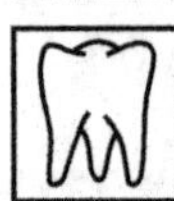
Kaakchirurgie

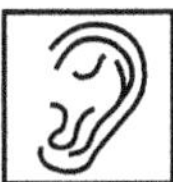
Keel-, neus- en oorchirurgie

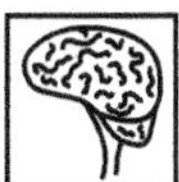
Neurochirurgie

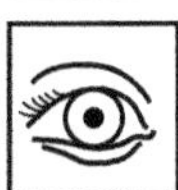
Oogchirurgie

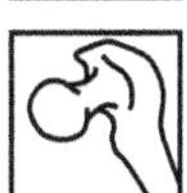
Orthopedische chirurgie

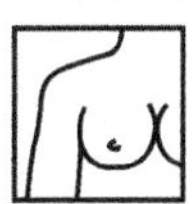
Plastische en reconstructieve chirurgie

Thoraxchirurgie

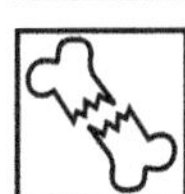
Traumatologie van extremiteiten en bekken

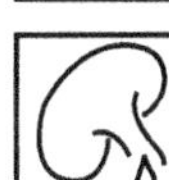
Urologische chirurgie

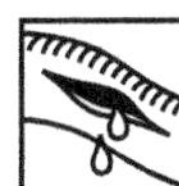
Vaatchirurgie

Tot besluit moet worden opgemerkt dat we met dit deel van de *Instrumentenatlas* geen volledigheid nastreven. Het is geen catalogus. Honderden variëteiten zijn onbesproken gebleven. We beschouwen de opgenomen instrumenten als een selectie van veelvoorkomend en voor bepaalde verrichtingen typerend instrumentarium.

OPROEP

De redactie nodigt alle lezers en gebruikers van dit boek uit om wensen betreffende het toevoegen (of schrappen) van instrumenten kenbaar te maken. Stuur je bijdrage naar Elsevier gezondheidszorg. Redactie OZT-boekenreeks, Antwoordnummer 2594, 3600 VB Maarssen (postzegel niet nodig).
Dank voor je medewerking.

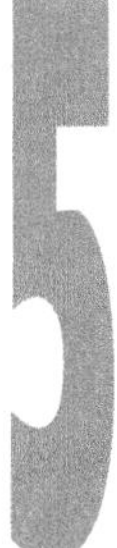

5 Desinfecteren

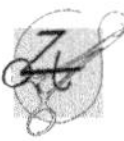

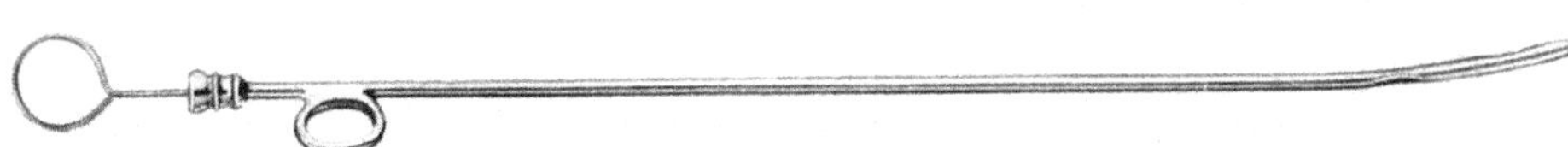

Naam: **Katheter** voor peroperatieve blaaslediging.
Gebruiksdoel: Voor peroperatieve blaaslediging.
Relatie vorm/functie: De licht gebogen tip van deze metalen urinekatheter maakt het makkelijk om de blaashals te passeren. Het oog aan de onderzijde is behalve hulpmiddel voor een goede grip, ook een oriëntatiehulp. Deze versie is voorzien van een mandrin die het direct toestromen van de urine desgewenst tegenhoudt.

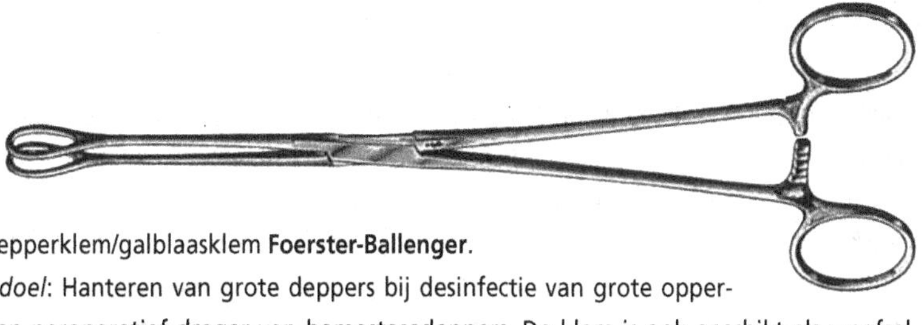

Naam: Depperklem/galblaasklem **Foerster-Ballenger**.
Gebruiksdoel: Hanteren van grote deppers bij desinfectie van grote oppervlakken en peroperatief drager van hemostasedeppers. De klem is ook geschikt als weefselvattende klem bij klassieke cholecystectomieën. In de gynaecologie wordt de klem gebruikt bij de verwijdering van poliepen, de ovaria en soms zelfs voor het vastpakken van de portio bij exconisaties bij zwangere vrouwen.
Relatie vorm/functie: De vorm van de bek vergroot de grip, enerzijds door de dwarse strepen aan de binnenzijde. Aan de andere kant heeft het weefsel de neiging om in de ovale gaten van de bek een beetje uit te puilen, waardoor het weefsel beter kan worden vastgehouden.

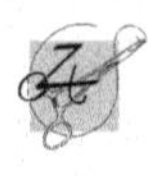

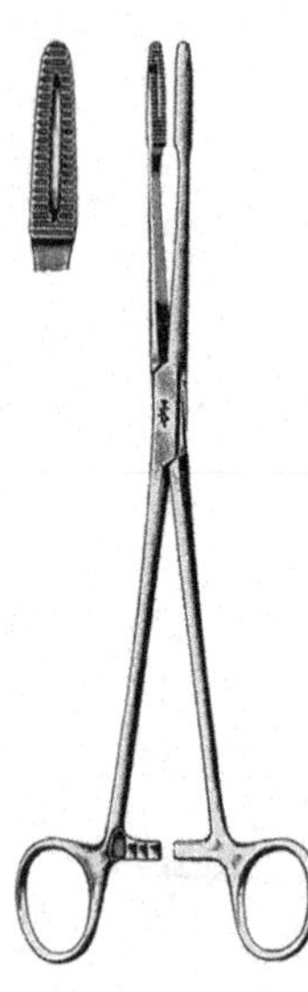

Naam: Depperklem/uitpaktang **Maier**.
Ook bekend onder de naam: Gross.
Eventuele bijnaam: Korentang. Vermoedelijk is de naam korentang afkomstig van iemand die in de vorm van de binnenzijde van de bek een korenaar (of lijkt de buitenkant op een gerstekorrel?) meende te herkennen. Niemand kent de precieze oorsprong; toch is het opmerkelijk dat deze bijnaam, net als de Bulldog-klem de catalogus heeft gehaald.
Gebruiksdoel: Hanteren van middelgrote deppers bij desinfectie en peroperatief als drager van hemostasedeppers.
Relatie vorm/functie: Deze lange, slanke klem kan soms volstaan met één crémaillèretand, omdat deze de depper alleen maar hoeft vast te houden (of niet). De klem wordt niet gebruikt op weefsel waarbij spanning op de bek in stapjes gewenst is.

Naam: Tekenpen **Eckhoff**.
Gebruiksdoel: Markeren en schetsen op de huid.
Relatie vorm/functie: Reeds ver voor de tijd van de disposable tekenpennen en viltstiften was er behoefte aan een steriel schrijfinstrument. Het lag voor de hand om voor een veredeld soort kroontjespen te kiezen. De pen wordt net als een kroontjespen ondergedompeld in de chirurgische inkt. Er kunnen fijne lijnen getekend worden, en eventuele adaptatiepunten kunnen gemarkeerd worden. Het pennetje kan na gebruik omgekeerd in de greep worden geschroefd en zodoende in principe meerdere malen worden gebruikt. In de praktijk pleegt de pen echter voor hergebruik ongeschikt te zijn geworden door ingedikte inkt of door roestvorming, het laatste als gevolg van het feit dat de inkt een sterk corroderend effect heeft. Voorts moet men erop bedacht zijn dat de punt van een eerder gebruikt pennetje beschadigd kan zijn, met als gevolg dat er een kras mee in de huid wordt gemaakt. Ook vanwege bloed-bloedoverdraagbare ziekten is het wenselijk het pennetje na elke operatie te vervangen.

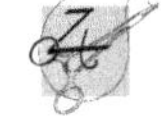

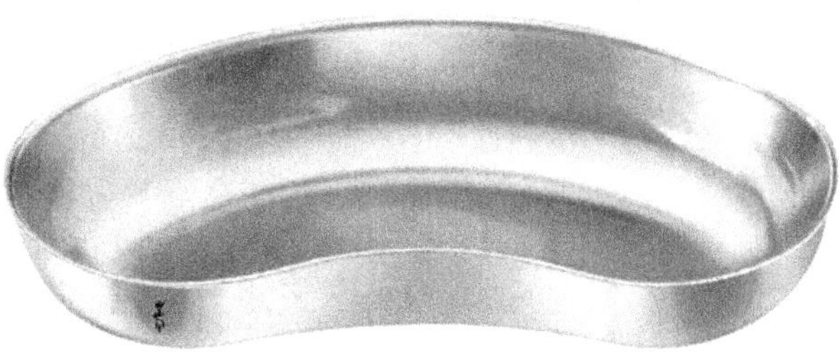

Naam/bijnaam: **Nierbekken.**
Gebruiksdoel: Opvangen van weefselpreparaten, bloed of vloeistoffen in dit geval; lekbakje voor de jodiumkommetjes ten bate van huiddesinfectie.
Relatie vorm/functie: Weer een voorbeeld van een bijnaam die de catalogus gehaald heeft. De vorm van het bekken doet zo sterk denken aan de menselijke nier dat er eigenlijk geen andere naam voor in omloop is. Oorspronkelijk is de vorm een afgeleide van de middeleeuwse barbierskom die dienst deed bij aderlatingen, kiezen trekken en abcesincisies. Deze kom had een halvemaanvormige uitsparing in de rand om beter aan te sluiten op de kin of ledematen van de patiënt. Het nierbekken heeft ook deze holle vorm, maar is stukken handzamer dan de grote zware barbierskom. Het bekken volgt aan de holle kant makkelijk de contouren van de kin of wang van de patiënt en is daarom op de verpleegafdeling nog steeds in gebruik voor het opvangen van braaksel of spoelwater na het mondspoelen.
Op de OK zien we het nierbekken als lekbak voor de jodiumkommetjes bij huiddesinfectie of op de overzettafel als bergplaats voor allerlei kleine operatiebenodigdheden.
In veel ziekenhuizen heeft de re-usable desinfectieset plaatsgemaakt voor een kleine disposable proceduretray waarop alle benodigdheden voor de huiddesinfectie te vinden zijn.

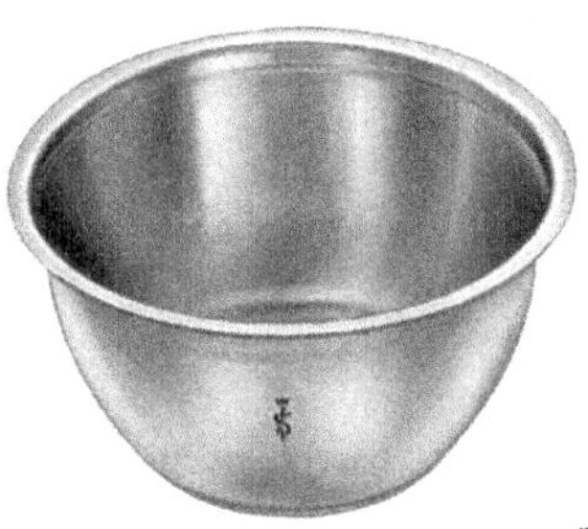

Naam: **Jodiumkommetje.**
Gebruiksdoel: Bergplaats voor kleine deppertjes of operatiebenodigdheden, vloeistoffen en desinfectiemiddelen.
Relatie vorm/functie: In dit geval kunnen we niet veel zeggen over een specifieke vorm/functie-relatie. De kommetjes blinken uit in eenvoud en functionaliteit. Ze zijn verkrijgbaar in een metalen of een kunststoffen uitvoering en hebben over het algemeen een inhoud tussen de 125 en de 200 cc. Desinfectiesets bevatten meestal twee en soms drie van deze kommetjes, afhankelijk van het desinfectieprotocol van het ziekenhuis. Er zijn ziekenhuizen waarin meerdere vloeistoffen gebruikt worden om de huid te desinfecteren. Raadpleeg hiervoor de protocollen van je eigen instelling of het *Basisboek Operatieve zorg & Technieken*, hoofdstuk 8.

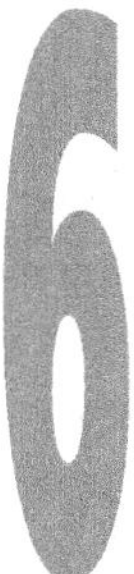

Incideren

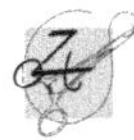

Naam: Mesheft **Barron**.

Gebruiksdoel: Dragen van losse chirurgische messen 10, 11, 12 en 15.

Relatie vorm/functie: Deze vulpen onder de mesheften kan inderdaad als een vulpen in de hand worden genomen. Voordeel van de ronde vorm van het heft is dat het om de lengteas gedraaid kan worden zonder beweging van de hand als geheel.

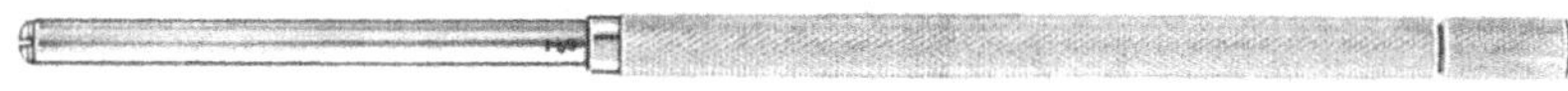

Naam: Microtoom van de firma **Beaver**.

Gebruiksdoel: Het maken van microscopisch zuivere incisies. Bijvoorbeeld 'verse' snijvlakken bij tuba-reconstructies.

Relatie vorm/functie: In het mesheft kan een los mesje worden geplaatst zodat men altijd met een scherp mes werkt. Het mesheft is met een raster ruw gemaakt voor betere hanteerbaarheid en kan vanwege zijn slanke vorm als een pen ter hand worden genomen. De mesjes zijn verkrijgbaar in allerlei vormvariaties.

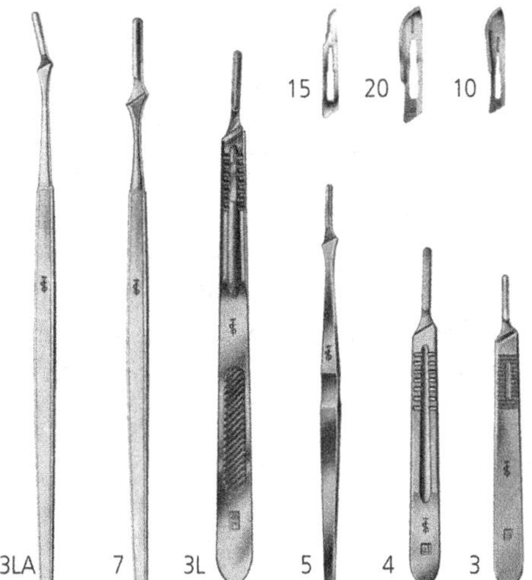

Naam: Een aantal varianten op mesheften (de mesjes die op deze heften passen zijn meestal afkomstig van de **Swann Morton**-fabriek).

Ook bekend onder de naam: Bistouri, scalpel.

Gebruiksdoel: Het dragen van de losse chirurgische messen in al hun vormvarianten.

Relatie vorm/functie:

- Mesheft type 3 draagt meestal het mesje met het typenummer 10. De schuine groeve aan de tip van het heft correspondeert met een schuin vlak op het mesje, zodat plaatsing slechts op één manier mogelijk is (dit geldt voor alle typen).
- Mesheft type 4 wordt gebruikt voor de grotere messen met het nummer 20. Alleen deze combi-

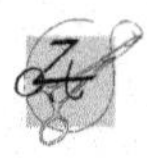

natie is mogelijk, omdat het messenhoudende gedeelte en de opening in het mes dezelfde afwijkende grootte hebben. Dit mes gebruikt de operateur meestal voor de eerste incisie van de huid bij grote operaties.

- De mesheften met de nummers 5 en 7 zijn meer bedoeld voor het fijne werk in een smalle diepe operatiewond, in combinatie met een mesje 11, 12 of 15. Het mesje 12 is ontworpen voor de steekgatincisie in de navel bij laparoscopieën en voor het verwijderen van hechtingen. De operateur neemt de lange, slanke greep onderhands als een schrijfpen in de hand, dit in tegenstelling tot de eerder afgebeelde heften die bovenhands tussen duim en wijsvinger gehanteerd worden.
- De heften met de nummers 3L en 3LA zijn extra lange mesheften voor het dragen van een mesje 10 of een mesje 15 bij diepe operatiewonden (komt zelden voor bij sommige laparo/thoracotomieën). De toevoeging 3LA (LongArched) geeft aan dat de tip van het heft onder een hoek is geplaatst om in de diepte nog goed te kunnen zien waar de punt van het mes is gebleven. Hiermee voorkomt de operateur beschadiging van nabijgelegen weefsels.

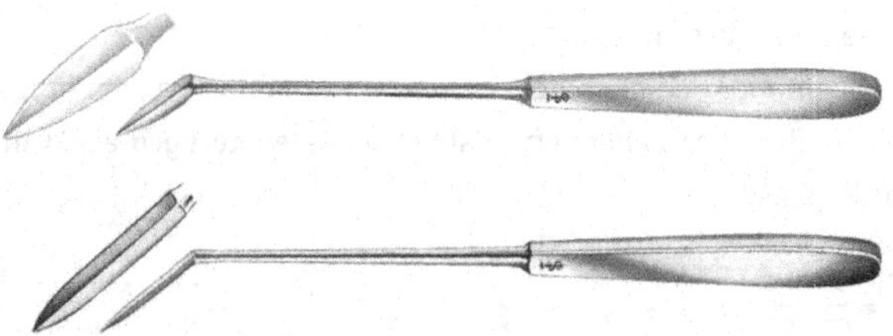

Naam: Conisatiemessen **Ayre**.
Gebruiksdoel: Uitsnijden van cervixweefsel voor PA-onderzoek.
Relatie vorm/functie: De dubbelzijdig geslepen messen zijn onder een hoek op een lange slanke steel geplaatst om in een kleine diepe ruimte te kunnen werken zonder het zicht te belemmeren. De scherpe punt is bedoeld om als eerste handeling het zachte cervixweefsel te doorsteken. Daarna geeft het dubbele snijvlak de mogelijkheid om in het weefsel beide kanten op te draaien.

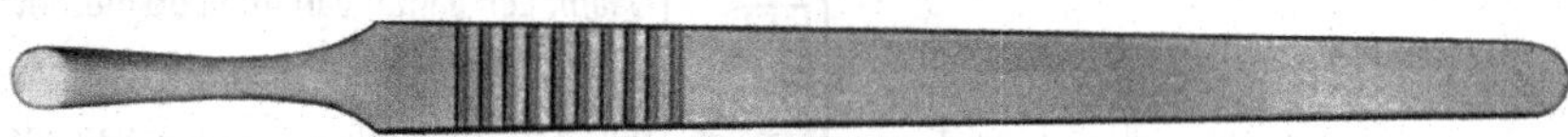

Naam: Septummes **Cottle**.
Ook bekend onder de naam: Cottlemes.
Gebruiksdoel: Voor het afschuiven van het mucoperichondrium van het kraakbenig septum.
Relatie vorm/functie: Na het plaatsen van de hemitransfixie-incisie met een mesje 15, zorgt het eindstandig snijvlak van het Cottlemes ervoor dat het mucoperichondrium alleen in voorwaartse richting van het kraakbenig septum wordt vrijgeprepareerd. Het vrij korte heft wordt alleen voor de eerste aanzet naar een septumtunnel gebruikt en in het verlengde van de wijsvinger gehanteerd. De dwarse strepen op het heft vergroten de grip.

Bron: Explorent instruments/instruments range – Gyrus Medical GmbH, Tuttlingen

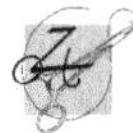

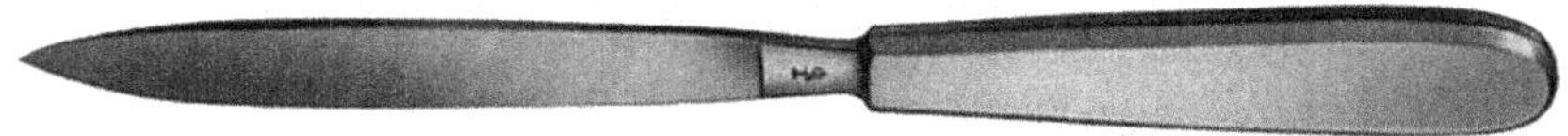

Naam: Vast amputatiemes **Liston**.

Gebruiksdoel: In kort tijdsbestek doorsnijden van grote hoeveelheden weefsel.

Relatie vorm/functie: Het *vaste mes* heeft in de loop der jaren plaats moeten maken voor de immer, doch kortdurend, scherpe disposable messen. Uitzondering op deze regel is het zogenaamde amputatiemes. De uiterst onelegante destructieve vorm van operatief ingrijpen vraagt om een weefselscheidend instrument dat in korte tijd zijn *werk* doet... Amputeren doet men niet voor niets... de patiënt is door het eigen lichaamsdeel in gevaar gebracht. Daadkrachtig optreden is alleen in het belang van de patiënt. Hoe langer het beschadigde been eraan blijft, hoe groter de kans op sepsis. Spieren (van bijvoorbeeld het bovenbeen) klieven met een conventioneel los mes op heft vereist een vele malen herhalen van de snijdende beweging. Een vast amputatiemes kan men dankzij het indrukwekkende formaat van het lemmet als een *strijkstok van een viool* over de spier heen en weer bewegen waarbij het weefsel over de volle lengte moeiteloos uiteen zal wijken.

Wat betreft het aanreiken/terugnemen zijn enkelzijdig geslepen messen iets minder gevaarlijk. Hierbij kun je met de gebruikelijke voorzichtigheid het mes bovenhands aanreiken met het scherp naar beneden. Het amputatiemes volgens Catlin is echter dubbelzijdig geslepen. Dit moet worden aangereikt door de hand van de gever met een ruime marge op het heft en met een, op het eerste gezicht overdreven, hoog opgeheven elleboog of zelfs bewust onderhands.

Peroperatief gaat het nog wel, maar met name postoperatief vereist het omgaan met een vast mes van deze omvang uiterste zorgvuldigheid. Leg het wel apart, om beschadiging van de snede te voorkomen, maar laat het mes vooral duidelijk zichtbaar blijven. Verstop het mes niet in doeken of iets dergelijks, dit leidt alleen maar tot onaangename verrassingen. Je bent verantwoordelijk voor de veiligheid van onder andere het CSA-personeel! Een over de lengte gesplitste siliconendrain kan ter bescherming van personeel en het scherp van het mes nog wel eens uitkomst bieden.

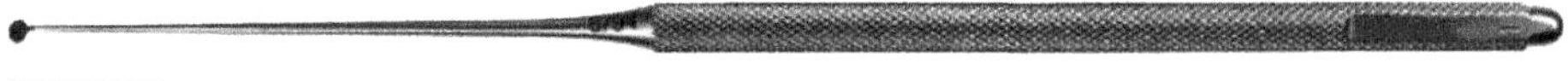

Naam: Rondsnedemesje **Rosen**.

Ook bekend onder de naam: Rosenmesje.

Gebruiksdoel: Voor het gebruik bij middenooroperaties.

Relatie vorm/functie: Aan het uiteinde van het instrument bevindt zich, in een hoek van 45° of 90°, een cirkelvormig mesje. De stand van het mesje en het feit dat het rondom snijdend is, maakt het geschikt om de annulus uit de sulcus te lichten. Door de lange, slanke steel en het slanke ronde handvat is het instrument makkelijk te hanteren en als een pen in de hand te nemen.

Bron: Explorent instruments/instruments range – Gyrus Medical GmbH, Tuttlingen

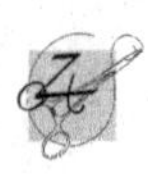

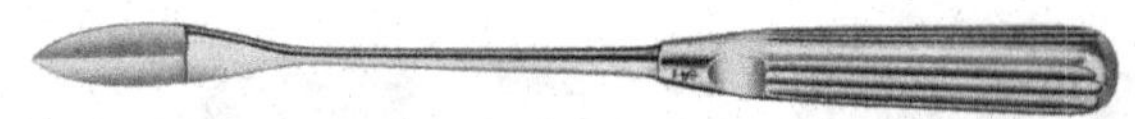

Naam: Myoommes **Segond**.
Gebruiksdoel: Excideren van uterusmyomen.
Relatie vorm/functie: De lange steel is behulpzaam bij het insnijden van diep gelegen myomen. Myoomweefsel staat bekend om zijn rubberachtige stugheid. Het dubbel geslepen lemmet is bedoeld om het myoom eerst in te steken, waarna circulair in beide richtingen de incisie kan worden verlengd.

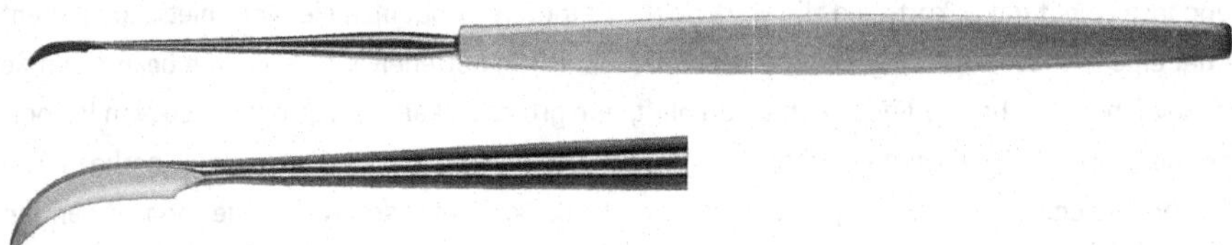

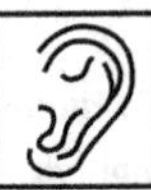

Naam: **Sikkelmesje**.
Gebruiksdoel: Het incideren van de processus uncinatus bij endoscopische neusbijholtechirurgie.
Relatie vorm/functie: Het halvemaanvormige mesje is geplaatst op het uiteinde van een zeer slank handvat zodat het instrument als een pen kan worden vastgehouden. Door de stand van het scherpe puntje en de lichte kromming van het lemmet, is het sikkelmesje zeer geschikt om de processus uncinatus in de laterale neuswand aan te prikken en met een heen en weer gaande beweging te incideren.
Bron: Explorent instruments/instruments range – Gyrus Medical GmbH, Tuttlingen

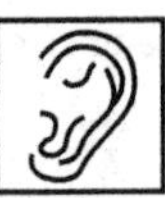

Naam: Tonsillotoom **Sluder-Ballenger**, handvat met opzet.
Bijnaam: Sludermes.
Gebruiksdoel: Instrument om de tonsillen volgens de Sluder-methode te verwijderen.
Relatie vorm/functie: De tonsillotoom bestaat uit een handvat en een daarop te plaatsen guillotinemes (in diverse maten). Het guillotinemes bestaat uit twee delen. Een geleidestang met aan het uiteinde een enigszins rond venster voor het doorvoeren van de tonsil en het eigenlijke guillotinemes dat zich over de geleidestang laat verplaatsen. Beide onderdelen van het guillotinemes hebben in hun heft aan de proximale zijde een rechthoekige uitsparing die over een verticale pal van het handvat wordt geplaatst. Een vleugelmoer op het handvat zorgt daarbij voor de fixatie van het guillotinemes op het handvat.
Door het handvat te sluiten wordt de verticale pal naar voren verplaatst en het eigenlijke guillotinemes over de geleidestang richting het venster bewogen. Het guillotinemes is niet bedoeld om te snijden maar om de tonsil stevig beet te pakken en met een draaiende en tegelijkertijd trekkende beweging te verwijderen.
Bron: Explorent instruments/instruments range – Gyrus Medical GmbH, Tuttlingen

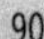

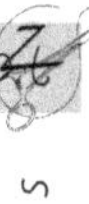

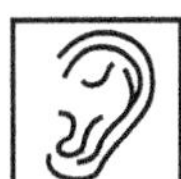

Naam: Adenotoom **Beckmann**.

Ook bekend onder de naam: Ringmes.

Gebruiksdoel: Voor het verwijderen van het adenoïd.

Relatie vorm/functie: Het werkgedeelte van een adenotoom (de lus) is om het adenoïd in de nasopharynx te kunnen bereiken, in een hoek op een lange slanke steel geplaatst. Het is de slijping aan de binnenzijde van het distale deel van de lus die het adenoïd van het dak en de achterwand van de nasopharynx curetteert. Met een te kleine lus blijft er te veel adenoïdweefsel staan, een te grote lus kan mogelijk schade veroorzaken aan omliggende structuren. Het is daarom de operateur die de maat van de te gebruiken lus bepaalt.

Een greep met in de lengte geplaatste groeven en een uitsparing voor de duim zorgt voor voldoende grip op het moment dat het adenoïd met lichte druk van het dak en de achterwand van de nasopharynx wordt verwijderd.

Bron: Explorent instruments/instruments range – Gyrus Medical GmbH, Tuttlingen

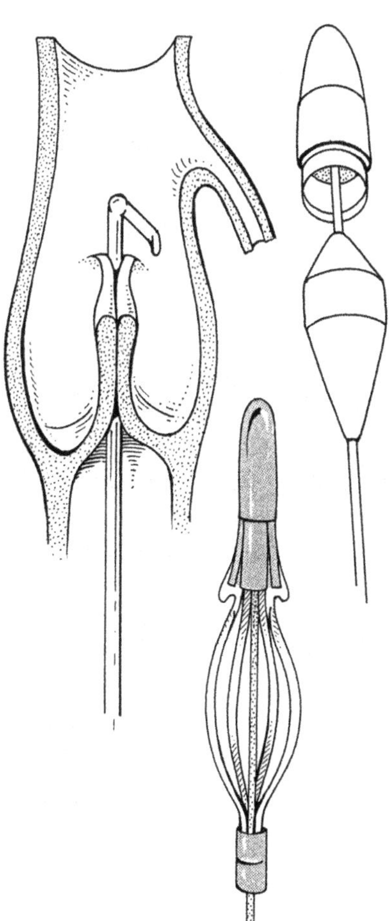

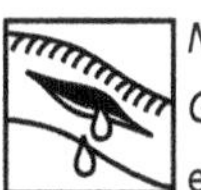

Naam: Valvulotoom **Mills en LeMaitre**.

Gebruiksdoel: Doornemen van de kleppen in een vene.

Relatie vorm/functie: Een valvulotoom wordt gebruikt om de valva (klep) in een bloedvat door te snijden. Binnen de perifere vaatchirurgie wordt het instrument gebruikt om de kleppen in de vena saphena magna door te nemen als deze voor een in-situ bypass gebruikt wordt. De stroomrichting in de vene gaat dan de andere kant op en de kleppen zouden dit verhinderen. Het instrument moet atraumatisch in een vene gebracht kunnen worden en alleen de klepjes doorsnijden. Hiervoor zijn in de loop der jaren vele instrumenten ontwikkeld.

Een van de eerste instrumenten was de Mills-valvulotoom. Deze wordt nog steeds gebruikt. Daarnaast wordt de LeMaitre-valvulotoom veelvuldig gebruikt. Nieuw op de markt is de disposable Expanded LeMaitre-valvulotoom. Deze valvulotoom wordt beschermd ingebracht. Ter hoogte van de kleppen wordt het korfje met mesjes naar buiten geschoven om de kleppen door te snijden. De werking is te vergelijken met een korfje om ureterstenen te vangen.

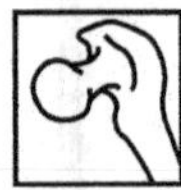

Naam: **Artroscopisch diathermisch haakje.**

Gebruiksdoel: Voor het klieven van de structuren en de coagulatie van bloedende vaten in het gewricht.

Relatie vorm/functie: De diathermische haakjes zijn verkrijgbaar in verschillende tipuitvoeringen. Voor het klieven van plicae of het retinaculum bij een *release* van het laterale retinaculum, van meniscusscheuren (*bucket handle*) of van het coraco-acromiale ligament.

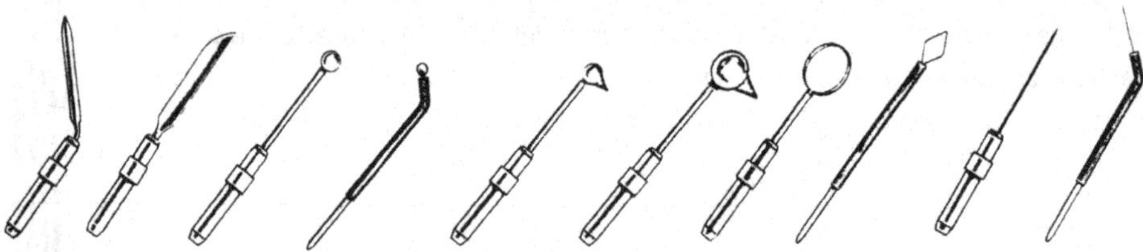

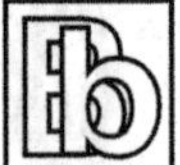

Naam: Opzetstukken voor de toepassing van diathermie.

Bron: Valleylab, Tyco Healthcare

Naam: Paracentesenaald **Troeltsch**.

Gebruiksdoel: Voor het maken van een snede in het trommelvlies.

Relatie vorm/functie: Een paracentesenaald heeft over het algemeen een uiteinde in de vorm van een speerpunt met een dubbelzijdig snijvlak op een zeer slanke steel. Een paracentesenaald dient altijd scherp te zijn om de paracentese in één keer goed uit te kunnen voeren. Bij de paracentesenaald type Troeltsch staat het handvat ten opzichte van de steel in een hoek (kniegebogen) zodat het zicht op het trommelvlies tijdens het gebruik niet wordt belemmerd. Dit kan ook bereikt worden met een handvat dat met een dubbele knik aan de steel verbonden is (bajonetvormig, zoals bij de paracentesenaald type Lucae).

Bron: Explorent instruments/instruments range – Gyrus Medical GmbH, Tuttlingen

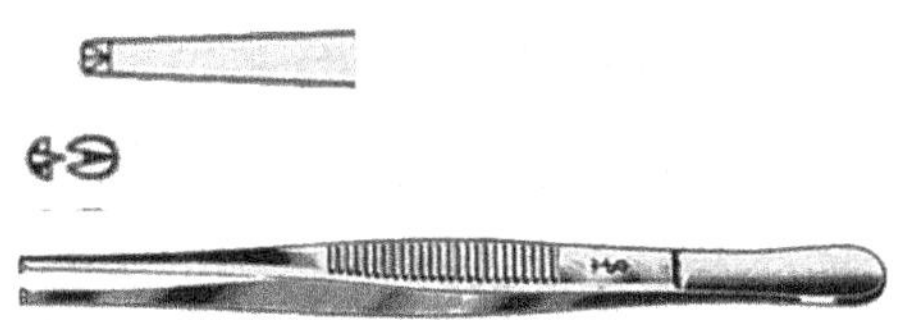

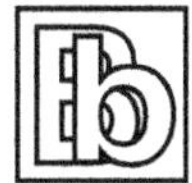

Naam: Onbekend, wordt **standaard chirurgisch pincet** genoemd.
Gebruiksdoel: Het manipuleren van weefsels die inwerkende krachten beter verdragen, zoals de fascie van de buikwand en de huid.

Relatie vorm/functie: De driehoekig geslepen tanden aan de uiteinden van dit pincet grijpen met kracht in het weefsel. Hiermee wordt, ten opzichte van het anatomisch pincet, de grip aanzienlijk verbeterd. De enkele tand aan de ene kant van de bek past precies in de dubbele tanden aan de overzijde. Er zijn ook variaties op dit instrument met meer tanden, bijvoorbeeld twee op drie tanden en zelfs drie op vier tanden.

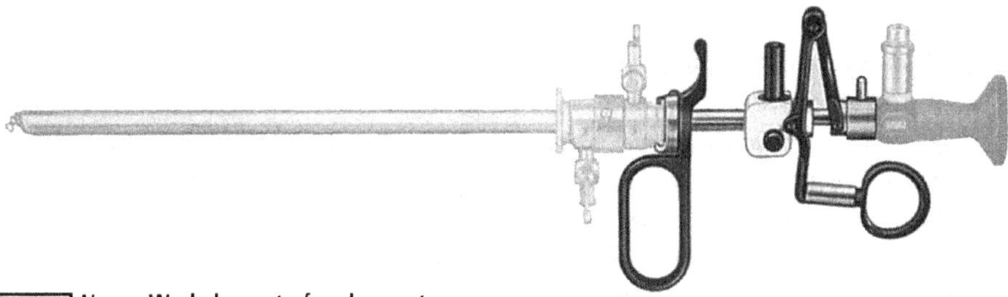

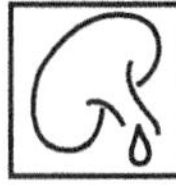

Naam: **Werkelement** of **endoresector**.
Gebruiksdoel: Het reseceren en/of coaguleren van de blaas of prostaatweefsel (uiteraard in combinatie met de schacht).

Relatie vorm/functie: Op dit vernuftige instrument worden de liselektrode gemonteerd en de optiek bevestigd.

Er is een tweetal modellen werkelementen: een passief en een actief type. Bij het passieve (overigens het meest gebruikte) type bevindt de liselektrode zich in ruststand in de schacht. Bij een actief element bevindt de liselektrode zich buiten de schacht. Op dit werkelement bevindt zich een bevestiging voor de hoogfrequente diathermiekabel die in een unipolaire uitvoering wordt geleverd.

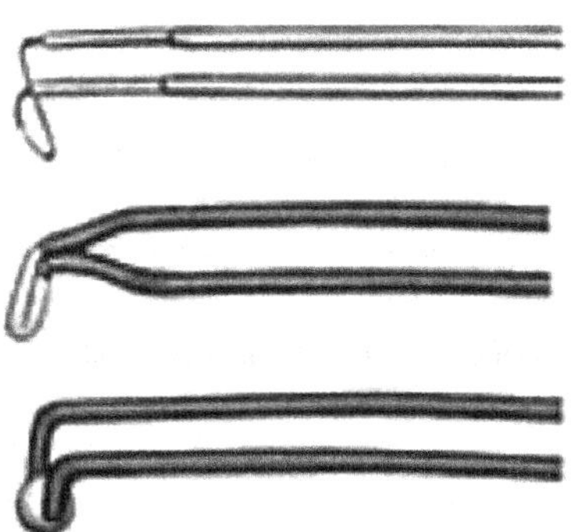

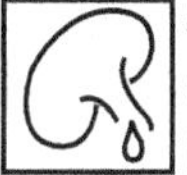

Naam: **Elektroden**.
Gebruiksdoel: Het reseceren, incideren of coaguleren van weefsel.

Relatie vorm/functie: Deze elektroden zijn verkrijgbaar in verschillende modellen. Zo zijn er bijvoorbeeld snijdende lisjes onder een hoek van ongeveer 90°, kogelvormige coagulatiebolletjes, curettevormige mesjes. De elektroden zijn aangepast aan de diameter van de resectoscoop en hebben een éénpolige aansluiting.

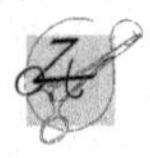

Naam: **Hoogfrequente kabel.**
Gebruiksdoel: Het geleiden van de stroom van de diathermie-unit via het werkelement naar de desbetreffende elektrode.
Relatie vorm/functie: De kabel heeft aan het ene uiteinde een aansluiting voor het werkelement en aan de andere zijde een aansluiting voor de diathermie.

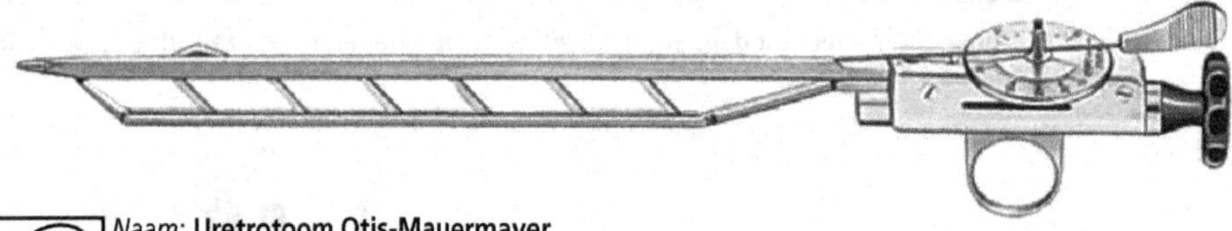

Naam: **Uretrotoom Otis-Mauermayer.**
Gebruiksdoel: Het blind klieven van een urethrastrictuur.
Relatie vorm/functie: Dit niet-optische ingenieuze instrument laat zich moeilijk beschrijven. Deze uretrotoom bestaat uit een brug, die tot een bepaalde diameter opengedraaid kan worden. De ingestelde diameter wordt afgelezen op een rond schijfje.
Aan de bovenzijde van dit instrument bevindt zich een gleuf waardoor het mesje wordt opgevoerd. Aan het uiteinde van de uretrotoom bevindt dit mesje zich op een lager niveau, in een verzonken toestand. Tijdens het opvoeren in de urethra bevindt het mesje zich in deze positie en uiteraard is de brug dan gesloten.

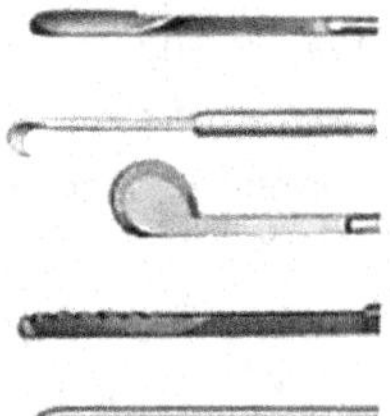

Naam: **Diverse soorten mesjes.**
Gebruiksdoel: Klieven van een strictuur.
Relatie vorm/functie: Deze mesjes hebben verschillende vormen: recht, haakvormig, rond, ringvormig en 'golvend geslepen' (ook wel genoemd *Wellenschliff*).

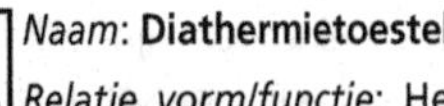

Naam: **Diathermietoestel.**
Relatie vorm/functie: Het diathermietoestel is een stroomgenerator die gebruikmaakt van twee elektroden van ongelijke grootte. De diathermiestroom loopt door de patiënt via een kleine elektrodehouder (voortaan: het handstuk) en een grote elektrode (voortaan de patiëntenplaat). Bij de overgang van de elektrode naar de patiënt vindt een bepaalde warmteontwikkeling plaats, doordat de stroom door een klein oppervlak (lees elektrode) naar de patiënt (lees weefsel) wordt geleid.
Deze warmteontwikkeling zorgt voor een chirurgisch effect dat we elektrochirurgie noemen. Om een gesloten stroomkring te realiseren is een patiëntenplaat noodzakelijk, deze heeft een groot oppervlak waardoor ter plaatse juist geen chirurgisch effect optreedt.

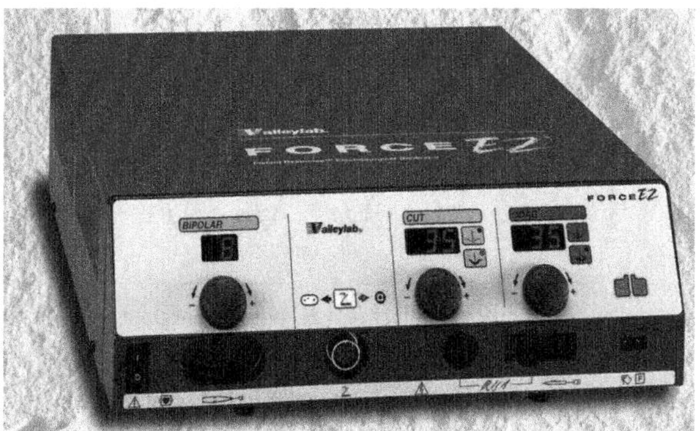

Voordat we onze patiënt veilig aan deze techniek kunnen blootstellen moeten er echter aan de hele opstelling nog wel wat technische aanpassingen worden gedaan. Zo kunnen we niet zomaar de stekker in het stopcontact steken en de operatiewond gaan bestoken met de stroom (230 volt, 50 hertz, wisselspanning) zoals we die gewend zijn uit de muur te tappen. Met name de 50 hertz, de frequentie per seconde waarin de wisselstroom boven en onder de nullijn duikt, is niet geschikt voor chirurgische doeleinden omdat deze veel te lage frequentie interfereert met onze menselijke zenuw- en spieractiepotentialen. Allerlei spiertrekkingen kunnen hiervan het gevolg zijn. Bij het passeren van het menselijk hart kan deze stroom zelfs fibrillatie tot gevolg hebben. Omdat het hart het meest gevoelig is voor frequenties tussen de 10 en de 1000 hertz moeten we dus een stroomsoort gebruiken die geen invloed heeft op de normale zenuw- en spieractiviteit. Voor alle zekerheid maken we bij het diathermietoestel gebruik van een ultrahoge frequentie van 200.000 en 1.000.000 hertz.

Een diathermieapparaat heeft meerdere instellingen.

Globaal kunnen we twee hoofdgroepen van chirurgische effecten van het diathermieapparaat onderscheiden. Onder invloed van het energieaanbod kunnen de cellen en hun celinhoud stollen of verdampen. Het stollen van bloed- en weefseleiwitten wordt in de praktijk coaguleren genoemd, en het verdampen van de celinhoud wordt diathermisch snijden genoemd. Omdat diathermietoestellen vaak in het buitenland gefabriceerd worden en het Engels ook in de medische wereld een algemeen geaccepteerde taal is voor technische zaken, zullen we op het toestel respectievelijk de Engelse termen coagulation en cut aantreffen.

Een wezenlijk verschil tussen de beide chirurgische effecten is niet alleen zichtbaar op het weefsel, maar is aantoonbaar in een eigen golfpatroon van de aangeleverde stroomsoorten.

Amplitude coaguleerstroom

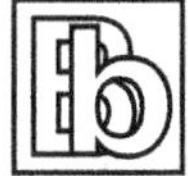

Een opvallende eigenschap van de amplitudes van de coaguleerstroom is dat we hier te maken hebben met een gemoduleerde pulserende wisselstroom, de golven zwakken tot de nullijn af. Dankzij dit gevarieerde energieaanbod krijgt het weefsel als het ware de gelegenheid om van elke stroomstoot te herstellen. Er ontstaat een samenklontering van eiwitten uit het bloed en de weefsels die een afsluitende korst vormen op de stomp van het doorgesneden bloedvat, waardoor de bloeding tot stilstand wordt gebracht. Deze korstvormende eigenschap van de coaguleerstroom wordt uitgedrukt in de zogenaamde crestfactor. Een hoge crestfactor is het gevolg van een goede verhouding tussen energieaanbod en rust waardoor een optimale korstvorming ontstaat.

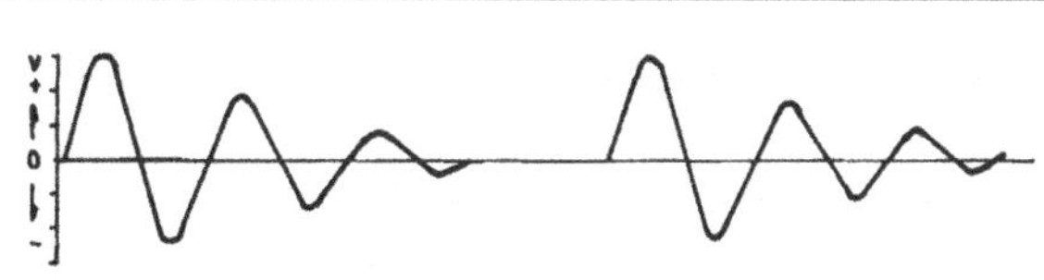

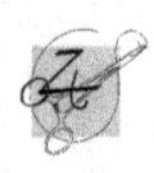

Amplitude snijstroom

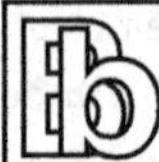

Zodra de operateur diathermisch wil snijden dan is het samenklonteren van bloed- en weefseleiwitten van ondergeschikt belang of soms zelfs niet de bedoeling. Juist door een continue sinusgolfvorm met gelijke amplitudes aan het weefsel aan te bieden ontstaat een soort onafgebroken spervuur van energie. Ook hier bevinden de pieken en dalen van het golfpatroon zich aan weerskanten van de nullijn en is hier ook sprake van een wisselstroom. Het water in het cytoplasma wordt door dit energieaanbod letterlijk tot een kookpunt verhit, waarna de stoom een uitweg zoekt en de cellen laat exploderen. Hierdoor ontstaat een gave snijrand met slechts een gering hemostatisch effect. Meer over de werking en toepassing van het diathermieapparaat lees je in het Basisboek Operatieve Zorg & Technieken, hoofdstuk 3.

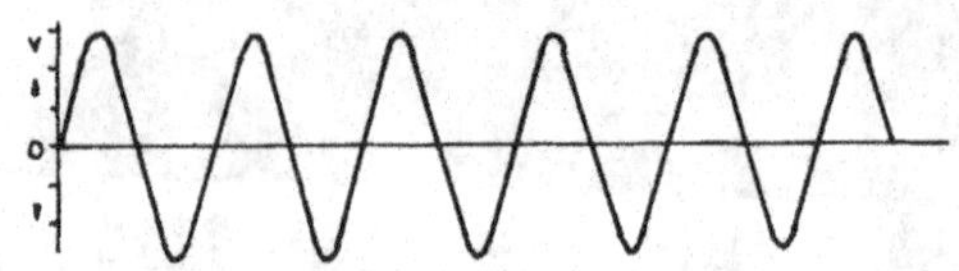

Bron: Valleylab, Tyco Healthcare

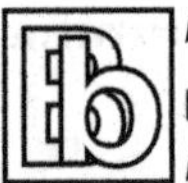

Naam: **Harmonic Scalpel™** (Ultracision™)
Relatie vorm/functie:
Behalve met hoogfrequente elektrische stroom kunnen we ook met hoogfrequente mechanische energie weefsel snijden en coaguleren. De Harmonic Scalpel™ is in staat weefsel c.q. bloedvaten in een beweging te coaguleren en te snijden. Het coaguleren vindt plaats doordat de lichaamseigen eiwitten onder de aangeboden energie denatureren. Hierdoor wordt het weefsel c.q. bloedvat gesealed. Het snijden wordt mogelijk doordat de celwand stuk trilt. Opmerkelijk is dat het instrument bij maximale belasting nooit warmer wordt dan 100° Celsius dit in tegenstelling tot de temperaturen van 150 tot 400° Celsius die ontstaan bij chirurgische lasers, bipolaire en monopolaire diathermie.

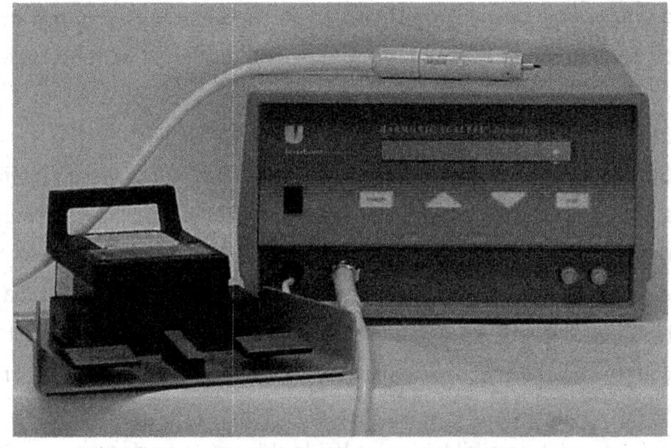

De hoogfrequente bewegingsenergie wordt opgewekt in een piezo-keramisch kristal dat zich in het handstuk bevindt. De bewegingsenergie met een frequentie van 55.500 hertz wordt overgedragen op het actieve blad (het blad aan het einde van het instrument).

Er ontstaat geen rook alleen waterdamp (aerosol) en bovendien zal het weefsel niet verkolen (carbonisatie) aangezien de temperatuur van het instrument nooit boven 100° Celsius komt. De Harmonic Scalpel™ is niet geschikt om te gebruiken op botweefsel, dura mater of tandglazuur. Deze structuren zijn zo hard dat het instrument zijn energie niet kwijt kan en de trilling richting het element wordt teruggekaatst. Hierdoor kun je het piezo-element verwoesten.

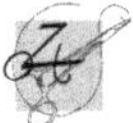

Voordelen
- Minimale thermische laterale weefselschade. Minder dan 1 mm.
- Geen rookvorming dus goed zicht op het operatieterrein.
- Geen hoogfrequente elektrische stroom die het weefsel/lichaam passeert.
- Multifunctioneel instrument (pakken, dissectie, snijden en coaguleren).

Bron: Johnson & Johnson

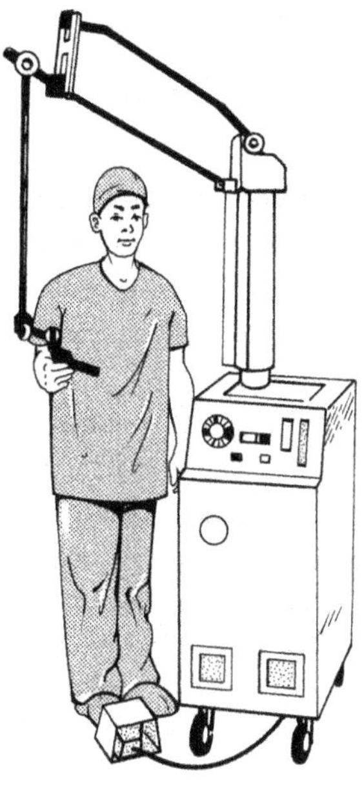

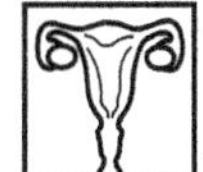

Naam: Het **lasertoestel.**
Gebruiksdoel: Het scheiden, klieven of scarificeren van weefsel(s).

Relatie vorm/functie: Elk type lasertoestel wordt gekenmerkt door eigen veiligheidsvoorschriften. Deze regels zijn vooral gebaseerd op het soort licht dat het toestel uitstraalt. In deze uitwerking wordt voornamelijk uitgegaan van een chirurgische CO_2- en Nd:Yag laser die bij de gynaecologie het meest wordt gebruikt. Het licht van de CO_2-laser bevindt zich in het infrarode gebied en is voor het menselijk oog onzichtbaar. Om die reden is dit type toestel voorzien van een kleine helium-neonlaser die een zichtbaar rood licht uitstraalt, precies naast de plek waar de CO_2-laserstraal het weefsel raakt.
Het CO_2-laserlicht wordt overgebracht door een optische arm met daarin een stelsel van meebewegende spiegels. In dit stelsel is de laatste spiegel met de hand te bedienen middels een micromanipulator, zodat de operateur de gelegenheid krijgt om de laserstraal op het doelgebied te richten. Vervolgens is de CO_2-laser voorzien van een operatiemicroscoop die met enige vergroting zicht biedt op het operatieterrein. Hierdoor wordt de fijn-motorische toepassing van de straal mogelijk gemaakt.
Het gebruik van glasfibers is voor het transport van CO_2-laserlicht ongeschikt omdat het licht door glas geabsorbeerd wordt. Nd:Yag laserlicht daarentegen kan bij uitstek door glasfibers op de plaats van bestemming worden gebracht.

Veiligheidsvoorschriften

Ten aanzien van de veiligheid moet men bij de toepassing van laserlicht rekening houden met:
- strooistraling;
- oogbeschadiging van patiënt en personeel;
- wijze van toegang tot de laser-OK;
- brandgevaar;
- rookontwikkeling.

Strooistraling

De laserstraal kan door allerlei reflecties op plaatsen komen waar de operateur dit niet heeft bedoeld. Aangezien de CO_2-laserstraal zich in het onzichtbare gebied bevindt, kan er sprake zijn van strooistraling zonder dat men daarvan op de hoogte is. De strooistraling is te beperken door gebruik te maken van gematteerd instrumentarium. De schade aan de omliggende weefsels kan men bij de CO_2-laser voorkomen door de toepassing van in fysiologische zoutoplossing gedrenkte gazen.

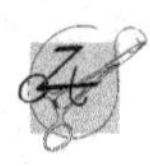

Reflecties

Behalve een strooistraling in de directe nabijheid van het operatiegebied, dient men in het algemeen rekening te houden met reflecties in de hele laser-OK. Het is mogelijk dat een op een instrument gereflecteerde straal in terugkaatsingen op tegels en andere oppervlakken de hele ruimte doorkruist. Het is zelfs denkbaar dat een aantal zwakke strooistralen door een hol oppervlak (opnieuw) worden geconvergeerd, waardoor de intensiteit toeneemt.

Met dit gevaar in gedachten dient de laser-OK aan speciale voorschriften te voldoen ten aanzien van de bouw en inrichting. Zo zijn de ramen in de OK bekende reflectoren of soms zelfs voor bepaalde typen laserlicht stralendoorlaatbaar, waardoor personeel buiten de OK in gevaar kan komen.

Warmteontwikkeling

In een algemene laser-OK, die voor verschillende soorten toestellen wordt gebruikt, moeten de ramen kunnen worden geblindeerd met een materiaal dat niet reageert op de golflengte van de straal. Hiermee wordt bedoeld dat, behalve een goede afsluiting van het raam, de blindering ook niet van een *kleur* of een *materiaal* mag zijn dat onder invloed van het laserlicht tot warmteontwikkeling of zelfs ontbranding kan komen.

Zo zal bijvoorbeeld donkergroen katoen onder invloed van een Nd:Yag laserstraal een temperatuurverhoging ondergaan die *achtmaal* hoger is dan wit katoen. Het gebruik van de CO_2-laser is in dit opzicht minder riskant. De warmteontwikkeling in relatie tot de kleuren van het oppervlak, speelt bij CO_2-laserlicht geen rol. Dit neemt echter niet weg dat een directe CO_2-laserstraal op een *droge doek* wel degelijk brand kan veroorzaken, terwijl de kleur van het materiaal niet van belang is. Daarnaast is bekend dat het CO_2-laserlicht niet door glas en zelfs plastic van een bepaalde dikte kan dringen, waardoor ramen in dit geval niet geblindeerd hoeven te worden en personeel aan de andere kant van de ramen geen gevaar loopt.

Oogbeschadiging van patiënt en personeel

Zeker zo belangrijk is het feit dat directe, maar ook gereflecteerde laserstralen oogbeschadiging kunnen veroorzaken bij het personeel *en* bij de patiënt.

Voor bijna elke toepassing van medische lasers geldt derhalve dat men speciale beschermbrillen moet dragen. Deze brillen hebben in het glas een filter tegen het specifieke type laserlicht. De enige uitzondering op deze regel is het licht, afkomstig van de zwakke helium-neonlaser die erom bekendstaat dat hij geen oogbeschadiging veroorzaakt. Voor de overige soorten laserlicht is bescherming wel verplicht. Hierbij kan worden opgemerkt dat men een CO_2-beschermbril dus niet kan 'lenen' voor een ingreep met een Nd:Yag laser! Het type laserlicht, waartegen de bril bescherming biedt, moet duidelijk op de bril te lezen zijn om vergissingen en ongelukken te voorkomen. Daarnaast moet de bril de ogen beschermen tegen uit iedere richting komend licht, omdat niet bekend is uit welke hoek de stralen kunnen komen. De bril mag onder invloed van de straling niet smelten of barsten. En tot slot moet de bril natuurlijk voor de overige golflengten uit het spectrum zo veel mogelijk doorlaatbaar blijven. Al deze eisen bij elkaar maken van de beschermbril een kostbaar product dat, door de mensen die ermee werken, met de uiterste zorg behandeld dient te worden.

Patiënten die tijdens de behandeling wakker blijven, dient men eveneens een beschermbril aan te bieden, omdat de strooistraling ook het hoofdeinde van de operatietafel kan bereiken.

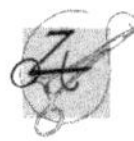

Wijze van toegang tot de laser-OK

In nauwe relatie tot de beide eerder beschreven risico's, is het dus wenselijk dat men niet zomaar een laser-OK kan binnenlopen terwijl een lasertoestel actief is. Om dit te voorkomen moet de OK aan de buitenzijde bij de deur voorzien zijn van een rode waarschuwingslamp die brandt als er binnen wordt gestraald. Daarnaast hoort er een aankondiging te zijn van het type laserlicht dat wordt gebruikt, zodat een persoon die toch naar binnen wil weet welke beschermbril hij nodig heeft. Op de deur kan men het internationaal geaccepteerde waarschuwingsteken voor lasertoepassing aanbrengen (zie afbeelding).
Het is raadzaam om op een operatieafdeling waar met laser wordt gewerkt, regelmatig klinische lessen te organiseren met daarin als centraal thema: veilig werken met laser.

Brandgevaar

Zoals bij het onderwerp strooistraling reeds werd genoemd, kan laserlicht aanleiding geven tot warmteontwikkeling. Deze warmteontwikkeling kan op haar beurt een viertal gevolgen hebben. Het bestraalde materiaal kan smelten, verdampen, ver- of ontbranden, of een chemische verandering ondergaan. Dit laatste wordt pyrolyse genoemd. Materialen waarvan bekend is dat ze kunnen veranderen onder invloed van het laserlicht, moeten dus worden verwijderd of adequaat worden afgedekt. Afdekmateriaal moet bij de toepassing van een CO_2-laser rondom de wond worden natgemaakt. Daarentegen moet het afdekmateriaal bij het gebruik van de Nd:Yag lasers juist droog blijven en bij voorkeur zo licht mogelijk gekleurd zijn. Operatie-uniformen en afdekmateriaal moeten van een brandwerend materiaal zijn gemaakt en niet de neiging vertonen om te smelten (dus geen nylon gebruiken). Bij Nd:Yag lasers kan men derhalve overwegen om witte uniformen te dragen.

Gynaecologische chirurgie

Met betrekking tot de anesthesie is het aan te bevelen om voorzichtig te zijn met hoge concentraties zuurstof en lachgas, omdat hierdoor het brandgevaar wordt vergroot. Eiwithoudende infusievloeistoffen, zoals bloed en bloedproducten, moeten tegen laser(strooi)straling worden beschermd. De eiwitten kunnen namelijk denatureren, hetgeen tot klontering kan leiden. Behalve het feit dat de infusievloeistof daarmee ongeschikt of onwerkzaam is gemaakt, kan de klontering leiden tot trombose en embolie.

Rookontwikkeling

Waar vuur is, is rook (ook al hanteert het Nederlands gezegde de andere volgorde!). De rook die vrijkomt bij lasergebruik, is afkomstig van de kokende celinhoud en bevat microscopische deeltjes koolstof, bacteriën, virussen, tumorcellen en giftige, gasvormige verbrandingsproducten. Deze rook is na inademing schadelijk voor de gezondheid van de mensen die dicht rond het operatieterrein staan. Het is daarom raadzaam om zo veel mogelijk rook af te zuigen met een disposable zuigslang en zuigbuis, aangesloten op de centrale vacuümunit.
Ondanks deze maatregel zal er altijd een gedeelte van de rook aan de luchtstroom rondom de zuigbuis ontsnappen. Voor dit restant wordt aanbevolen om speciale mondmakers aan te schaffen, die de inademingslucht beter filtreren.
Ten aanzien van de airconditioning van de operatiekamer kan men besluiten om onder high flow te werken bij een lagere omgevingstemperatuur, omdat het luchtgekoelde lasertoestel veel warmte produceert. Typen airconditioning met een laminaire flow of met een concentrated down flow verdienen voor een laser-OK de voorkeur. Denk eraan dat de luchtuitlaat van het lasertoestel in de richting van een afzuigrooster wordt geplaatst. De warme luchtstroom uit het toestel kan niet alleen de flow van de aircondi-

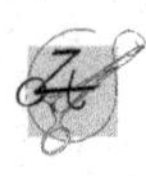

tioning verstoren, maar kan ook de steriliteit in gevaar brengen. De stofdeeltjes kunnen in de richting van de instrumententafels of, erger nog, in de wond worden geblazen.

Naam: **Qlicksmart®**.

Relatie vorm/functie: Losse mesjes op het heft van de chirurgische mesheften mag je nooit met de hand verwijderen! Gebruik een naaldvoerder om het mesje aan de basis een klein beetje op te tillen en van het heft af te schuiven. Nog beter is het, in overleg met je leidinggevende, over te schakelen op het plaatsen van mesverwijderautomaten. Dit is een kastje, bekend onder de naam Qlicksmart®, waarin je het mes plus heft steekt en waarbinnen het mes automatisch verwijderd en opgeslagen wordt zonder dat het een ander kan verwonden. Een teller op het apparaat houdt vanzelf bij hoeveel messen het verwerkt heeft. Na honderd messen sluit het apparaat automatisch af en kan de canister veilig weggegooid, verder verwerkt, worden. De automatische afsluiting kan niet ongedaan worden gemaakt.

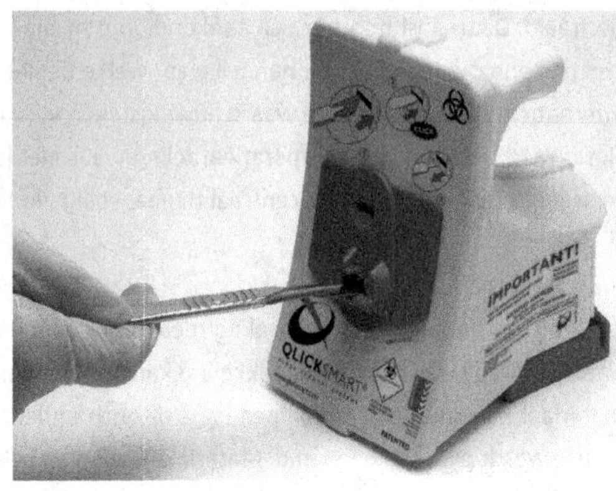

Bron: Medzorg Nederland bv

7 Hemostase

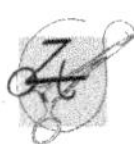

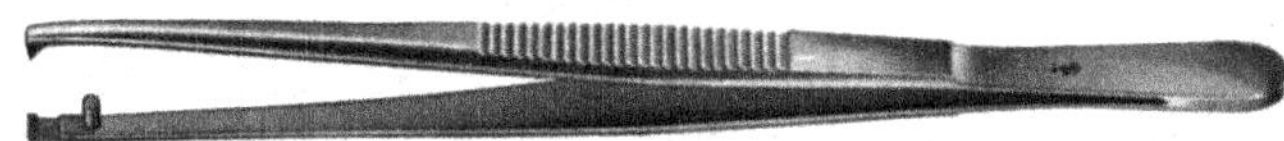

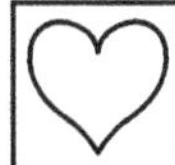

Naam: Clip-applicator **Biemer**.

Gebruiksdoel: Aanbrengen en verwijderen van bijbehorende microvaatklemmetjes.

Relatie vorm/functie: Het uitsteeksel vlak achter de clipvattende bek van dit speciale pincet heeft twee functies. Enerzijds voorkomt het dat de clip te diep in het pincet terechtkomt. Anderzijds zorgt het dat de bek slechts tot een nauwkeurig begrensde afstand gesloten wordt. Een bezwaar is dat de clips vroegtijdig uit de bek vallen, zodra de greep van de gebruiker enigszins verslapt (dit euvel komt veel voor als men juist door de lens van een operatiemicroscoop zit te turen). Er is ook een versie verkrijgbaar waarbij dit bezwaar wordt ondervangen met een crémaillère, die precies onder de juiste spanning de clip fixeert. De crémaillère heeft eenzelfde vorm als die op sommige micronaaldvoerders.

Naam: Clips en tang **Heifetz**.

Gebruiksdoel: Door deze clips, in combinatie met de bijbehorende tang, op een vat te plaatsen, kan gezorgd worden voor een *tijdelijke* (!) afsluiting van een vat, zodat de chirurg kan opereren zonder last te hebben van het betreffende bloedvat.

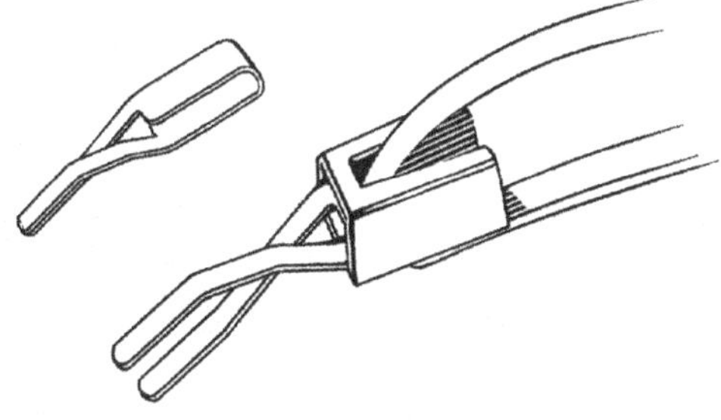

Relatie vorm/functie: De Heifetz-clips hebben een scharnierwerking en dienen met behulp van de Heifetz-cliptang geopend en gesloten te worden. Het zijn kleine clips die uitsluitend voor tijdelijke afsluiting van een bloedvat kunnen zorgen. De Heifetz-clips worden met name in de bypasschirurgie gebruikt om tijdelijk op de arteria mammaria te zetten. Deze clips zijn niet disposable en dienen dus in de telling van gazen en instrumentarium meegenomen te worden.

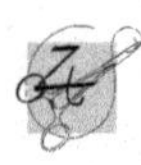

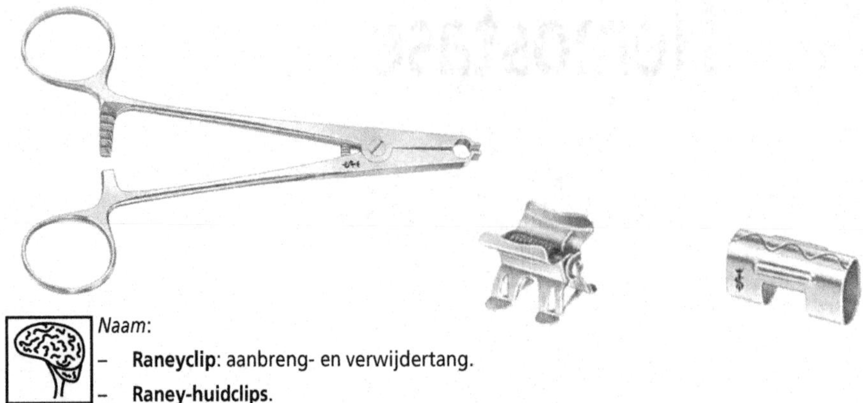

Naam:
- **Raneyclip**: aanbreng- en verwijdertang.
- **Raney-huidclips.**

Gebruiksdoel: Stoppen van intracutane bloedingen na incisie bij een craniotomie.

Relatie vorm/functie: De uitstekende pootjes van de bek van de tang worden in de opening van de clip geplaatst. Door de tang in de crémaillère te plaatsen, opent de bek van het instrument zich en opent de clip zich waarna deze over de wondrand geplaatst kan worden.

De hoofdhuid heeft een rijke bloedvoorziening. Bij een craniotomie is de incisie vaak lang. Een huidincisie geeft dan ook vele bloedingen waarbij een flink bloedverlies kan ontstaan. Door direct na de incisie clips op de wondranden te plaatsen, worden de bloedingen snel gestelpt. (Grotere bloedingen worden wel eerst gecoaguleerd.) De clips worden over de hele lengte van de wondranden geplaatst. De druk die de clips uitoefenen op de wondranden, stopt de bloedingen.

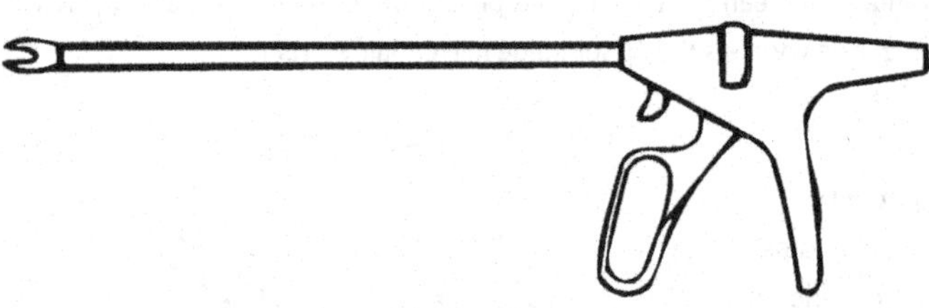

Naam: **Cliptang.**

Ook bekend onder de naam: Endo Clip.

Gebruiksdoel: Ligeren van vaten.

Relatie vorm/functie: In de bek van het instrument zit een clip die afgevuurd kan worden door een enkele vingerbeweging van de specialist.

De Cliptang is in verschillende maten verkrijgbaar met (niet-oplosbare) titaniumnietjes.

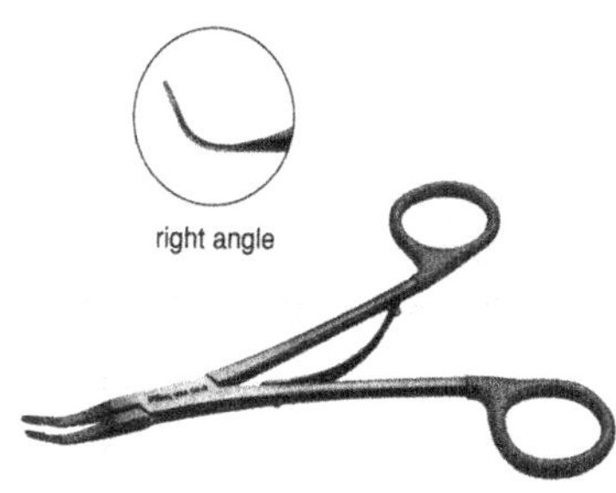

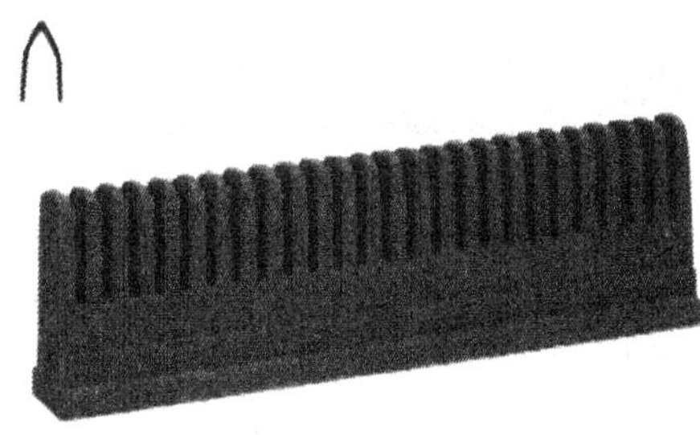

Naam: **Hemoclip®tang.**
Ook bekend onder de naam: Surgiclip®, Ligaclip®.
Gebruiksdoel: Afbinden van bloedvaten en andere buisvormige organen.
Relatie vorm/functie: Doordat de bek van dit instrument iets gehoekt is (15°) heeft de chirurg optimaal zicht op wat hij doet. De tang wordt handmatig elke keer geladen.
De Hemoclip®tang is in verschillende maten en uitvoeringen verkrijgbaar.

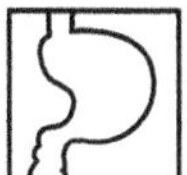

Naam: **Mechanisch ligeerinstrument.**
Ook bekend onder de naam: LDS (PLDS).
Gebruiksdoel: Het ligeren van weefsel, bijvoorbeeld het mesenterium. Dit instrument legt twee ligaturen en snijdt vervolgens het weefsel hiertussen door. Men heeft de keuze uit een roestvrijstalen herlaadbaar instrument en een disposable instrument met brede of smalle ligaturen. Er is zelfs een versie waarbij het afvuren plaatsvindt op gasdruk afkomstig uit een kleine CO_2-capsule.
Relatie vorm/functie: Door de sledevorm van het instrument kan het vat er niet uit, waardoor de ligatuur gelegd kan worden zonder weg te glijden. Daarna kan het mes het vat doornemen.

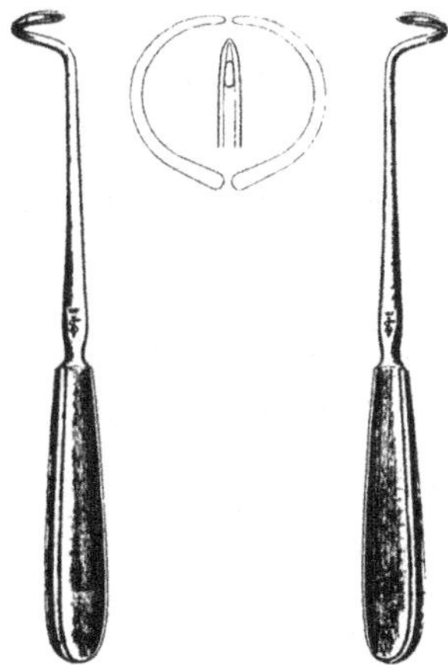

Naam: Onderbindingsnaald **Deschamps.**
Gebruiksdoel: Hulpmiddel voor het 'achterlangs' aanbieden van ligaturen bij ligamenten, bloedvaten en andere tubulaire (buisvormige) structuren.
Relatie vorm/functie: Dit ligatuurinstrument is verkrijgbaar in een linksom en rechtsom draaiende versie. Het is de bedoeling dat de instrumenterende een draad door het oog van de 'vaste' naald steekt en aan de operateur aanbiedt. Vervolgens wordt de onderbindingsnaald achter het (tubulaire) weefsel langs gehaald en wordt de draad aan de andere kant van het weefsel weer opgepakt met een lang anatomisch pincet. Hierna kan de draad worden geknoopt en wordt de handeling herhaald. Na het knopen van twee of drie ligaturen wordt het weefsel doorgenomen en de ligaturen afgeknipt.

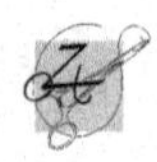

Naam: Fijn pincet **Adson** zowel anatomisch als chirurgisch verkrijgbaar.
Gebruiksdoel: Weefselmanipulatie.
Relatie vorm/functie: In dit geval is de korte, brede greep en het spits toelopen van de bek bedoeld ter vergroting van de zijwaartse stabiliteit. Het instrument is in veel gevallen te kort om als een pen in de hand te nemen. De basis van het pincet blijft dan tussen duim en wijsvinger 'zweven'.

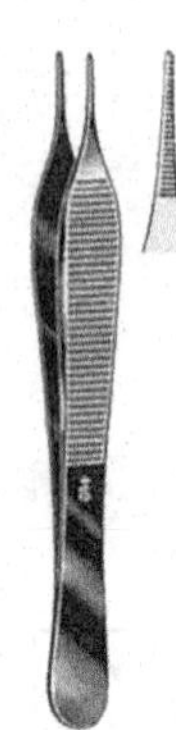

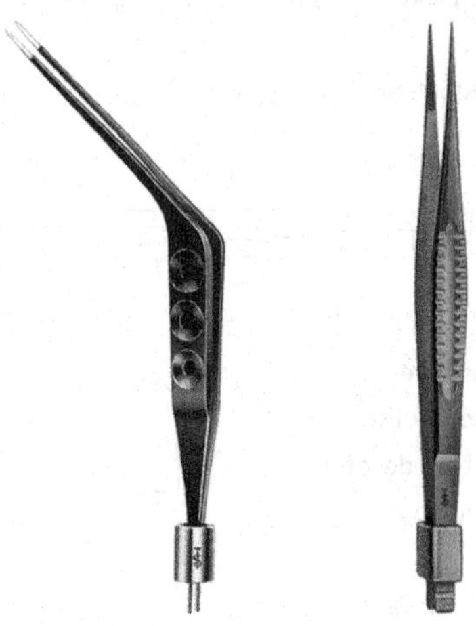

Naam: **Bipolaire pincetten**
Relatie vorm/functie: Om toch in de elektriciteitgevoelige gebieden te kunnen opereren hebben elektrotechnici in samenspraak met de operateurs een variant op de monopolaire diathermie bedacht, namelijk de bipolaire diathermie.

Het grote verschil tussen monopolaire en bipolaire elektrochirurgie is gebaseerd op het feit dat bij monopolair het chirurgisch effect optreedt bij één pool (lees het handstuk, de elektrode), bij bipolair ontstaat het effect tussen twee polen, bijvoorbeeld de benen van een pincet. Bij bipolair maken we geen gebruik van een patiëntenplaat.

Een bipolair pincet bestaat uit twee van elkaar geïsoleerde instrumenthelften. De stroom wordt door de ene helft van het pincet aangevoerd en door de andere helft weer afgevoerd. Op deze wijze kan er alleen gecoaguleerd worden op de plaats waar de twee onbedekte uiteinden van het instrument samenkomen. De afstand die de stroom aflegt, is hiermee teruggebracht van tientallen centimeters tot (minder dan) één millimeter, waardoor toepassing in de buurt van zenuwweefsel in veel gevallen mogelijk blijft. Bipolaire diathermie wordt om deze eigenschap toegepast in de neurochirurgie, de hoofd-halschirurgie en de plastische chirurgie.

Nadelen

Bezwaar van de bipolaire diathermie is het gebrek aan doordringend vermogen. Hierdoor kunnen middelgrote bloedingen niet worden gestelpt. Een ander bezwaar is dat reeds gecoaguleerd bloed een isolerende korst vormt op de onbedekte pincetuiteinden, waardoor de stroomoverdracht, op den duur, niet optimaal meer plaatsvindt.

Bron: Aesculap, B. Braun

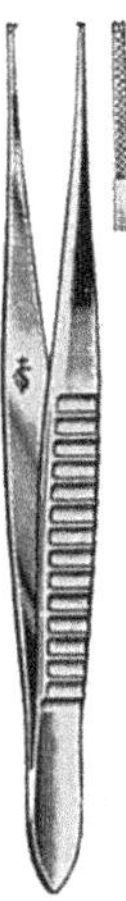

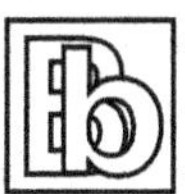

Naam: Fijn chirurgisch pincet **Gillies**.

Gebruiksdoel: Manipuleren van fijne weefsels die inwerkende krachten beter verdragen (zoals de platysma, de brede platte huidspier van de hals).

Relatie vorm/functie: Dit pincet is herkenbaar aan de grove strepen op de grip. De fijne tanding is minder kwetsend dan de tanding van een standaardpincet. Dit pincet heeft vaak een stabilisatiepennetje dat dezelfde bezwaren heeft als de McIndoe. Het pennetje steekt uit door de overliggende instrumenthelft, kan de handschoen perforeren en bij veelvuldig diathermiegebruik een lelijke puntvormige brandwond op de vingertop van de operateur veroorzaken. Het pincet zien we veel in de instrumentensets bij plastische chirurgie en hoofdhalschirurgie.

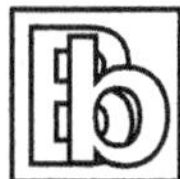

Naam: Pincet **Lucae**.

Eventuele bijnaam: Bajonetpincet.

Gebruiksdoel: Weefselmanipulatie.

Relatie vorm/functie: De knik in de benen van dit pincet is bedoeld om langs het pincet te blijven kijken in extreem kleine wonden (bijvoorbeeld de neusgaten bij de KNO-chirurgie). De hand van de operateur blijft op deze manier uit het zicht.

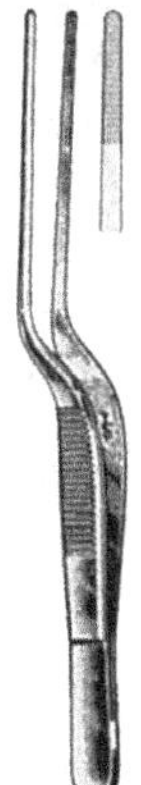

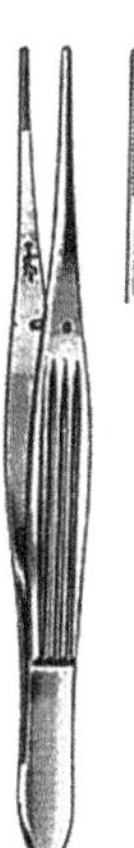

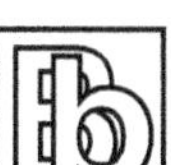

Naam: Fijn anatomisch pincet **McIndoe**.

Gebruiksdoel: Manipuleren van kwetsbare, fijne structuren bij onder andere de plastische en hoofd-halschirurgie.

Relatie vorm/functie: Dit pincet is herkenbaar aan de strepen op de greep in de lengterichting. Daarnaast heeft het pincet een enigszins spits toelopende basis, waarmee losmazige weefsels soms van elkaar worden gescheiden. Vlak achter de bek bevindt zich aan de binnenzijde van de benen een stabilisatiepennetje dat aan de overzijde in een gat past. Op deze manier worden de scherende krachten in de bek tegengegaan. Bezwaar van deze stabilisator is het feit dat het pennetje door de greep steekt en de handschoen kan perforeren (meestal wordt dit door de gebruiker op pijnlijke wijze opgemerkt bij diathermiegebruik).

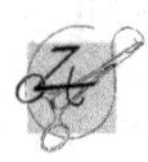

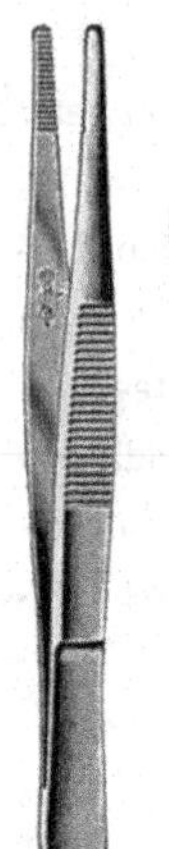

Naam: Onbekend, wordt **standaard anatomisch pincet** genoemd.
Gebruiksdoel: Het manipuleren van 'tere' weefsels.
Relatie vorm/functie: De stompe bek van dit pincet is bedoeld om de druk op het weefsel enigszins te verdelen. Dit geeft minder weefseltrauma. De dwarse strepen aan de binnenzijde van de bek zijn bedoeld om de grip te vergroten en het 'voor je uit duwen' van gladde weefsels te voorkomen.

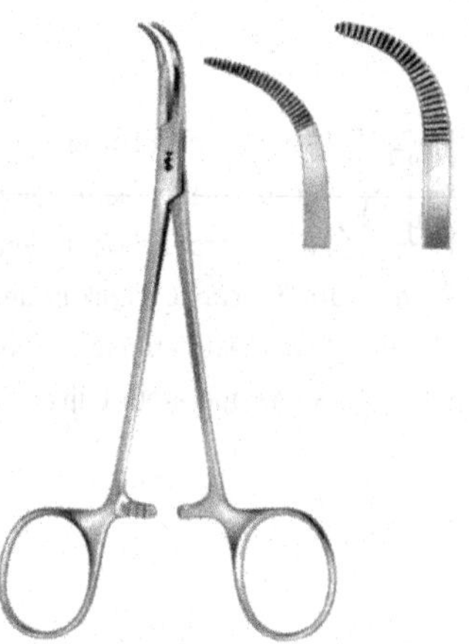

Naam: Prepareerklem **Baby-Mixter**.
Ook bekend onder de naam: Heiss, Overholt-Geissendörfer.
Gebruiksdoel: Het aannemen van ligaturen 'op zweep' en het maken van openingen in verklevingen.
Relatie vorm/functie: De bek onder een hoek van 90° wordt onder het weefsel doorgestoken en geopend. De instrumenterende of de assisterende plaatst vervolgens een ligatuur 'op zweep' in de bek van de prepareerklem, waarna deze wordt teruggetrokken om de ligatuur af te maken.

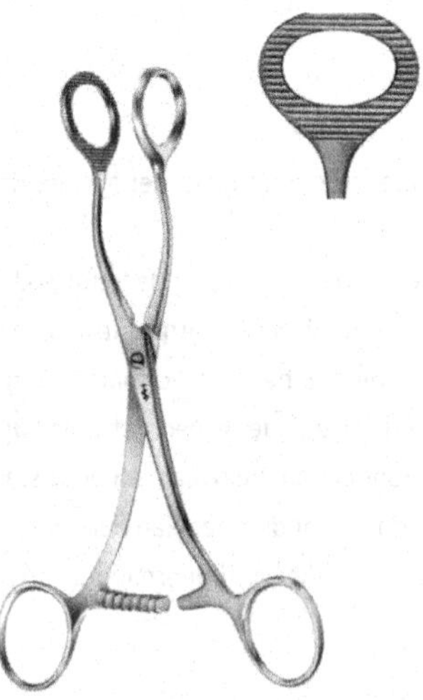

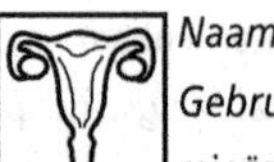

Naam: Ovarium/hemostaseklem **Collin**.
Gebruiksdoel: Weefselvattende klem bij ovariëctomieën.
Relatie vorm/functie: De ovale vorm van de dwarsgestreepte bek garandeert een goede grip op het ovarium. De kracht die men echter met dit instrument kan opbouwen is zo groot dat het weefsel te zwaar beschadigd wordt om achter te blijven. Dit maakt deze klem ongeschikt voor ovariumsparende operaties.

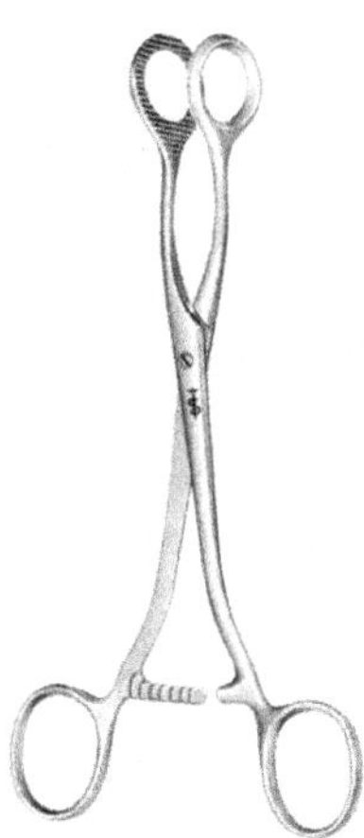

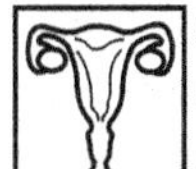

Naam: Ovarium/hemostaseklem **Doyen**.
Gebruiksdoel: Weefselvattende klem.
Relatie vorm/functie: Er is op het oog nauwelijks verschil met de eerder afgebeelde klem volgens Collin. Hiermee wordt aangetoond dat diverse ziekenhuizen elk een andere naam kunnen geven aan een instrument dat er op het oog hetzelfde uitziet.

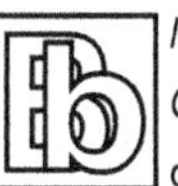

Naam: Depperklem/galblaasklem **Foerster-Ballenger**.
Gebruiksdoel: Hanteren van grote deppers bij desinfectie van grote oppervlakken en peroperatief drager van hemostasedeppers. De klem is ook geschikt als weefselvattende klem bij klassieke cholecystectomieën. In de gynaecologie wordt de klem gebruikt bij de verwijdering van poliepen, de ovaria en soms zelfs voor het vastpakken van de portio bij exconisaties bij zwangere vrouwen.
Relatie vorm/functie: De vorm van de bek vergroot de grip, enerzijds door de dwarse strepen aan de binnenzijde. Aan de andere kant heeft het weefsel de neiging om in de ovale gaten van de bek een beetje uit te puilen, waardoor het weefsel beter kan worden vastgehouden.

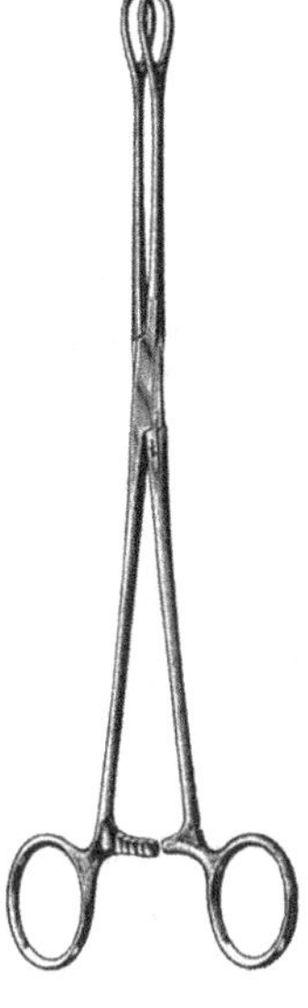

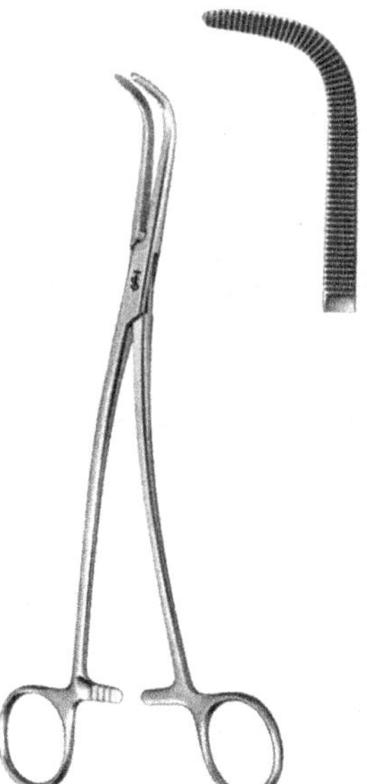

Naam: Choledochusklem **Gray**.
Gebruiksdoel: Wordt op de arteria cystica gezet bij een cholecystectomie en kan gebruikt worden voor het afklemmen van de ductus choledochus. Daarnaast kan de klem gebruikt worden als prepareerklem.
Relatie vorm/functie: Deze klem heeft gebogen benen zodat men goed bij de arterie kan komen, de bek is extreem gebogen zodat hij ook gebruikt kan worden als prepareerklem.

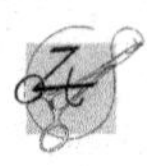

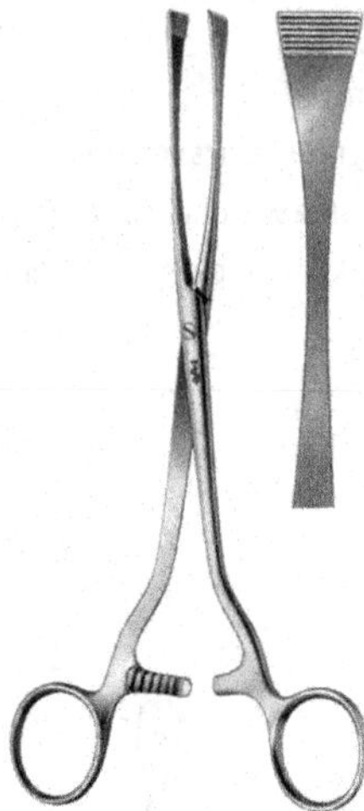

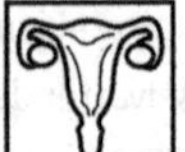

Naam: Hemostaseklem **Green-Armytage**.

Gebruiksdoel: Weefselmanipulatie, markering en hemostase, bijvoorbeeld op de uterusspier na een sectio.

Relatie vorm/functie: De kromming in de benen verhoogt de veerkracht en de spanning die met dit instrument kan worden opgebouwd. De dwarse strepen in de bek voorkomen afglijden van de uteruswand en zorgen tevens voor het in dwarse richting dichtdrukken van bloedvaatjes die naar de snijrand lopen.

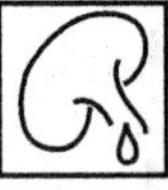

Naam: Nierklem **Guyon**.

Ook bekend onder de namen: Stille, Wertheim.

Gebruiksdoel: Afklemmen van grote bloedvaten zoals de arteria en vena renalis.

Relatie vorm/functie: De lepelvormige kromming in de bek van deze zware vaatklem is gerelateerd aan het feit dat de vaatsteel van de nieren bij een lumbotomie zo moeilijk bereikbaar is. Het pyelum en de vaatsteel liggen immers diep in het nierbed, aan de 'andere zijde' van de nier. Dankzij deze vorm van de bek kan men de halfgeopende klem grotendeels op het gevoel voorbij de nier manoeuvreren en de vaatsteel in één keer afklemmen. Deze werkwijze verklaart ook de grove profilering over de volle lengte van de binnenzijde van de bek. Deze verzekert de chirurg ervan dat de vaten altijd optimaal afgeklemd zijn en voorkomt afglijden. Er zijn chirurgen die deze klem te grof vinden en liever werken met een atraumatische De Bakey-getande klem.

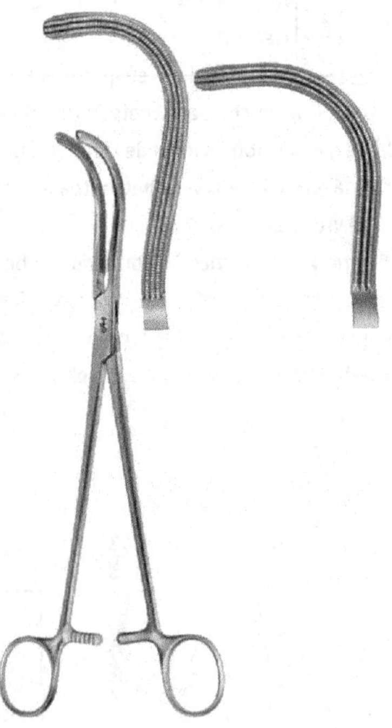

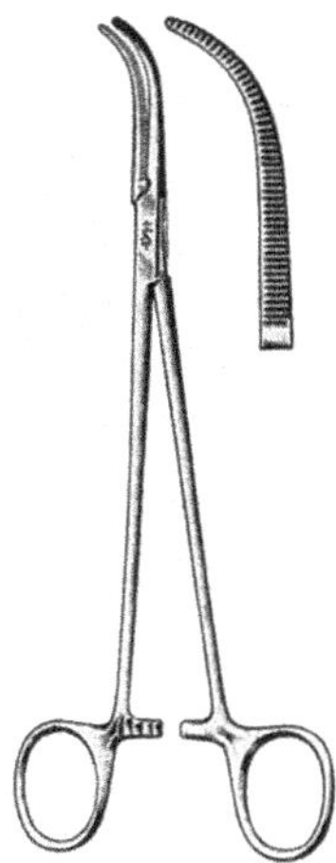

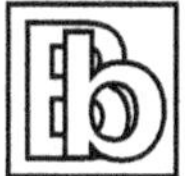

Naam: Prepareer- en ligeerklem **Heiss**.
Qua vorm/functie verwant aan: Mixter, Overholt-Geissendörfer.
Gebruiksdoel: Het aannemen van ligaturen 'op zweep' en het maken van openingen in verklevingen.
Relatie vorm/functie: De operateur steekt de bek onder het weefsel door. Dankzij de hoek van 90 graden komt de tip van de bek weer in zicht waarna de bek geopend wordt. De instrumenterende of de assisterende plaatst vervolgens een ligatuur 'op zweep' in de bek van de prepareerklem, waarna deze wordt teruggetrokken om de onderbinding af te maken.

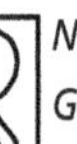

Naam: Prostaatklem **McDougal**.
Gebruiksdoel: Afklemmen van de urethra bij een radicale prostatectomie.
Relatie vorm/functie: De McDougal-klemmen zijn verkrijgbaar in een links- of rechtsgehoekte versie. De beide knikken in het instrument zijn bedoeld om in het moeilijk bereikbare wondgebied onder het os pubis toegepast te worden. Met name de knik achter het slot zorgt ervoor dat de ogen van de klem boven de wond blijven en op die manier voor de chirurg of de assistent bereikbaar blijven. De McDougal-klemmen kunnen ook van nut zijn bij andere moeilijk bereikbare operatiegebieden en zijn bij uitstek geschikt voor operaties in het kleine bekken.

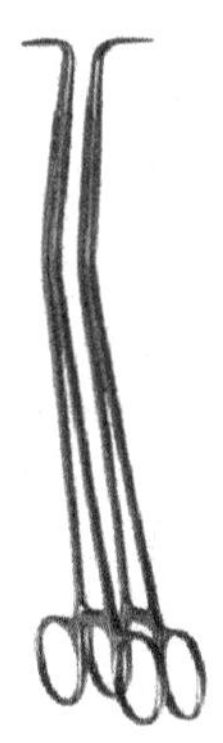

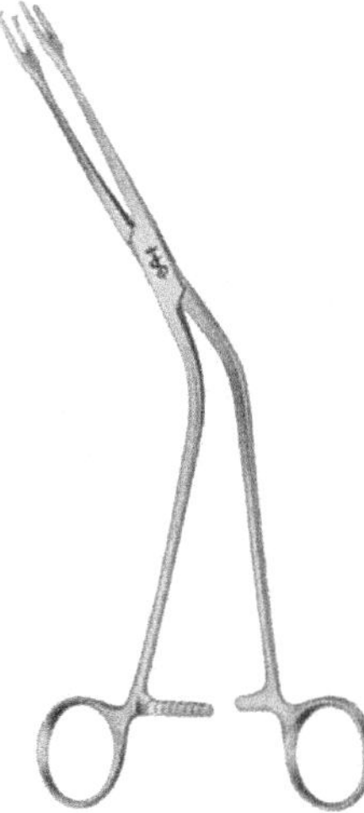

Naam: Ligatuurvattende klem **Millin**.
Wordt gebruikt in combinatie met: Boemerangnaaldvoerder.
Gebruiksdoel: Trefzeker presenteren van een draadligatuur in de boemerangnaald.
Relatie vorm/functie: De vorm van de bek van deze klem stelt de gebruiker in staat om een ligatuur op te spannen en deze naar een moeilijk te bereiken plaats te brengen. In dit geval wordt de klem vooral ingezet bij de boemerangnaaldvoerder. Zodra de draad in de speciale opening van de naald geplaatst is, kan men de klem openen en kan de naald worden teruggetrokken. De scherpe kink in de benen van de klem moet ervoor zorgen dat het zicht niet wordt belemmerd. Voordat de chirurg de knop van de naaldvoerder laat terugveren moet hij immers zeker weten dat de draad goed in de naaldopening terechtgekomen is.

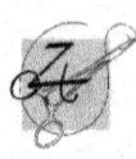

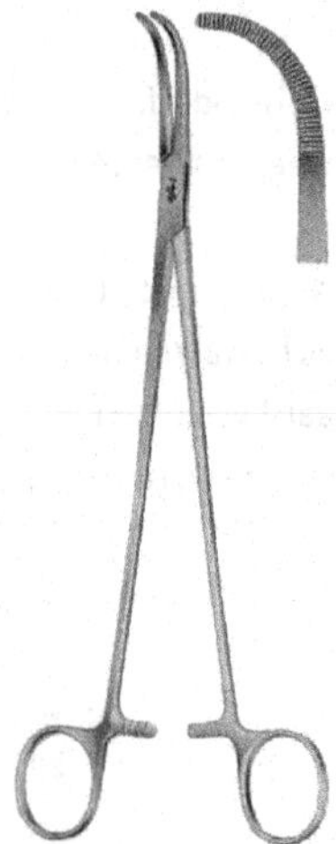

Naam: Prepareer- en ligatuurklem **Mixter**.
Ook bekend onder de namen: Heiss, Overholt-Geissendörfer.
Gebruiksdoel: Vrijprepareren en afklemmen van grote bloedvaten.
Relatie vorm/functie: De bek van deze klem heeft een hoek van ongeveer 90°. De profilering is dwars. Met dit type klem wordt een bloedvat omsingeld om te teugelen of te ligeren. De instrumenterende of assisterende plaatst een ligatuur 'op zweep' in de geopende bek van de prepareerklem, waarna deze wordt teruggetrokken om de ligatuur af te maken.

Naam: Hemostaseklem **Pennington**.
Eventuele bijnaam: Driehoekje.
Gebruiksdoel: Markering en bloedstelping van de uteruswond bij keizersnedes.
Relatie vorm/functie: Bij deze klem is de open bek van de Duval gecombineerd met de dwarse strepen van de Green-Armytage, waardoor het mogelijk wordt om de klem voor beide gebruiksdoelen te benutten. De dwarse strepen aan de binnenzijde van de bek geven een goede grip en zorgen tevens voor het dichtdrukken van de bloedvaten in de uteruswand. Vanwege de relatie tussen de vorm en de functie is deze klem zeer geschikt als alternatief voor de Duval.

Naam: Prepareerklem **Semb**.
Gebruiksdoel: Prepareerklem of doorvoerklem.
Relatie vorm/functie: Deze klem heeft een halfronde, gladde, lange bek en kan hierdoor een langere afstand afleggen dan een gewone prepareerklem. Deze klem wordt bijvoorbeeld gebruikt om het gaas om het hart aan te brengen.

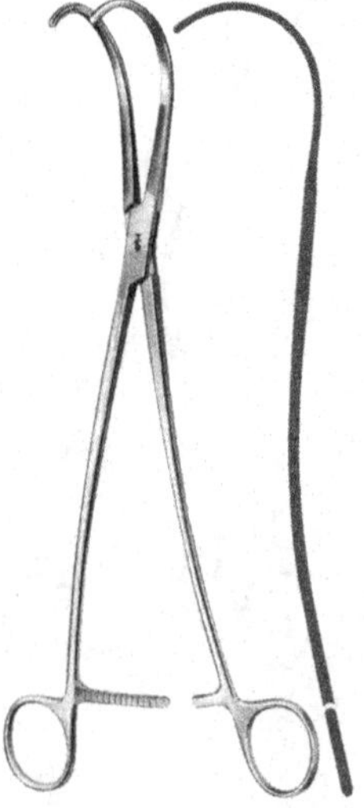

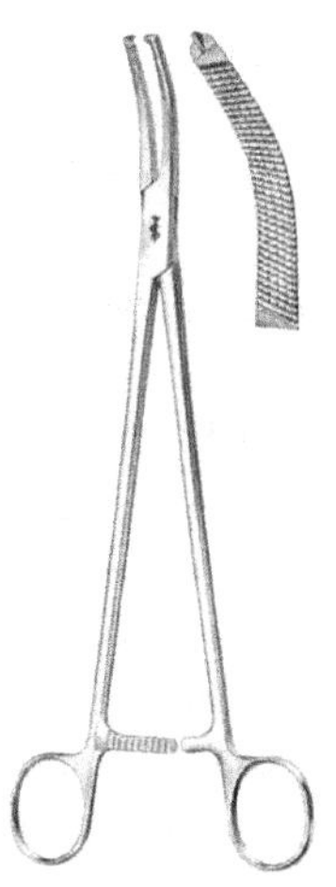

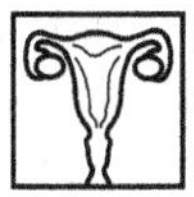

Naam: Hysterectomieklem **Wertheim**.

Gebruiksdoel: Onderbinden van vaatstrengen en ligamenten bij hysterectomieën.

Relatie vorm/functie: Deze wereldberoemde klemmen zijn thans ook verkrijgbaar met een doorlopend slot voor nog grotere stabiliteit. De lange stevige benen en een korte bek zorgen voor een enorme kracht. De kromming van de bek volgt zeer goed het stapsgewijs afdalen langs de uterus (is echter ook recht verkrijgbaar). De forse punten in de bek grijpen diep in het gladde peri-uteriene weefsel, waardoor de klem goed op zijn plaats blijft. De negentandige crémaillère stelt de gebruiker in staat om de druk op het weefsel in evenzoveel stappen te doseren.

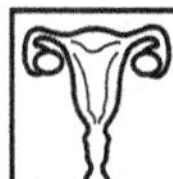

Naam: Vaginatopklem **Wertheim**.

Gebruiksdoel: Afklemmen van de vaginatop bij uterusextirpaties.

Relatie vorm/functie: De sterke kromming in de bek maakt het mogelijk om de vaginatop te bereiken in de laatste fase van een abdominale uterusextirpatie. De grove strepen in de bek sluiten het weefsel op en garanderen een adequate dichting van de vaginastomp. De vlak daaronder gelegen vagina is wel gedesinfecteerd, maar moet desondanks als onsteriel worden beschouwd.

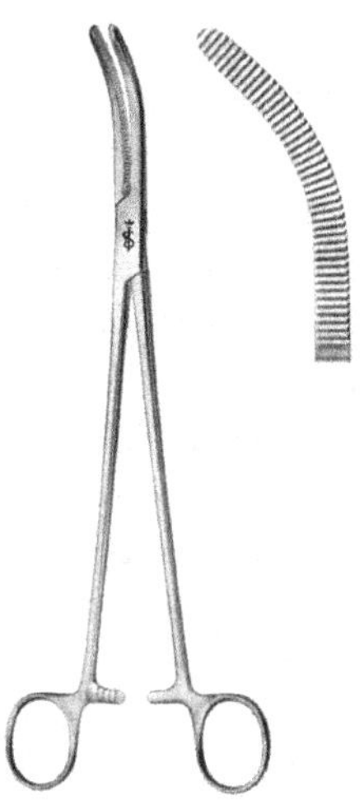

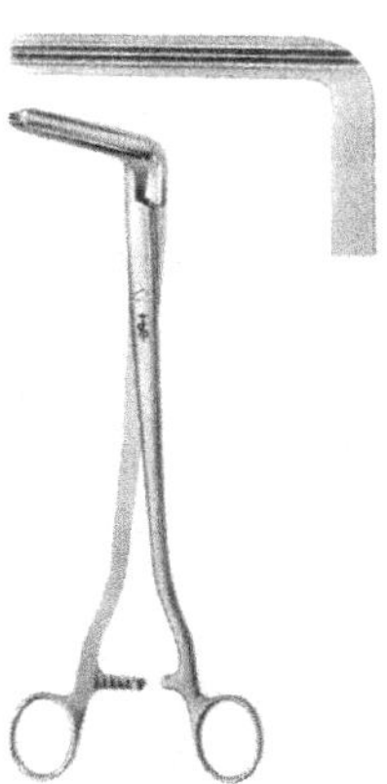

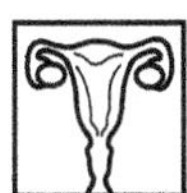

Naam: Vaginatopklem **Wertheim**.

Gebruiksdoel: Afklemmen van de vaginatop bij abdominale uterusextirpaties.

Relatie vorm/functie: De haaks geplaatste bek van deze klem verbetert de bereikbaarheid van de vaginatop. De 'De Bakey' tanding aan de binnenzijde is aangebracht om enerzijds de grip te verbeteren en aan de andere kant het weefsel minder te beschadigen. Bijna alle klassieke scherende klemmen worden in de loop der jaren vervangen door gelijknamige klemmen met een doorlopend slot. Het bekneld raken van weefsel tussen het slot en het omklappen van de klem wordt hiermee tegengegaan.

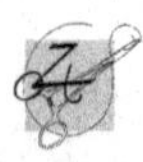

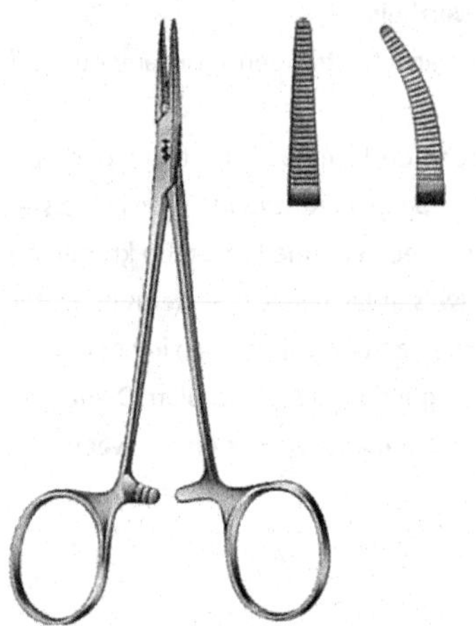

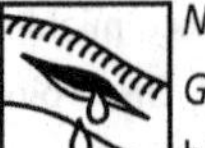

Naam: Arterieklem **Baby-Mosquito**.
Gebruiksdoel: Afklemmen van kleine ligamenten, bloedvaten en andere tubulaire structuren ten behoeve van ligatie.
Relatie vorm/functie: In tegenstelling tot de vaatsparende klemmen ten bate van anastomose en prothetiek zijn er eveneens vaatopofferende '*klemmen*' in omloop. Hierbij ligt het accent niet op de atraumatische eigenschappen maar wordt veel meer, ten koste van de weefsels, op *safe* gespeeld. Voor de afgebeelde vaatklemmen ten behoeve van ligatie geldt dat de binnenzijde van de bek is voorzien van dwarse strepen om het spontaan 'afglijden' van de klem te voorkomen. Daarnaast zorgen deze ribbels ervoor dat het elastische gladde weefsel van het bloedvat (zeker bij arteriën) bij het sluiten van de bek op zijn plaats blijft. Een gladde klem heeft de neiging om bij het sluiten het weefsel 'voor zich uit te duwen'. De meeste (ligatie)vaatklemmen zijn verkrijgbaar in een chirurgische en een anatomische uitvoering net als pincetten. 'Klemmen met punten' hebben een verbeterde grip op glad en stug weefsel en sluiten het weefsel beter op. Men moet echter bedacht zijn op weefselschade en mogelijk zelfs een verhoogde kans op bloedingen indien de punten een bloedvat perforeren.
Moderne vaatklemmen hebben bijna allemaal een doorlopend slot ter verbetering van de stabiliteit en ter voorkoming van scherende krachten tussen de beide bekhelften.
De benen van de klemmen zijn in de regel slank en in de richting van de ogen spits toelopend. Dit is om enige spanning (en vooral veerkracht) in het instrument uit het materiaal zelf te laten komen.
De crémaillères zijn veeltandig voor het stapsgewijs vergroten van de druk op het weefsel waarbij moet worden opgemerkt dat alle gebruikers (dus ook de instrumenterende) van de klemmen de tanden zo min mogelijk langs elkaar laten 'knerpen'. Ernstig versleten crémaillères kunnen onverwachts hun grip verliezen waardoor de klem spontaan openspringt. Dit kan uiteraard ernstige bloedingen veroorzaken.

Naam: Vaatklem **Cooley**.
Gebruiksdoel: Vaatklem.
Relatie vorm/functie: Deze vaatklem heeft een halfronde atraumatische bek, echter iets minder langwerpig als de J. Wiley. Verder wordt deze net als de J. Wiley gebruikt als partiële aortaklem.

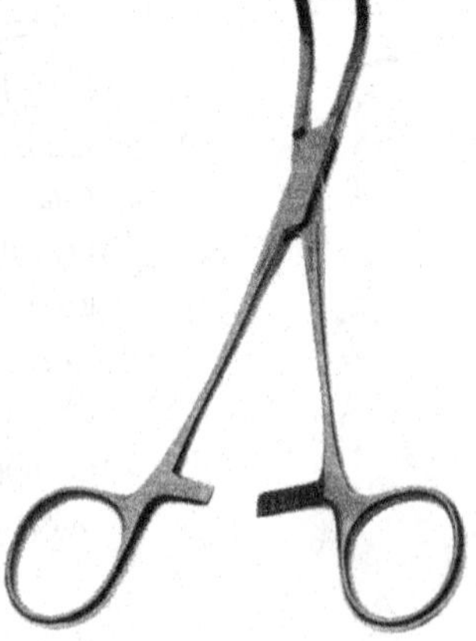

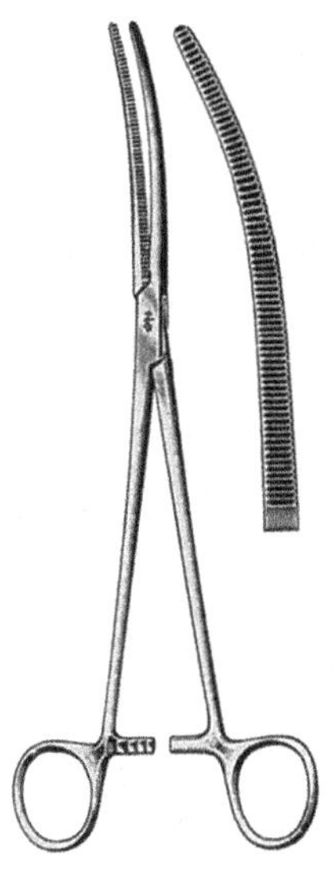

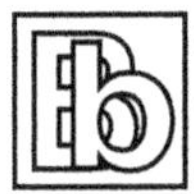

Naam: Arterieklem **Crafoord**.
Gebruiksdoel: Afklemmen van grote ligamenten, bloedvaten en andere tubulaire structuren voor ligatuur.
Relatie vorm/functie: Dit is een voorbeeld uit de familie van de vaatopofferende klemmen (vaatsparende klemmen hebben een totaal afwijkend bekprofiel). Voor alle afgebeelde vaatopofferende klemmen geldt dat de binnenzijde van de bek is voorzien van dwarse strepen om het spontaan 'afglijden' van de klem te voorkomen. Daarnaast zorgen deze ribbels ervoor dat het elastische, gladde weefsel van het bloedvat bij het sluiten van de bek op zijn plaats blijft. Een gladde klem heeft de neiging bij sluiting het weefsel 'voor zich uit te duwen'. De binnenzijde van de bek mag best vrij grof zijn omdat deze klemmen gebruikt worden voor het ligeren. Dat wil zeggen dat het bloedvat na afklemmen doorgenomen en onderbonden wordt. Het stompje gekwetst vaatweefsel achter de ligatuur zal snel verlittekenen en heeft geen functie meer.

De meeste vaatklemmen zijn verkrijgbaar in een chirurgische en een anatomische uitvoering, net als pincetten. 'Klemmen met punten' hebben een verbeterde grip op glad en stug weefsel en sluiten het weefsel beter op. De operateur moet echter bedacht zijn op weefselschade en mogelijk zelfs een verhoogde kans op bloedingen, indien de punten een bloedvat perforeren.
Vaatklemmen hebben (tegenwoordig) allemaal een doorlopend slot ter verbetering van de stabiliteit en ter voorkoming van scherende krachten tussen de beide bekhelften.
De benen van de klemmen zijn in de regel slank en in de richting van de ogen spits toelopend. Dit is om enige spanning in het instrument uit het materiaal zelf te laten komen.
De crémaillères zijn veeltandig voor het stapsgewijs vergroten van de druk op het weefsel, waarbij moet worden opgemerkt dat de gebruikers van de klemmen de tanden zo min mogelijk langs elkaar laten knerpen. Ernstig versleten crémaillères kunnen onverwacht hun grip verliezen, waardoor de klem spontaan openspringt. Dit kan uiteraard ernstige bloedingen veroorzaken. Overmatige slijtage kan ook worden beperkt door de klemmen allemaal op de eerste crémailleretand in de schone instrumentensets terug te leggen. Op deze wijze is de klem wel gesloten maar niet op topspanning. De enorme krachten die door het opwarmen en afkoelen in de stoomautoclaven worden opgeroepen, kunnen klemmen die onder hoge spanning staan in het slot laten barsten.

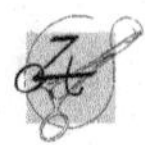

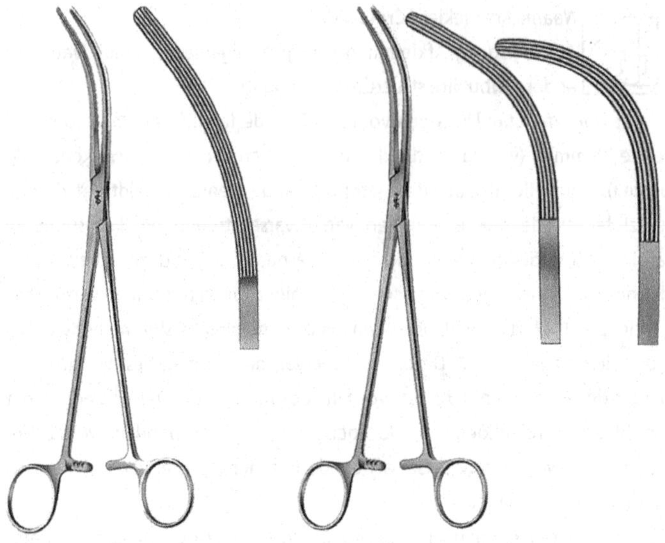

Naam: Carotisklem **Crafoord.**

Gebruiksdoel: Afklemmen van bloedvaten in het bijzonder de arteria carotis.

Relatie vorm/functie: Dokter Crafoord (vaak ten onrechte gespeld als Crawford) heeft veel vaatklemmen op zijn naam staan. Alleen om een Crafoord vragen geeft het risico dat de verkeerde wordt aangereikt. Zeker bij operaties waar de toepassing niet altijd even duidelijk voor de hand ligt is het zinvol in de vraagstelling het gebruiksdoel erbij te vermelden. De afgebeelde carotisklem is te vergelijken met de verende darmklem. Groeven in de lengterichting van de bek garanderen een goede vaatafsluiting en de verende bekhelften zijn bedoeld om de vaatwanden zo min mogelijk te beschadigen.

Naam: Arteriesparende klem **Crafoord.**

Gebruiksdoel: Atraumatisch afklemmen van bloedvaten, maar wordt in de hartchirurgie niet als zodanig gebruikt.

Relatie vorm/functie: De klem, te vergelijken met een verende darmklem, heeft een soort stoffen sokjes om zijn pootjes, waardoor deze de weefsels niet beschadigt. In de hartchirurgie wordt deze klem met name gebruikt om het hart opzij te houden, wanneer men bij lager gelegen delen van het hart moet werken.

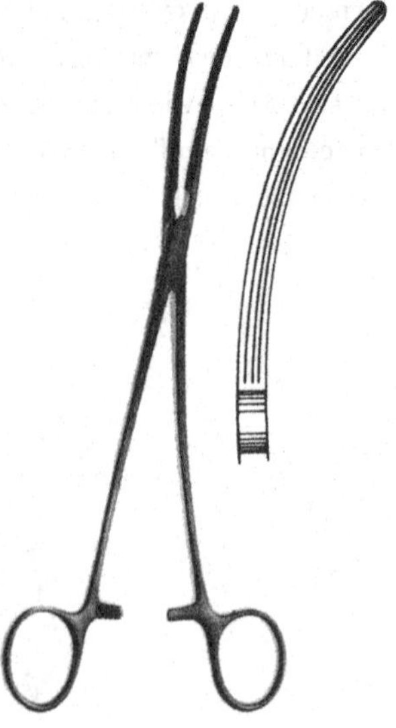

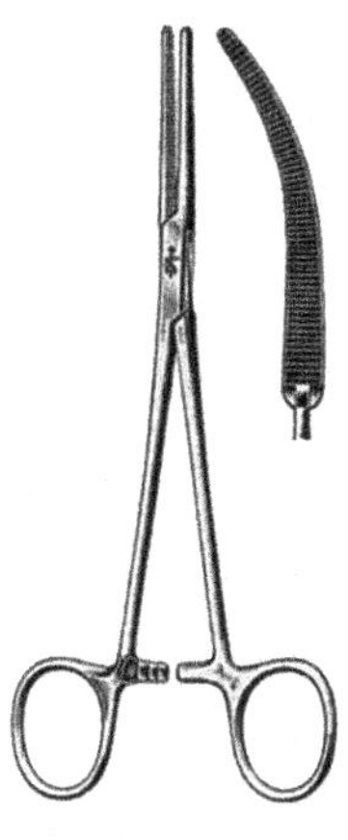

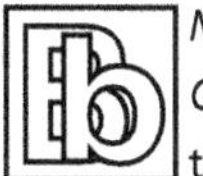

Naam: Arterieklem **Crile**.

Gebruiksdoel: Afklemmen van middelgrote ligamenten, bloedvaten en andere tubulaire structuren voor ligatie.

Relatie vorm/functie: Dit is een voorbeeld uit de familie van de vaatopofferende klemmen (vaatsparende klemmen hebben een totaal afwijkend bekprofiel). Voor alle afgebeelde vaatopofferende klemmen geldt dat de binnenzijde van de bek is voorzien van dwarse strepen om het spontaan 'afglijden' van de klem te voorkomen. Daarnaast zorgen deze ribbels ervoor dat het elastische, gladde weefsel van het bloedvat bij het sluiten van de bek op zijn plaats blijft. Een gladde klem heeft de neiging bij sluiting het weefsel 'voor zich uit te duwen'. De binnenzijde van de bek mag best vrij grof zijn omdat deze klemmen gebruikt worden voor het ligeren. Dat wil zeggen dat het bloedvat na afklemmen doorgenomen en onderbonden wordt. Het stompje gekwetst vaatweefsel achter de ligatuur zal snel verlittekenen en heeft geen functie meer.

De meeste vaatklemmen zijn verkrijgbaar in een chirurgische en een anatomische uitvoering, net als pincetten. 'Klemmen met punten' hebben een verbeterde grip op glad en stug weefsel en sluiten het weefsel beter op. De operateur moet echter bedacht zijn op weefselschade en mogelijk zelfs een verhoogde kans op bloedingen, indien de punten een bloedvat perforeren.

Vaatklemmen hebben (tegenwoordig) allemaal een doorlopend slot ter verbetering van de stabiliteit en ter voorkoming van scherende krachten tussen de beide bekhelften.

De benen van de klemmen zijn in de regel slank en in de richting van de ogen spits toelopend. Dit is om enige spanning in het instrument uit het materiaal zelf te laten komen.

De crémaillères zijn veeltandig voor het stapsgewijs vergroten van de druk op het weefsel, waarbij moet worden opgemerkt dat de gebruikers van de klemmen de tanden zo min mogelijk langs elkaar laten knerpen. Ernstig versleten crémaillères kunnen onverwacht hun grip verliezen, waardoor de klem spontaan openspringt. Dit kan uiteraard ernstige bloedingen veroorzaken. Overmatige slijtage kan ook worden beperkt door de klemmen allemaal op de eerste crémailleretand in de schone instrumentensets terug te leggen. Op deze wijze is de klem wel gesloten maar niet op topspanning. De enorme krachten die door het opwarmen en afkoelen in de stoomautoclaven worden opgeroepen, kunnen klemmen die onder hoge spanning staan in het slot laten barsten.

Naam: Vaatklem **Dardick**.

Gebruiksdoel: Vaatklem.

Relatie vorm/functie: Dit is een atraumatische vaatklem, met een bek die ongeveer 25° gebogen is. In de hartchirurgie wordt deze met name gebruikt om op de arteria femoralis te plaatsen, wanneer men in de lies op perfusie over moet gaan. Via deze arterie wordt dan de arteriële canule ingebracht en alvorens dit te doen, wordt tijdelijk een Dardick-klem geplaatst.

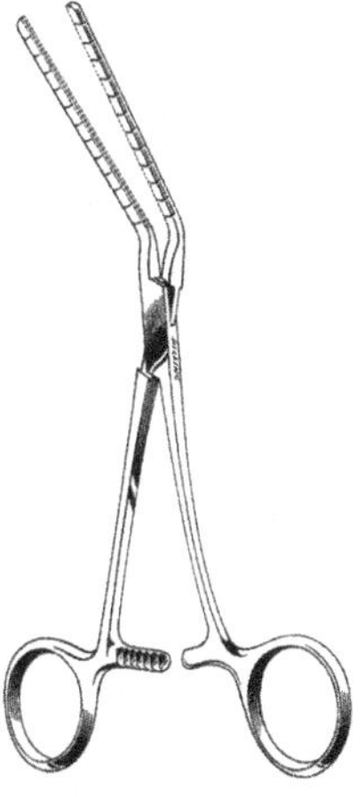

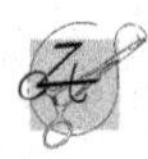

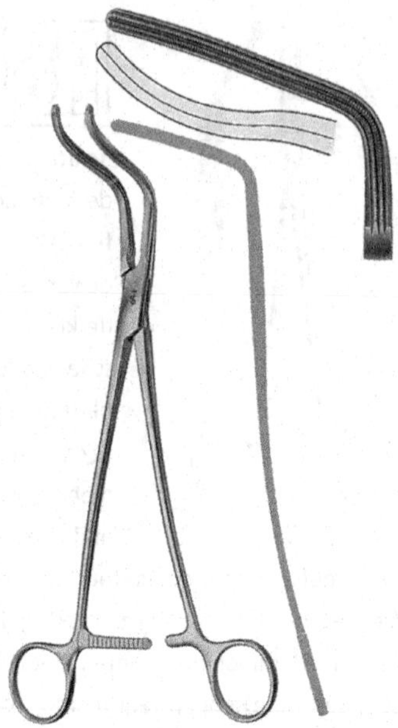

Naam: S-vormig gebogen aortaklem **De Bakey**.
Gebruiksdoel: Afklemmen van de aorta.
Relatie vorm/functie: De diverse hoeken/krommingen in de vaatsparende klemmen zijn gebaseerd op een drietal basisprincipes:

1 hoeken/krommingen in de benen van klemmen (in het algemeen) zijn doorgaans bedoeld om het instrument uit het zicht van de chirurg af te buigen;
2 hoeken/krommingen in de benen van vaatsparende klemmen zijn eveneens bedoeld om het instrument zonder spanning in positie te houden. Hiermee wordt bedoeld dat de klem in gesloten toestand op het vat een plaats in de operatiewond kan krijgen zonder dat er voortdurend aan de klem gemanipuleerd wordt. Vaatwandbeschadiging, plaque-embolieën en een verhoogd tromboserisico moeten hiermee worden voorkomen;
3 hoeken/krommingen in de bek van de klem zorgen voor een optimale afstemming tussen de bereikbaarheid van het vat en de gewenste afsluiting.

Bij de afgebeelde klem heeft de dubbele hoek in de bek tot doel bijvoorbeeld wandtraumata te isoleren zonder het hele lumen af te sluiten. Door het liggende deel van de bek parallel, halverwege het vat te plaatsen kan de bloedstroom onder de klem voortbestaan.
Deze klem is in de bek voorzien van de zogenoemde De Bakey-tanding, een veelgebruikt profiel dat bekendstaat om zijn combinatie van goede lumenafsluiting en atraumatische eigenschappen.
Op de afbeelding is het niet duidelijk te zien, maar de distale bekhelft heeft ook een zijwaartse kromming. Dit heeft alles te maken met de wijze waarop de aorta benaderd wordt. Verder zal het opvallen dat de klem voorzien is van een veeltandige crémaillère. Hiermee kan in stappen de spanning op de bekhelften opgebouwd worden. Dit komt van pas bij het afklemmen van de aorta als de klem in ontspannen toestand op de juiste plaats op de aorta stand-by gehouden wordt. Bij calamiteiten kan men dan volstaan met het sluiten van de klem tot een adequate vaatafsluiting verkregen is.

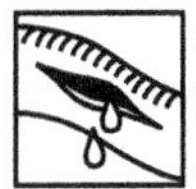

Naam: Lepelvormige oplopende reeks aneurysmaklemmen **De Bakey**.
Ook bekend onder de naam: Pilling (fabrikant onder naam van een chirurg).
Gebruiksdoel: Afklemmen van de aorta in het bijzonder bij aneurysmata.
Relatie vorm/functie: In de vaatchirurgie wordt wel eens gekscherend gezegd dat je maar één kans krijgt om de klem te plaatsen. Afgezien van het risico op bloedverlies dient men altijd rekening te houden met intimabeschadiging, plaque en luchtembolieën. Het verkeerd plaatsen van een klem is absoluut uit den boze. Zorgvuldige selectie van de klem die het beste op de plaatselijke situatie aansluit, verklaart de enorme diversiteit in vaatklemmen. Hoever onze kennis van vorm/functierelaties ook reikt, het blijft de chirurg die de klem selecteert. Hij draagt immers de (eind)verantwoording voor de gevolgen. Dit neemt niet weg dat het de taak van de instrumenterende blijft om de klemmen met uiterste zorgvuldigheid te behandelen. Ook al kiest de chirurg het juiste type, als hij een *mishandelde* klem krijgt aangereikt, kan dat zeer schadelijke consequenties hebben. De buitenbocht in de kromming van de bek van deze vaatklem wordt soms aan de kant van de anastomose geplaatst. Dit vergemakkelijkt het inhechten van de anastomose.

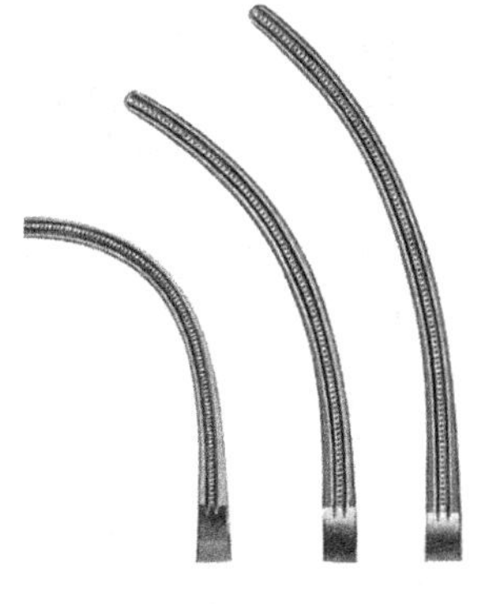

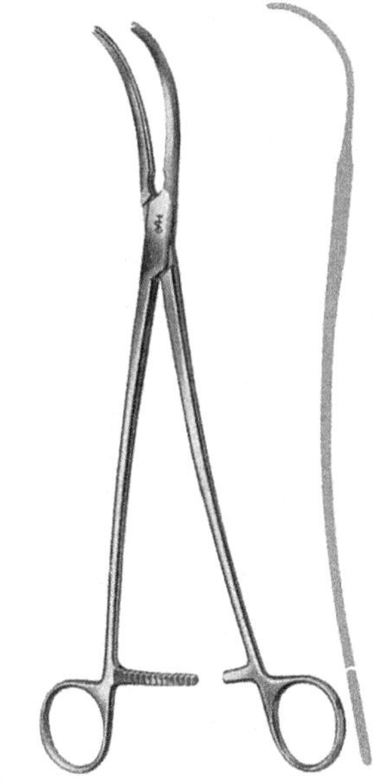

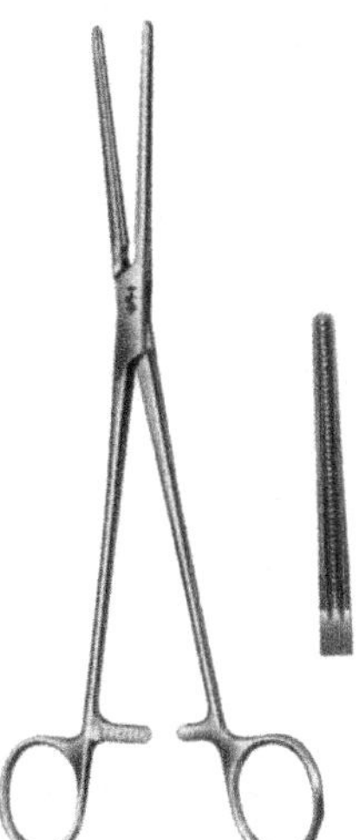

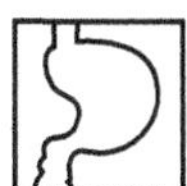

Naam: Arterieklem **De Bakey**.
Gebruiksdoel: Afklemmen van een bloedvat of een ander buisvormig orgaan.
Relatie vorm/functie: Deze klem heeft verschillende groeven in de lengterichting waarbij de bekhelften elkaar aanvullen. Dit wordt ook bij andere instrumenten gebruikt, waarbij men spreekt van een De Bakey-profiel.

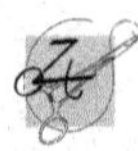

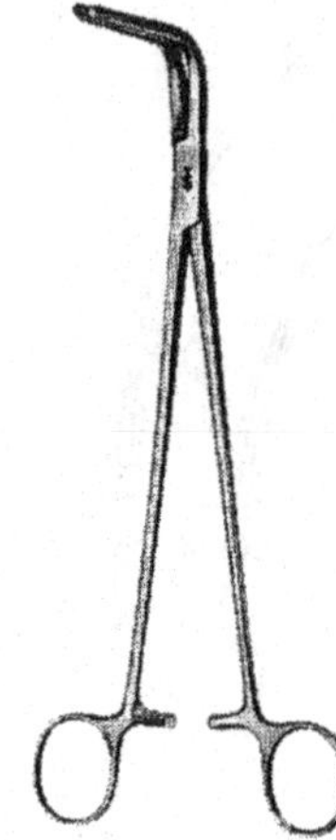

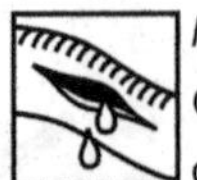

Naam: Rechte gehoekte vaatklem **De Bakey**.

Gebruiksdoel: Atraumatisch afklemmen van vaten bij perifere vaatoperaties.

Relatie vorm/functie: Gelet op de bek/beenlengteverhouding van bijna 1 op 1 kan men concluderen dat met deze klemmen minder spanning opgebouwd wordt dan met de langbenige soortgenoten. Puur uit zijn formaat is eveneens te herleiden dat deze klem voor meer oppervlakkige vaten geschikt is.

Desondanks zijn deze klemmen eveneens leverbaar met veeltandige crémaillères om tot een adequate vaatafsluiting te komen met een zo gering mogelijk weefseltrauma.

Naam: Vaatklem **Fogarty**.

Gebruiksdoel: Dit is een niet-kwetsende vaatklem.

Relatie vorm/functie: Deze klem wordt voorzien van twee disposable schoentjes, die op de pootjes van de bek geplaatst worden. In de hartchirurgie wordt deze klem wel eens gebruikt als aortaklem, bijvoorbeeld bij een aneurysma van de aorta. Het grote voordeel is dat de klem een grote hoek maakt, waardoor de handvatten van de klem niet in het operatiegebied zitten en de operatie niet belemmeren.

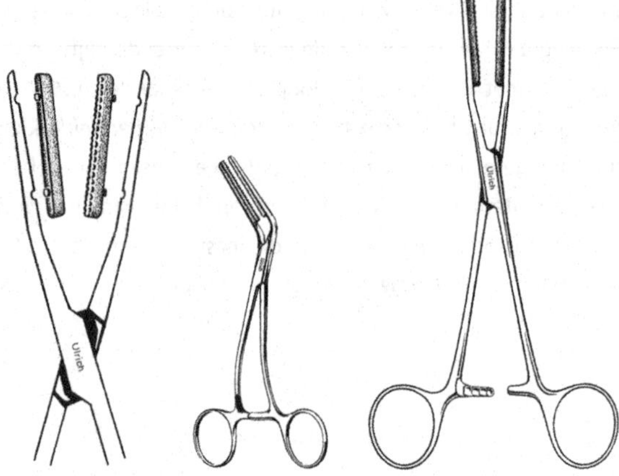

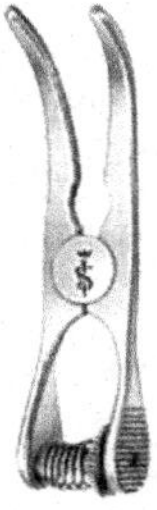

Naam: Vaatklem **Glover**.

Bijnaam: Ook bekend onder de naam: Bulldogje.

Gebruiksdoel: Tijdelijk atraumatisch dichtklemmen van een bloedvat.

Relatie vorm/functie: Deze kleine, verende vaatklemmetjes zijn klein en licht in gewicht en daardoor uitstekend handelbaar in kleine ruimten waar ze gewoon op het bloedvat kunnen worden achtergelaten (wel heel goed tellen). Zo kan de chirurg gemakkelijker een anastomose maken tussen met name de arteria mammaria en een coronair bloedvat.

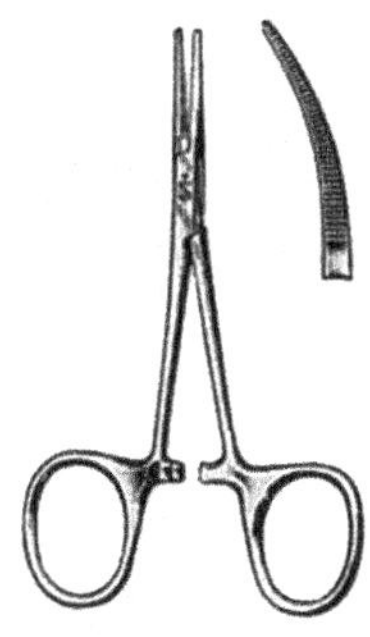

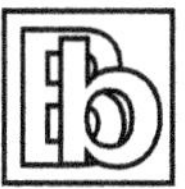

Naam: Arterieklem **Mosquito**.

Gebruiksdoel: Afklemmen van kleine ligamenten, bloedvaten en andere tubulaire structuren voor ligatie.

Relatie vorm/functie: Dit is een voorbeeld uit de familie van de vaatopofferende klemmen (vaatsparende klemmen hebben een totaal afwijkend bekprofiel). Voor alle afgebeelde vaatopofferende klemmen geldt dat de binnenzijde van de bek is voorzien van dwarse strepen om het spontaan 'afglijden' van de klem te voorkomen. Daarnaast zorgen deze ribbels ervoor dat het elastische, gladde weefsel van het bloedvat bij het sluiten van de bek op zijn plaats blijft. Een gladde klem heeft de neiging bij sluiting het weefsel 'voor zich uit te duwen'. De binnenzijde van de bek mag best vrij grof zijn omdat deze klemmen gebruikt worden voor het ligeren. Dat wil zeggen dat het bloedvat na afklemmen doorgenomen en onderbonden wordt. Het stompje gekwetst vaatweefsel achter de ligatuur zal snel verlittekenen en heeft geen functie meer.

De meeste vaatklemmen zijn verkrijgbaar in een chirurgische en een anatomische uitvoering, net als pincetten. 'Klemmen met punten' hebben een verbeterde grip op glad en stug weefsel en sluiten het weefsel beter op. De operateur moet echter bedacht zijn op weefselschade en mogelijk zelfs een verhoogde kans op bloedingen, indien de punten een bloedvat perforeren.

Vaatklemmen hebben (tegenwoordig) allemaal een doorlopend slot ter verbetering van de stabiliteit en ter voorkoming van scherende krachten tussen de beide bekhelften.

De benen van de klemmen zijn in de regel slank en in de richting van de ogen spits toelopend. Dit is om enige spanning in het instrument uit het materiaal zelf te laten komen.

De crémaillères zijn veeltandig voor het stapsgewijs vergroten van de druk op het weefsel, waarbij moet worden opgemerkt dat de gebruikers van de klemmen de tanden zo min mogelijk langs elkaar laten knerpen. Ernstig versleten crémaillères kunnen onverwacht hun grip verliezen, waardoor de klem spontaan openspringt. Dit kan uiteraard ernstige bloedingen veroorzaken. Overmatige slijtage kan ook worden beperkt door de klemmen allemaal op de eerste crémaillèretand in de schone instrumentensets terug te leggen. Op deze wijze is de klem wel gesloten maar niet op topspanning. De enorme krachten die door het opwarmen en afkoelen in de stoomautoclaven worden opgeroepen, kunnen klemmen die onder hoge spanning staan in het slot laten barsten.

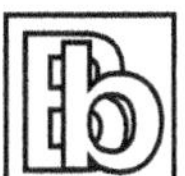

Naam: Depperklem **Péan**.

Eventuele bijnaam: Kopje (dikkopje).

Gebruiksdoel: Hanteren van zeer kleine deppertjes bij operaties aan kleine structuren.

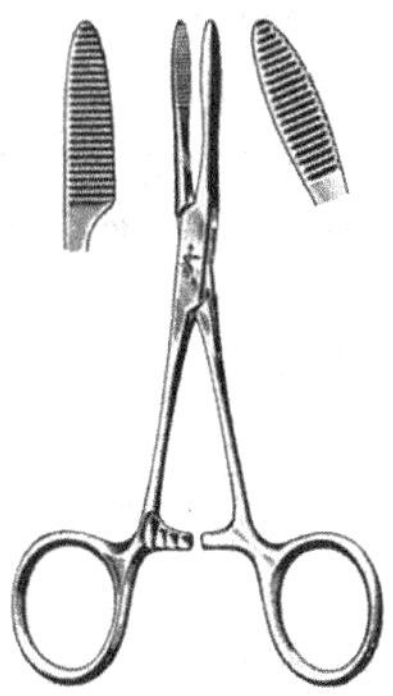

Relatie vorm/functie: Dit klemmetje doet nog het meest denken aan een verkleinde uitvoering van de depperklem volgens Maier. Behalve het dragen van deppertjes (die op hun beurt de bijnaam peanuts dragen) kan de kleine Péan ook dienstdoen om trekhechtingen te markeren of te fixeren aan het afdekmateriaal. Vanwege het atraumatische oppervlak aan de binnenzijde van de bek zien we deze Péan ook wel eens als alternatief voor de ouderwetse doekenklemmen. De Péan zal het disposable afdekmateriaal niet beschadigen.

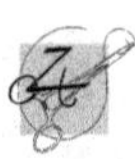

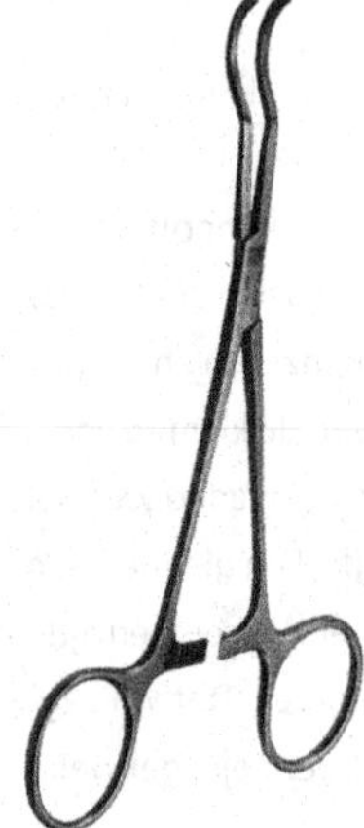

Naam: Vaatklem **Pilling.**

Bijnaam: Ook bekend onder de naam: Lepel Pilling.

Gebruiksdoel: Atraumatische vaatklem voor de grotere bloedvaten.

Relatie vorm/functie: Deze lange vaatklem heeft een lepelvormige bek, met atraumatische bewerking.

Bij longchirurgie kan deze vaatklem gebruikt worden om op de longvaten te plaatsen, met bijvoorbeeld een rechte Pilling als contraklem.

In de hartchirurgie wordt deze klem met name gebruikt om op het rechter hartoor te plaatsen, alvorens men het puntje van het rechter hartoor eraf knipt, om de veneuze canule in het rechteratrium te plaatsen. Deze wordt dan tijdens het inbrengen van de veneuze canule verwijderd.

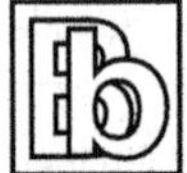

Naam: Arterieklem **Rochester-Péan**.

Gebruiksdoel: Afklemmen van zeer grote ligamenten, bloedvaten en andere tubulaire structuren voor ligatie.

Relatie vorm/functie: Dit is een voorbeeld uit de familie van de vaatopofferende klemmen (vaatsparende klemmen hebben een totaal afwijkend bekprofiel). Voor alle afgebeelde vaatopofferende klemmen geldt dat de binnenzijde van de bek is voorzien van dwarse strepen om het spontaan 'afglijden' van de klem te voorkomen. Daarnaast zorgen deze ribbels ervoor dat het elastische, gladde weefsel van het bloedvat bij het sluiten van de bek op zijn plaats blijft. Een gladde klem heeft de neiging bij sluiting het weefsel 'voor zich uit te duwen'. De binnenzijde van de bek mag best vrij grof zijn omdat deze klemmen gebruikt worden voor het ligeren. Dat wil zeggen dat het bloedvat na afklemmen doorgenomen en onderbonden wordt. Het stompje gekwetst vaatweefsel achter de ligatuur zal snel verlittekenen en heeft geen functie meer.

De meeste vaatklemmen zijn verkrijgbaar in een chirurgische en een anatomische uitvoering, net als pincetten. 'Klemmen met punten' hebben een betere grip op glad en stug weefsel en sluiten het weefsel beter op. De operateur moet echter bedacht zijn op weefselschade en mogelijk zelfs een verhoogde kans op bloedingen, indien de punten een bloedvat perforeren.

Vaatklemmen hebben (tegenwoordig) allemaal een doorlopend slot ter verbetering van de stabiliteit en ter voorkoming van scherende krachten tussen de beide bekhelften.

De benen van de klemmen zijn in de regel slank en in de richting van de ogen spits toelopend. Dit is om enige spanning in het instrument uit het materiaal zelf te laten komen.

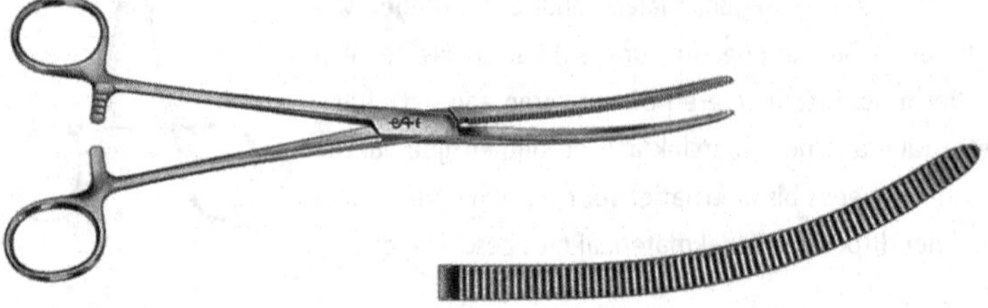

De crémaillères zijn veeltandig voor het stapsgewijs vergroten van de druk op het weefsel, waarbij moet worden opgemerkt dat de gebruikers van de klemmen de tanden zo min mogelijk langs elkaar laten knerpen. Ernstig versleten crémaillères kunnen onverwacht hun grip verliezen, waardoor de klem spontaan openspringt. Dit kan uiteraard ernstige bloedingen veroorzaken. Overmatige slijtage kan ook worden beperkt door de klemmen allemaal op de eerste crémaillèretand in de schone instrumentensets terug te leggen. Op deze wijze is de klem wel gesloten maar niet op topspanning. De enorme krachten die door het opwarmen en afkoelen in de stoomautoclaven worden opgeroepen, kunnen klemmen die onder hoge spanning staan in het slot laten barsten.

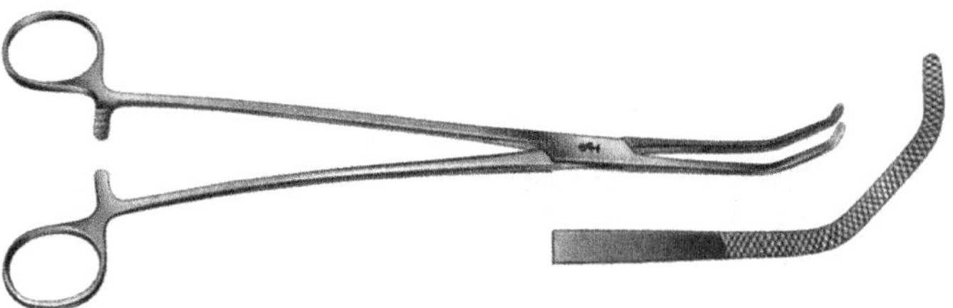

Naam: Arterieklem **Satinsky**.
Gebruiksdoel: Afklemmen van een bloedvat of een ander buisvormig orgaan.
Relatie vorm/functie: Door de meervoudig gehoekte bek kan het vat op twee plaatsen afgeklemd en het gebied daartussen geopend en/of overhecht worden.

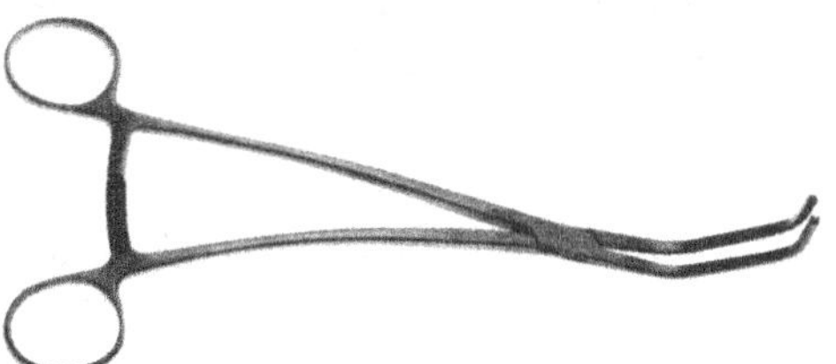

Naam: Arterieklem **Satinsky**.
Gebruiksdoel: Afklemmen van een bloedvat.
Relatie vorm/functie: Door de meervoudig, atraumatisch, gehoekte bek kan het bloedvat op twee plaatsen afgeklemd en het gebied daartussen geopend en/of overhecht worden. Ook wordt hij tijdens longchirurgie gebruikt om op de longvaten te zetten, wanneer er geen gebruik gemaakt wordt van mechanische hechtapparatuur.

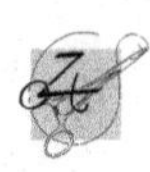

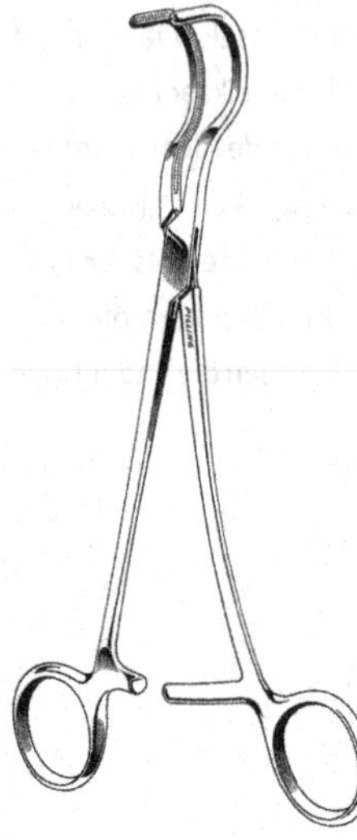

Naam: Vaatklem **J. Wiley**.
Gebruiksdoel: Vaatklem.
Relatie vorm/functie: Deze vaatklem heeft een atraumatische langwerpige halfronde bek, waardoor hij ideaal is voor het gebruik als partiële aortaklem. De vaatklem wordt op een gedeelte van de aorta geplaatst, zodat men de proximale anastomose kan maken tussen de veneuze graft en de aorta. De aorta wordt dus niet in zijn geheel afgesloten, en op deze manier kan een gedeelte van de circulatie achter deze klem langs doorgaan.

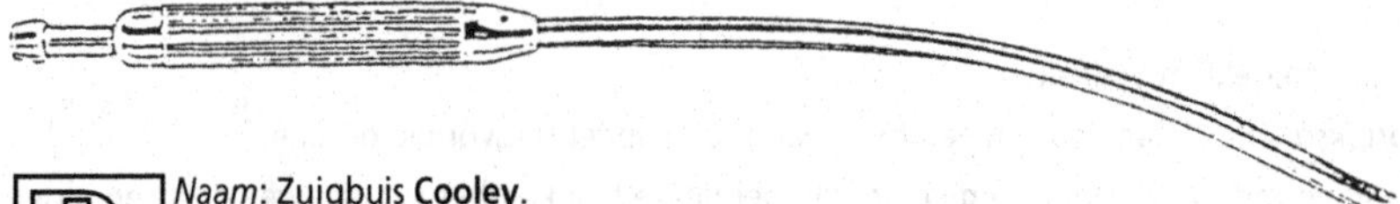

Naam: Zuigbuis **Cooley**.
Gebruiksdoel: Afzuigen van bloed en/of andere vloeistoffen bij operaties in de thoraco-abdominale regio.
Relatie vorm/functie: Dit type zuigbuis (en de varianten) zien we veel in de algemene chirurgie. Metalen re-usable zuigbuizen zien we haast nooit meer op de sets. Toch is deze afbeelding opgenomen omdat de disposable zuigslangen en -buizen veel weg hebben van dit 'moedermodel'. Dit geldt ook voor het afbeelden en beschrijven van de overige zuigbuizen.
Gaatjes aan de tip zorgen voor valse lucht om het vastzuigen op het weefsel te voorkomen. Een gat in de greep kan dienstdoen om handmatig de zuigkracht te halveren of om hulp te bieden bij het loskrijgen van een onverhoopt vastgeraakte zuigbuis.

Naam: Zuigbuis **Ferguson**.
Gebruiksdoel: Wondvocht wegzuigen bij wervelkolomchirurgie.
Relatie vorm/functie: Het korte deel van de zuigbuis rust op het distale kootje van de wijsvinger. Met de duim op de duimplaat wordt de zuigbuis vastgehouden.
In deze positie wijst het lange deel schuin naar beneden. Op deze wijze bevindt alleen de tip van de zuigbuis zich in het operatieterrein en behoudt de operateur, die meestal de zuigbuis zelf vasthoudt, volledig zicht over het operatieterrein.
In de duimplaat bevindt zich een gaatje om met de duim de zuigkracht te kunnen regelen.

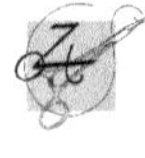

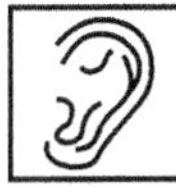

Naam: Zuigbuis **Frazier**.

Gebruiksdoel: Voor het afzuigen van bloed en slijm bij neusoperaties.

Relatie vorm/functie: Door de lange, slanke vorm en de kniegebogen knik aan het begin, is deze zuigbuis zeer geschikt voor het gebruik in een neusholte. Een vingerplaat zorgt voor het goed kunnen hanteren van de zuigbuis. Door het gaatje in de greep niet met een vinger af te sluiten (en dus valse lucht aan te zuigen), kan de zuigkracht handmatig worden gehalveerd. Op dezelfde wijze kan daarmee ook worden voorkomen dat slijmvlies zich door een te grote zuigkracht in de tip van de zuigbuis vastzet. Het even aanzuigen van valse lucht zorgt ervoor dat slijmvlies dat toch in de tip van de zuigbuis vastzit, weer loskomt.

De zuigbuis is er in de ch.s 6 tot en met 12.

Bron: Explorent instruments/instruments range – Gyrus Medical GmbH, Tuttlingen

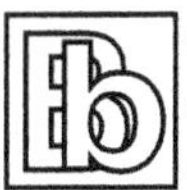

Naam: Abdominale zuigbuis **Pool**.

Ook bekend onder de naam: Dreesman, Wijnen.

Gebruiksdoel: Afzuigen van grote hoeveelheden spoelvocht/ascitesvocht bij buikoperaties.

Relatie vorm/functie: De speciale mantel van deze zuigbuis gaat, in vergelijking met alle eerdergenoemde zuigbuizen, het 'vastzuigen' tegen de darmwand het beste tegen. Zodra de tip van de zuigbuis zacht weefsel raakt, trekt de geperforeerde mantel 'valse lucht' aan. Dit voorkomt weefselschade en maakt het zelfs mogelijk om de zuigbuis 'ongezien' in een grote hoeveelheid vloeistof achter te laten.

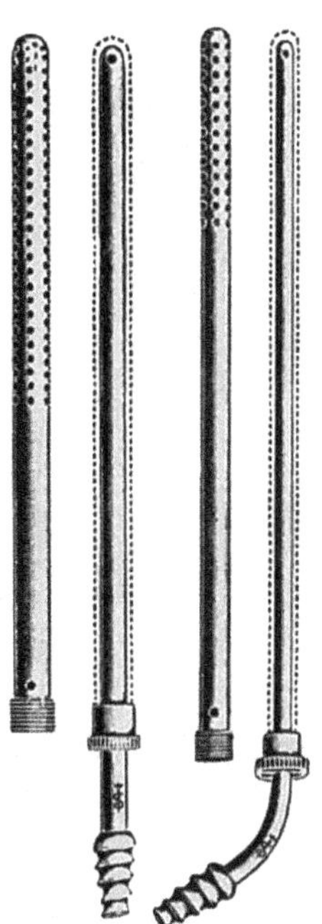

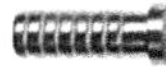

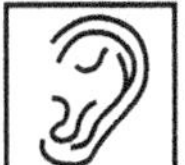

Naam: Zuigelevatorium **Stierlen**.

Gebruiksdoel: Voor het afschuiven van de omslagplooi van de voorste gehemelteboog bij een tonsillectomie (tot aan de vaatsteel) en het gelijktijdig afzuigen van bloed.

Relatie vorm/functie: Het uiteinde van de zuigbuis heeft hetzelfde platte, enigszins gebogen ovaalvormig uiteinde met een getande rand als het tonsillenraspatorium type Henke. De combinatie van de zuigbuis en dit uiteinde maakt dat het zuigelevatorium geschikt is voor het tot aan de vaatsteel afschuiven van de omslagplooi van de voorste gehemelteboog en het gelijktijdig afzuigen van bloed.

Bron: Explorent instruments/instruments range – Gyrus Medical GmbH, Tuttlingen

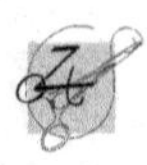

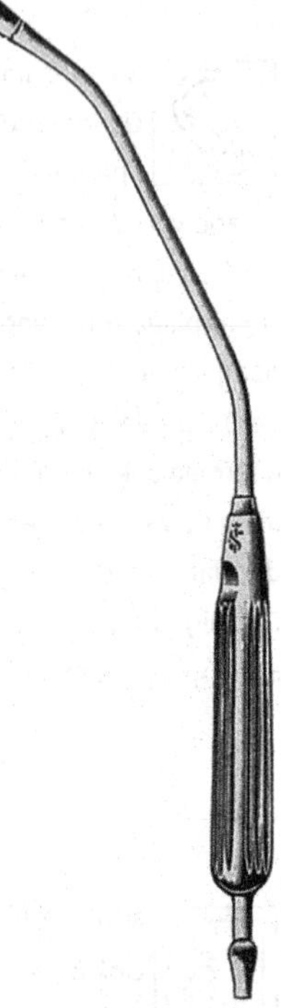

Naam: Zuigbuis **Yankauer**.

Gebruiksdoel: Afzuigen van bloed en/of andere vloeistoffen bij operaties in de thoraco-abdominale regio. Wordt veel toegepast na tonsillo-adenotomieën bij de KNO-chirurgie.

Relatie vorm/functie: Deze zuigbuis staat bekend om zijn prettige hanteerbaarheid vanwege de ergonomisch gevormde greep. De knikken in de steel maken het mogelijk om goed langs de buis te blijven kijken en de tip in het zicht te houden (ook bij moeilijk bereikbare plaatsen). Een ander voordeel is het vermogen om in weinig tijd bijvoorbeeld bij heftige bloedingen veel bloed weg te zuigen. Hierdoor krijgt de operateur even zicht op de spuitende arterie. Het 'korfje' aan de tip van de zuigbuis is ter voorkoming van het vastzuigen op het weefsel (het raakt echter snel verstopt).

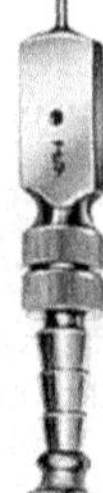

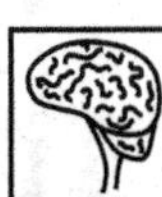

Naam: **Microzuigbuizen.**

Gebruiksdoel: Gericht en selectief zuigen tijdens ingrepen onder de microscoop.

Relatie vorm/functie: De zuigbuizen zijn gehoekt, waardoor de hand van de operateur buiten het gezichtsveld blijft. Het deel met de duimplaat en zuigonderbreker is kort en rust op de hand. Belangrijk is dat de duimplaat en zuigonderbreker ontspannen vastgehouden kunnen worden. De zuigbuis bevindt zich vrijwel constant in een hand van de operateur. Behalve als zuiginstrument wordt de zuigbuis ook gebruikt om weefsel opzij te houden of als prepareerinstrument om weefsel af te schuiven.

Het is noodzakelijk dat er zuigbuizen van diverse lengten aanwezig zijn. Bij een craniotomie kan bij een oppervlakkige ingreep een zuigbuis van 10 of 11 cm volstaan. Naarmate het operatieterrein verder weg ligt, zijn langere zuigbuizen nodig. Om selectief te kunnen zuigen, mag de diameter van de zuigbuis niet te groot zijn (buitendiameter ongeveer 1,5 mm en binnendiameter ongeveer 1 mm).

Vanwege de eisen om een zuigbuis niet krampachtig vast te hoeven houden, kan men zuigbuizen tegenkomen die door een instrumentmaker *custom made* zijn.

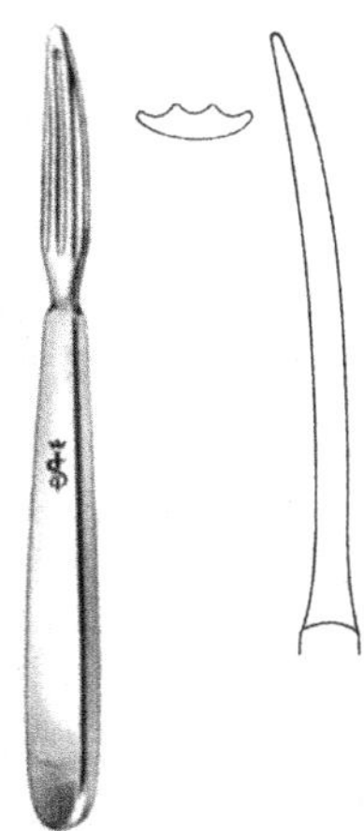

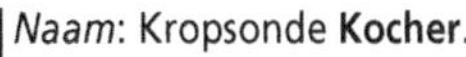

Naam: Kropsonde **Kocher**.

Gebruiksdoel: De kropsonde heeft een drietal functies. Het sonderen; stomp en atraumatisch, het scheiden van weefsellagen en het geleiden van een naald, schaar of mes.

Relatie vorm/functie: De groeven in de lengterichting van het blad geven de naald richting en voorkomen dat er schade toegebracht wordt aan het onderliggende weefsel.

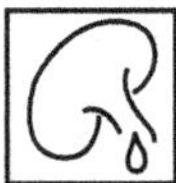

Naam: Evacuator **Ellik**.

Gebruiksdoel: Uitspoelen van afgesneden chips uit de blaas.

Relatie vorm/functie: Dit instrument bestaat uit drie onderdelen: een 'bolvormig glas', een rubberballon en een aansluitadapter voor de werkschacht van de resectoscoop. Met behulp van de rubberballon wordt de evacuator gevuld met spoelvloeistof.

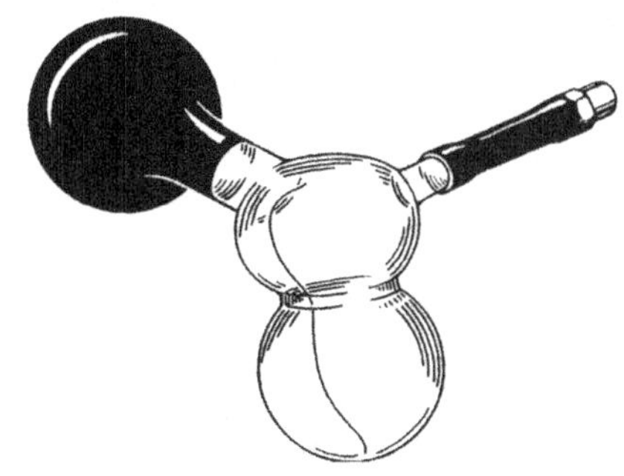

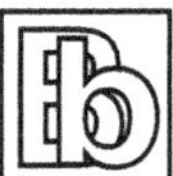

Naam: **Ligasure™**

Gebruiksdoel: Voor het afsluiten van bloedvaten is een variant op de bipolaire diathermie op de markt onder de naam LigaSure™.

Relatie vorm/functie: Een apart toestel met eigen toebehoren zorgt ervoor dat bloedvaten tot een diameter van 7 mm letterlijk dichtgesealed worden. Allereerst neemt de operateur het bloedvat in de bek van de speciale klem waarna een aangepaste stroom ervoor zorgt dat de lichaamseigen collagenen en elastinevezels in de wand van het bloedvat samensmelten tot een permanente afsluiting. Op het moment dat het sealen klaar is klinkt een speciaal geluidssignaal en wordt het handstuk automatisch uitgeschakeld. In tegenstelling tot een afsluiting zoals we die kennen bij standaard bipolaire diathermie is er geen sprake van een bloedstolsel, maar is het de vaatwand zelf die veranderd is onder de aangeboden energie.

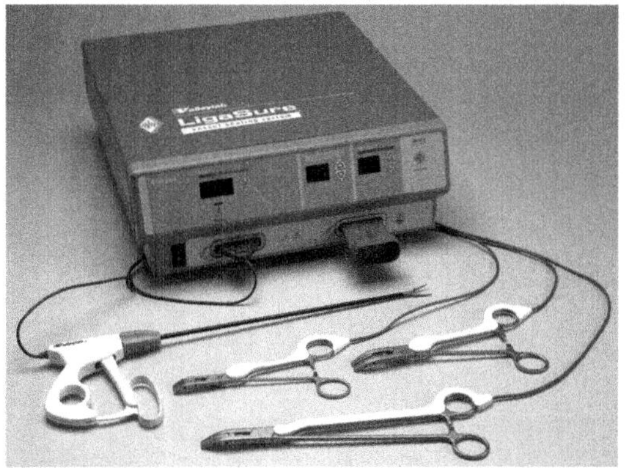

Bron: Valleylab, Tyco Healthcare

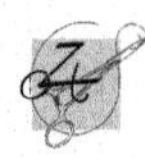

Naam: **Surgiwand™**.

Gebruiksdoel: Het afzuigen van het wondvocht en/of het spoelen van de buik.

Relatie vorm/functie: Bij dit instrument is het dissectiespateltje/haakje geïntegreerd tot één instrument samen met een spoel/zuiginstallatie en een aansluiting voor de diathermie.

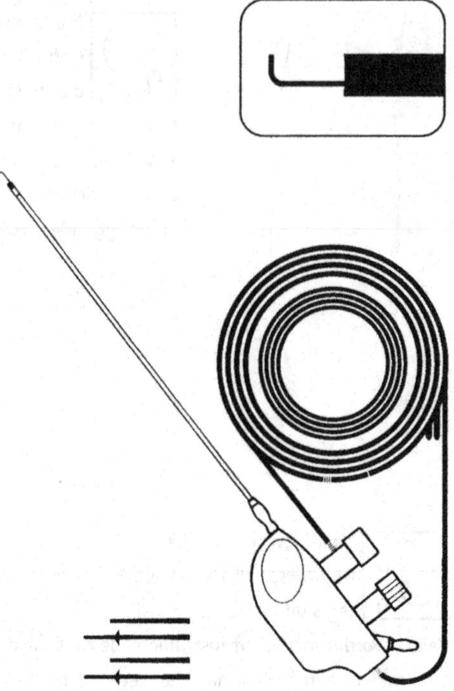

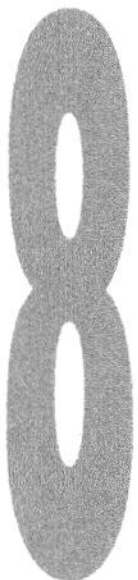

Presenteren

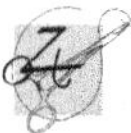

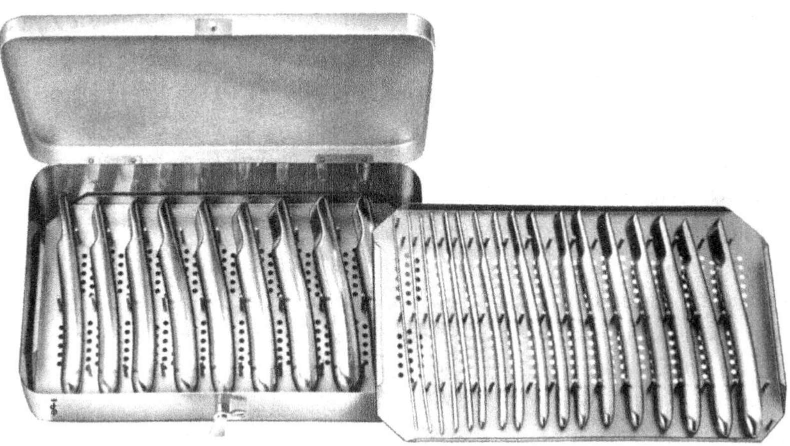

Naam: Set dilatatiestiften **Hegar**.
Gebruiksdoel: Oprekken van de cervix uteri.
Relatie vorm/functie: De ronde top van de stift zorgt voor een geleidelijke toename van de diameter en voorkomt perforatie. Een lichte anteflexie volgt het anatomisch verloop van de cervix en komt daarnaast overeen met de wijze van inbrengen.
Eerst wordt de top recht op de baarmoedermond gezet; de basis van het instrument wijst dan een beetje omhoog. Pas bij het dieper inbrengen van de stift verandert deze hoek, totdat uiteindelijk de basis recht uit de portio steekt. Sommige Hegar-stiften hebben een luchtkanaal om het opduwen van lucht in het corpus uteri te voorkomen (stampereffect).

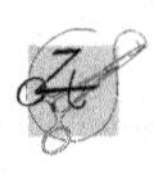

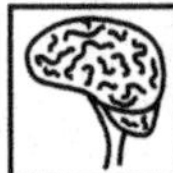

Naam: Elevatorium **Langenbeck**.
Gebruiksdoel: Oplichten (eleveren) van botstukken.

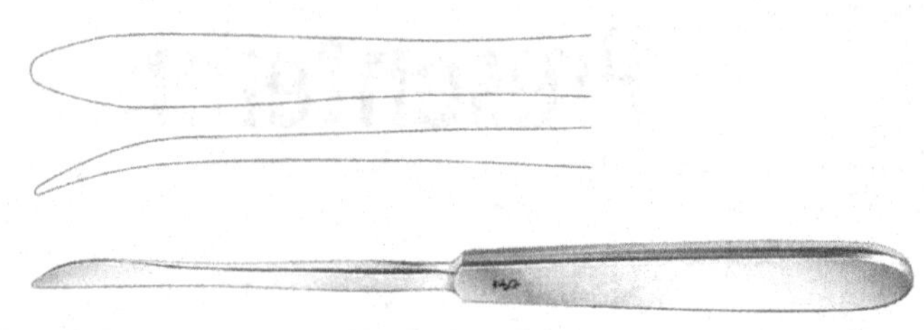

Relatie vorm/functie: Het blad van een elevatorium is stomp en afgerond. In de neurochirurgie wordt het instrument met name gebruikt voor het eleveren van botfragmenten bij een impressiefractuur of het eleveren van een gezaagde botlap. Bij een gezaagde botlap kunnen er nog adhesies bestaan met de dura. De botlap moet dus voorzichtig geëleveerd worden. Soms wordt ook bewust gekozen om een botlap niet helemaal los te zagen, maar om het laatste contactpunt met de schedel gecontroleerd te breken. Hiervoor worden dan meestal twee elevatoria gebruikt. De punt van het instrument, met de bocht naar boven, wordt onder de te eleveren botrand geplaatst. De onderzijde van het 'lepeldeel' steunt af op de andere botrand. Door druk uit te oefenen op de handgreep, krijgt het instrument een hevelfunctie. Hierdoor eleveert het bot dat op de punt van het instrument ligt.

Naam: Bothevel **Verbrugge-Müller**.
Bijnaam: Hohmann, Cobra.
Gebruiksdoel: De punt van een bothevel wordt vaak achter een te opereren bot geplaatst, waardoor het blad van de bothevel, als er bijvoorbeeld gezaagd of gebeiteld gaat worden, de weke delen aan de achterzijde van het bot beschermt. Ook worden bothevels als 'wondhaken' gebruikt voor het opzij houden van weke delen, die de toegang tot het bot belemmeren.

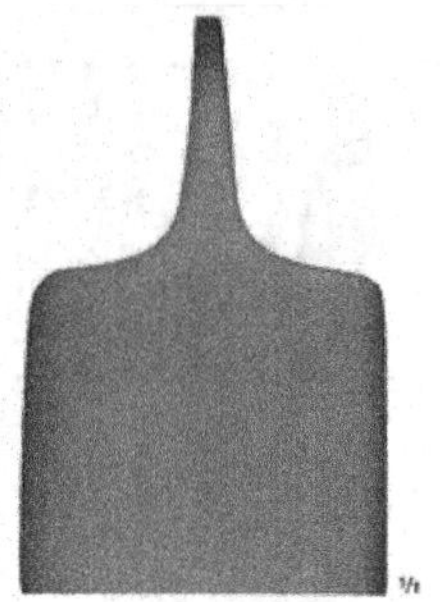

Relatie vorm/functie: Bothevels zijn in vele maten en vormen verkrijgbaar. Ze zijn scherp, stomp, lang, kort, breed (70 mm), smal (6 mm) en met en zonder gaten in het handvat. Het handvat is ten opzichte van het operatiegebied lang, zodat de handen van de assistent niet in het gezichtsveld van de operateur komen. Omdat men met een bothevel wat kan hevelen (hefboomprincipe) en daardoor meer kracht kan zetten, worden de weke delen nog beter weggehouden.

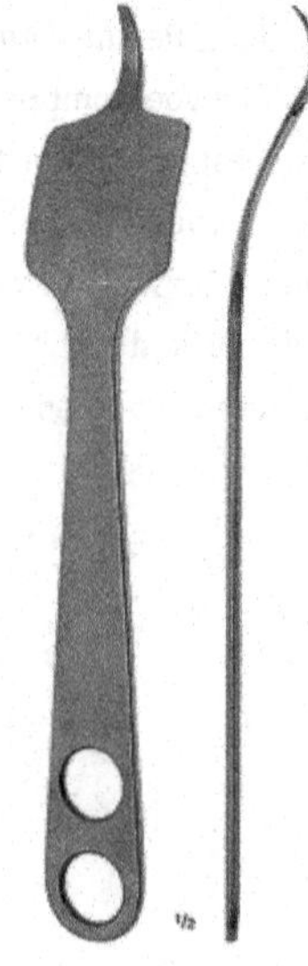

De Hohmann-bothevels zijn verkrijgbaar met een spitse/scherpe en stompe punt.
De Verbrugge-bothevel is de zogenoemde teenhevel en is 6 mm breed.
De Bennett-bothevel wordt ook wel 'Cobra' genoemd. Deze bothevel heeft een spitse scherpe punt, zodat deze makkelijk om een bot geplaatst kan worden, en een 43 mm breed blad. Deze bothevel wordt veel gebruikt bij totale heupoperaties, omdat door het brede blad een groter oppervlak weke delen weggehouden kan worden.
De Verbrugge-Müller-hevel heeft vele bijnamen zoals Cobra, Kolibrie, Aardbeien en Hohmann. Deze bothevel heeft ook een spitse punt en een 43-mm-blad. Het blad is echter veel langer, waardoor deze bothevel ook prima dienstdoet als weefselbeschermer bij totale heupoperaties.
De Bankart-hevel is de humeruskophevel. Deze hevel heeft een bocht (alsof de humeruskop erin zou kunnen liggen) en wordt vooral gebruikt bij schouderoperaties.
Uit bovenstaand overzicht blijkt dat bothevels vaak ten onrechte Hohmann worden genoemd.

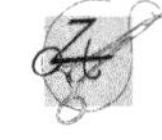

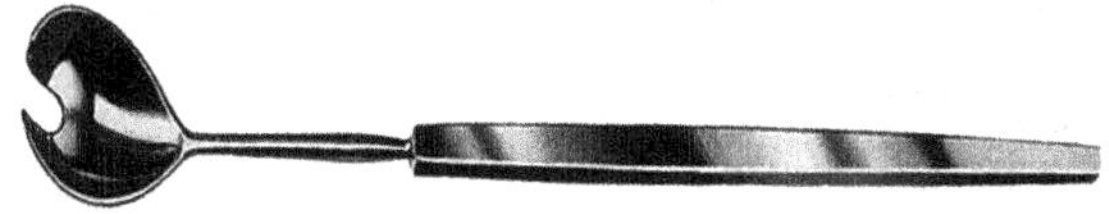

Naam: **Wells**-lepel.
Gebruiksdoel: Bescherming van weefsels bij enucleaties.
Relatie vorm/functie: Deze lepel wordt gebruikt bij enucleaties. In de inkeping van de lepel past de nervus opticus. Daardoor is het mogelijk om gemakkelijk de opticus door te knippen zonder de omliggende structuren te beschadigen.

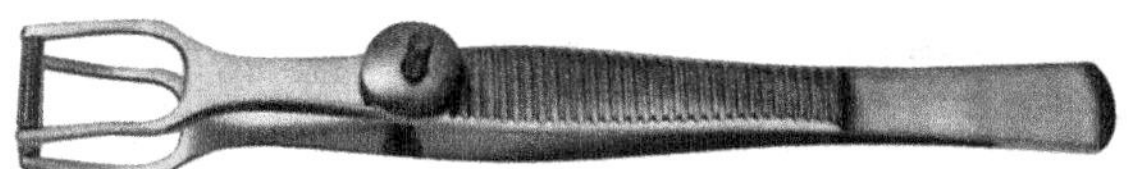

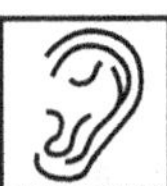

Naam: Columellaklem **Cottle**.
Ook bekend onder de naam: Columellaklem.
Gebruiksdoel: Voor het beetpakken en presenteren van de columella bij septumcorrecties.
Relatie vorm/functie: Een columellaklem heeft het uiterlijk van een pincet met aan het uiteinde van de beide benen een venster en die ten opzichte van elkaar een lichte ronding vormen. Hierdoor is de klem zeer geschikt voor het beetpakken van de columella. De beide benen van de klem zijn na plaatsing met een schroef te fixeren. Dit zorgt ervoor dat de columella bij het maken van een hemitransfixie-incisie makkelijk naar opzij is aan te spannen.

Bron: Explorent instruments/instruments range – Gyrus Medical GmbH, Tuttlingen

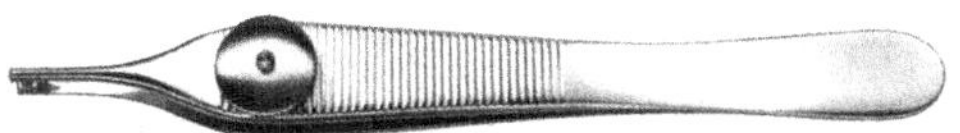

Naam: Fixatiepincet **Derlacki**.
Ook bekend onder de naam: Gehoorbeentjespincet.
Gebruiksdoel: Het fixeren van een gereseceerd gehoorbeentje tijdens een modificatie.
Relatie vorm/functie: De relatief grove tanding in de bek van het pincet biedt veel grip. Daardoor, maar ook door de schroef die de stand van de benen fixeert, is dit pincet bijzonder geschikt voor het vasthouden van een gereseceerd gehoorbeentje tijdens een modificatie met een klein diamantboortje. De grote verscheidenheid aan middenoorprotheses heeft het zelf modificeren van een gehoorbeentje voor een ketenreconstructie (en dus het gebruik van het fixatiepincet) sterk teruggedrongen.

Bron: Explorent instruments/instruments range – Gyrus Medical GmbH, Tuttlingen

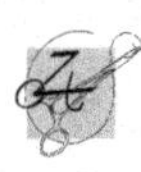

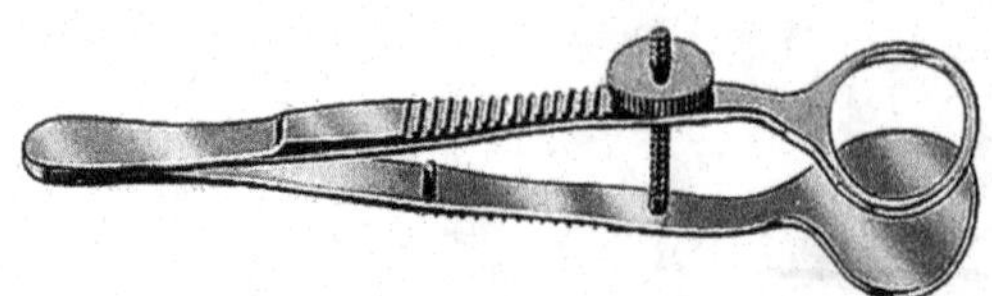

Naam: Chalazionpincet **Desmarres**.
Gebruiksdoel: Presenteren van chalazion.
Relatie vorm/functie: Het pincet heeft een ovale dichte onderplaat met open bovenplaat waarin het chalazion geplaatst wordt. Het is beschikbaar in verschillende formaten. Met een schroef is het pincet te fixeren. Hierdoor wordt het chalazion goed gepresenteerd, en kan het gemakkelijk worden verwijderd zonder dat het wegglijdt.

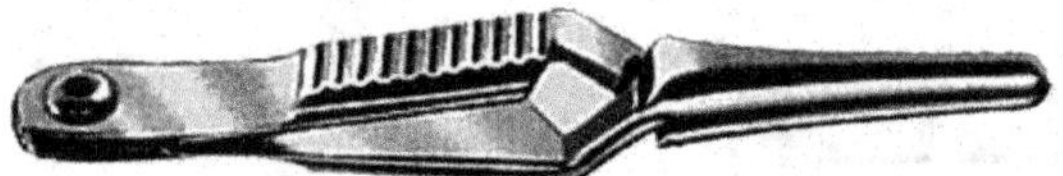

Naam: **Dieffenbach**-klem.
Gebruiksdoel: Bij elkaar houden van draden.
Relatie vorm/functie: Als er veel losse draden zijn, is het gemakkelijk de draden bij elkaar te houden door middel van deze klem. Binnen de oogchirurgie wordt deze klem eigenlijk niet toegepast voor het dichtklemmen van bloedvaten.

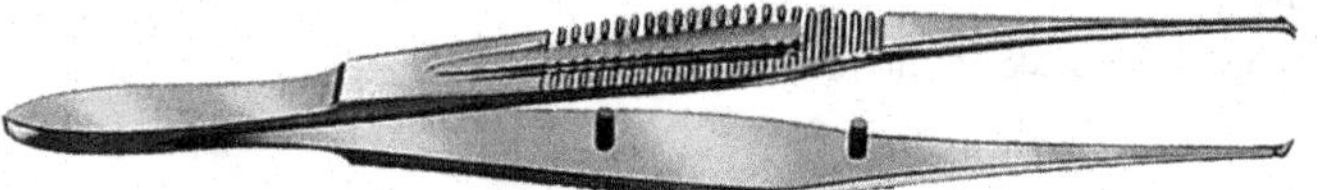

Naam: Fixeerpincet **Elschnig**.
Gebruiksdoel: Presenteren van een spier.
Relatie vorm/functie: Het betreft een 'grof' algemeen chirurgisch pincet dat meestal wordt gebruikt om de musculus rectus superior bulbi te presenteren om er vervolgens een trekhechting door te plaatsen. Door de relatief grove tanding is het gemakkelijk om de spier te presenteren.

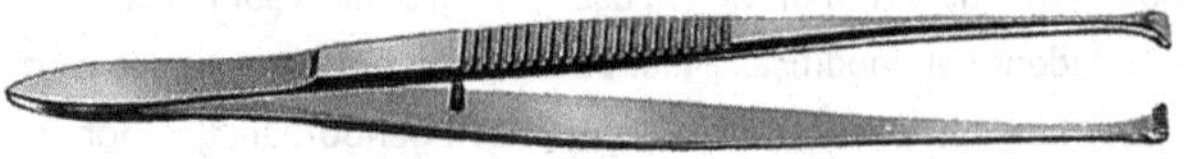

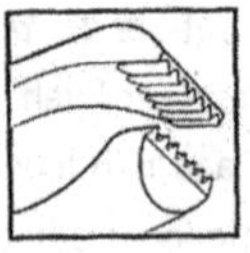

Naam: Fixatiepincet **Graefe**.
Gebruiksdoel: Presenteren van weke structuren.
Relatie vorm/functie: Dit is een fijn pincet met een brede geribbelde bek. Door de speciale vorm van de bek is het mogelijk een groot oppervlak van weefsel te fixeren zonder enige beschadiging te veroorzaken.

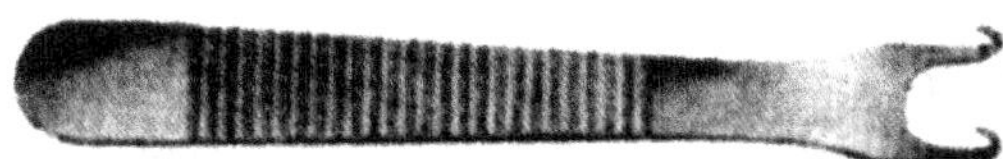

Naam: Neusvleugelretractor (alaretractor) **Kilner**.
Gebruiksdoel: Presenteren van de binnenzijde van de neusvleugel.
Relatie vorm/functie: Deze venijnige neusvleugelhaak met zijn twee vlijmscherpe puntjes heeft een dubbele functie. Ten eerste is hij bestemd voor het opzij trekken van de neusvleugel aan het begin van een neuscorrectie. Ten tweede dient hij om het neusgat tussen beide haakjes strak te spannen en om te klappen. Hiermee krijgt de operateur voldoende ruimte om de neusvleugel en het septum te benaderen en te exploreren.

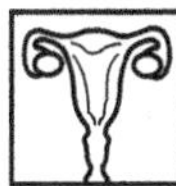

Naam: Tuba-meetpincetten **Neubüser**.
Gebruiksdoel: Manipuleren en opmeten van de tuba.
Relatie vorm/functie: Met de tip kan het pincet gewoon weefsel oppakken. De Babcock-achtige bek kan echter ook gebruikt worden om een indruk te krijgen van de tubadiameter. Dit kan van belang zijn bij tubareconstructies en refertilisaties.

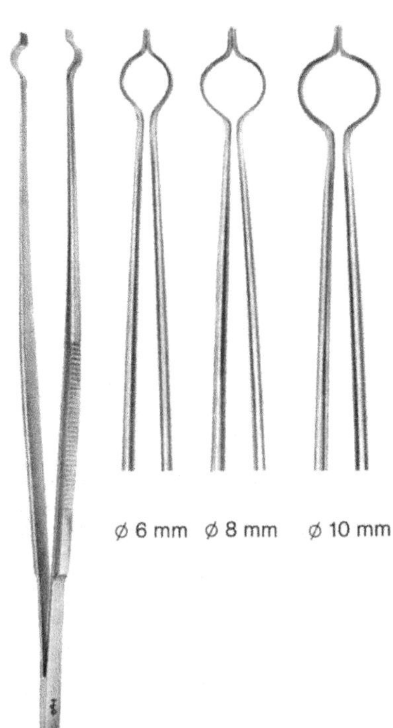

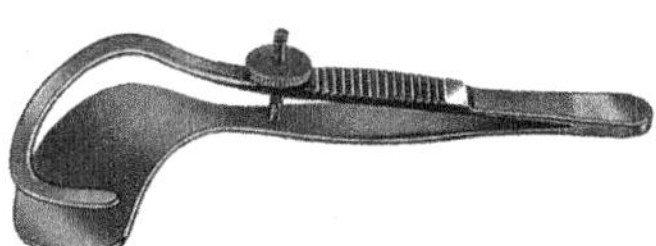

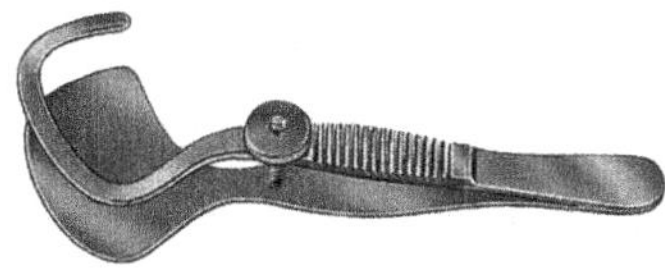

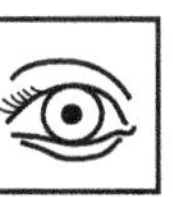

Naam: Entropionpincet **Snellen**.
Gebruiksdoel: Vastpakken van het ooglid bij een entropion.
Relatie vorm/functie: Er is een platte onderplaat om de huid te fixeren en er is een open bovenplaat. Het geheel is met een schroef te fixeren. Entropionpincetten zijn verkrijgbaar voor het linkeroog en voor het rechteroog.

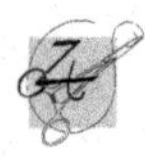

Naam: **Army and Navy**.

Gebruiksdoel: Deze haakjes zijn gemaakt om het operatiegebied, met name bij de aortaklepchirurgie, zichtbaar te maken en te houden.

Relatie vorm/functie: De haakjes zijn er in verschillende breedten, van heel smal tot breed en gemaakt van soepel metaal. Aan de ene kant hebben zij een hoek, alwaar de haak meestal wordt vastgehouden, en aan de andere kant zijn zij licht gebogen, dit is het gedeelte wat fungeert als haak.

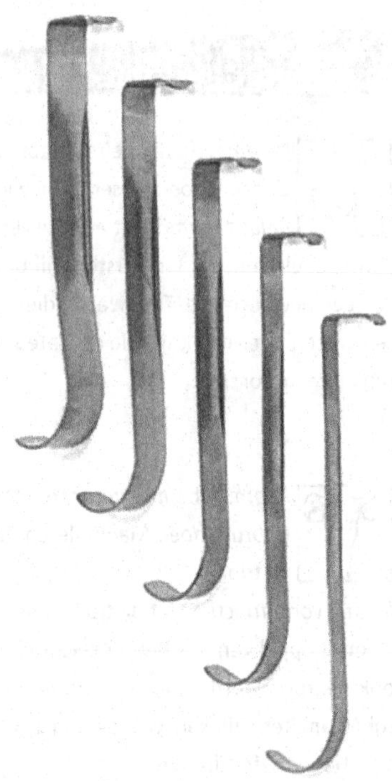

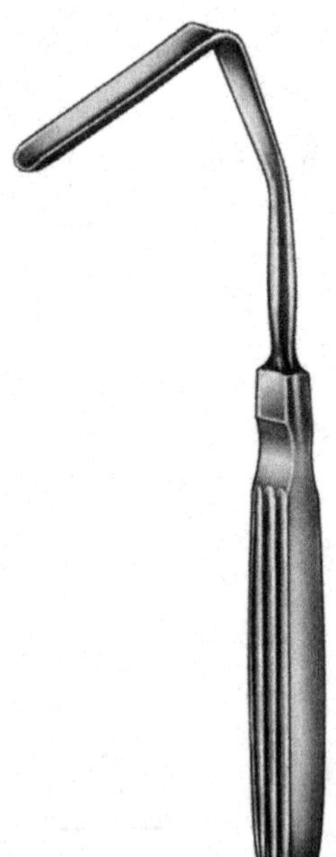

Naam: Retractor **Aufricht**.

Ook bekend onder de naam: Neusrughaak of 'Aufricht'.

Gebruiksdoel: Voor het creëren van de ruimte tussen de huid en de kraakbenige en benige neusrug, door terugtrekking (retractie) van de neusrughaak.

Relatie vorm/functie: De Aufricht wordt bij de in- en uitwendige neuscorrectie onder de huid van de neusrug geplaatst. De haak kan geplaatst worden nadat de huid boven de neusrug via een hemitransfixie-incisie of een intercartilaginaire (IC) incisie met een schaartje is ondermijnd. De hoek in de steel (tussen het blad en de greep) maakt het makkelijker het blad wat op te tillen en ruimte te creëren voor het uitvoeren van een intranasale inspectie en een reconstructie van de benige neusrug.

Bron: Explorent instruments/instruments range – Gyrus Medical GmbH, Tuttlingen

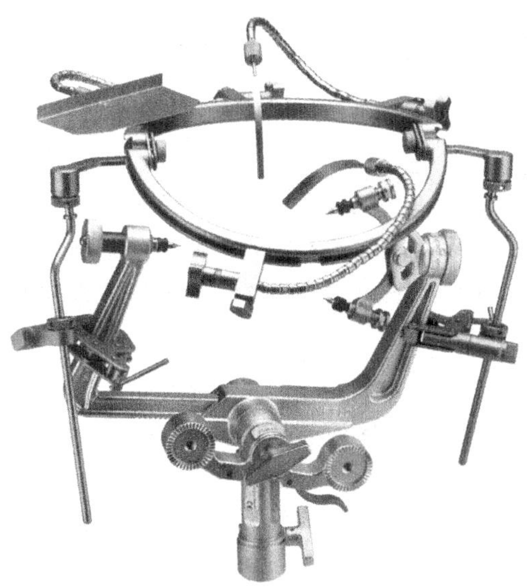

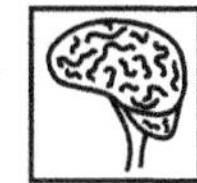

Naam: **Budde-Halo-retractor.**
Gebruiksdoel: Het openhouden van de toegangsweg naar het intracraniale operatiegebied.
Relatie vorm/functie: Het basisframe van deze spreider wordt bevestigd op de Mayfield-schedelklem. Aan de ring van de spreider, 'halo', kunnen één of meerdere flexibele armen worden bevestigd. Aan het uiteinde van de flexibele arm wordt een hersenspatel (buigbaar en in meerdere breedten beschikbaar) bevestigd. Als de hersenspatel door de operateur geplaatst is, wordt door een draaimechanisme de flexibele arm aangespannen. Hierdoor blijft de spatel op zijn plaats staan.
Bij het aangeven van de instrumenten moet niet tegen de arm gestoten worden. Hoewel de flexibele arm dan wel op de plaats blijft staan, is deze niet 100% star bevestigd. De hersenspatel kan zich dan verplaatsen waardoor mogelijk letsel kan ontstaan aan intracraniale structuren.
De meeste vergelijkbare systemen worden met één of twee armen aan de zijrail van de operatietafel bevestigd. Dit kan nadelen hebben. Wordt tegen de bevestigingsarm gestoten, dan wordt deze beweging direct overgebracht naar de hersenspatel, met mogelijk letsel als gevolg. Ook als er tegen de Mayfield-klem gestoten wordt, kan het hoofd bewegen ten opzichte van de spatels. Bij de Budde Halo vormt de Mayfield-klem, het hoofd en de retractor een geheel. Wordt ertegen gestoten, dan zal alles in een geheel mee bewegen waardoor minder kans op letsel bestaat. Dit wil niet zeggen dat er hierdoor minder voorzichtig gewerkt kan worden.

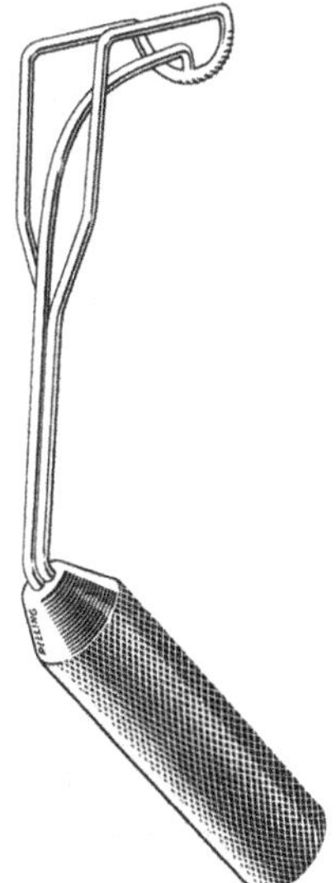

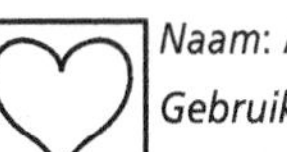

Naam: Atriumhaken **Cooley.**
Gebruiksdoel: Presentatie van de mitralisklep door middel van het omhooghouden van de rechter- of linkeratriumwand.
Relatie vorm/functie: De stevig gebouwde atriumhaken bieden met hun unieke drievoudige spreiding goed zicht op het inwendige van het hart. De wondzijde van de retractor is met een heel fijne tanding enigszins geruwd om de grip op de gladde bloederige atriumwand te verbeteren. De opendraadstructuur bevordert eveneens de grip door een verhoogde zijwaartse frictie, maar bovenal het zicht op de wondrand en dieper gelegen structuren. De knik in de steel zorgt voor de alom bekende combinatie van bereikbaarheid zonder dat de handen van de assisterende te veel in de weg zitten.

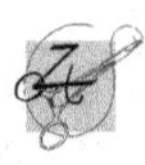

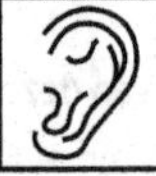

Naam: Neusvleugelhaak **Cottle**.
Ook bekend onder de naam: Alaretractor of alaprotector.
Gebruiksdoel: Voor het terugtrekken (en beschermen) van de neusvleugel.

Relatie vorm/functie: Het zadelvormige haakje kan door de vorm met gemak over de laterale wand van de neusopening worden geplaatst (de neusvleugel – ala nasi). Het dunne steeltje van de neusvleugelhaak biedt de mogelijkheid om de retractor tussen duim en wijsvinger vast te houden. Door het haakje enigszins terug te trekken ontstaat er iets meer ruimte voor bijvoorbeeld het plaatsen van een hemitransfixie-incisie. De afgeronde vorm stelt de gebruiker in staat om moeiteloos over de rand van de neusvleugel 'mee te lopen' en zodoende de neusvleugel bij het plaatsen van de hemitransfixie-incisie tegen het mesje te beschermen.

Bron: Explorent instruments/instruments range – Gyrus Medical GmbH, Tuttlingen

Naam: Dubbelretractor **Cottle-Neivert.**
Ook bekend onder de naam: Cottle-Neivert-retractor.
Gebruiksdoel: Voor het openhouden van het vestibulum door terugtrekking van de Cottle-Neivert-retractor.

Relatie vorm/functie: Dit dubbelinstrument kent twee verschillende uiteinden. Het uiteinde in de vorm van een tweetands stompe haak is geschikt voor het aanhaken van de rand van een neusvleugel voor de inspectie van het vestibulum maar kan ook worden gebruikt voor het presenteren van de binnenzijde van een neusvleugel voor het plaatsen van een intercartilaginaire (IC) incisie. Het andere uiteinde is afgebogen in de vorm van een klein stomp haakje en door terugtrekking geschikt voor de inspectie van het vestibulum. De platte centraal geplaatste greep met de dwars geplaatste strepen zorgt voor voldoende grip en houvast.

Bron: Explorent instruments/instruments range – Gyrus Medical GmbH, Tuttlingen

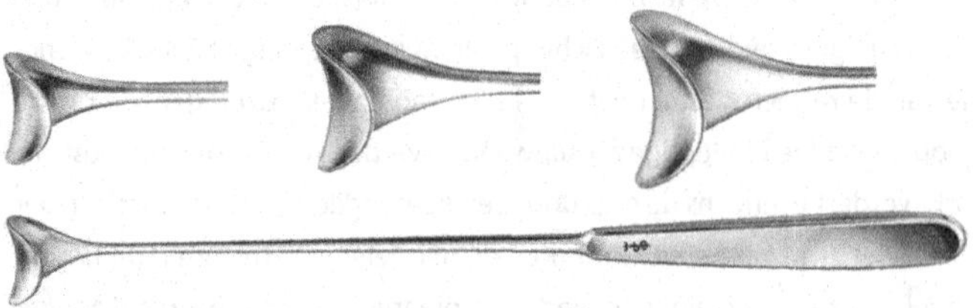

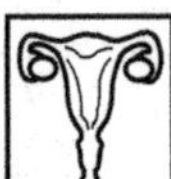

Naam: Retractor **Cushing.**
Eventuele bijnaam: Zadelhaakje.
Gebruiksdoel: Presentatie bij precisiechirurgie.

Relatie vorm/functie: De zadelvorm van de haak maakt het mogelijk om volstrekt atraumatisch tubulair weefsel te manipuleren. Dankzij de lange steel is dit instrument bij uitstek geschikt voor laparotomische benadering van de kleine bekkenorganen.

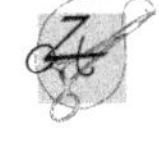

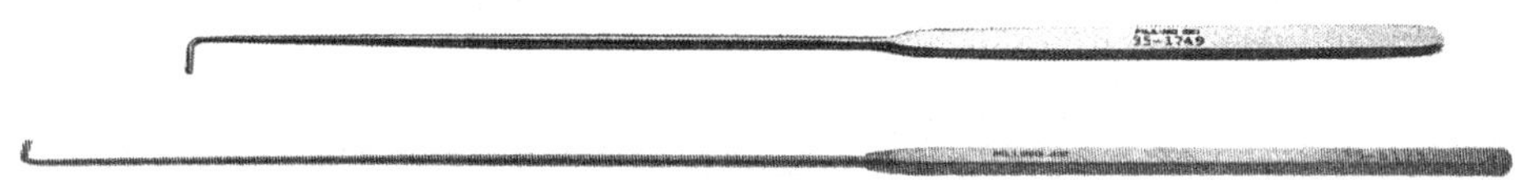

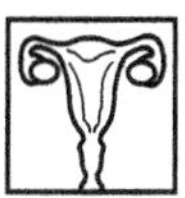

Naam: Venenhaakje **Cushing**.

Gebruiksdoel: Het controleren van de opening in de venengraft.

Relatie vorm/functie: Dit atraumatische venenhaakje is geplaatst op een zeer slank handvat zodat het instrument als een pen kan worden vastgehouden. Het instrument weegt zeer weinig waardoor er zeer precies mee kan worden gewerkt.

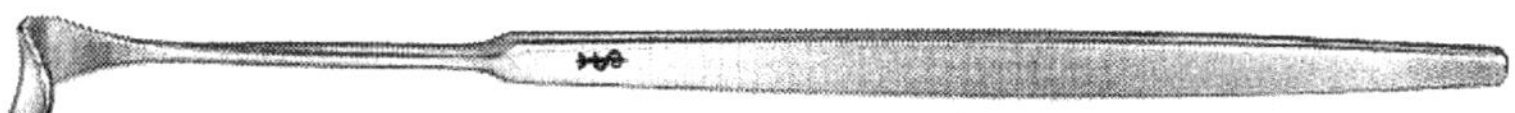

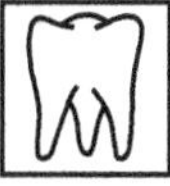

Naam: Retractor **Desmarres**.

Eventuele bijnaam: Klein zadelhaakje.

Gebruiksdoel: Presentatie bij precisiechirurgie.

Relatie vorm/functie: Dit haakje lijkt als twee druppels water op de eerder afgebeelde Cushing. De relatie vorm/functie is dan ook identiek, met het verschil dat dit haakje een veel kortere steel heeft. Om deze reden gebruikt men dit haakje bij abdominale microchirurgie (refertilisaties en dergelijke). Hierbij biedt de korte steel het voordeel dat men onder de operatiemicroscoop kan werken zonder dat de greep de lens beschadigt of het zicht op de wond verstoort.

Naam: Wanghaak volgens **Dockhorn**.

Gebruiksdoel: Het peroperatief weghouden van de wang.

Relatie vorm/functie: Het handvat is lang, zodat bij onderhandse bediening het zicht op het operatieterrein niet belemmerd wordt. Het handvat bevat een oog, waardoorheen de middelvinger gestoken kan worden. De bovenkant van de haak is stomp, zodat er geen beschadigingen van het slijmvlies kunnen optreden. De haak bevat tevens een geul, deze dient als geleide voor de zuigbuis.

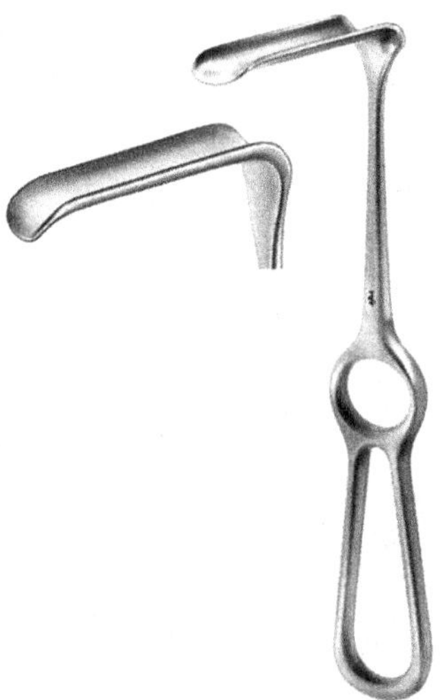

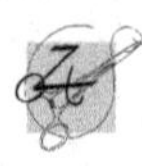

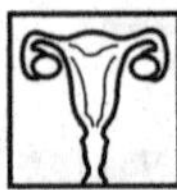

Naam: Myoomtrekker **Doyen**.
Eventuele bijnaam: Kurkentrekker.
Gebruiksdoel: Tractie uitoefenen op grote myomen.
Relatie vorm/functie: Afhankelijk van de grootte van het gezwel kan men de grote of de kleine winding van dit eenvoudige instrument gebruiken. Zodra het instrument in het myoom is gedraaid, beschikt men over een hulpmiddel om de tumor te manipuleren. Weefselvattende klemmen glijden meestal uit op het gladde stugge weefsel. Vooral bij het losmaken van de basis van de tumor is het soms nodig om tractie uit te oefenen.

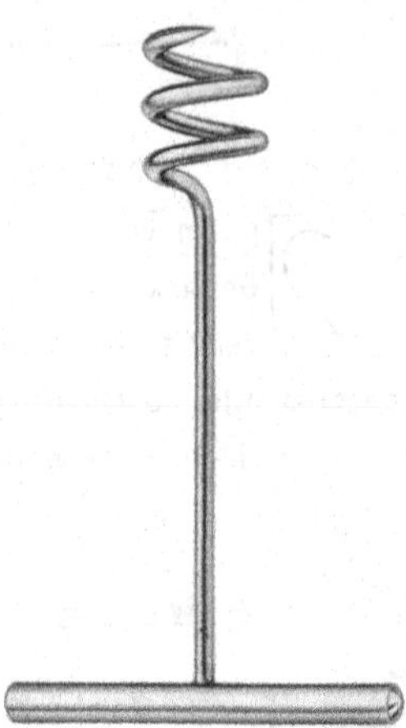

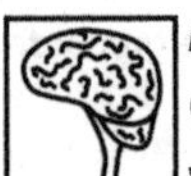

Naam: Durahaakje **Frazier**.
Gebruiksdoel: Het aanhaken van de dura bij een craniotomie. De dura kan dan iets opgetild worden zodat de dura geïncideerd kan worden zonder risico op beschadiging van onderliggend weefsel.
Relatie vorm/functie: Het haakje is minder sterk gebogen dan het Gillies-wondhaakje. Hierdoor kan het vlakke duraoppervlak gemakkelijker aangehaakt worden.

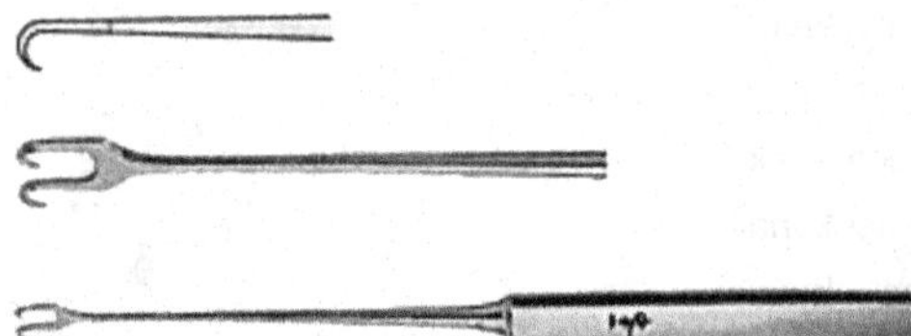

Naam: Tweetands haakje **Freer**.
Gebruiksdoel: Wondranden openhouden.
Relatie vorm/functie: Dokter Freer heeft in dit instrument twee ééntandse haakjes verenigd. De vorm/functierelatie en wijze van hanteren komt overeen met de ééntandse haakjes. Wezenlijk verschil is dat de dubbele haakjes minder gelegenheid geven om de greep in zijwaartse richting te bewegen. Zodra de assisterende de greep opzij beweegt, zal één van de twee haakjes weer uit de wondrand tevoorschijn komen. Deze bewegingsbeperking kan een bezwaar zijn omdat hiermee de handen van de assisterende soms de chirurg kunnen hinderen. Daar staat echter tegenover dat de twee haakjes per instrument de kracht op de wondrand wel beter (gelijkmatiger) verdelen, waarmee het gevaar voor inscheuren van de huid (met 50%) is teruggedrongen.
Weefseltrauma lijkt haast onvermijdelijk bij het zien van deze uiterst scherpe haakjes. Het tegendeel is echter het geval. De geringe omvang van het haakje richt een minimale weefselschade aan, die te verge-

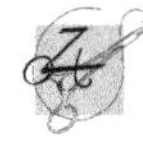

lijken is met het passeren van een hecht- of injectienaald. De kromming van het haakje is in diverse omvangvarianten te koop. De 'medium' haak komt overeen met de cutisdikte van de gemiddelde volwassene. Hierdoor kan de punt van het haakje precies op de overgang van de cutis en de subcutis geplaatst worden. Het haakje kan als een pen ter hand genomen worden maar ook een bovenhandse techniek wordt veel gezien. In het algemeen kan worden gesteld dat deze haakjes erg kwetsbaar zijn. Vooral het uiterste puntje gaat vaak krom als het haakje ruw met de set of met andere instrumenten in aanraking is gekomen. Het is verstandig om hiermee bij de opmaak van de instrumentenset rekening te houden. Een klein afgeknipt laminaatzakje over beide haakuiteinden kan bescherming bieden. Ook bij het hanteren van de haakjes 'aan tafel' is extra voorzichtigheid geboden. Het haakje passeert moeiteloos handschoenen en afdekmateriaal. Prikaccidenten met dit type haakjes komen helaas veelvuldig voor.

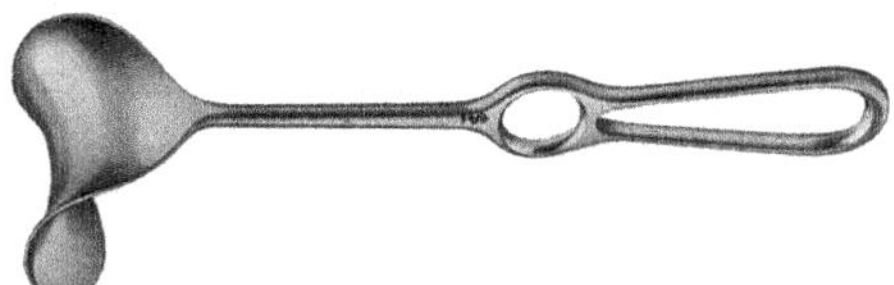

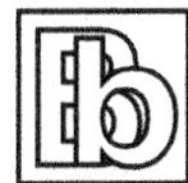

Naam: Buikwandhaak **Fritsch**.
Ook bekend onder de naam: Kocherse wondhaak.
Eventuele bijnaam: (Grote) zadelhaak.
Gebruiksdoel: Het openhouden van de diepe operatiewond bij laparotomieën.
Relatie vorm/functie: De ronding van het blad geeft een optimale drukverdeling op de wondrand. Voor meer trekkracht kan de assisterende het oog in de greep met de wijsvinger aanhaken.
Het blad grijpt als een komvormige 'hand' rond de vele weefsellagen van de buikwand. De haak zien we vooral ingezet in het stadium waarin het nog te vroeg is voor een zelfspreider en waarbij de operateur toch al goed zicht nodig heeft op de diepere structuren. Bijvoorbeeld vlak voor het openen van het peritoneum.

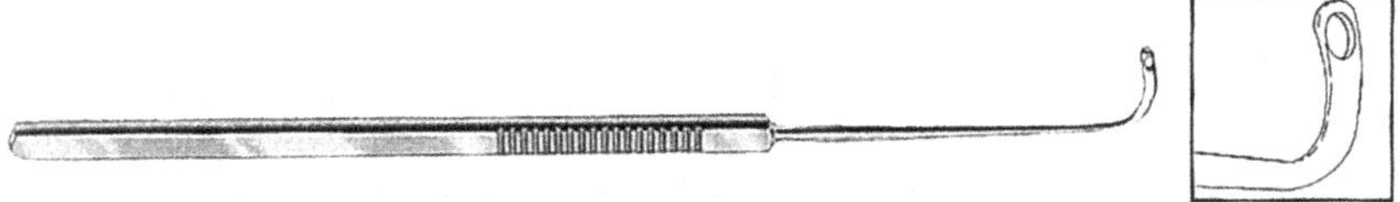

Naam: Retinal detachment hook **Gass**.
Gebruiksdoel: Indenteren en teugelen.
Relatie vorm/functie: Bij ablatiochirurgie kan door indentatie de retina goed à vue gedrukt worden. Het uiteinde van de haak is voorzien van een gaatje. Door dit gat kan men een hechting steken en op die manier gemakkelijk de rechte oogspieren opzoeken en tegelijk teugelen.

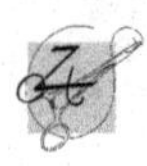

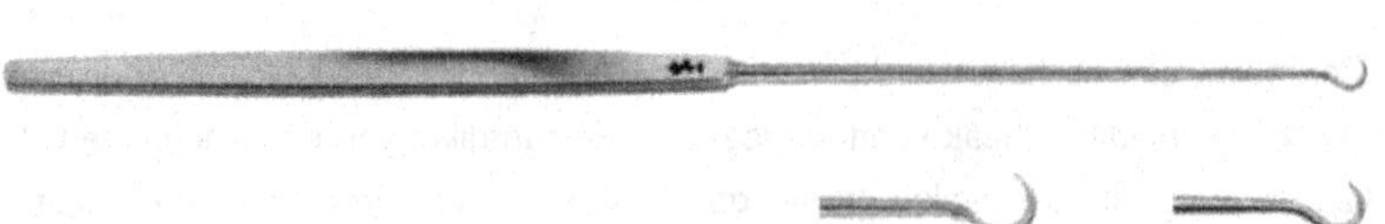

Naam: Scherpe wondhaken volgens **Gillies**.
Ook bekend onder de naam: Senn-Miller.
Gebruiksdoel: Openhouden van de wondranden bij delicate chirurgie.
Relatie vorm/functie: De vlijmscherpe punt van de haak blijft intracutaan achter de opperhuid hangen, hierdoor worden de wondranden opgetild. De vlijmscherpe punt zorgt op deze manier voor een minimale weefselbeschadiging.

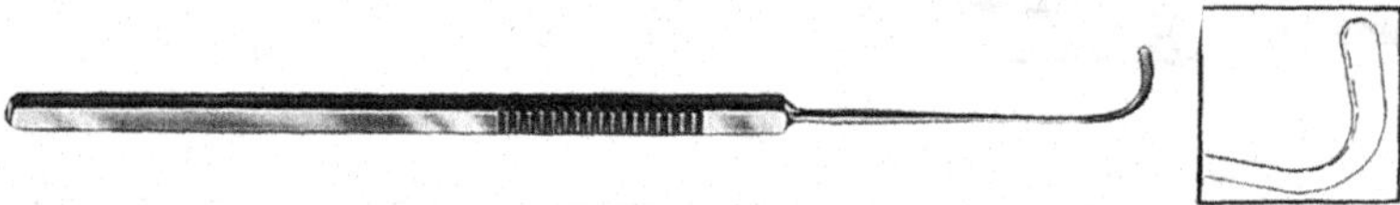

Naam: Spierhaak **Graefe**.
Gebruiksdoel: Opzoeken van de buitenste oogspieren.
Relatie vorm/functie: Bij strabismuschirurgie wordt de haak gebruikt om de buitenste oogspieren op te zoeken. De stompe punt zorgt ervoor dat er geen beschadigingen optreden. De spierhaak kan bij cataractchirurgie gebruikt worden als expressiehaak voor de cataractlens.

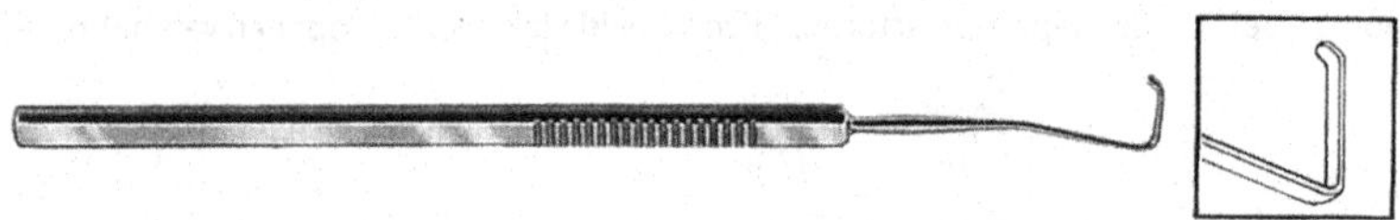

Naam: Spierhaak **Green**.
Gebruiksdoel: Aanhaken van de spier bij strabismuschirurgie.
Relatie vorm/functie: De Green is een rechte platte spierhaak die zeer geschikt is om de spier goed hoog op te kunnen trekken, te teugelen en recht af te knippen. Het opstaande randje voorkomt dat de spier tijdens het manipuleren zal afglijden.

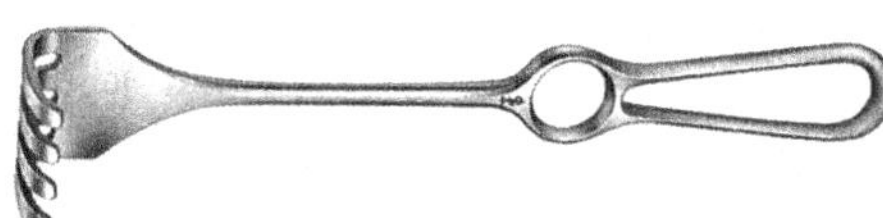

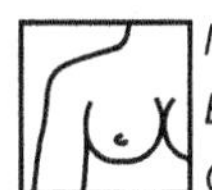

Naam: Wondhaak **Israel**.
Bijnaam: Spekhaak.
Gebruiksdoel: Weghouden van weke delen.
Relatie vorm/functie: Door het brede vijftandige blad kan een aanzienlijke hoeveelheid aan weke delen opzij gehouden worden. De ronde uiteinden van de tanden voorkomen beschadigingen van de weke delen. In het ronde gat in de steel kan een vinger worden geplaatst, zodat men kracht kan zetten.

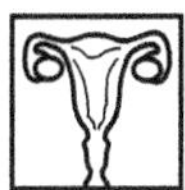

Naam: Darmspatel **Kümmel**.
Gebruiksdoel: Presenteren van het operatieterrein bij mediane buikincisies.
Relatie vorm/functie: Dit sterk aan de Deaver gerelateerde speculum heeft aan de tip van het blad een tegengestelde kromming. De tip blijft beter in zicht, tubulaire structuren blijven iets beter liggen en kunnen desgewenst een beetje worden opgetild. De greep toont dezelfde relatie vorm/functie als de Kristeller.

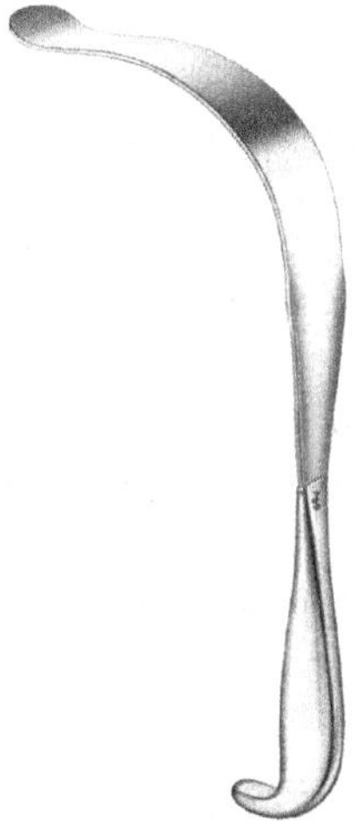

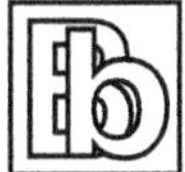

Naam: Wondhaak **Langenbeck**.
Gebruiksdoel: Het spreiden van wondranden bij middelgrote incisies. De wondhaak kunnen we ook wel in plaats van de Doyen gebruiken bij kleine kinderen.
Relatie vorm/functie: Deze aan de Doyen verwante kleine wondhaak is bijzonder geschikt voor het spreiden van kleine diepe wonden, waarbij het gewenst is om langs het blad van de haak goed zicht te houden.

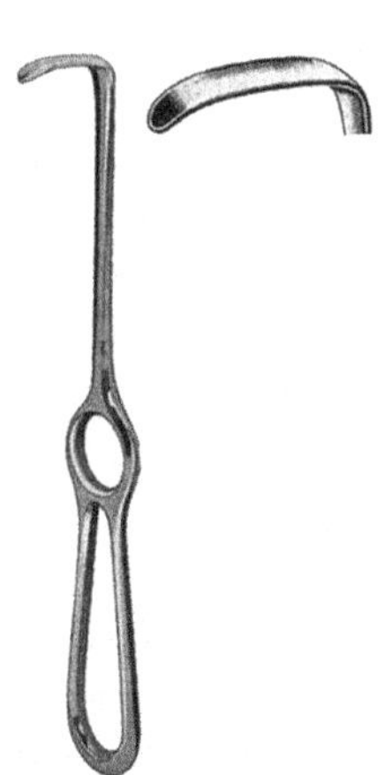

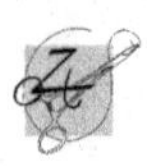

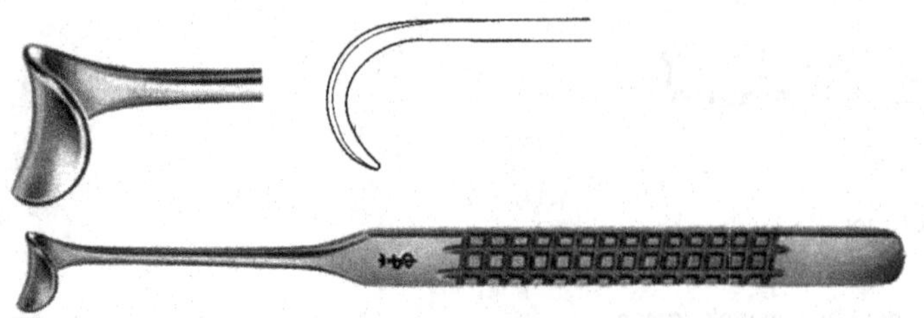

Naam: Stompe wondhaken **Langenbeck-Green**.
Gebruiksdoel: Openhouden van de wond.
Relatie vorm/functie: Dit atraumatische wondhaakje geeft een minimale weefselbeschadiging. De omgebogen rand aan het einde van het blad zorgt ervoor dat het haakje goed op zijn plaats blijft.

Naam: Darmspatel **Leriche**.
Gebruiksdoel: Opzij houden van de buikinhoud bij mediane onderbuikincisies.
Relatie vorm/functie: Het aanbod van de buikspatelvarianten is groot, de zichtbare verschillen zijn soms klein (zie ook Deaver en Kümmel). Criteria voor het ontwikkelen of aanschaffen van afwijkend instrumentarium, worden bepaald door de persoonlijke voorkeur van de mensen die ermee moeten werken. Blijkbaar zijn er voldoende verschillen om het instrumentenaanbod zo gevarieerd te houden.

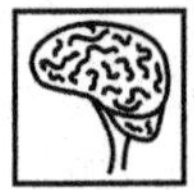

Naam: Zenuwhaakje **Love**.
Gebruiksdoel: Het opzij houden en beschermen van een zenuwwortel tijdens een discotomie en het verwijderen van het discusweefsel.
Relatie vorm/functie: Een recht haakje is afgebeeld. Er bestaat ook een gehoekt model, zowel 45 graden als 90 graden gehoekt.
Het iets uitlopende blad van het haakje, 5 mm breed, beschermt de zenuwwortel op de plaats waar de discotomie verricht wordt. Het handvat is zodanig fijn, dat het in principe alleen met de vingers gehanteerd kan worden. Er mag namelijk absoluut geen kracht op de zenuwwortel uitgevoerd worden. Dit zou tot beschadiging leiden.
Het verwijderen van het haakje moet voorzichtig gebeuren. Als het haakje er uitgetild wordt, zal de zenuwwortel op het blad blijven liggen en afscheuren. De operateur zal onder zicht het haakje onder de zenuw verwijderen.

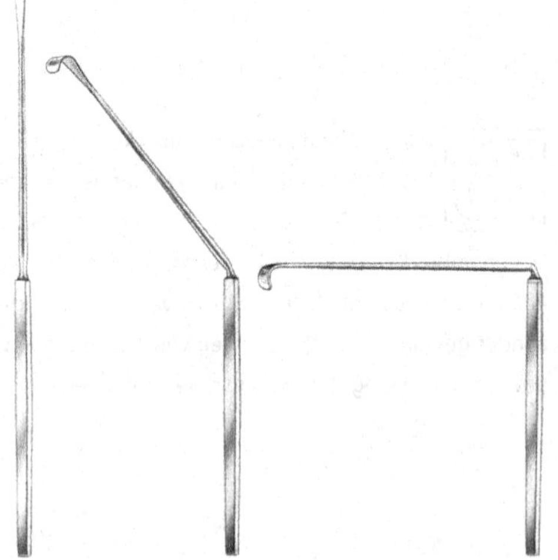

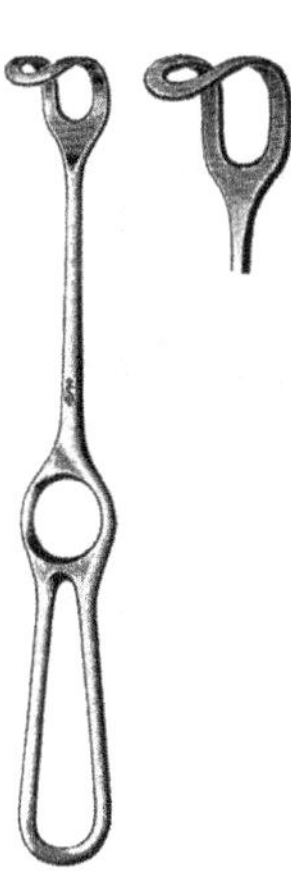

Naam: Wondhaak **Middeldorpf**.
Eventuele bijnaam: Vensterhaak, O-haak.
Gebruiksdoel: Het spreiden van wondranden bij middelgrote incisies. De wondhaak kan vanwege vormovereenkomsten bij kinderchirurgie goed dienstdoen als alternatief voor de Fritsch.
Relatie vorm/functie: In tegenstelling tot de Fritsch is de kom van de Middeldorpf in het centrum open. Hieraan dankt hij zijn bijnaam 'vensterhaak' of 'O-haak'. Door de opening in het blad behoudt de operateur zicht op een gedeelte van de wondrand. Veel belangrijker is dat de opening in enige mate een zijwaarts wegglijden van de haak voorkomt. Het weefsel heeft namelijk de neiging om in de opening een beetje 'uit te puilen'. Hierdoor neemt het aantal millimeters contactoppervlak met het weefsel en dus de zijwaartse frictie toe, waardoor de haak beter op zijn plaats blijft.

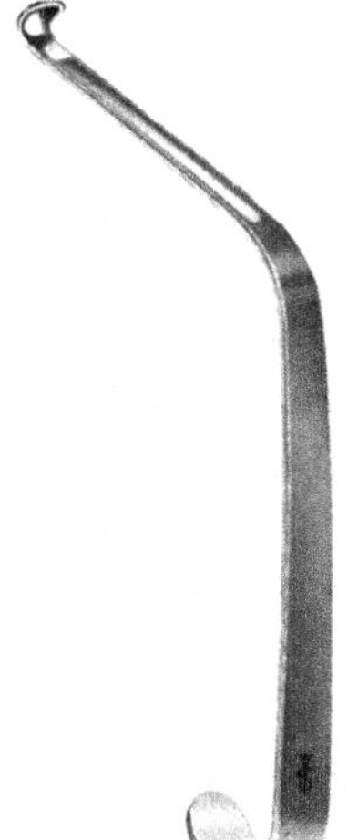

Naam: Progeniehaak volgens **Obwegeser**.
Gebruiksdoel: Het weghouden van weke delen.
Relatie vorm/functie: Het kommetje van de haak wordt onder de mandibula geplaatst, deze past er precies in. De weke delen blijven dus onder de mandibula en onder de haak. In het eerste deel van de greep zit een gleuf, hierin kan de zuigbuis met smal lumen geplaatst worden. Het tweede deel van het handvat is lang, zodat het zicht tijdens de operatie niet wordt belemmerd. Het bevat tevens een bocht, waarin de pink van de assistent geplaatst kan worden.

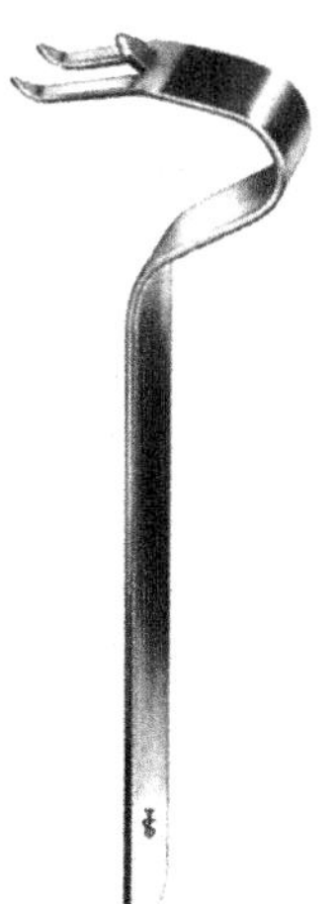

Naam: Kinretractor volgens **Obwegeser**.
Gebruiksdoel: Het presenteren van de kin.
Relatie vorm/functie: Het handvat is lang zodat dit buiten de mond te bedienen is en zodoende het zicht niet belemmert. De bolling valt over de lip heen en beschermt de lip tijdens het maken van de osteotomielijnen. Het tweetandige uiteinde kan op de kin geplaatst worden. Door de twee tanden wordt er veel grip verkregen.

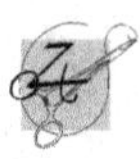

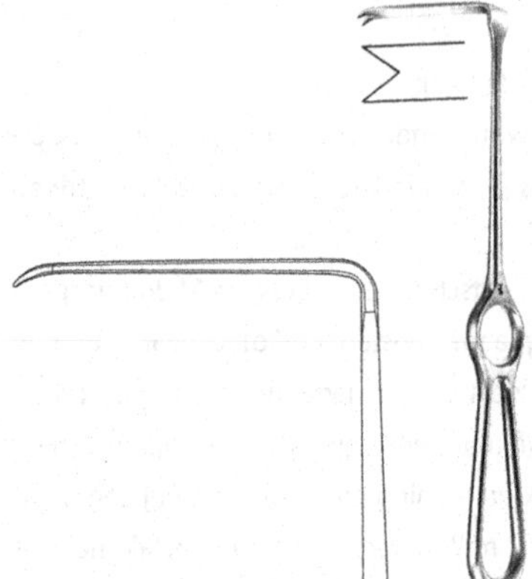

Naam: **Ramushaak**.
Gebruiksdoel: Het weghouden van weke delen.
Relatie vorm/functie: Het handvat is lang en open. Hierdoor wordt bij onderhandse bediening het zicht op het operatieterrein niet belemmerd. De haak is stomp met aan het uiteinde een V-vorm. Deze V wordt op de mandibula geplaatst en de weke delen blijven erachter.

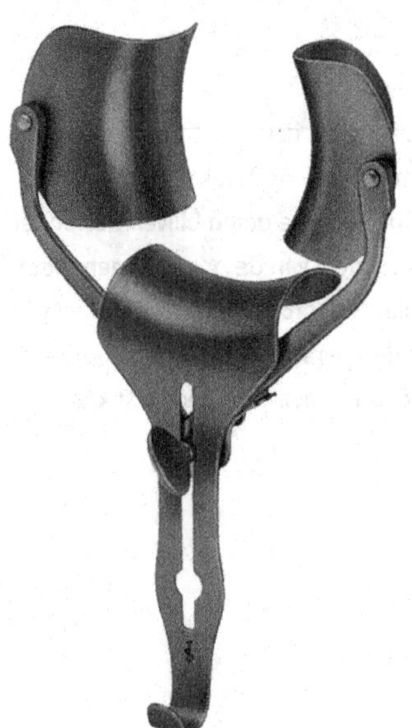

Naam: Zelfspreider **Ricard**.
Ten onrechte genoemd: Richard-spreider.
Gebruiksdoel: Spreiden van de buikwand.
Relatie vorm/functie: De basis van deze zelfspreider is een soort passer (zoals we die in de meetkunde gebruiken). De benen van de spreider fixeren traploos in het slot. Met een handeltje kan dit weer ongedaan worden gemaakt (rechts onderaan op de afbeelding). Op hetzelfde slot zit de vleugelmoer voor het vastzetten van het derde blad. Net als bij de Balfour kan de operateur hierop, afhankelijk van de incisie of patiëntgebonden omstandigheden, verschillende soorten extra haken monteren. Aan de uiteinden van de benen zijn de twee zadelvormige bladen beweegbaar gemonteerd. Op deze wijze volgen de bladen moeiteloos elke stand van de spreider en zoeken ze zelf de beste hoek ten opzichte van de wondrand. Dit maakt de spreider vriendelijk in het gebruik en de weefsels worden gespaard.

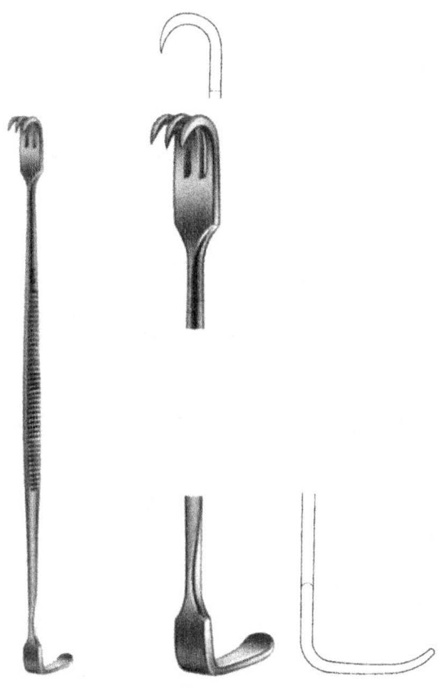

Naam: Gecombineerd haakje volgens **Senn-Miller**.
Ook bekend onder de naam: Kattenklauwtje.
Gebruiksdoel: Openhouden van de wondranden.
Relatie vorm/functie: De dubbele functie heeft het voordeel dat het instrument zowel in de oppervlakkige als in de diepe fase van de wondexploratie gebruikt kan worden. De assisterende kan naarmate het vrijprepareren van de diepere lagen vordert, eenvoudig de andere zijde gaan gebruiken. Hierbij moet worden opgemerkt dat bij de toepassing van de Langenbeck-vormige kant, de tanden van de scherpe wondhaak naar boven wijzen. Indien de assisterende het instrument bovenhands toepast, bestaat er gevaar voor beschadiging van de handschoen of – erger nog – prikaccidenten. Daarom moet worden aanbevolen om het instrument onderhands te gebruiken. In het huidige tijdperk van bloedbloedoverdraagbare aandoeningen kan men er ook voor kiezen, dit dubbelinstrument te vervangen door twee enkelvoudige wondhaakjes.

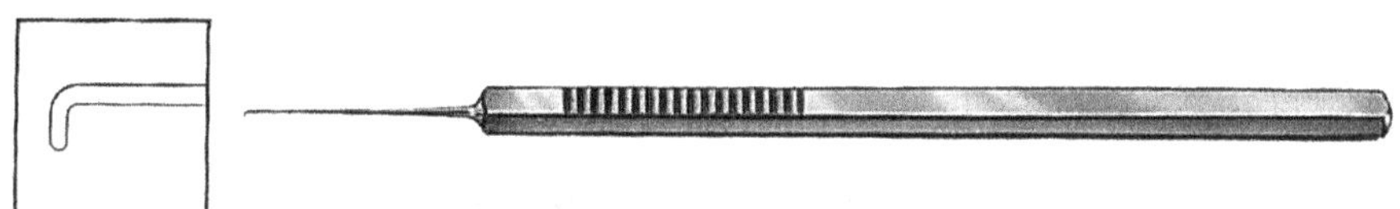

Naam: Iris- en IOL-haak **Sinskey**.
Gebruiksdoel: Retraheren en repositioneren.
Relatie vorm/functie: Met deze haak kan de iris iets gemanipuleerd worden, zodat meer ruimte en zicht in de achterste oogkamer worden gecreëerd.

Na implantatie van de kunstlens wordt de haak ook veel in de 'oksel' van de lens gezet, om de lens te kunnen ronddraaien en positioneren.

De haak is er ook met een gehoekte schacht. Daardoor wordt het gemakkelijker het instrument vast te houden en te gebruiken.

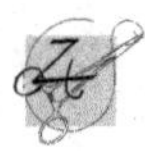

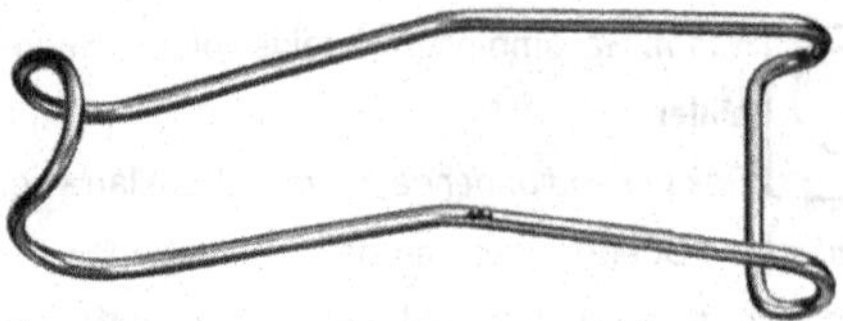

Naam: Draadhaak volgens **Sternberg.**

Gebruiksdoel: Het weghouden van de wang.

Relatie vorm/functie: De haak is stomp en kan dus geen beschadigingen van het slijmvlies veroorzaken. De vorm is rond zodat de lippen er goed omheen vallen. Doordat de haak open is kan er doorheen gekeken worden.

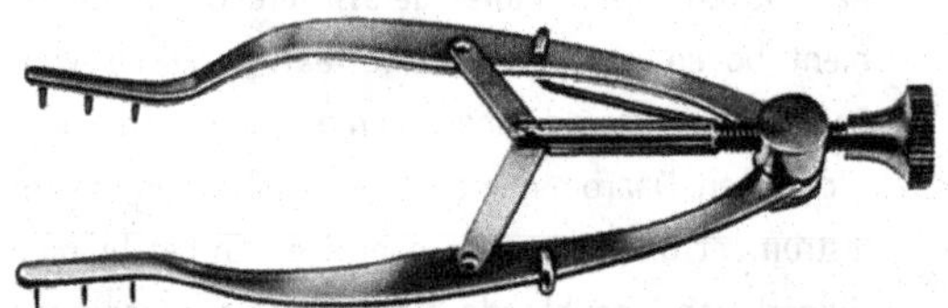

Naam: Traanzakretractor **Stevenson.**

Gebruiksdoel: Openhouden van de traanzak.

Relatie vorm/functie: Het betreft hier een scherpe zelfspreider met aan elk blad drie tanden. Met behulp van een tandwieltje kunnen de poten uit en in elkaar gedraaid worden, tot een maximale afstand van 20 mm.

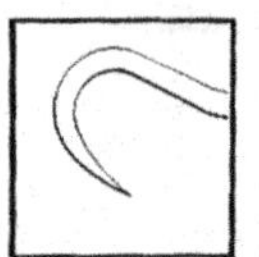

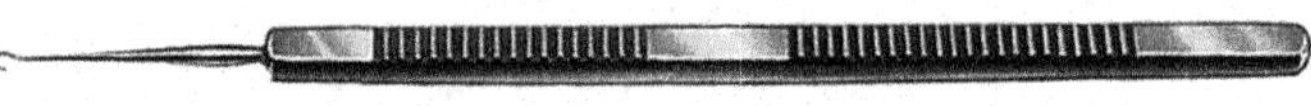

Naam: Irishaak **Tyrell.**

Gebruiksdoel: Retraheren van de iris.

Relatie vorm/functie: Behalve voor de retractie van de iris is de haak ook uitermate geschikt voor het optillen van delicate weefselstructuren zoals bij traanbuischirurgie het geval is. De haak heeft een scherpe punt. Men moet er goed op letten dat de haak niet door het afdekmateriaal heen prikt.

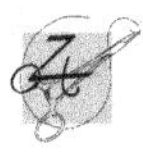

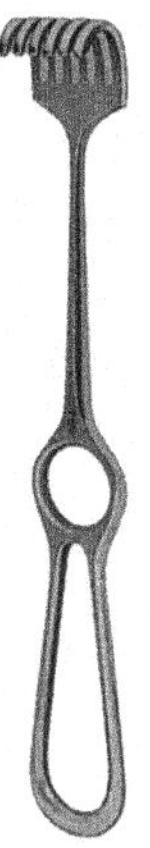

Naam: X-tandse wondhaak **Volkmann**. Op de plaats van de X vullen we in de rapportage altijd het getal 2, 3, 4, 6 of 8 in. De haken lijken sprekend op de scherpe wondhaken volgens Kocher, alleen de scherpe tanden van de Kocher zijn enigszins rond geslepen, terwijl de scherpe tanden van de Volkmann plat zijn.
Gebruiksdoel: Het intracutaan of subcutaan spreiden van wondranden bij aanvang van een operatie.
Relatie vorm/functie: Deze getande wondhaak is verkrijgbaar in een stompe, een half scherpe en een scherpe uitvoering. De greep is leverbaar in een gesloten en een open uitvoering. De open versie kan de assisterende goed met de wijsvinger aanhaken voor vergroting van de trekkracht. De scherpe en de half scherpe haken moeten altijd bovenhands worden aangegeven. Ook moet de instrumenterende bedacht zijn op beschadiging van het afdekmateriaal van de patiënt en van de overzettafel (op de overzettafel moeten de haken met de tanden naar boven liggen). In het instrumentennet moeten de tanden bij voorkeur naar beneden liggen, waarbij het raadzaam is om aanhaken van openingen in het net te voorkomen.

Naam: **Zenuwhaakje**.
Gebruiksdoel: Het aftasten van weefsel.
Relatie vorm/functie: De haakjes bestaan in verschillende maten, van kort en klein tot lang en groot, zodat ook diep gewerkt kan worden. Ze worden in de hartklepchirurgie gebruikt bij de mitralisklepchirurgie. Met de zenuwhaakjes worden de klepbladen bewogen om te kijken of het mogelijk is om een mitralisklepplastiek te doen, of dat hij vervangen moet worden. Het puntje van het haakje is afgerond zodat het weefsel niet beschadigd wordt bij gebruik.

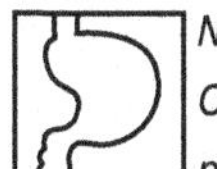

Naam: **Derde handje**.
Ook bekend onder de naam: Endo Retract.
Gebruiksdoel: Het opzij houden van weefsel.
Relatie vorm/functie: Door zijn drie 'vingers' kan het instrument weefsel opzij houden zodat het zicht van de operateur bevorderd wordt. Er is ook een uitvoering met vijf vingers die dichter bij elkaar zitten zodat er minder weefsel uitpuilt. Deze uitvoering is bovendien in een gewenste stand te buigen en kan dan gefixeerd worden.

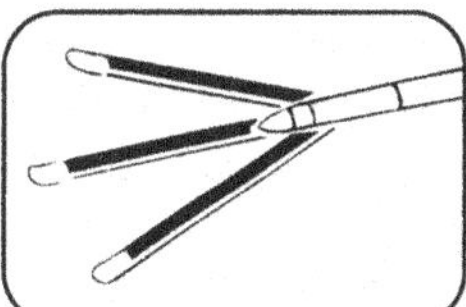

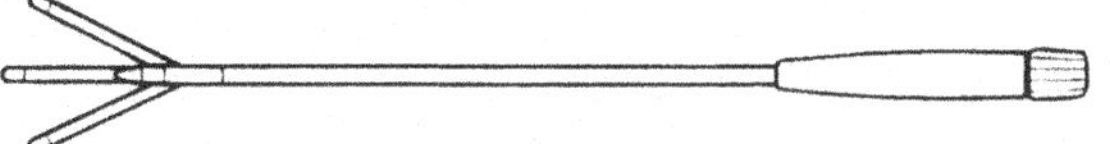

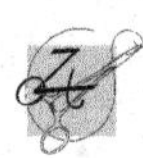

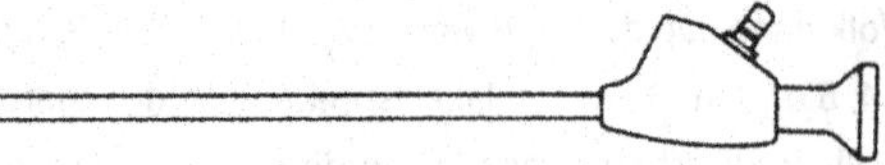

Naam: **0-graden-optiek.**
Ook bekend onder de naam: Surgiview.
Gebruiksdoel: Kijken in het operatiegebied, via een troicart.
Relatie vorm/functie: '0 graden' betekent recht naar voren kijken, er zijn ook optieken verkrijgbaar onder een andere hoek.

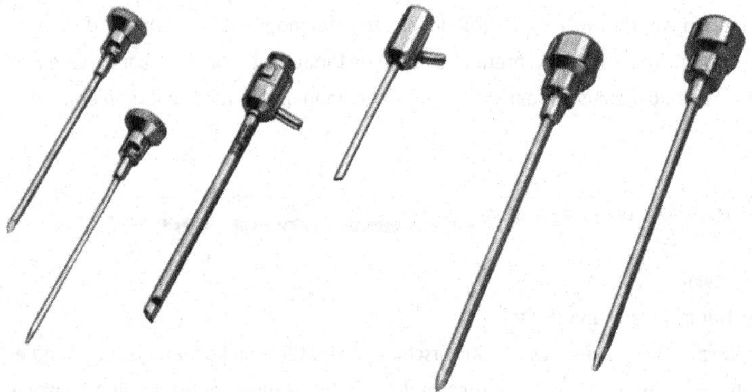

Naam: **Canule met troicart (scherpe punt) en obturator (stompe punt).**
Gebruiksdoel: De canule met troicart wordt door de weefsels (kapsel) gevoerd, waarna de troicart verwisseld wordt voor een obturator. De canule wordt met de obturator in het gewricht gebracht.
Relatie vorm/functie: De canule is een holle buis. Er bestaan gladde canules en canules met een schroefdraad. Om de canule te kunnen doorvoeren door de weefsels past er een obturator of een troicart in. De canules worden meestal door de weefsels gebracht met een troicart. Voordat de canule in het gewricht wordt gestoken wordt de troicart verwisseld voor een obturator om geen beschadigingen in het gewricht (kraakbeen) te veroorzaken. De canule wordt meestal in het gewricht gebracht om er de aan- of afvoerslang voor het spoelvocht op te bevestigen. Bij de schouderscopie worden canules ingebracht als werkkanaal voor het instrumentarium.
Canules zijn in *disposable* en *re-usable* uitvoering verkrijgbaar.

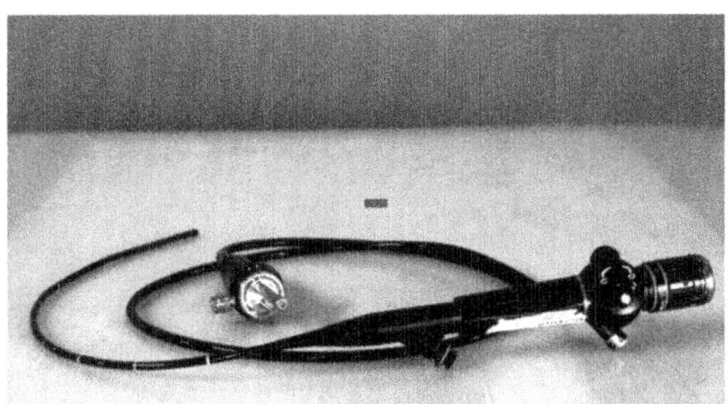

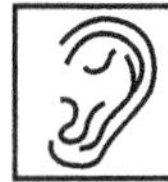

Naam: **Flexibele bronchoscoop.**

Gebruiksdoel: Voor het inwendig bezichtigen van de onderste luchtwegen (de trachea en de bronchusboom) maakt de kno-arts of de longarts gebruik van een bronchoscoop.

Relatie vorm/functie: Een bronchoscoop kan star zijn of flexibel. Via het lumen van een starre bronchoscoop of via een klein werkkanaaltje van de flexibele bronchoscoop, kan met behoud van zicht instrumentarium worden opgevoerd voor de uitvoering van een diagnostische en een therapeutische bronchoscopie.

Een flexibele bronchoscoop heeft een lange, soepele schacht met een kleine diameter. De distale tip bestaat uit een objectief (een lens), lichtgeleiders en het uiteinde van werkkanaaltjes. Honderden in de schacht ingebouwde glasvezels zorgen in deze zogenoemde glasvezelendoscoop voor een distale belichting. Het licht dat via dezelfde route wordt teruggekaatst maakt het inwendige van de bronchusboom via een proximaal geplaatst oculair zichtbaar. Tussen het oculair en de flexibele schacht bevindt zich een zogenaamd bedieningshuis en een lichtaansluiting voor op een externe lichtbron. Via het bedieningshuis kan onder andere de distale tip van de flexibele schacht mechanisch in diverse richtingen worden aangestuurd (bewogen). Ook bestaat er de mogelijkheid om via het bedieningshuis te spoelen en te zuigen. Fijn flexibel instrumentarium kan via een werkkanaaltje (met een diameter van 1,5 mm tot 1,9 mm) worden opgevoerd.

Het voordeel van het gebruik van een flexibele bronchoscoop is dat de diagnostiek en een eventuele verrichting echt tot in de segmentale bronchi kan worden verricht. Dat is net iets verder dan mogelijk is met een starre bronchoscoop die net tot de toegang van de segmentale bronchi reikt. Beide bronchoscopen kunnen elkaar in het gebruik bij een diagnostische en/of therapeutische bronchoscopie aanvullen.

Bron: Karl Storz GmbH & Co. KG, Tuttlingen

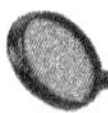

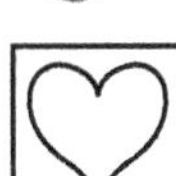

Naam: **Keelspiegel.**

Gebruiksdoel: Het à vue krijgen van de mitralisklep bij een benadering via het linker- of het rechteratrium.

Relatie vorm/functie: Doordat de mitralisklep via het linker- of het rechteratrium benaderd wordt, kan het gebeuren dat de chirurg slecht zicht heeft op de mitralisklep. Met behulp van dit instrument, een klein rond spiegeltje dat met een hoek van ongeveer 30° op een handvat is geplaatst, kan de chirurg toch zicht krijgen op de mitralisklep.

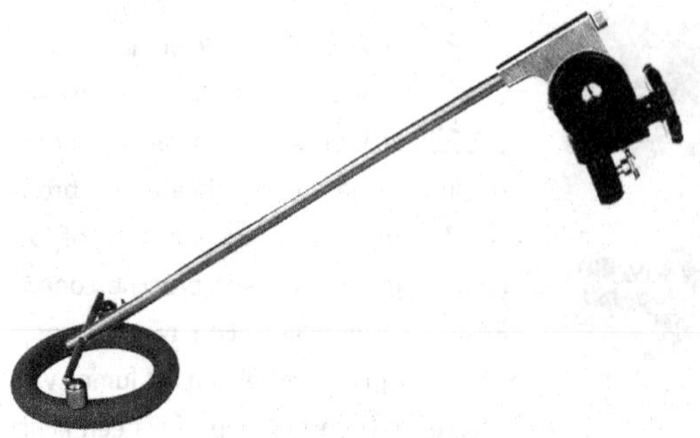

Naam: Borststeun **Kleinsasser**.
Gebruiksdoel: Voor het fixeren van een nauwkeurig ingestelde laryngoscoop.
Relatie vorm/functie: De borststeun bestaat uit een smalle staaf met aan het ene uiteinde een stelschroef en aan het andere uiteinde een stevige rubberring. Door de stelschroef op het handvat van de laryngoscoop te fixeren kan de laryngoscoop nauwkeurig in de juiste positie worden afgesteld. De borststeun is zodanig ontworpen dat het direct plaatsen van de ring op de thorax geen invloed heeft op de ademhaling. Er kan ook voor worden gekozen om afsteuning te vinden op een metalen plateau, dat met een bevestiging aan de rail van de operatietafel zich net iets boven de thorax bevindt.

Bron: Explorent instruments/instruments range – Gyrus Medical GmbH, Tuttlingen

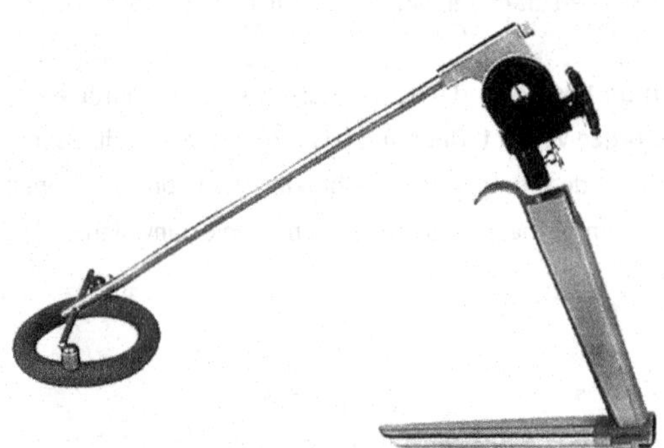

Naam: Laryngoscoop **Kleinsasser**.
Gebruiksdoel: Het inspecteren van de larynx.
Relatie vorm/functie: De laryngoscoop type Kleinsasser geeft goed zicht bij patiënten met een korte, stevige en/of starre nek die daardoor moeilijk te positioneren zijn. Ook bij patiënten bij wie de mond slecht kan worden geopend is de Kleinsasser geschikt. De afgeplatte onderzijde van de laryngoscoop zorgt voor een gelijkmatig verdeelde druk tegen de boventanden. De kans op beschadiging aan de gebitselementen wordt daarmee verminderd. Met een verschil in diameter kent de laryngoscoop type Kleinsasser vier maten.

Bron: Explorent instruments/instruments range – Gyrus Medical GmbH, Tuttlingen

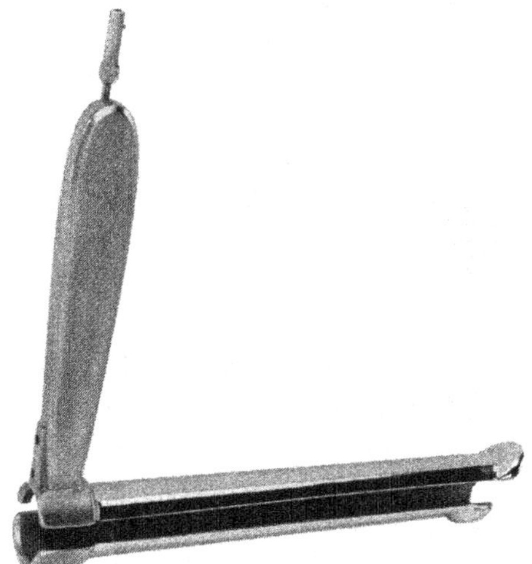

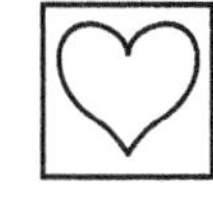

Naam: **Mediastinoscoop**.

Gebruiksdoel: Een vrij brede scoop met handvat om het mediastinum te bekijken.

Relatie vorm/functie: De mediastinoscoop heeft een werkkanaal en een kanaal om de lichtbron door te voeren. De lichtbron wordt met behulp van een schroef vastgedraaid in de scoop. Via deze scoop kunnen klieren vrijgeprepareerd worden en verwijderd worden met een biopsietang voor pathologisch onderzoek.

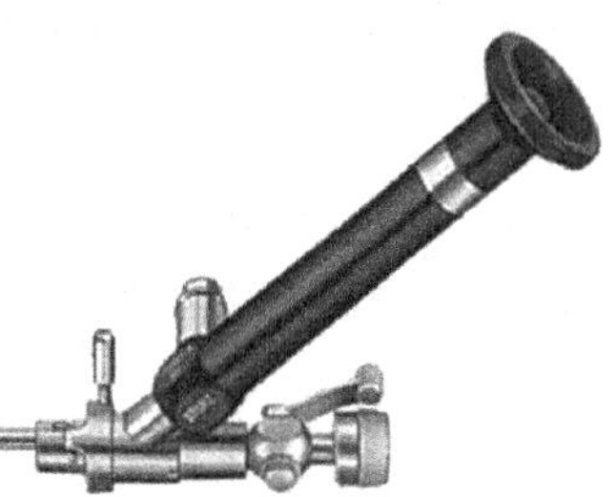

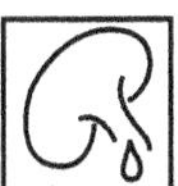

Naam: **Nefroscoop**.

Gebruiksdoel: 0°-optiek, waarmee een steen of een andere afwijking zichtbaar gemaakt kan worden.

Relatie vorm/functie: Deze gehoekte optiek is in het bezit van een werkkanaal, waardoor bijvoorbeeld endoscopisch instrumentarium opgevoerd kan worden om de steen te extraheren. Het werkkanaal kan afgesloten worden met een kraantje, aan het uiteinde van het kanaal bevindt zich een centraal geperforeerd afsluitrubber ('Dichtungskappe').

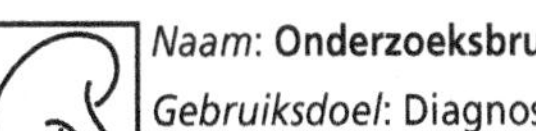

Naam: **Onderzoeksbrug**.

Gebruiksdoel: Diagnostische cystoscopie.

Relatie vorm/functie: De brug vormt een koppelstuk tussen de schacht van de cystoscoop en de optiek. Dit is nodig omdat de optiek langer is dan de schacht. De brug zorgt voor verlenging van de schacht, zodat de optiek daarbinnen ter hoogte van het venster komt.

Dit instrument is ook verkrijgbaar met één of twee kanalen, waardoor een ureterkatheter opgevoerd kan worden.

Als er direct met het werkelement wordt gewerkt is deze brug niet nodig omdat het werkelement dezelfde lengte heeft als de optiek.

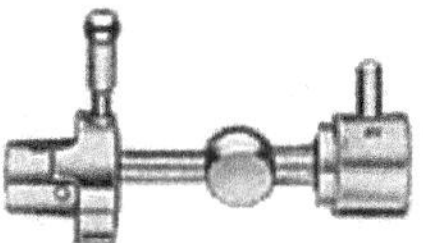

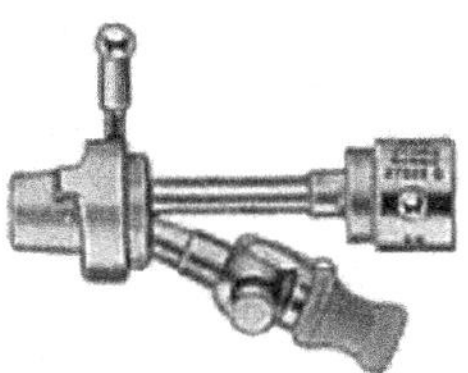

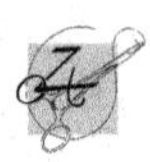

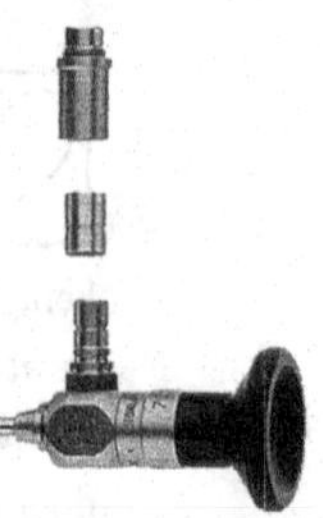

Naam: **Optiek**

Gebruiksdoel: Een optiek behoort tot het optische systeem. Het is een kwetsbaar instrument dat bestaat uit een bundel glasvezels voor de lichtgeleiding en een hoeveelheid lenzen voor de beeldvorming. Aan het uiteinde dat in het gewricht wordt gebracht bevindt zich een objectief dat de blikrichting bepaalt. Aan het andere uiteinde van een optiek zit het oculair waar met het blote oog door kan worden gekeken of waarop een camera kan worden bevestigd. Er zijn ook speciale video-optieken. Deze optieken hebben geen oculair maar een speciale aansluiting voor de camera.

Relatie vorm/functie: Optieken zijn er in vele maten en uitvoeringen. De meest gebruikte optieken voor de artroscopie hebben een doorsnede van 4 mm. Voor de kleine gewrichten wordt meestal een 1,9-mm of 2,7-mm-optiek gebruikt.

Een optiek bestaat uit de volgende onderdelen:

- objectief: de naar het te bekijken object gerichte lens;
- optiekhuls;
- lichtinlaatbuis met adapter voor de lichtkabel;
- oculair: de naar het oog gerichte lens.

Het objectief

Aan het uiteinde van een optiek dat in het gewricht wordt gebracht bevindt zich het objectief, dat onder verschillende hoeken gemonteerd kan zijn. De hoek bepaalt de blikrichting. Het objectief wordt afgesloten met de objectieflens. Het beschadigen van de objectieflens geeft een verslechtering van de beeldkwaliteit. Voor het kijken in een gewricht wordt meestal een 25°- of 30°-objectief en soms een 70°-objectief gebruikt. Met deze beeldhoeken kan vrijwel elk moeilijk bereikbaar deel van een gewricht worden bekeken of zichtbaar worden gemaakt.

De optiekhuls

De optiekhuls (buitenhuls van de optiek) is in meerdere lengten en diameters verkrijgbaar. Voor artroscopie worden vaak korte optieken gebruikt met een diameter van 4 mm, 2,7 mm, tot 1,9 mm. De laatste twee worden vooral gebruikt voor de kleine gewrichten, zoals pols, kaakkopje, teen en soms enkel.

In de optiekhuls bevinden zich diverse staaflensjes die aan weerszijden bol zijn. De ruimte tussen twee staaflensjes is gevuld met lucht. De grensvlakken tussen de staaflensjes en de luchtruimten functioneren eveneens als lenzen. Fiberglasgeleiders lopen parallel met dit lenzensysteem en geleiden het licht naar het uiteinde van de optiek, het objectief. Door stoten of buigen kunnen de lenzen beschadigd raken.

De lichtinlaatbus

De aansluiting voor de lichtfiberkabel bevindt zich aan de zijkant van de optiek net onder het oculair. Op deze lichtinlaatbus bevindt zich meestal een op- en afschroefbare adapter. Door wisseling van adapter kunnen lichtkabels van andere fabrikanten aangesloten worden.

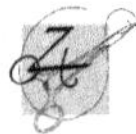

Het oculair

Het oculair vormt het andere uiteinde van de optiek, aan de kant van het oog of de camera. De afmeting van het oculair is gestandaardiseerd, waardoor in principe ieder camerasysteem is aan te sluiten.

Sterilisatie en desinfectie van de optieken

Het spreekt vanzelf dat de optiek een zeer kwetsbaar instrument is dat met de nodige zorg moet worden behandeld. De meeste optieken worden geautoclaveerd in een speciale optiekdoos. Door de goede kwaliteit van de meeste optieken geeft hun sterilisatie geen vermindering van de beeldkwaliteit. Na sterilisatie moeten de optieken afkoelen voor ze getransporteerd mogen worden.

Helaas wordt nog niet op iedere operatiekamer gewerkt met autoclaveerbare optieken. Optieken kunnen gedesinfecteerd worden door onderdompeling voor een bepaalde tijd (meestal 20 minuten) in een chemische vloeistof (barnsteenaldehydezuur en/of formaline). Na deze chemische desinfectie moet een optiek grondig gespoeld worden met steriel water. Spoelen met fysiologisch zout is af te raden, omdat neerslag van zoutkristallen op de optiek vertroebeling van het beeld kan geven.

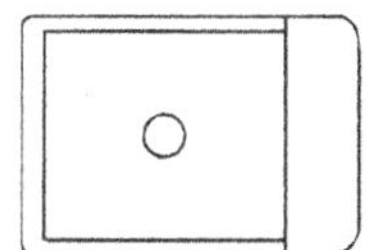

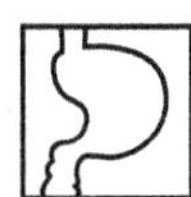

Naam: **Reducer.**
Ook bekend onder de naam: Converter.
Gebruiksdoel: Verkleinen van het lumen van de troicart.

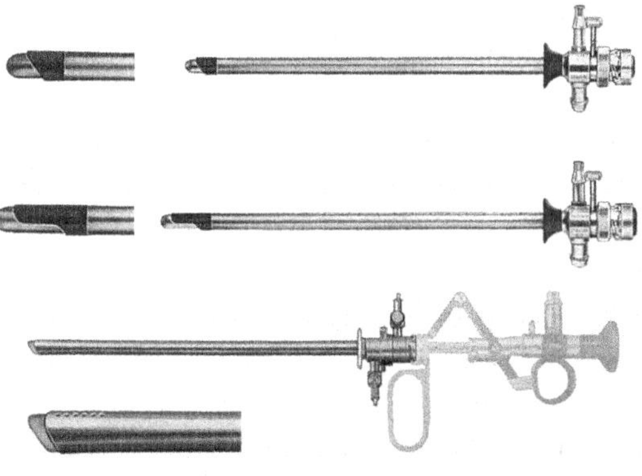

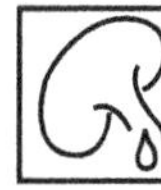

Naam: **Schacht met obturator.**
Gebruiksdoel: Deze twee instrumenten worden in de urethra opgevoerd tot in de blaas. Nadat de obturator verwijderd is, doet deze schacht dienst als werkkanaal voor endoscopisch instrumentarium.
Relatie vorm/functie: De schacht is verkrijgbaar in een diameter van 24 en 27 Ch. Deze maat wordt aangegeven door een kleurcodering: de codering van 24 Ch is *geel*, van 27 Ch is *zwart*. De schacht van een resectoscoop heeft in tegenstelling tot de andere schachten een geïsoleerd (keramisch) uiteinde, dat verkrijgbaar is in twee uitvoeringen. Iedere schacht heeft een aansluitpunt voor de irrigatievloeistof. Er zijn ook schachten die behalve een aansluitpunt ook een afvoeraansluiting hebben. Tussen deze twee verbindingen bevindt zich een centrale kraan, waarmee de flow geregeld kan worden.

Een ander type schacht is een modificatie, aan dit model is een extra kanaal toegevoegd, waarmee continu geïrrigeerd en ook afgezogen kan worden. De binnenschacht dient voor de aanvoer van irrigatievloeistof en de buitenschacht voor de afvoer. Dit heeft als voordeel dat de resectoscoop niet iedere keer uit de schacht verwijderd behoeft te worden om de blaas te ledigen.

Deze schacht heeft een diameter van 26 of van 28 Ch.

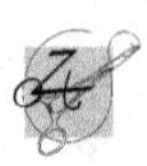

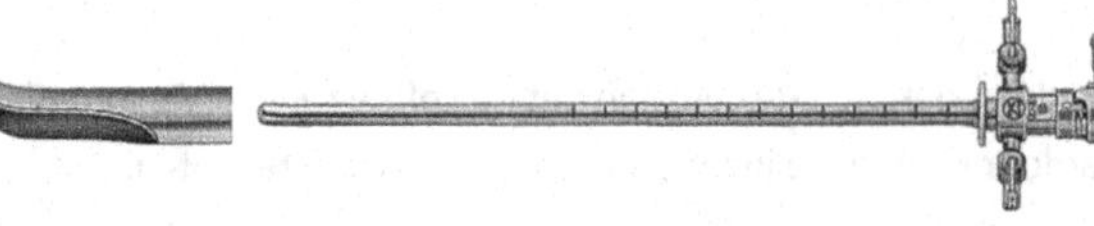

Naam: **Schacht met obturator.**

Gebruiksdoel: Deze twee instrumenten worden in de urethra opgevoerd tot in de blaas. Nadat de obturator verwijderd is, doet deze schacht dienst als werkkanaal voor endoscopisch instrumentarium.

Relatie vorm/functie: De schacht is een holle gladde buis. Aan het proximale gedeelte van deze buis bevindt zich een dwarsverbinding waarop twee kraantjes zijn bevestigd. Zij dienen als inlaat van irrigatievloeistof. Tussen deze twee kraantjes is de diameter van de schacht te lezen en ook welke charrière ureterkatheters de schacht doorlaat. Zo kunnen door een schacht van 22 Ch één ureterkatheter van 9 Ch en twee van 6 Ch passeren. Een ander type schacht is die met een centrale kraan waarmee de aan- en afvoer geregeld kan worden.

Door dit proximale gedeelte wordt de optiek ingebracht.

Het uiteinde van de schacht is iets opgebogen. Aan de onderzijde van deze opgebogen tip vinden we een venster dat dienstdoet als uitlaat van de lichtbundel van de optiek.

Bij het inbrengen van de schacht in de blaas wordt het venster afgesloten met de obturator. Dit voorkomt tijdens het introduceren beschadiging van de urethra. De schachten variëren in diameter van 17 Ch tot en met 25 Ch. De maten staan op de schacht vermeld en tevens wordt dit aangegeven met een kleurcodering.

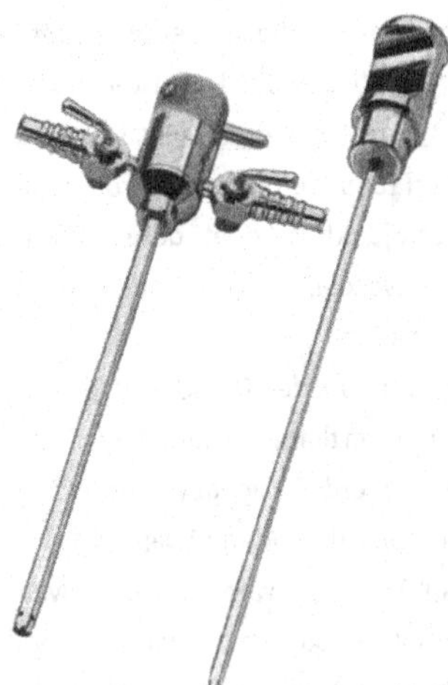

Naam: **Schacht met troicart (scherpe punt) en obturator (stompe punt).**

Gebruiksdoel: De schacht met de troicart worden door de huidincisie tot door het gewrichtskapsel geduwd, waarna de troicart vervangen wordt door de obturator. Als de schacht op de gewenste plaats is gebracht wordt de obturator vervangen door de optiek.

Relatie vorm/functie: De schacht (soms wordt dit ook wel het werkelement genoemd) is een holle gladde buis. De schachten hebben een diameter van 2,2 mm, 2,9 mm en 4,5 mm. De schachten zijn er in een *disposable* en *re-usable* uitvoering. Aan het proximale gedeelte van deze buis bevindt zich een dwarsverbinding waarop minimaal één en meestal twee kraantjes zijn bevestigd. Deze kraantjes dienen voor het toedienen of afvloeien van spoelvocht.

Om de schacht (of de canule) in het gewricht te kunnen brengen wordt een passende staaf aangebracht, die iets buiten het uiteinde van de schacht of canule uitsteekt. Deze staaf heet troicart als het uiteinde voorzien is van een scherpe drievlakspunt (*trois*: drie) en obturator als het uiteinde een stompe ronde punt is. De troicart wordt gebruikt om de schacht of canule door het kapsel te drukken. Daarna wordt de troicart vervangen door de obturator om het gewrichtskraakbeen niet te beschadigen.

Door de schacht kan een optiek ingebracht worden. Doordat de meeste fabrikanten een eigen schacht en een eigen optiek hebben, past niet iedere optiek in iedere willekeurige schacht.

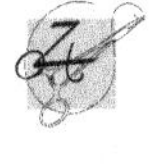

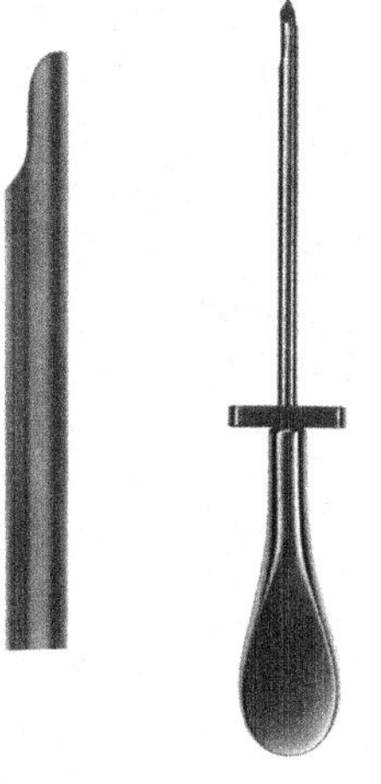

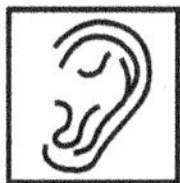

Naam: **Sinustroicart.**

Gebruiksdoel: Voor het endonasaal doorboren, spoelen en draineren van de kaakholte.

Relatie vorm/functie: De troicart bestaat uit twee onderdelen. Een schacht en een in de schacht passende troicart. Om de schacht in de mediane wand van de kaakholte te kunnen plaatsen wordt de schacht samen met de troicart ingebracht. Het uiteinde van de troicart is daarvoor vanuit drie vlakken tot een scherpe punt geslepen. Doordat de scherpe punt van de troicart na plaatsing in de schacht, precies uit de schacht steekt kan de wand van de kaakholte worden doorboord. Na het verwijderen van de troicart blijft de schacht in de wand achter zodat de kaakholte via de schacht kan worden gespoeld en uitgezogen.

Bron: Explorent instruments/instruments range – Gyrus Medical GmbH, Tuttlingen

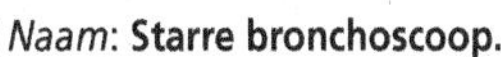

Naam: **Starre bronchoscoop.**

Gebruiksdoel: Voor het inwendig bezichtigen van de onderste luchtwegen (de trachea en de bronchusboom) maakt de kno-arts of de longarts gebruik van een bronchoscoop.

Relatie vorm/functie: Een bronchoscoop kan star zijn of flexibel. Via het lumen van een starre bronchoscoop of via een klein werkkanaaltje van de flexibele bronchoscoop, kan met behoud van zicht instrumentarium worden opgevoerd voor de uitvoering van een diagnostische en een therapeutische bronchoscopie.

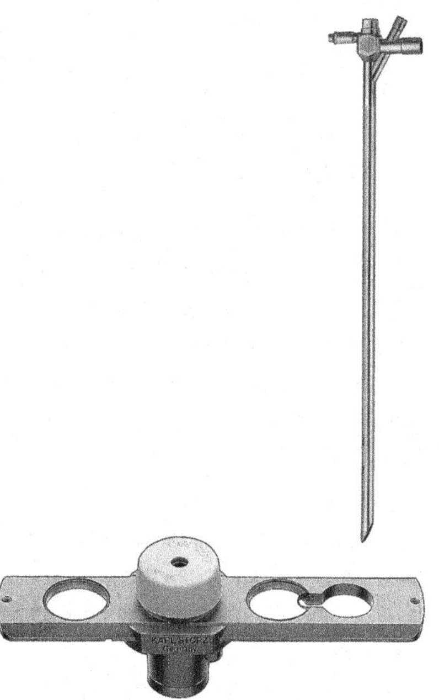

Een starre bronchoscoop bestaat voornamelijk uit een starre schacht, een buisvormig deel. De diverse openingen of vensters die zich in de zijkant van het distale deel van de schacht bevinden zijn ventilatieopeningen. De binnendiameter van de schacht kan variëren van 3,0 mm tot 8,5 mm en de lengte van 30 cm tot 43 cm. De keuze voor een bepaald formaat is afhankelijk van de leeftijd en het geslacht van de patiënt.

De distale rand van de schacht loopt vanaf de bovenkant een stukje schuin naar achter af. Deze schuine distale rand stelt de operateur in staat om de achterover liggende epiglottis op te tillen, de stembanden te passeren en de trachea te bereiken.

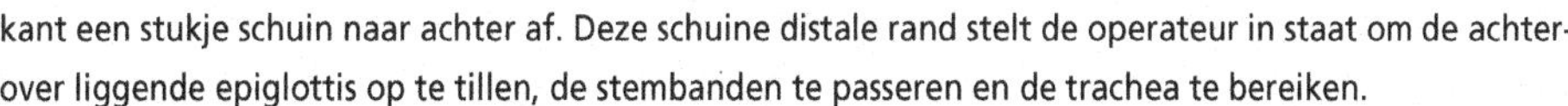

Het proximale uiteinde van de starre schacht heeft via een koppelstuk een aansluitingsmogelijkheid voor de beademing. De ademhalingsweg is immers niet tegelijkertijd beschikbaar voor zowel een bronchoscoop als een beademingstube. Om de bronchoscoop peroperatief luchtdicht af te sluiten en beademingsdruk op te kunnen bouwen wordt er op de proximale opening van de bronchoscoop een afsluitschuifje met een glasvenster geplaatst (een Lenhardt-schuifje). Om een verrichting uit te kunnen voeren kan het glasvenster tijdelijk naar opzij worden weggeschoven.

Een proximale aansluitingsmogelijkheid voor een glasvezelkabel (een lichtkabel) zorgt via een lichtdrager voor een distale belichting van het operatiegebied. Tegenover en ter hoogte van de lichtdrager bevindt

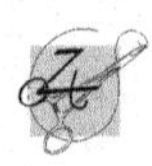

zich een aansluitingsmogelijkheid voor een handvat. Met dit handvat, dat vrijwel haaks ten opzichte van de bronchoscoop staat, heeft de operateur voldoende grip om de bronchoscoop met één hand te kunnen hanteren en met de andere hand instrumentarium op te voeren.
Via het lumen van een starre bronchoscoop kan een starre vergrotingsoptiek worden opgevoerd die naast vergrotend, ook zicht op de bronchi kan geven onder een hoek variërend van 0° tot 120° (afhankelijk van de gebruikte optiek). Voor de verrichting van een diagnostische en/of therapeutische bronchoscopie kan via het lumen van de starre schacht met behoud van zicht divers star instrumentarium worden opgevoerd.
Bron: Karl Storz GmbH & Co. KG, Tuttlingen

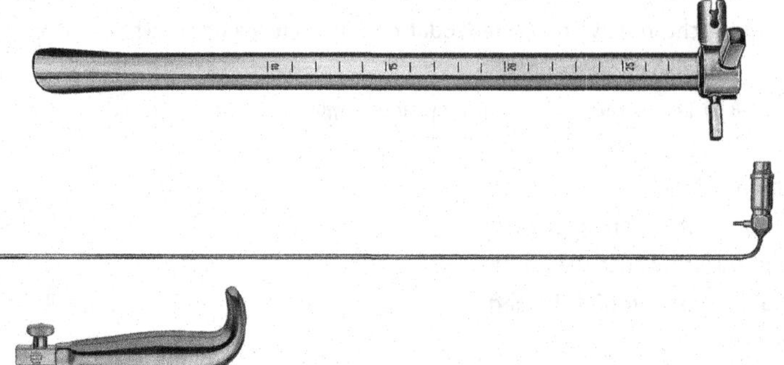

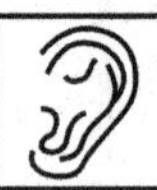

Naam: **Starre oesofagoscoop.**
Gebruiksdoel: Voor het rechtstreeks inwendig bezichtigen van de slokdarm (de oesophagus) wordt er gebruikgemaakt van een oesofagoscoop. Een oesofagoscoop kan net als een bronchoscoop star of flexibel zijn.
Relatie vorm/functie: Een bronchoscoop kan star zijn of flexibel. Via het lumen van een starre bronchoscoop of via een klein werkkanaaltje van de flexibele bronchoscoop, kan met behoud van zicht instrumentarium worden opgevoerd voor de uitvoering van een diagnostische en een therapeutische bronchoscopie.
Een *starre oesofagoscoop* bestaat voornamelijk uit een starre schacht met een diameter van 1,5 cm en met een lengte die op kan lopen tot 50 cm. Om de slijmvliesplooien van de slokdarm tijdens het opvoeren van de oesofagoscoop enigszins te effenen en de wand beter te kunnen beoordelen is het meest distale deel van de oesofagoscoop iets wijder dan de rest van de schacht. Door deze vorm en het ontbreken van distaal geplaatste ventilatieopeningen, is er een onderscheid mogelijk met de bronchoscoop. Verder heeft een starre oesofagoscoop net als een starre bronchoscoop eenzelfde aansluiting voor een handvat en eenzelfde aansluitingsmogelijkheid voor een distale belichting.
Evenals via een starre bronchoscoop kan via het lumen van een starre oesofagoscoop een vergrotingsoptiek en divers star instrumentarium worden opgevoerd. Door bij de uitvoering van een diagnostische en/of therapeutische oesofagoscopie een flexibele oesofagoscoop via de starre op te voeren, kunnen de oesofagoscopen elkaar in gebruik aanvullen.
Om de slijmvliesplooien van de oesophagus voor een goede beoordeling enigszins te effenen en zicht en ruimte te creëren, kan het lumen van de oesophagus met het inblazen van lucht (met een ballonpompje) nog iets verder worden verruimd. Zowel de starre als de flexibele oesofagoscoop kennen deze toepassingsmogelijkheid.

Bij de starre oesofagoscoop wordt daarbij het proximale uiteinde luchtdicht afgedekt met een glasvenster in een schuifje. Zodoende wordt de oesofagoscoop tijdelijk afgesloten zodat met het inblazen van lucht druk kan worden opgebouwd.

Bron: Karl Storz GmbH & Co. KG, Tuttlingen

Naam: **Troicart met mandrin.**
Ook bekend onder de naam: Surgipoort.
Gebruiksdoel: Doorboren van de buikwand.
Relatie vorm/functie: De dubbelwandige canule is voorzien van een mechanisch systeem dat ervoor zorgt dat de scherpe mandrinpunt beschermd wordt zodra deze in de vrije buikholte is. De nieuwste ontwikkeling is een troicart waarbij de punt terugschiet in de schacht zodra de buikwand gepasseerd is. Daarnaast zijn er ontwikkelingen waarbij men onder zicht de troicart kan inbrengen.

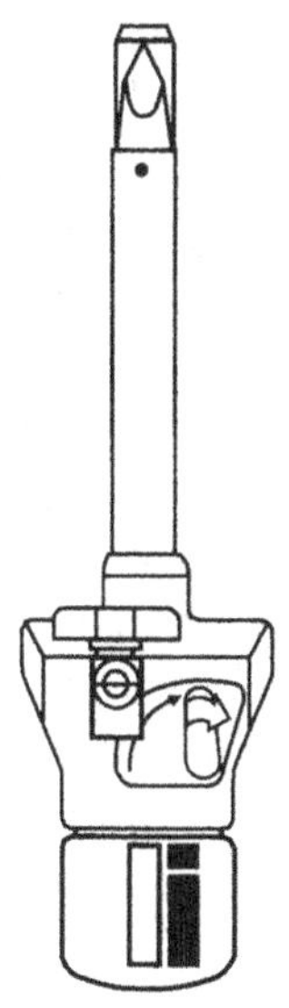

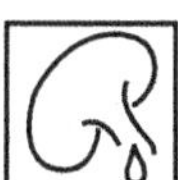

Naam: **Troicart volgens Reuter.**
Gebruiksdoel: Het afvoeren van spoelvloeistof langs suprapubische weg.
Relatie vorm/functie: De troicart heeft een mandrin voor het aanprikken van de blaas. Nadat de mandrin is verwijderd wordt er een aspiratiecanule ingebracht die via een zuigslang verbonden wordt met een zuigunit. Het is mogelijk de troicart tijdens de ingreep te fixeren met een fixeerschild, dat op de buik wordt geplaatst.

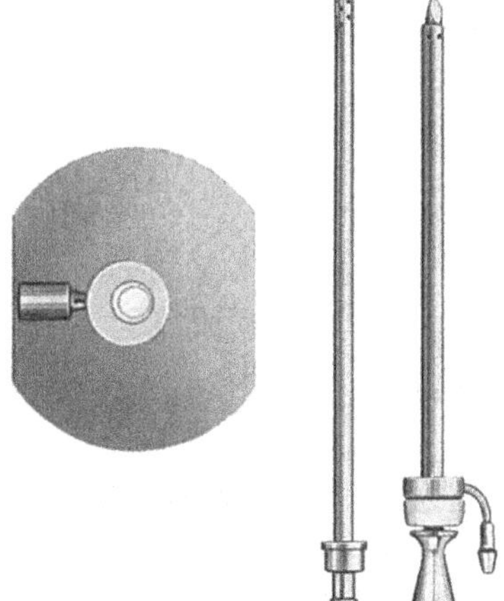

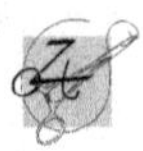

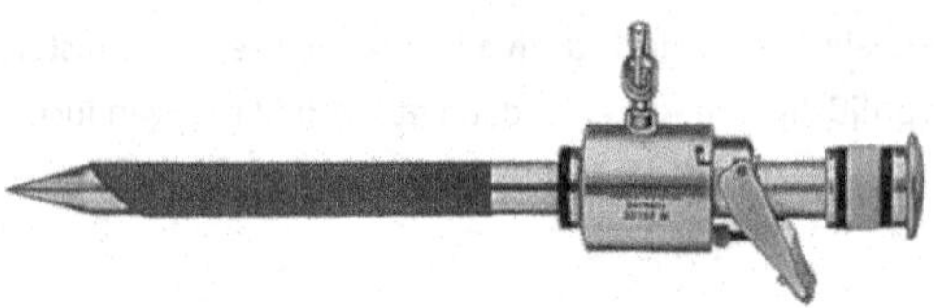

Naam: **Troicart.**

Ook bekend onder de naam: Surgiport, Endopath, Versaport.

Gebruiksdoel: Doorboren van de buikwand en vormen van een werkkanaal voor diverse endoscopische instrumenten.

Relatie vorm/functie: Deze instrumenten zijn verkrijgbaar in een disposable en een re-usable versie. Het voordeel van een disposable troicart is dat deze een veiligheidsschild bevat. Dit schild beschermt abdominale structuren tijdens het introduceren van de troicart. Wanneer de scherpe troicartpunt het peritoneum penetreert, schiet het veiligheidsschild automatisch naar voren, waardoor deze punt beschermd is.

Dit instrument bevat een kraantje voor het inblazen van koolzuurgas en een hendel om het gas te laten ontsnappen.

Troicarts zijn leverbaar in verschillende diameters waarvan 6, 11 en 13 mm het meest worden toegepast. De hierboven genoemde millimeters geven de interne diameter van de schacht aan. De afmetingen zijn van belang bij het bepalen van het gebruik van een scoop en ander endoscopisch instrumentarium.

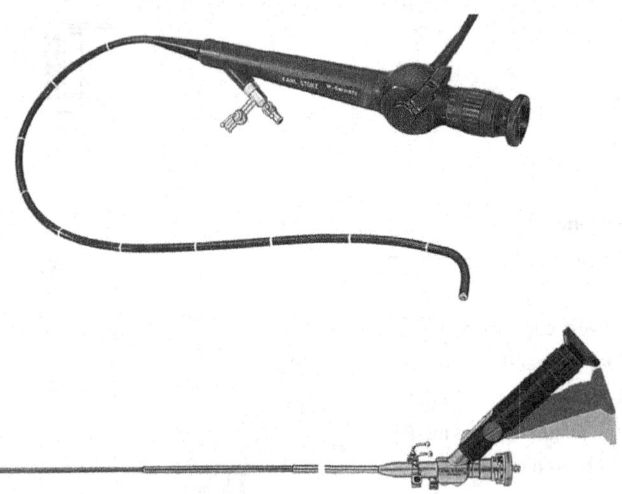

Naam: **Uretero-renoscoop.**

Gebruiksdoel:

- Het nemen van een biopt van een laesie in de ureter.
- Het behandelen van ureterstenen.
- Het dilateren van een ureterstenose.

Relatie vorm/functie: De uretero-renoscoop is te verkrijgen in een semi-rigide en in een flexibel model. De *starre* 0°-scoop is meestal verkrijgbaar in twee lengten. (Storz heeft een scoop van 34 of 43 cm.) De diameter van de uretero-renoscoop is opgebouwd uit drie segmenten. Het distale gedeelte heeft een kleinere diameter dan het proximale gedeelte. Zo heeft bijvoorbeeld een uretero-renoscoop van 43 cm een distale diameter van 7 Ch, een middengedeelte van 9 Ch en een proximale diameter van 10,5 Ch. Dit voorbeeld betreft een dun model, er zijn ook scopen die oplopen van 12,5 tot 15 Ch.

Aan het proximale uiteinde van de uretero-renoscoop bevindt zich een verbreding waarop twee afsluitbare kraantjes zijn bevestigd. Op één daarvan wordt de aanvoerslang met irrigatievloeistof aangesloten. Verder bevinden zich op dit gedeelte van de scoop de oculairaansluiting en aan het uiteinde de entree van het werkkanaal. Het oculair is in een hoek gemonteerd, de meeste uretero-renoscopen beschikken over een beweegbaar oculair. Tevens bevindt zich op dit gedeelte de aansluiting voor de lichtfiberkabel. Door het werkkanaal, dat afgesloten kan worden, kunnen allerlei fijne, flexibele instrumenten opgevoerd worden. Dit kan een steentangetje of een dormiakatheter zijn voor het verwijderen van een uretersteen, of een fijne biopsietang voor het nemen van een biopt. Het is zelfs mogelijk om een trilsonde op te voeren, om eerst de steen te fragmenteren en vervolgens met een dormiakatheter of steentang de steenresten te verwijderen.
De diameter van het werkkanaal varieert per uretero-renoscoop. Zo heeft een scoop van 10,5 Ch een werkkanaal van 3 Ch en een scoop van 15 Ch een werkkanaal van 6 Ch. Dit is belangrijk om te weten, omdat niet alle instrumenten door een klein werkkanaal passen.

De *flexibele* uretero-renoscoop heeft als voordeel dat de tip flexibel is, wat de mogelijkheid biedt om de nierkelken te bereiken. Deze scoop is evenals het starre model verkrijgbaar in verschillende diameters. Op het distale gedeelte bevindt zich het oculair met het stuurmechanisme voor de tip van de scoop. Daaronder bevinden zich een kraantje voor de irrigatievloeistof en een afsluitbare opening die dienstdoet als werkkanaal. Het werkkanaal heeft ongeveer een diameter van 3 of 4 Ch waardoor fijn instrumentarium opgevoerd kan worden.

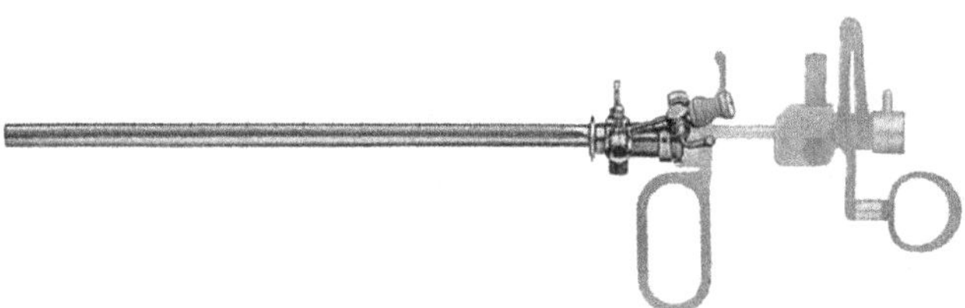

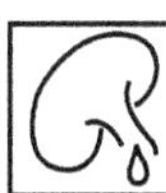

Naam: **Uretrotoomschacht met obturator.**
Gebruiksdoel: Deze twee instrumenten worden in de urethra opgevoerd tot in de blaas. Nadat de obturator verwijderd is, doet deze schacht dienst als werkkanaal voor endoscopisch instrumentarium.
Relatie vorm/functie: De schacht is een holle gladde buis. Aan het proximale gedeelte van deze buis bevindt zich een dwarsverbinding waarop twee kraantjes zijn bevestigd. Zij dienen als inlaat van irrigatievloeistof. Tussen deze twee kraantjes is de diameter van de schacht te lezen en ook welke charrière ureterkatheters de schacht doorlaat. Zo kunnen door een schacht van 22 Ch één ureterkatheter van 9 Ch en twee van 6 Ch passeren. Een ander type schacht is die met een centrale kraan waarmee de aan- en afvoer geregeld kan worden.
Door dit proximale gedeelte wordt de optiek ingebracht.
Het uiteinde van de schacht is iets opgebogen. Aan de onderzijde van deze opgebogen tip vinden we een venster dat dienstdoet als uitlaat van de lichtbundel van de optiek.
Bij het inbrengen van de schacht in de blaas wordt het venster afgesloten met de obturator. Dit voorkomt tijdens het introduceren beschadiging van de urethra. De schachten variëren in diameter van 17 Ch tot en met 25 Ch. De maten staan op de schacht vermeld en tevens wordt dit aangegeven met een kleurcodering.

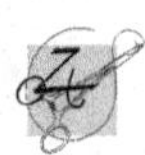

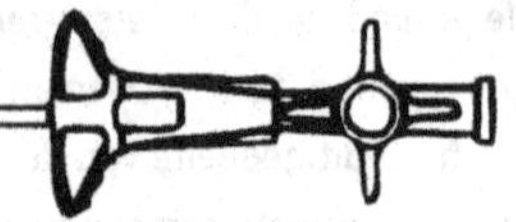

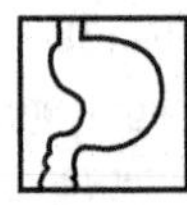

Naam: **Verres-naald.**
Ook bekend onder de naam: Surgineedle of insufflatienaald.
Gebruiksdoel: Insuffleren van de buik.
Relatie vorm/functie: De naald bestaat uit een dubbelwandige canule waarvan de binnennaald stomp is en de buitennaald scherp. Zodra de buikwand is gepasseerd komt de binnennaald naar voren om schade aan de ingewanden te voorkomen.

Naam: **Longhand.**
Gebruiksdoel: Het opzij houden van de buikinhoud om het operatieterrein bij de grote bloedvaten goed zichtbaar te houden.
Relatie vorm/inhoud: Een longhand is een loden plaat die in deze vorm wordt gesneden en omkleed met een tricot kous. Een longhand is plooibaar zodat hij gevormd kan worden naar de ruimte die er is. Ze worden vaak gebruikt in combinatie met een Balfour buikspreider.

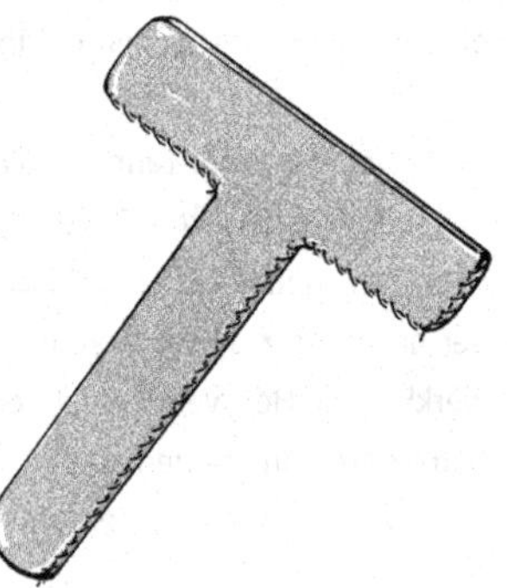

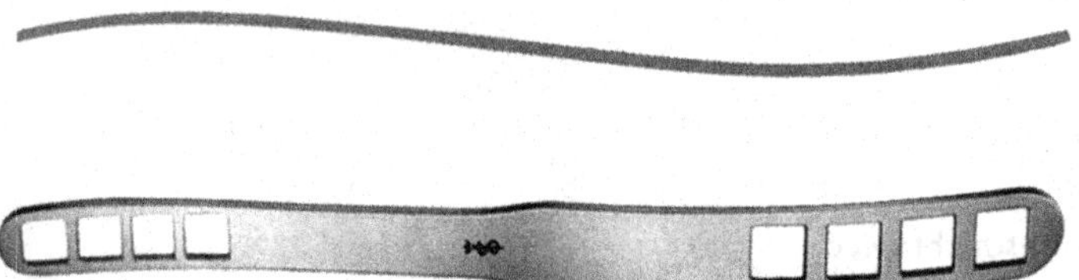

Naam: Tongspatel **Brünings**, gevensterd.
Gebruiksdoel: Het naar beneden brengen van de tong(basis).
Relatie vorm/functie: De tongspatel heeft aan beide kanten een viertal venstervormige openingen en een lichte kromming waardoor de spatel aan beide zijden is te gebruiken. De openingen zijn er om ervoor te zorgen dat de tong niet verdrukt wordt. Het weefsel dat zich door de druk in de openingen bevindt, voorkomt eveneens dat de tong zijdelings kan afglijden. Het is altijd de holle kant van de spatel die op de tong komt te liggen om te voorkomen dat de tijdelijke druk van de spatel de zwelling verergert.

Bron: Explorent instruments/instruments range – Gyrus Medical GmbH, Tuttlingen

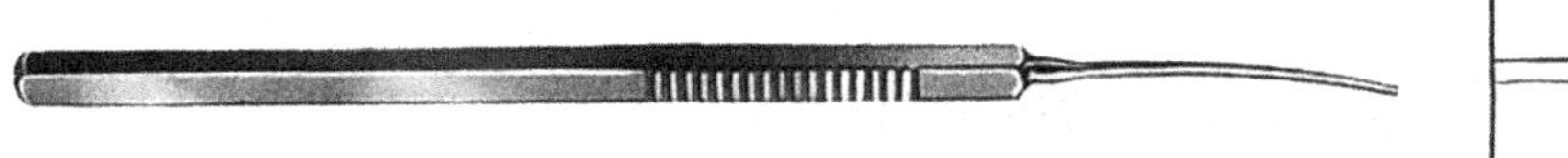

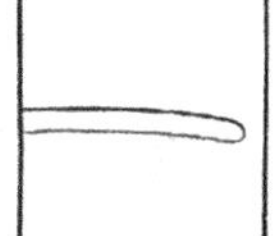

Naam: Irisspatel **Culler**.
Gebruiksdoel: Reponeren van de iris.
Relatie vorm/functie: Het betreft een platte stompe spatel om bij irisprolaps de iris gemakkelijk te kunnen reponeren. Doordat de spatel iets breed is, kan men gemakkelijk in een keer de iris reponeren zonder te traumatiseren.

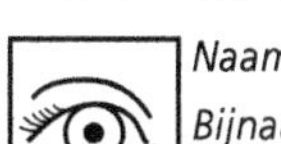

Naam: Spatel **Davis**.
Bijnaam: Orbitaspatel.
Gebruiksdoel: Afhouden van de bulbus oculi.
Relatie vorm/functie: De spatel is buigzaam, zodat hij in elke gewenste vorm gebogen kan worden. Hij is verkrijgbaar in verschillende breedten, namelijk van 6 mm tot 38 mm. De spatel geeft werkruimte maar beschermt ook de bulbus oculi tegen een eventueel optredend trauma door een ander instrument.

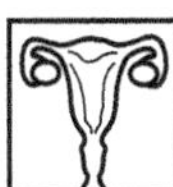

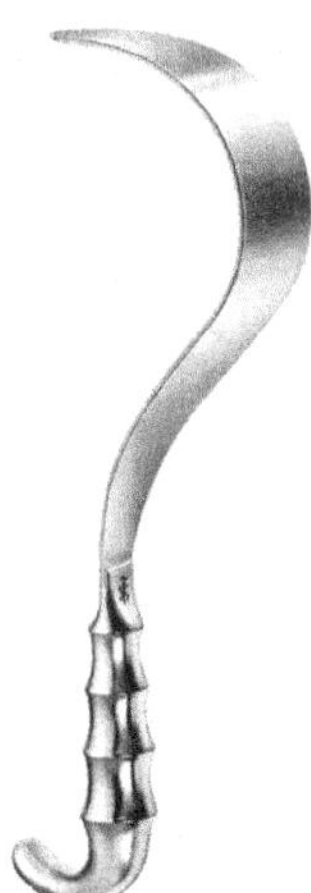

Naam: Darmspatel **Deaver**.
Gebruiksdoel: Opzij houden van de buikinhoud, vooral bij mediane onderbuikincisies.
Relatie vorm/functie: Het eerste dat aan het speculum opvalt, is de bijzondere ergonomische vorm van de greep die in het gebruik zeer prettig in de hand ligt. De vraagtekenvorm van het blad is bedoeld om, met name bij de para-aortale chirurgie, het darmenpakket optimaal uit het gezichtsveld te houden.

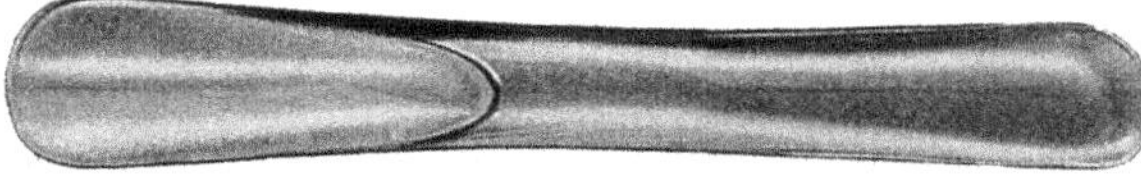

Naam: **Jaeger**-ooglidspatel.
Gebruiksdoel: Afhouden van de bulbus oculi.
Relatie vorm/functie: Korte stevige spatel, die de oogbol beschermt tegen een eventueel optredend trauma door een ander instrument of naald.

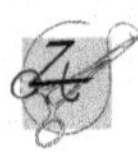

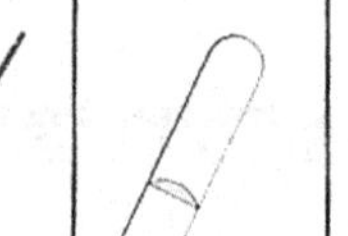

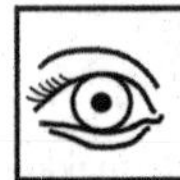

Naam: Irisspatel **Maumenee-Barraquer**.

Bijnaam: Sweep.

Gebruiksdoel: Reponeren van de iris.

Relatie vorm/functie: Het is een dunne, ronde spatel met aan het uiteinde een verbreding van het blad. Deze kan zowel aan de rechter- als aan de linkerzijde zitten. Door zijn dunne, draadachtige vorm en stevigheid is het een uitermate multifunctioneel instrument. Het wordt gebruikt om irisweefsel te reponeren, en om een geïmplanteerde kunstlens te roteren, maar ook als tweede instrument bij het 'kraken' van de humane lens bij faco-emulsificatie.

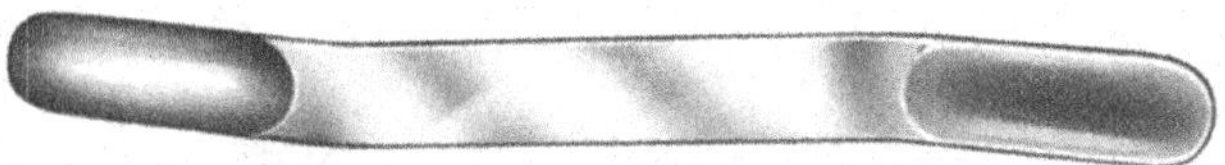

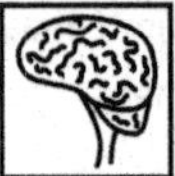

Naam: Hersenspatel (handspatel) **Olivecrona**.

Gebruiksdoel: Handmatig het hersenparenchym opzij houden. Dit kan gedaan worden om een eerste overzicht te krijgen voordat de hersenspatels van de spreider geplaatst worden.

Relatie vorm/functie: De hersenspatel heeft twee bladen met verschillende breedten. Er is een serie spatels beschikbaar met steeds oplopende breedten.

De bladen staan gehoekt. Bij het plaatsen van het spatelblad blijft de hand van de operateur buiten het zicht op het operatiegebied.

Doordat de bladen iets gebold zijn, wordt het parenchymweefsel iets meer weggedrukt. Hierdoor ontstaat een beter zicht in de diepte.

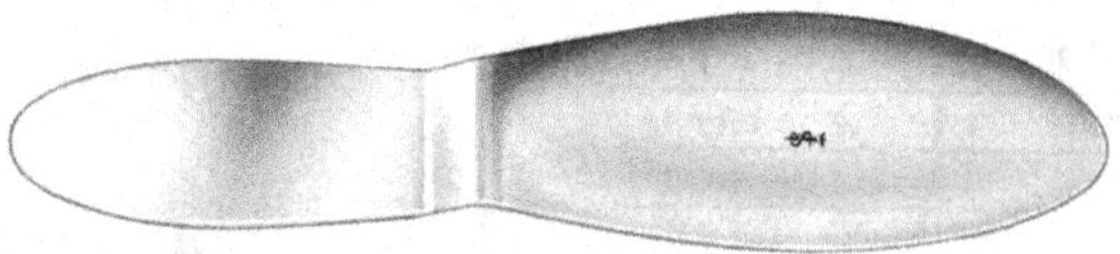

Naam: Peritoneumspatel **Reverdin**.

Eventuele bijnaam: Schoenlepel.

Gebruiksdoel: Onderduwen en beschermen van uitpuilende buikinhoud tijdens het hechten van het peritoneum.

Relatie vorm/functie: Het brede vlak kan gebruikt worden bij de aanvang van het sluiten van de buik. De spatel wordt plat onder het peritoneum geschoven zodat de naald geen darmen kan raken. Naarmate het sluiten vordert, kan men de spatel omkeren en verdergaan met het kleine gedeelte. De knik zorgt altijd dat het ongebruikte gedeelte boven het peritoneum uitsteekt.

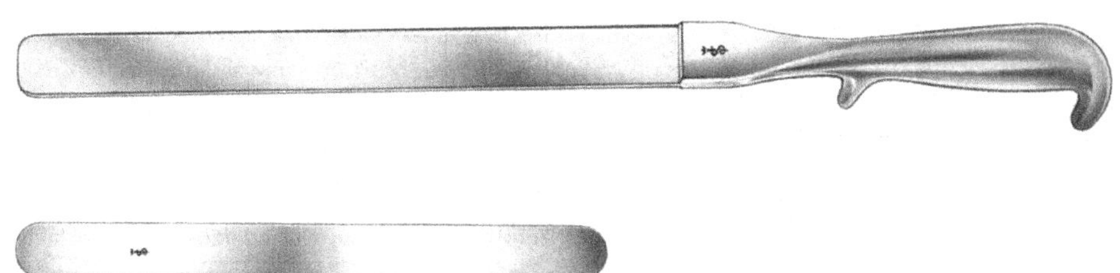

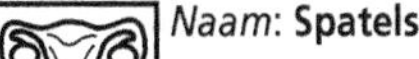

Naam: **Spatels**.
Gebruiksdoel: Opzij houden van buikinhoud bij darmoperaties.
Relatie vorm/functie: Deze buigzame spatels blijven in elke gewenste stand staan. Zij stellen de operateur in staat om de vorm volledig af te stemmen op het operatieterrein, maar kunnen uiteraard ook gewoon recht worden gebruikt. De kleine spatel zonder greep wordt ook geleverd in een geplastificeerde versie. Deze uitvoering is bijzonder geschikt als ondergrond bij het microchirurgisch diathermisch doornemen van adhesies.

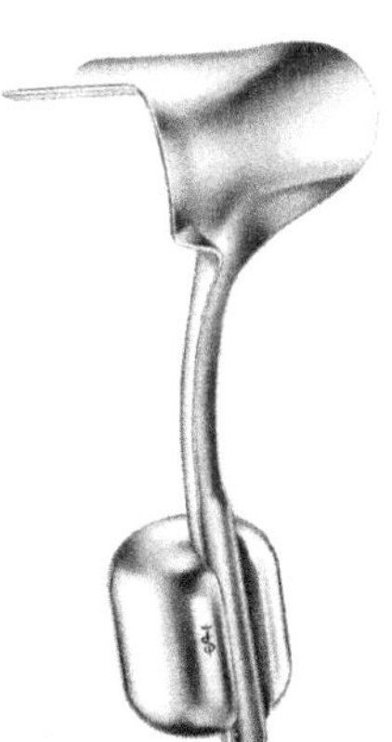

Naam: Achterwandspeculum **Auvard**.
Gebruiksdoel: Prolapsoperaties.
Relatie vorm/functie: Dit typische achterwandspeculum heeft een gootvorm die tot in de steel doorloopt om bloed en dergelijke af te voeren. Het losse gewicht kan aan de steel worden gehangen om de onderste hand van de assistent te vervangen. Op deze wijze ontstaat meer ruimte bij het operatieterrein en het spaart de rug van de assistent.

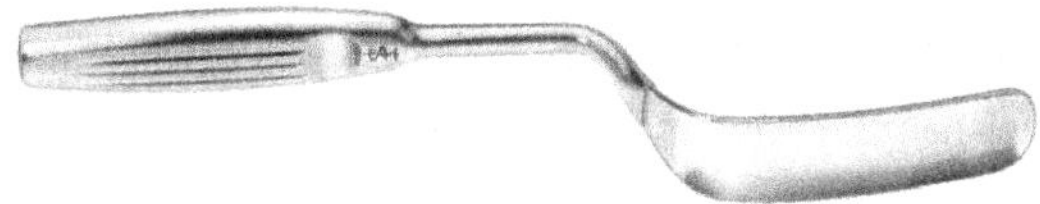

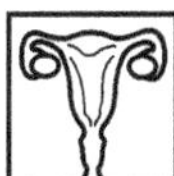

Naam: Voorwandspeculum **Breisky**.
Ook bekend onder de naam: **Bouwdijk**.
Gebruiksdoel: Presenteren van het operatiegebied bij vaginale ingrepen.
Relatie vorm/functie: Het bajonetvormige speculum zorgt ervoor dat de hand van de assistent buiten het gezichtsveld van de operateur blijft.

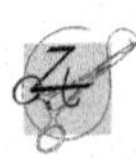

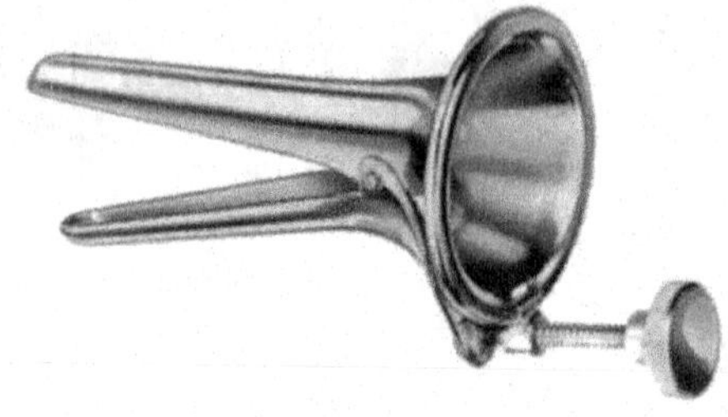

Naam: Kinderspeculum **Collin**.
Gebruiksdoel: Inwendig onderzoek.
Relatie vorm/functie: Vanwege de bijzonder geringe afmetingen van dit speculum is het in principe mogelijk om een kind onder algehele anesthesie inwendig te onderzoeken. Het kleine instrument is eveneens geschikt voor onderzoek bij vaginisme of een intact maagdenvlies. De toepassing van dit speculum is echter achterhaald door de endoscopie, waarbij men met behulp van een mini-optiek en lichtkabel moeite- en schadeloos intravaginaal kan inspecteren.

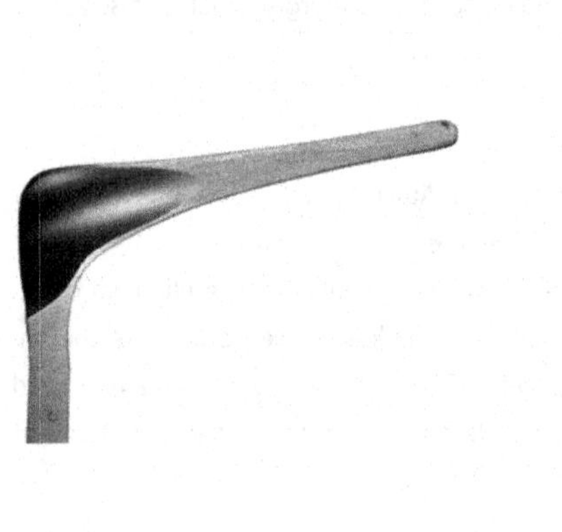

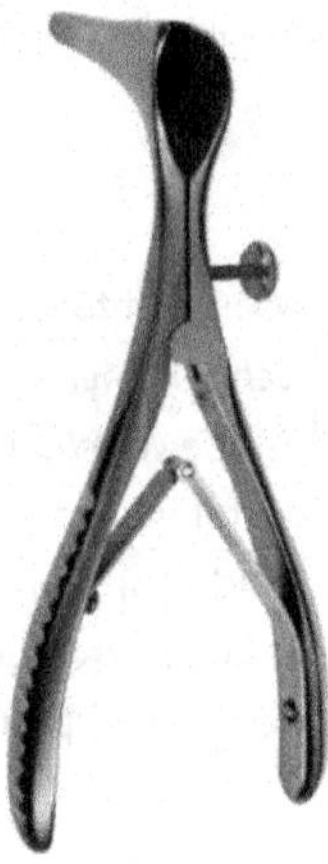

Naam: Neusspeculum **Cottle**.
Gebruiksdoel: Voor het uitvoeren van intranasale inspecties en verrichtingen.
Relatie vorm/functie: De middellange, smalle bladen van het Cottle-speculum zijn door hun vorm zeer geschikt om ze bij een septumcorrectie via de hemitransfixie-incisie in de septumtunnel te plaatsen. Door de bladen te spreiden, wordt de septumtunnel verwijd en ontstaat er voldoende ruimte om de gewenste correcties uit te voeren (zie ook neusspeculum type Hartmann).

Bron: Explorent instruments/instruments range – Gyrus Medical GmbH, Tuttlingen

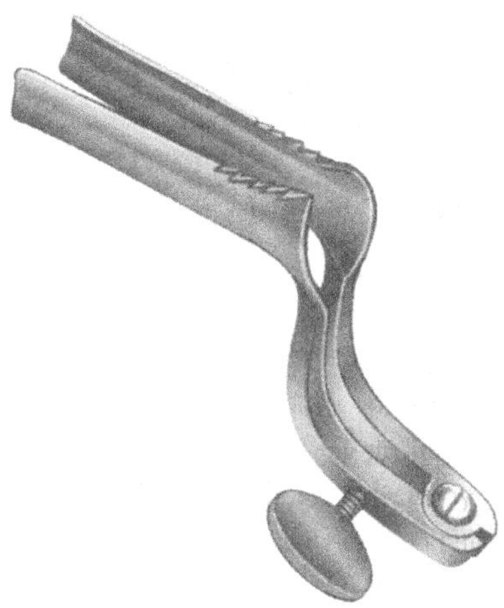

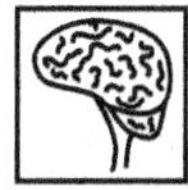

Naam: Speculum **Cushing-Landolt**.
Gebruiksdoel: De spreider houdt de toegangsweg naar de hypofyse open bij de niet-endoscopische benadering.
Relatie vorm/functie: Het speculum is vergelijkbaar met een neusspeculum zoals dat in de kno gebruikt wordt. Het grote verschil is de lengte van de bladen en de robuustheid van het instrument. De lengte van de bladen is nodig omdat ze moeten reiken tot aan de *sinus sphenoidalis*. De robuustheid is noodzakelijk omdat vrij veel kracht nodig is om de toegangsweg te openen en open te houden. Als de bladen in de neus geplaatst zijn, worden ze gespreid door de vleugelbout aan te draaien. Het deel met de stelbout wijst omhoog zodat het buiten het gezichtsveld blijft.

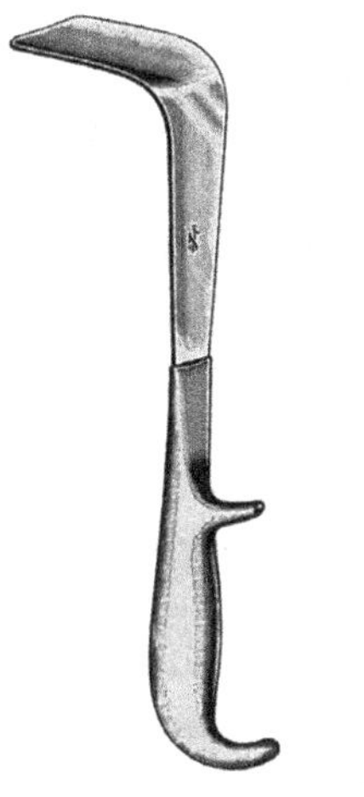

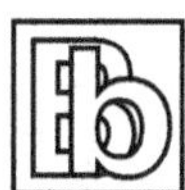

Naam: Bladspeculum **Doyen**.
Eventuele bijnaam: Leverspeculum.
Gebruiksdoel: Presentatie van buikinhoud of voor/achterwandspeculum bij vaginale operaties.
Relatie vorm/functie: Dit, populaire, speculum staat bekend om zijn praktische inzetbaarheid bij thoracoabdominale operaties. In de gynaecologie gebruikt de operateur de Doyen-specula graag als voor- en achterwandspeculum bij vaginale ingrepen. De ergonomisch gevormde greep haakt, met zijn uitsteeksel aan de basis, achter de overgang van de handpalm naar de pols. Het uitsteeksel bij de hals is bedoeld om door de wijsvinger aan te haken. De platte hals gaat, als veel tractie gewenst is, tussen de wijsvinger en de middelvinger door. Op deze manier ontstaat een goede grip die niet snel vermoeit.
Het blad is leverbaar in diverse formaatvariaties. Het is gebruikelijk om in (operatie) verslagen, catalogi en protocollenboeken twee getallen te verbinden aan de naam van dit speculum. Deze getallen hebben betrekking op respectievelijk de breedte en lengte van het blad uitgedrukt in millimeters (bijvoorbeeld speculum Doyen 45/90).

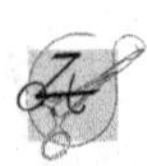

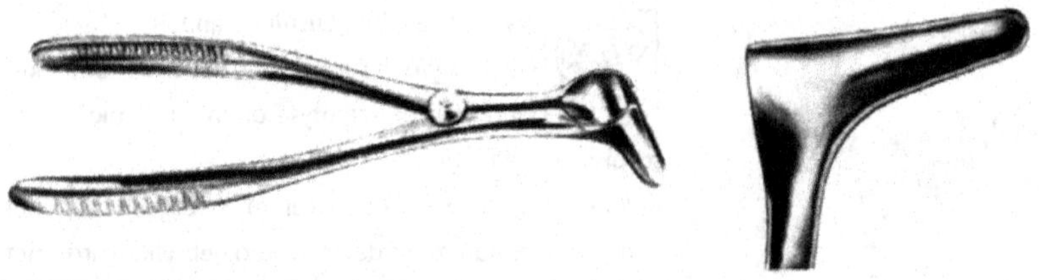

Naam: Neusspeculum **Hartmann**.

Gebruiksdoel: Presenteren van het doelgebied bij neuscorrecties.

Relatie vorm/functie: De werking is precies tegengesteld aan die van het Thudichum-speculum: hier treedt bij loslaten vanzelf *sluiting* op, door de veer aan de binnenzijde van de benen. Als de operateur in de greep knijpt, bewegen de speculumhelften juist uiteen, niet naar elkaar toe. De speciale werking, tegengesteld ook aan die van een conventionele schaar, tang of klem, komt voort uit het feit dat de twee helften niet kruisen in het slot, maar aan hun eigen zijde blijven. Het is gebruikelijk om een dergelijk speculum 'op zijn kop' te hanteren, dat wil zeggen, de hand van de gebruiker zit boven de neus (aan de zijde van het voorhoofd), niet bij de kin van de patiënt.

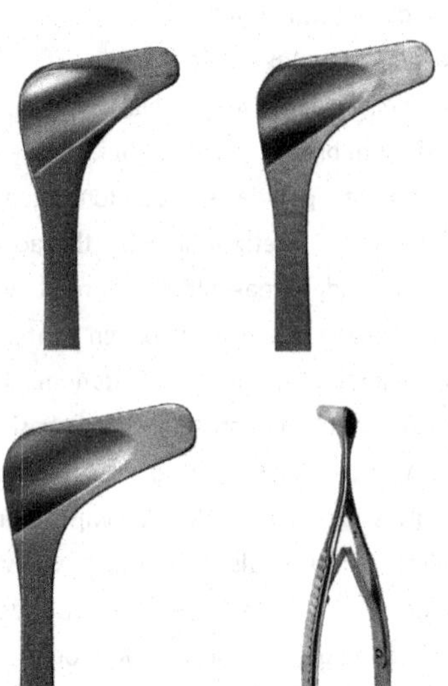

Naam: Neusspeculum **Hartmann**.

Gebruiksdoel: Voor het uitvoeren van intranasale inspecties en verrichtingen.

Relatie vorm/functie: Door het parallelslot ontstaat er bij het naar elkaar toebrengen van de greep een tegengestelde beweging in de bladen van het speculum. De beide bladen zullen daardoor verder uit elkaar komen te staan waardoor bij plaatsing in de neus de toegang tot de neusholte ruimer wordt gemaakt. Bij het loslaten van de greep zorgt de veer aan de binnenzijde van de benen van de greep ervoor dat de bladen van het speculum gelijkmatig tegen elkaar terugvallen. De korte, brede bladen van het Hartmann-speculum maken het mogelijk om onder goed zicht de neusholte te inspecteren, een intranasale verdoving toe te dienen en eventueel een hemitransfixie-incisie te plaatsen.

Bron: Explorent instruments/instruments range – Gyrus Medical GmbH, Tuttlingen

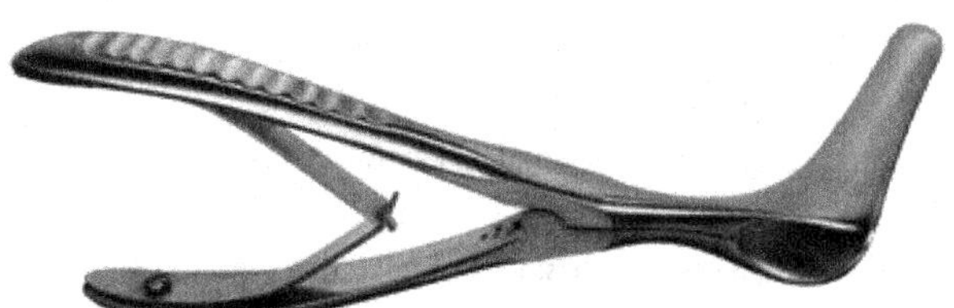

Naam: Neusspeculum **Killian**, middellang en lang.
Ook bekend onder de naam: Halve en hele Killian.
Relatie vorm/functie: De middellange en lange, maar ook vrij brede bladen van de Killian maken het speculum met name geschikt voor posterieure neuschirurgie bij septumcorrecties. De brede bladen bieden meer bescherming aan de septumtunnel.

Bron: Explorent instruments/instruments range – Gyrus Medical GmbH, Tuttlingen

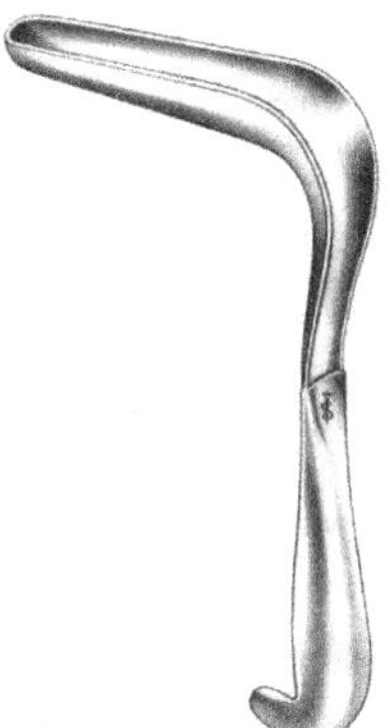

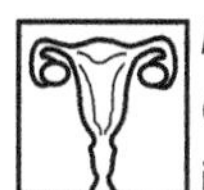

Naam: Achterwandspeculum **Kristeller**.
Gebruiksdoel: Presenteren van het operatieterrein bij vaginale ingrepen.
Relatie vorm/functie: Het komvormige blad van het speculum zorgt voor goed zicht en zo nodig afvoer van bloed. Daarnaast wordt deze vorm van het blad moeiteloos door de vagina-achterwand geaccepteerd. De greep lijkt veel op de eerder beschreven vorm van de Doyen, maar wordt anders gehanteerd! Vergeleken met de Doyen zal opvallen dat het uitsteeksel de andere kant op wijst. Dit soort grepen wordt in de volle hand genomen, waarbij de pink tegen het uitsteeksel komt te liggen. Dit maakt een tweede uitsteeksel, zoals op de Doyen wordt aangetroffen, overbodig.

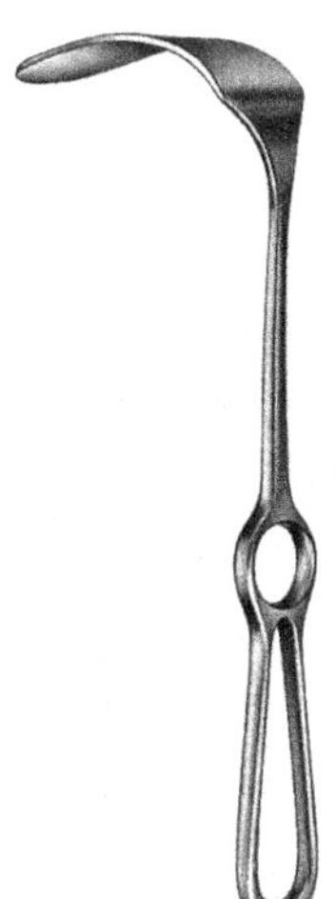

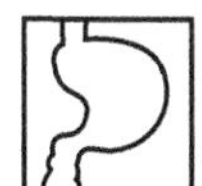

Naam: Darmspatel **Mikulicz**.
Ook bekend als: De Doyen.
Gebruiksdoel: Opzij houden van de buikinhoud.
Relatie vorm/functie: De kromming in het blad houdt de darmen beter vast. Bij een recht blad (bijvoorbeeld Doyen) willen de darmen nog wel eens onder de rand door 'uitbreken'. Het oog in de greep wordt met de wijsvinger aangehaakt. De open greep kan naar wens door andere vingers worden aangehaakt.

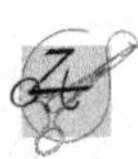

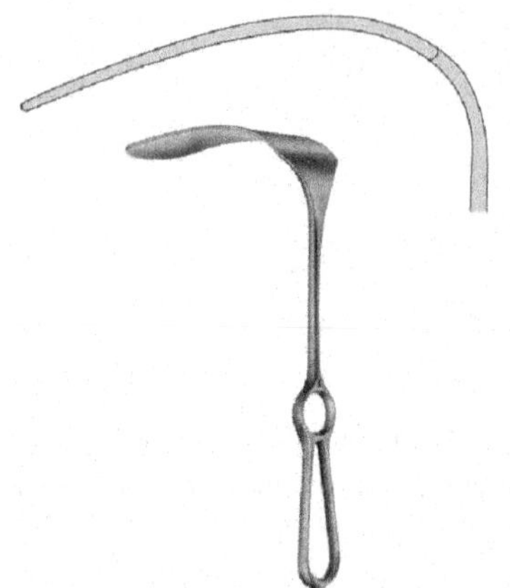

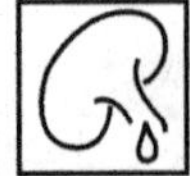

Naam: Buikwandhaak **Mikulicz/Kelly**.
Gebruiksdoel: Het openhouden van een diepe operatiewond bij laparotomieën.
Relatie vorm/functie: Dit type licht gebogen wondhaak wordt in veel specialismen gebruikt. Het is leverbaar in diverse afmetingen, zowel de lengte als de breedte is variabel. De handgreep is ergonomisch gevormd.

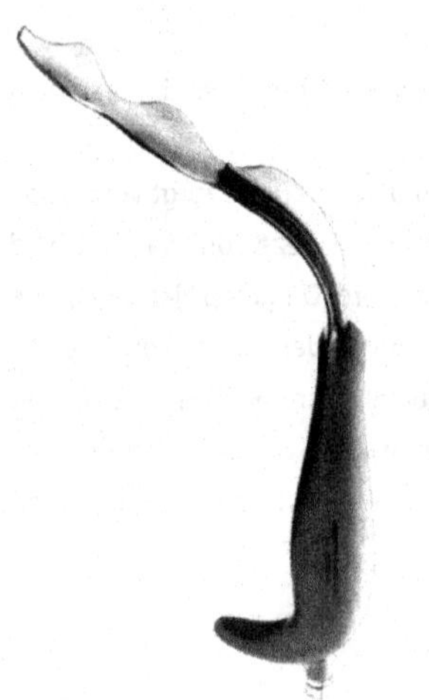

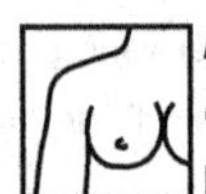

Naam: Lichtspeculum **Petri**.
Gebruiksdoel: Licht brengen op moeilijk bereikbare plaatsen.
Relatie vorm/functie: Dit speculum is bij uitstek geschikt om goed zicht te verkrijgen als bij operaties grote holtes worden gecreëerd via een kleine toegangsweg. Een glasvezel die tot aan het begin van het speculum loopt, brengt het licht tot in de diepste regionen. Verder is een gewone lichtkast met lichtkabel nodig. De aansluiting van de lichtkabel is geïntegreerd in de greep van het speculum. Toepassingen in de plastische chirurgie komen voor bij axillaire mamma-augmentaties en bij faceliftoperaties.

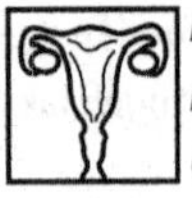

Naam: Dubbelblad-vaginaspeculum **Seyffert**.
Eventuele bijnaam: Eendenbek.
Gebruiksdoel: Dubbelbladspeculum voor inwendig onderzoek en desinfectie.
Relatie vorm/functie: De ronding van de beide bladen maakt het mogelijk om in gesloten toestand het speculum een kwartslag gedraaid in te brengen. De fixatieas met tanding grijpt vanzelf aan als het instrument wordt geopend en kan worden weggedraaid om het instrument in één beweging opnieuw te sluiten.

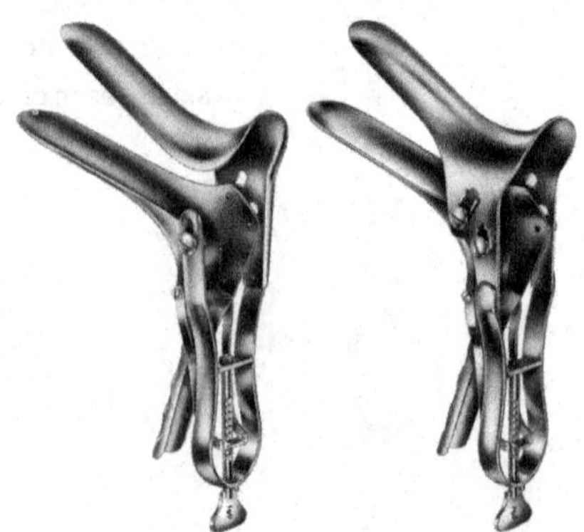

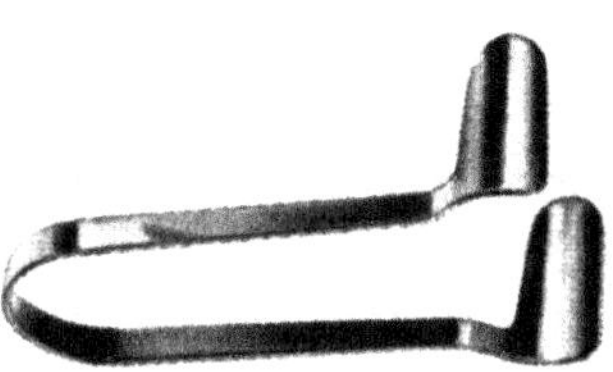

Naam: Neusspeculum **Thudichum**.
Gebruiksdoel: In het zicht brengen van het inwendige van de neus.
Relatie vorm/functie: Neusspecula zijn onmisbaar in de diverse stadia van een neuscorrectie. Dit type speculum onderscheidt zich van het conventionele model (Hartmann) door de aanwezigheid van een zelfspreidend mechanisme. De stevige U-vormige veer moet ingeknepen worden om het speculum te kunnen plaatsen. Daarna zal de veer naar zijn oorspronkelijke vorm 'willen' terugkeren, waardoor de spreiding van het neusgat verkregen wordt. Het speculum blinkt uit door eenvoud en gebruiksgemak en is verkrijgbaar in een aantal varianten met verschillende bladgrootte.

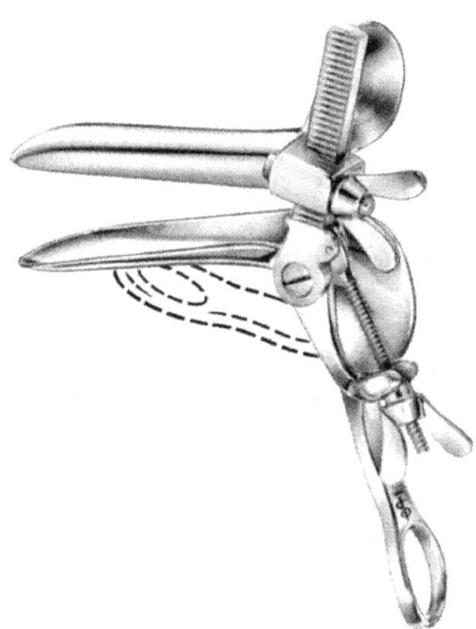

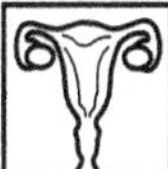

Naam: Dubbelblad-vaginaspeculum **Trelat**.
Gebruiksdoel: Dubbelbladspeculum voor inwendig onderzoek en desinfectie.
Relatie vorm/functie: Dit speculum wordt ook in gesloten toestand ingebracht. Het spreidmechanisme verschilt echter van de Seyffert. In dit geval zijn er twee mogelijkheden, namelijk:

- een tanding kan traploos het bovenste blad evenwijdig aan het onderste blad opdraaien;
- een vleugelmoer met spanarm kan de bek vanuit een draaipunt wigvormig openspreiden.

Een bijkomend voordeel is het feit dat altijd een kant van het speculum openblijft. Dit maakt het uitnemen van het speculum makkelijker bij het achterlaten van instrumenten en sondes. De greep van dit speculum is opklapbaar, waardoor het op een instrumentennet minder ruimte inneemt.

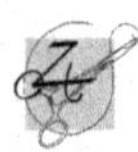

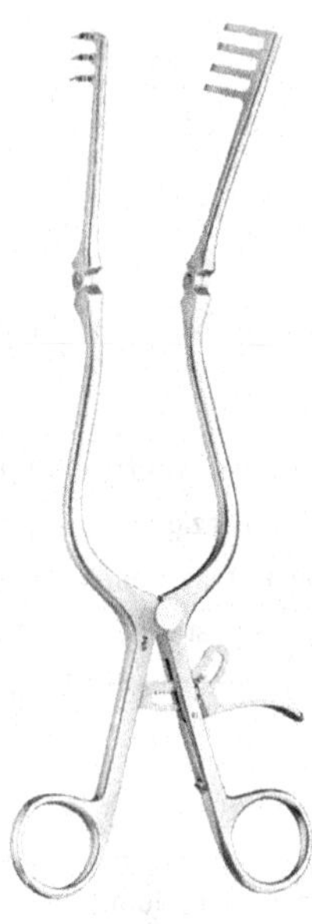

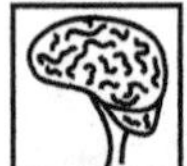

Naam: Wondspreider **Adson**.
Bijnaam: Knikspreider.
Gebruiksdoel: Openhouden van grotere en diepere wondoppervlakken.

Relatie vorm/functie: De totale lengte van het instrument is ongeveer 30 cm. Vanwege de lengte van de benen kunnen wondranden ver gespreid worden. Vanwege de knik in de benen is de spreider ideaal om in diepere wonden te gebruiken. Het distale deel van de benen wordt in de wond geplaatst waarbij de knik ter hoogte, maar in ieder geval boven de wondrand moet blijven. Het lange deel van het instrument kan vervolgens geknikt worden tot op huidniveau. Een vergelijkbare spreider zonder knik zal in een dergelijke situatie schuin omhoog steken en hinder geven.

Het instrument wordt met name in de wervelkolomchirurgie gebruikt. Ook bij ingrepen in de oksel (*plexus brachialis)* wordt de spreider gebruikt.

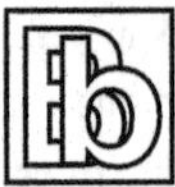

Naam: Buikwandspreider/zelfspreider **Balfour**.
Gebruiksdoel: Spreiden van de buikwand bij mediane incisies.

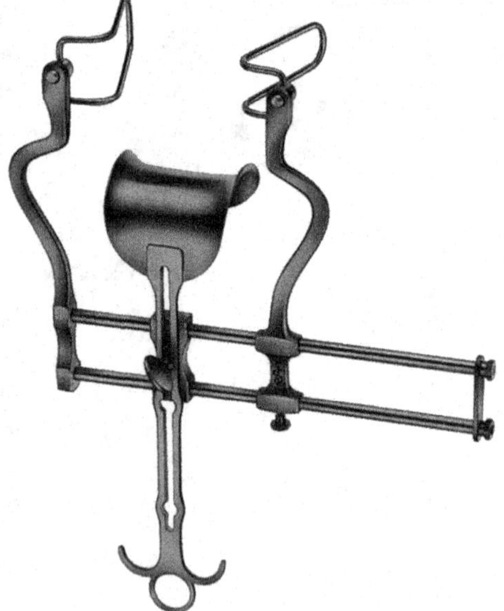

Relatie vorm/functie: Twee horizontale geleidestaven zijn aan één spreiderhelft/blad verbonden. Een klos met vleugelmoer tussen de beide spreiderhelften is bedoeld voor het monteren van een middenblad. Dit derde blad kan in deze opstelling rond het os pubis grijpen. De operateur kan het blad ook vervangen door andere vormen, zodat het bijvoorbeeld aan de bovenzijde van de incisie kan worden gebruikt. Vervolgens komt een beweegbaar deel met de tweede spreiderhelft over de geleidestaven. Zonder spanning kun je dit beweegbare deel moeiteloos over de beide staven bewegen. Komt er echter kracht op te staan, dan zet de spreiderhelft zichzelf vast. Om te voorkomen dat de verplaatsbare spreiderhelft van de geleidestaven af schiet, is er aan het einde een plaatje gemonteerd. Voordat de spreider de wasmachine ingaat, is dit plaatje met de hand te verwijderen.

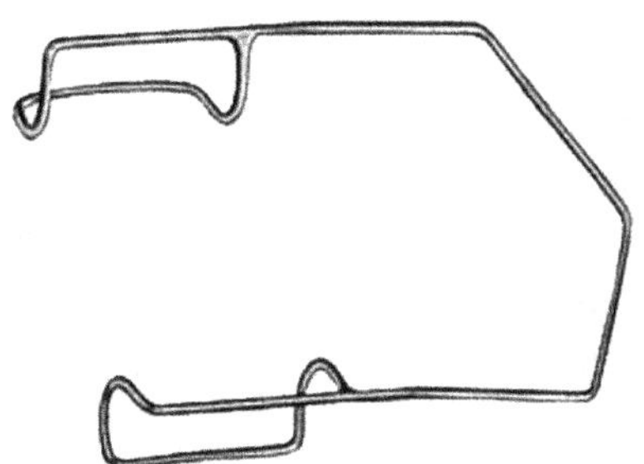

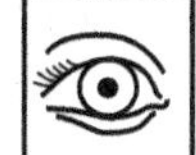

Naam: Ooglidspreider **Barraquer**.
Gebruiksdoel: Openhouden van de oogleden.
Relatie vorm/functie: Het betreft een dunne ooglidspreider, zodat deze weinig in de weg zit bij het opereren. De breedte van het blad kan wisselend zijn. Er bestaat ook een uitvoering voor kinderen.

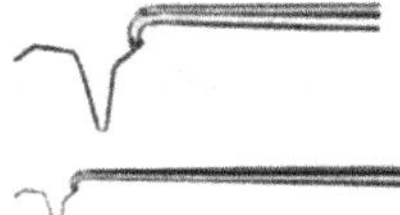

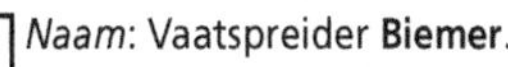

Naam: Vaatspreider **Biemer**.
Gebruiksdoel: Oprekken en openspreiden van tubulair weefsel.
Relatie vorm/functie: Het doorsteken van de vaatwand van een klein bloedvat is een lastig karwei. De chirurg loopt immers altijd het risico dat de naaldpunt de tegenoverliggende vaatwand raakt. Dit instrument zorgt ervoor dat de beide vaatwanden goed zichtbaar worden. Het gehoekte ijzerdraadje is veerkrachtig, waardoor de spanning op de vaatwand beperkt blijft.

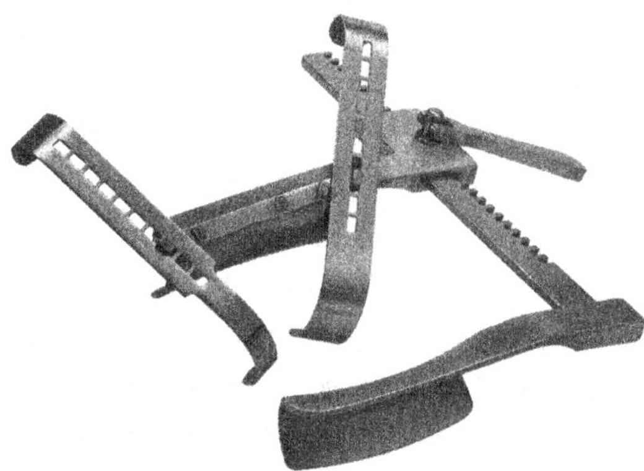

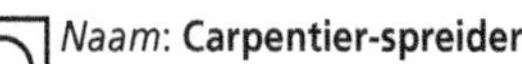

Naam: **Carpentier-spreider**.
Gebruiksdoel: Operatiegebied à vue houden.
Relatie vorm/functie: Deze spreider is speciaal ontwikkeld voor gebruik bij mitralisklepchirurgie. De spreider bestaat uit een spreidgedeelte en een gedeelte waar de houder opgeschoven kan worden voor de speciale atrium- en mitralishaken. Door deze haken te plaatsen wordt de atriumwand goed uit het zicht gehouden en zo komt de mitralisklep goed à vue. Voordeel van deze spreider is dat de assisterende zijn handen vrij heeft, omdat hij deze haken niet hoeft te bedienen.

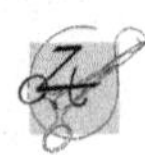

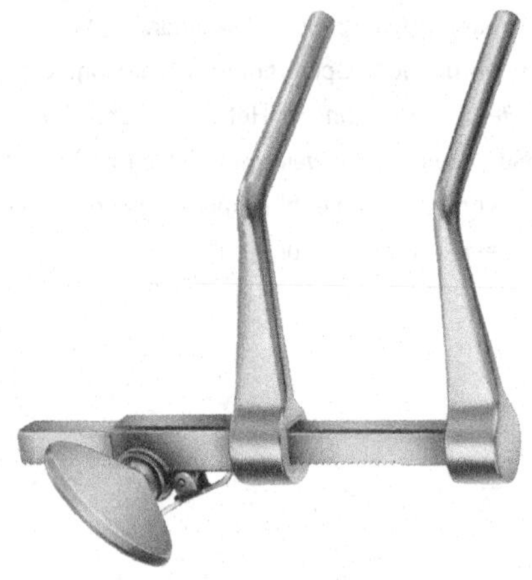

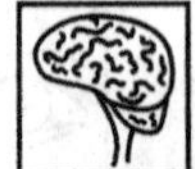

Naam: Werveldistractor **Caspar**.

Bijnaam: Intracorporele wervelspreider.

Gebruiksdoel: Horizontale distractie van cervicale wervellichamen ten opzichte van elkaar.

Relatie vorm/functie: Deze spreider wordt gebruikt bij anterieure benaderingen van de cervicale wervelkolom. De patiënt is hierbij gepositioneerd in rugligging met het hoofd naar links of rechts afgewend.

Deze wervelspreider heeft het voordeel dat de wervels in hun geheel ten opzichte van elkaar gedistraheerd worden. Dit komt doordat de spreider zijn houvast in het corpus zelf heeft en tevens doordat de benen van de spreider parallel, c.q. horizontaal ten opzichte van elkaar gespreid worden. (Spreiders met een slot en waarbij de pootjes tussen de wervellichamen geplaatst worden geven een spouweffect.) Deze spreider wordt veel gebruikt bij een anterieure benadering van een cervicale hernia nuclei pulposi (hnp) of bij een anterieure spondylodese, met name als een corpectomie plaatsvindt.

Als bij een hnp de wervels gespouwd worden, kan met de instrumenten niet de hele discus bereikt worden. De wervellichamen komen namelijk in een V-vorm te liggen. De achterzijde wordt dus dichtgedrukt. Bij een corpectomie moeten de wervels horizontaal gespreid worden omdat anders risico op letsel voor het ruggenmerg ontstaat als de wervelkolom zou inzakken.

De spreiderset bestaat uit twee spreiders. Een spreider voor benadering vanuit links en een spreider voor benadering vanuit rechts. Voor het aanbrengen van de spreider zijn noodzakelijk een boorhuls, een boor (eventueel), distractieschroeven en een schroevendraaier. Het aanbrengen van de spreider gaat onder röntgencontrole en volgens een specifieke procedure.

- De boorhuls wordt op het corpus geplaatst. (Om afglijden te voorkomen is het uiteinde van de huls getand.)
- Bij hard bot wordt zo nodig via de boorhuls een gaatje in de voorste *corticalis* geboord.
- Een distractieschroef van de juiste lengte wordt in de schroevendraaier geplaatst. Via de boorhuls wordt de schroef in het corpus geplaatst.
- De boorhuls wordt verwijderd.
- Het deel van de spreider met de vleugelmoer wordt vervolgens vervangen door de boorhuls. De vaste poot van de spreider wordt over de schroef geplaatst. De boorhuls wordt boven het corpus van de andere wervel geplaatst. (Op deze wijze komen de schroeven parallel ten opzichte van elkaar te staan.) Het plaatsen van de schroef gebeurt op de eerder beschreven wijze.
- De spreider met boorhuls wordt in zijn geheel verwijderd.
- De boorhuls wordt weer vervangen door het oorspronkelijke deel van de spreider, waarna beide poten van de spreider over de schroeven geplaatst worden. Vervolgens kan horizontale distractie plaatsvinden door de vleugelmoer aan te draaien.

  Bij de vleugelmoer zit een veer die in de vertanding van de horizontale balk valt. Hierdoor wordt de beweegbare poot geblokkeerd en blijft de spreider openstaan.

Aesculaap:

- werveldistractor;
- boorhuls;
- boor;

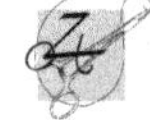

- distractieschroef;
- schroevendraaier.

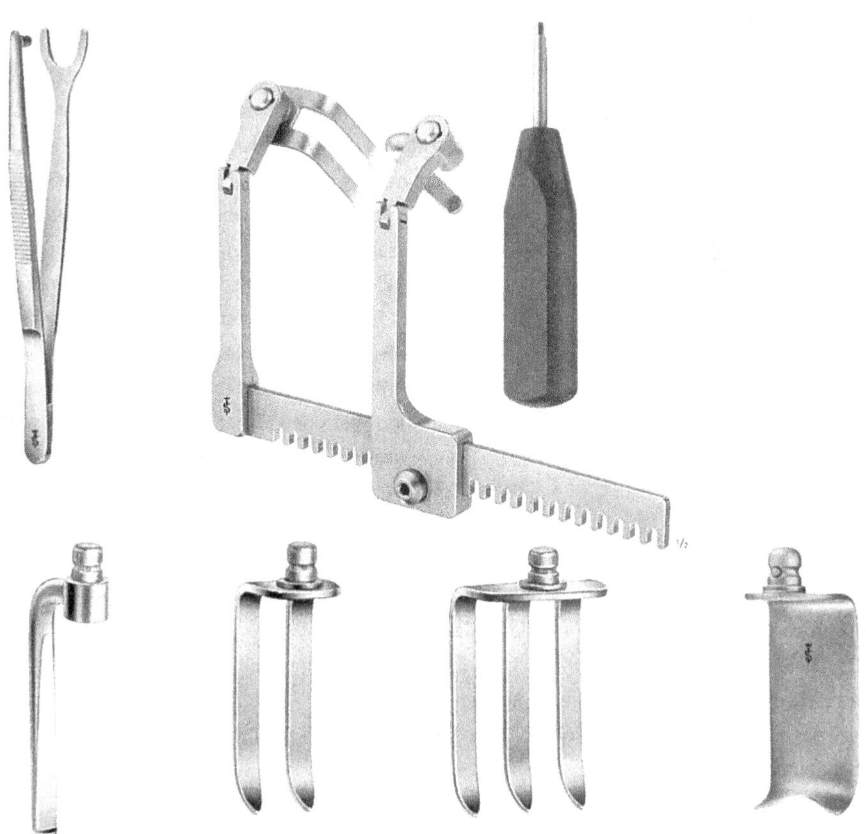

Naam: Wondspreider **Caspar**.

Gebruiksdoel: Spreiden van de rugspieren bij dorsale benadering van de wervelkolom.

Relatie vorm/functie: De wondspreider is vrij massief en degelijk. Dit is noodzakelijk om de sterke rugspieren te kunnen spreiden. Het spreiden gebeurt bij deze spreider door een imbusschroevendraaier in de basis van de verstelbare arm te plaatsen en te draaien. De vertandingen van de schroef vallen in de vertandingen van de balk waardoor het blad zich verplaatst. Er zit geen vergrendelmechanisme op de spreider. De tegendruk van de spieren op de bladen is namelijk groot. Naarmate de spreider verder geopend wordt, zal de tegendruk groter worden. Als gevolg zullen de benen van de spreider iets naar elkaar toe gedrukt worden. Op die manier vergrendelt de spreider zichzelf. Om te ontgrendelen moet de schroevendraaier gebruikt worden.

Voor de spreider zijn diverse modellen bladen van meerdere lengten beschikbaar. Dit heeft mede te maken met de soort ingreep, de grootte van de wond en de voorkeur van de operateur.

Een enigszins apart blad is het eentandse blad. Dit wordt gebruikt bij eenzijdige benadering van de wervelkolom. Het bredere blad wordt tegen de spieren gezet. Het eentandse blad steunt af tegen de *processus spinosus*. De bladen worden in de spreider geklikt. De bladen worden verwijderd met een speciaal pincet. Het hoefijzerdeel wordt aan de onderzijde van de spreider om de hals van het blad geschoven. Met het pennetje wordt vanaf de bovenzijde het blad uit de vergrendeling geduwd.

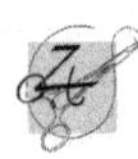

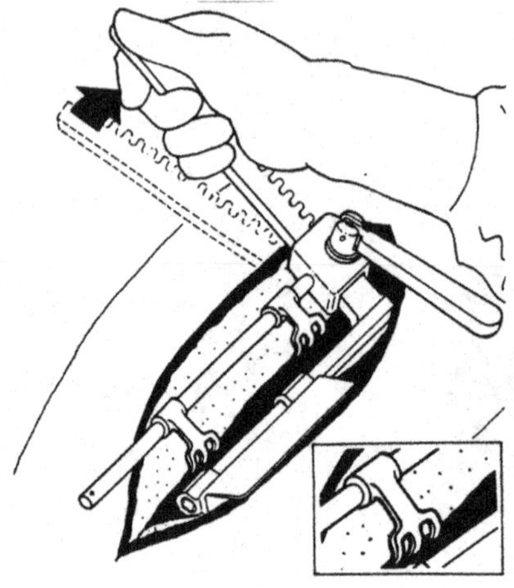

Naam: **Chevalier-spreider.**

Bijnaam: Ook bekend onder de naam: Lima-spreider.

Gebruiksdoel: Operatiegebied à vue houden.

Relatie vorm/functie: Deze spreider wordt gebruikt om de linker arteria mammaria vrij te prepareren. De spreider heeft aan een kant twee scherpe haken, die onder het sternum worden geplaatst. Door het opendraaien van de spreider wordt de linkerkant van het opengezaagde sternum omhooggetrokken. De rechterkant van de thorax wordt enigszins naar beneden gedrukt. Hier moet de anesthesist rekening mee houden. Soms is het noodzakelijk de patiënt onder verhoogde druk te beademen. De arteria mammaria komt door het opendraaien van de spreider goed à vue, waardoor deze gemakkelijk vrijgeprepareerd kan worden.

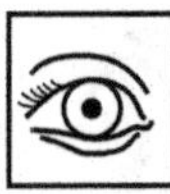

Naam: **Clark-**ooglidspreider.

Gebruiksdoel: Openhouden van de oogleden.

Relatie vorm/functie: Een wat stevigere ooglidspreider. Deze geeft wat meer uitspanning en wordt vaak gebruikt voor diverse operaties.

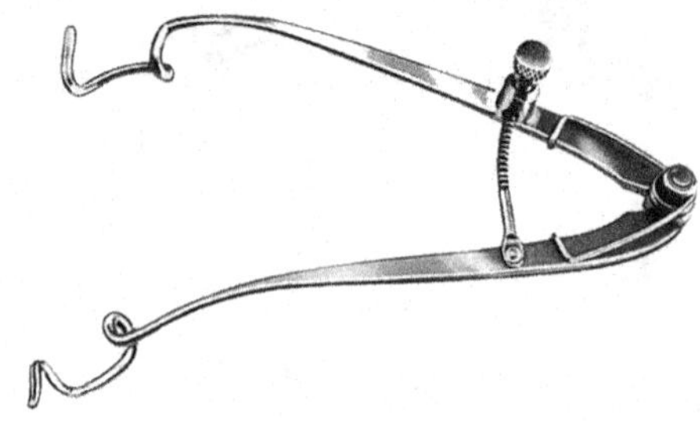

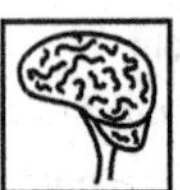

Naam: Wervelspreider **Cloward.**

Gebruiksdoel: Lokale repositie van de wervelkolom.

Relatie vorm/functie: Het uiteinde van de bladen van de spreider zijn aan de buitenzijde geruwd. Dit geeft meer grip op de botranden van de wervellichamen. Het spreidmechanisme bestaat uit een vleugelmoer die middels een vertanding in de vertanding van de dwarsbalk valt. Door aan de vleugelmoer te draaien, kan met kleine stapjes gespreid worden. Door de korte bek kan toch relatief veel kracht gezet worden. Een verend blad aan de basis van de vleugelmoer, valt ook in de vertanding van de dwarsbalk. Deze blokkeert het spreidmechanisme waardoor de spreider open blijft staan. Deze spreider wordt met name op cervicaal niveau toegepast.

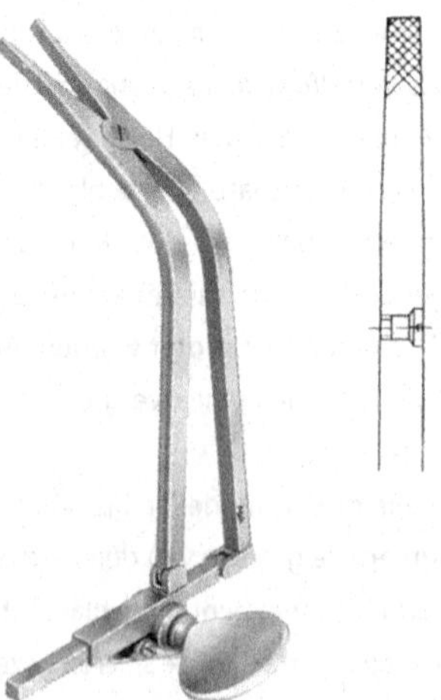

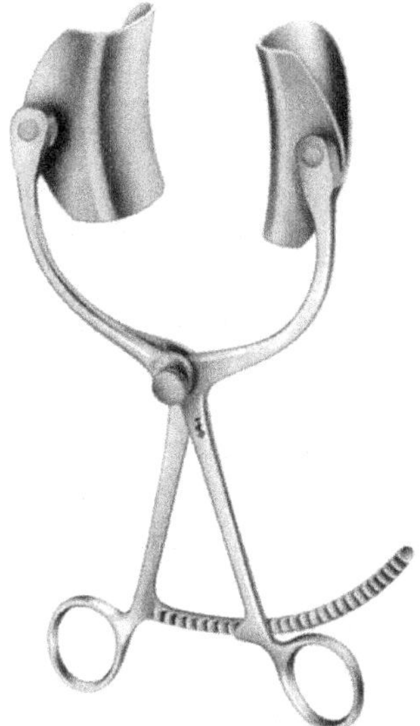

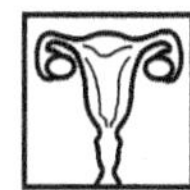

Naam: Buikwandspreider **Collin**.

Gebruiksdoel: Opzij houden van de wondranden bij buikoperaties.

Relatie vorm/functie: De sterk gebogen bladen van deze spreider grijpen uitstekend rond de buikwand bij een mediane onderbuikincisie. De bladen zijn scharnierend opgehangen om zelfcorrigerend de kracht zo gelijkmatig mogelijk op het weefsel te verdelen. De as van het slot is handmatig aan te draaien, waardoor de wrijvingsweerstand bij het openen en sluiten van het instrument kan worden aangepast. De crémaillère heeft extra veel tanden om tientallen spreidstandvariaties toe te passen.

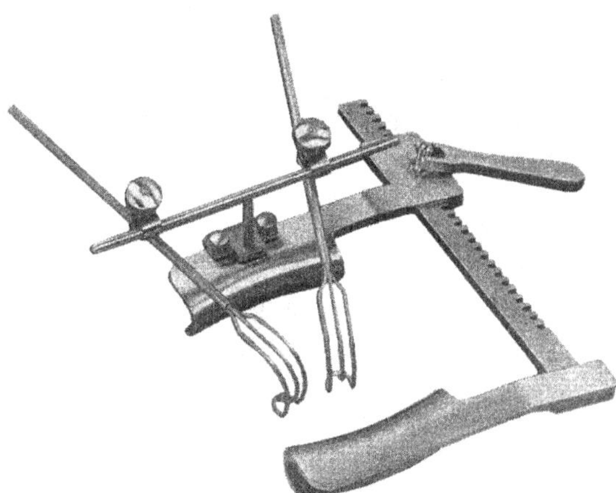

Naam: **Cosgrove**-spreider.

Gebruiksdoel: Operatiegebied à vue houden.

Relatie vorm/functie: Deze spreider is speciaal ontwikkeld voor gebruik bij mitralisklepchirurgie. De spreider bestaat uit een spreidgedeelte en een gedeelte waarop de houder geschoven kan worden voor de speciale atrium- en mitralishaken. Door deze haken te plaatsen wordt de atriumwand goed uit het zicht gehouden en zo komt de mitralisklep goed à vue. Voordeel van deze spreider is dat de assisterende zijn handen vrij heeft, omdat hij deze haken niet hoeft te bedienen.

Dit is tevens een spreider ontwikkeld voor mitralisklepchirurgie.

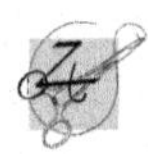

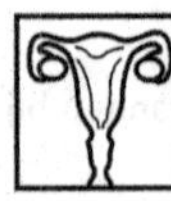

Naam: Buikwandspreider **Denis-Browne.**
Eventuele bijnaam: Ringspreider.
Gebruiksdoel: Presenteren van het operatieterrein bij onderbuikoperaties.
Relatie vorm/functie: Van dit concept bestaan talloze varianten. In dit geval kan men de losse specula achter een ring haken, die door middel van een tandwielachtige vorm het zijwaarts wegglijden van het speculum tegengaat. In het gebruik is het aan te bevelen om bij het plaatsen van de specula de vier hoekpunten van de wond als richtlijn aan te houden. De spreidkracht wordt door de elasticiteit van de buikwand zelf opgebracht.

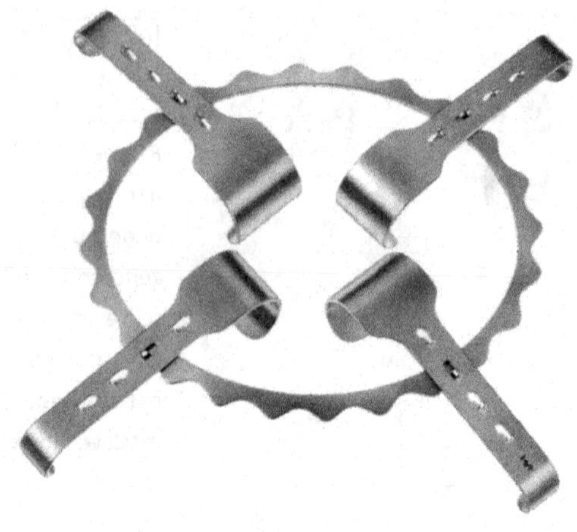

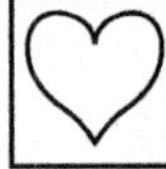

Naam: Ribbenspreider **Finochietto.**
Gebruiksdoel: Opensperren van de intercostale incisie.
Relatie vorm/functie: De krachten die men met deze potige spreider kan opbouwen, zijn enorm. Tijdens het plaatsen moet de chirurg er vooral op bedacht zijn dat er geen weke delen tussen het blad en de rib bekneld raken en dat de operatietafel, indien gewenst, in een thoracale knik wordt gebracht. Bij de kinderhartchirurgie worden deze spreiders als sternumspreiders gebruikt.

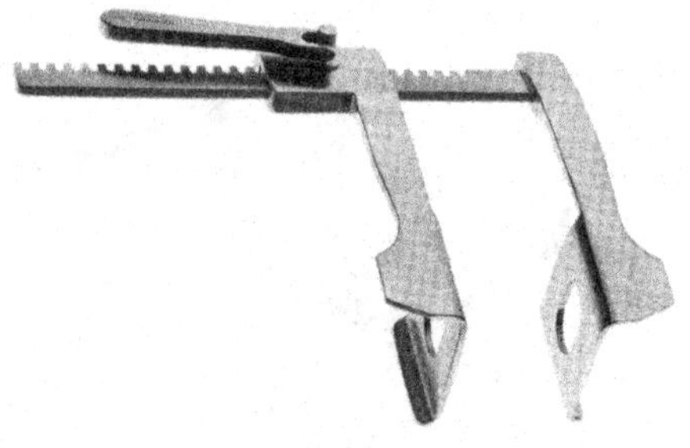

Naam: Vulvaspreider **Gelpi.**
Gebruiksdoel: Spreiden van de labia bij vulva-operaties.
Relatie vorm/functie: Bij dit instrument is er sprake van de *paradox* dat scherpe punten *weinig* trauma geven. De scherpe punten laten twee kleine steekgaatjes na, vergelijkbaar met de perforatie van een grove losse naald. De kromming van de benen is bedoeld om in geopende toestand ongehinderd te kunnen opereren. De gewenste spreiding wordt vastgehouden door een fijne tanding onder het slot.

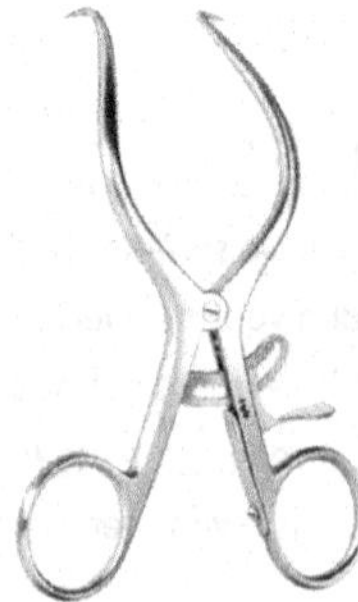

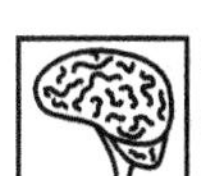

Naam: Wervelspreider **Inge**.

Gebruiksdoel: Lokale repositie van de wervelkolom.

Relatie vorm/functie: De uiteinden van de bladen van de spreider zijn aan de buitenzijde geribbeld. Dit geeft meer grip op de botranden van de wervellichamen. De lange handgrepen maken het mogelijk om, zo nodig, grote kracht over te brengen op de botranden waardoor een opening ontstaat tussen de wervels. Deze spreider wordt met name bij de grotere wervels (*thoracolumbaal*) toegepast. Een aan de onderzijde getand beweegbaar vergrendelmechanisme is aan een been van de handgreep bevestigd. Als de wervels voldoende gespreid zijn, wordt het getande balkje over het andere been van de handgreep gelegd. De handgrepen kunnen niet meer terugveren en de spreider houdt zichzelf op de plaats.

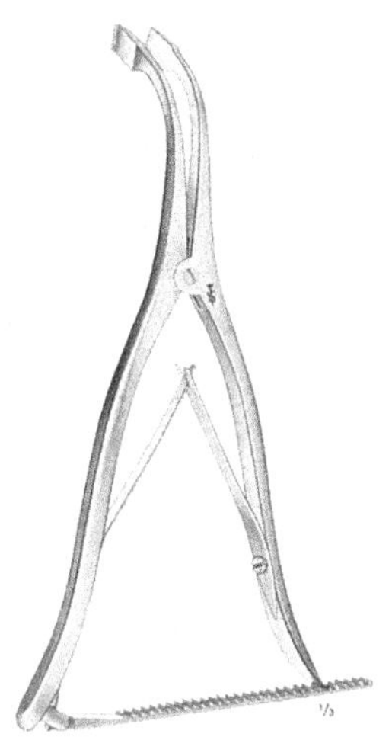

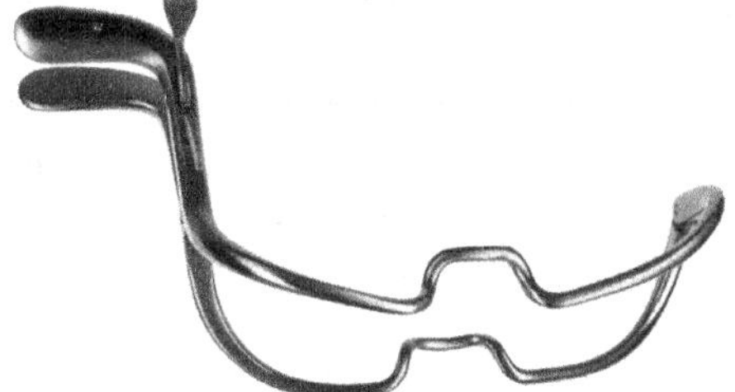

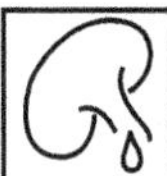

Naam: Mondspreider **Jennings**.

Gebruiksdoel: Het presenteren van de mondholte.

Relatie vorm/functie: Door de fixatiepal van de crémaillère te halen kunnen de benen van het frame naar elkaar toe worden gebracht. Op deze wijze wordt de spreider gesloten aangegeven. Door gebruik te maken van de crémaillère tussen de benen van de spreider blijft het frame van de mondspreider in de gewenste stand gefixeerd. De licht naar achter gebogen vorm van de spreider zorgt ervoor dat de operateur tijdens de verrichting niet wordt gehinderd. De mondspreider type Jennings wordt veel gebruikt bij een adenotomie.

Bron: Explorent instruments/instruments range – Gyrus Medical GmbH, Tuttlingen

Naam: Blaaswandspreider **Judd-Masson**.

Gebruiksdoel: Presenteren van het operatieterrein bij suprapubische prostaatoperaties.

Relatie vorm/functie: Deze zelfspreider volgens het 'geleidestaaf'-principe heeft een stelschroef om het bewegende deel in de gewenste spreidstand vast te kunnen zetten. De vorm van de bladen is specifiek aangepast aan het gebruik in de geopende blaas. De kromming in de bladen, vlak achter de aangrijppunten met de spreider, is bedoeld om de blaaswand zo veel mogelijk te sparen. Het zogenoemde 'derde blad' is in twee richtingen verstelbaar en eenvoudig te fixeren met een vleugelmoer. Het is gebruikelijk om dit derde blad aan de prostaatzijde van de wond in de blaashals te plaatsen.

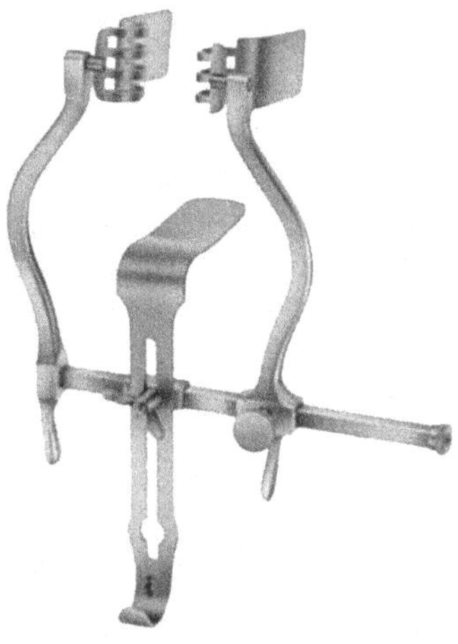

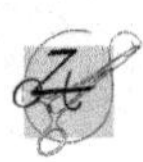

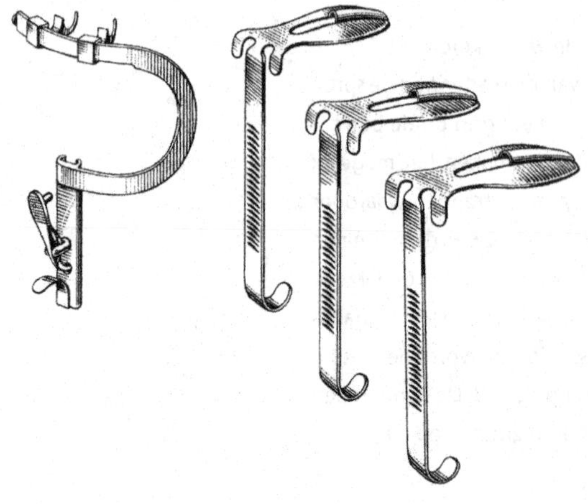

Naam: Mondspreider **Kilner Dott** met tongbladen East Grinstead.

Gebruiksdoel: Openhouden van de mond bij palatumchirurgie.

Relatie vorm/functie: De grote U-bocht aan de ene zijde biedt voldoende ruimte voor een maximale spreidstand. De twee haakvormige uitsteeksels kunnen worden verschoven om aanpassing aan de individuele patiënt te bereiken. Bij de spreider hoort een zogenoemd East Grinstead tongblad dat in drie formaten verkrijgbaar is. Het blad schuift in een geleiderail aan de onderzijde van de spreider, en wordt daaraan vastgezet met behulp van een fixatiepal en groeven in de tongbladsteel. Het tongblad bezit een uitsparing voor de endotracheale beademingstube, zodat deze niet door het blad wordt dichtgedrukt. Afhankelijk van het tongbladformaat is deze uitsparing bedoeld voor een beademingstube met een maximale buitendiameter van respectievelijk 61/2, 71/2 en 91/2 millimeter.

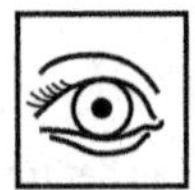

Naam: Ooglidspreider **Knapp**.

Ook bekend onder de naam: Clark.

Gebruiksdoel: Openhouden van de oogleden.

Relatie vorm/functie: Dit is een stevige ooglidspreider met open bladen, die veel gebruikt wordt bij ablatiochirurgie en vitrectomieën. Met behulp van een wieltje kan de spanning op de benen van de ooglidspreider gehandhaafd blijven.

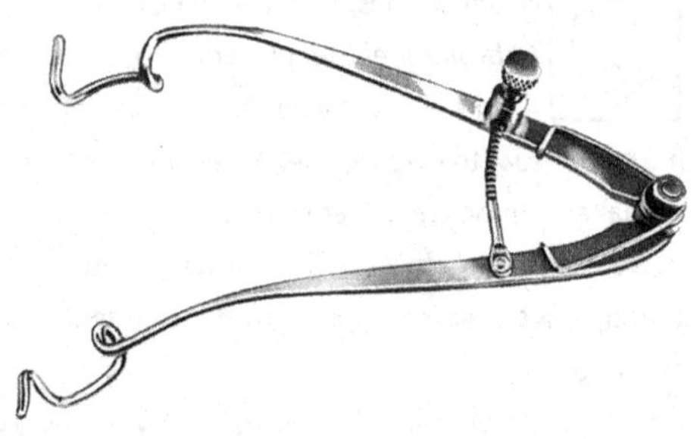

Naam: Zelfspreider **Logan**.

Gebruiksdoel: Openhouden van de wond.

Relatie vorm/functie: De werking is in principe hetzelfde als bij de Balfour, alleen in verband met zijn geringe lengte zit er een fixatieknopje op.

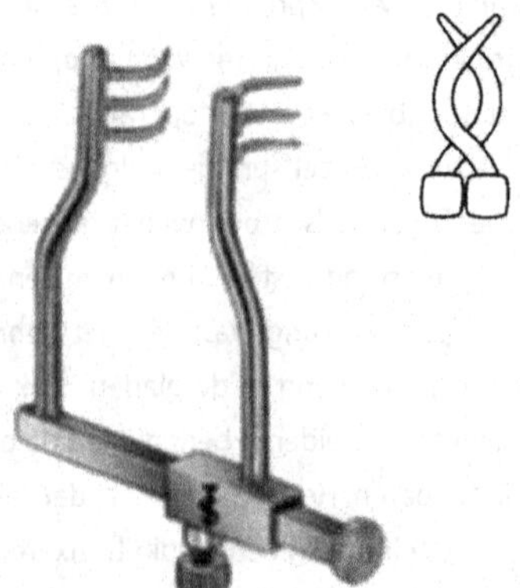

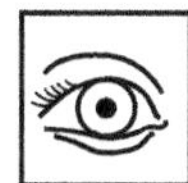

Naam: Ooglidspreider **Maumenee-Park.**
Gebruiksdoel: Openhouden van de oogleden.

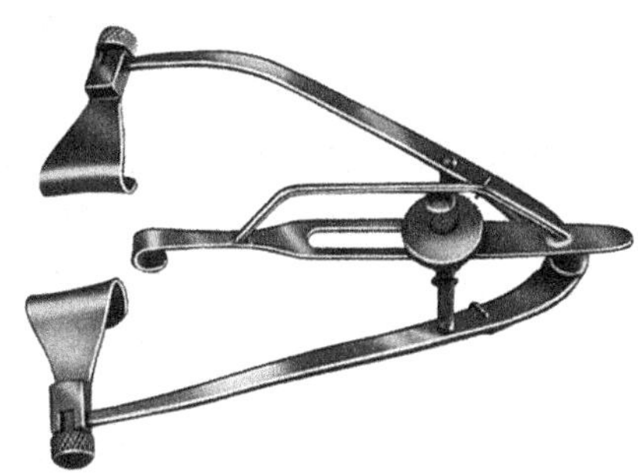

Relatie vorm/functie: Dit instrument wordt veel gebruikt bij perforerende keratoplastieken. De vorm van de ooglidspreider zorgt ervoor dat er geen onnodige druk op het oog wordt gegeven, zodat er goed en zonder krommingen (astigmatisme) een nieuwe cornea opgehecht kan worden. (Het astigmatisme moet zo laag mogelijk zijn.) De retractor kan gebruikt worden om de laterale canthus iets open te houden, maar deze wordt niet overal gebruikt. De retractor kan dan van de ooglidspreider verwijderd worden.

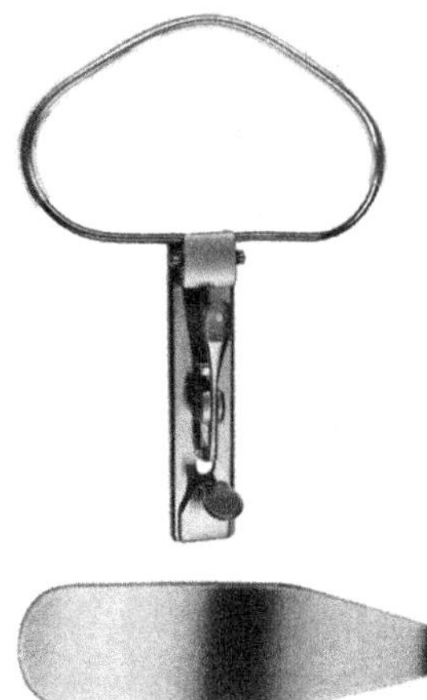

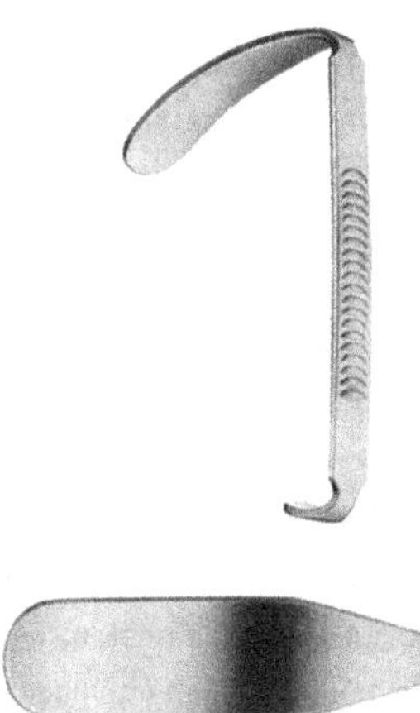

Naam: Mondspreider **McIvor.**
Gebruiksdoel: Het presenteren van de mondholte.
Relatie vorm/functie: De mondspreider type McIvor bestaat uit een spreider (een frame) met een geleidestaaf en losse tongbladen in drie maten (kort, middel en lang).
De spreider is een frame in de vorm van een driehoek met afgeronde hoeken. Daaraan verbonden bevindt zich een geleidestaaf met een fixatiepal. Het tongblad wordt met zijn steel van achter af en aan de onderzijde in de geleidestaaf geschoven. De mondspreider type McIvor wordt altijd gesloten aangegeven, dat wil zeggen dat het tongblad zo ver mogelijk naar het open deel van het frame wordt uitgeschoven. Bij het plaatsen van de spreider komt een deel van het frame achter de voortanden. Het tongblad komt over de tong om de tongbasis naar beneden te brengen.
Door de steel van het tongblad over de geleidestaaf naar achter te trekken, zorgen de diverse achter elkaar geplaatste inkepingen in de steel samen met de fixatiepal van de geleidestaaf, voor een fixatie van het tongblad in de gewenste stand. Het goed kunnen presenteren van de mondholte wordt mede bepaald door een tongblad van voldoende lengte om de tongbasis naar beneden te brengen. De mondspreider type McIvor wordt veel gebruikt bij een klassieke tonsillectomie.

Bron: Explorent instruments/instruments range – Gyrus Medical GmbH, Tuttlingen

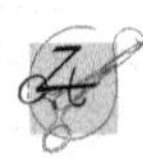

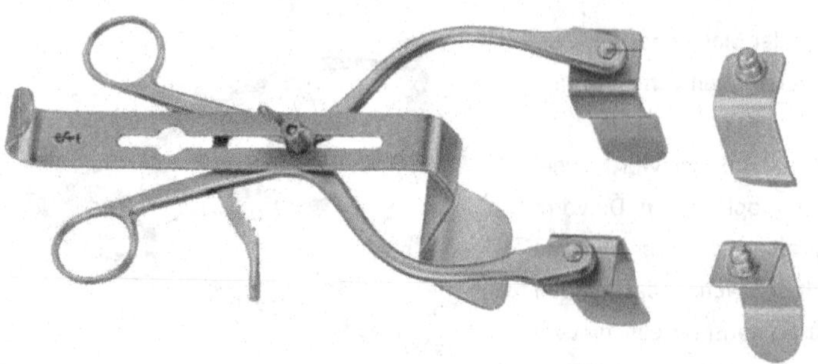

Naam: Blaaswandspreider **Millin.**

Gebruiksdoel: Presenteren van het operatieterrein bij een retropubische prostatectomie.

Relatie vorm/functie: Het zelfspreidend mechanisme van de Millin berust, vergelijkbaar met de Gelpi-spreider, op het feit dat de benen in het slot parallel blijven. Het effect is dat de spreider bij gebruik een, voor ons, ongewone beweging maakt. Als de gebruiker de ogen naar elkaar beweegt zullen de bladen wijken in plaats van naar elkaar toe bewegen. Dit in tegenstelling tot alle klemmen en scharen waarbij de benen wel aan de overzijde van het slot kruisen. Een veeltandig fixatiemechanisme zorgt ervoor dat de spreider aan de situatie van de wond aangepast wordt.

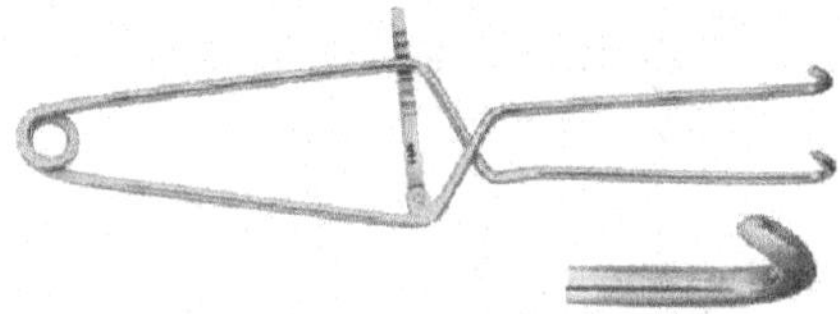

Naam: Blaashalsspreider **Millin.**

Gebruiksdoel: Openhouden van de blaashals na een prostatectomie.

Relatie vorm/functie: De beide gebogen uiteinden van de Millin spreiden de blaashals waarna de chirurg verder kan gaan met het sluiten van dit wondgebied. De veiligheidsspeldachtige krul aan de basis maakt de spreider verend, waarna een soort crémaillère de gewenste spreiding vasthoudt (in ontspannen toestand is de spreider gesloten). Vanwege de geringe omvang van de Millin wordt de chirurg nauwelijks gehinderd en worden de blaashals en de inmonding van de urethra goed in beeld gebracht.

Naam: **Morse-spreider.**

Gebruiksdoel: Operatiegebied à vue houden.

Relatie vorm/functie: Wanneer een gewone sternumspreider niet past in de thorax van de patiënt, kan men proberen om een Morse-spreider te plaatsen. Deze heeft iets grotere en diepere bladen dan een normale sternumspreider, waardoor deze beter zal passen.

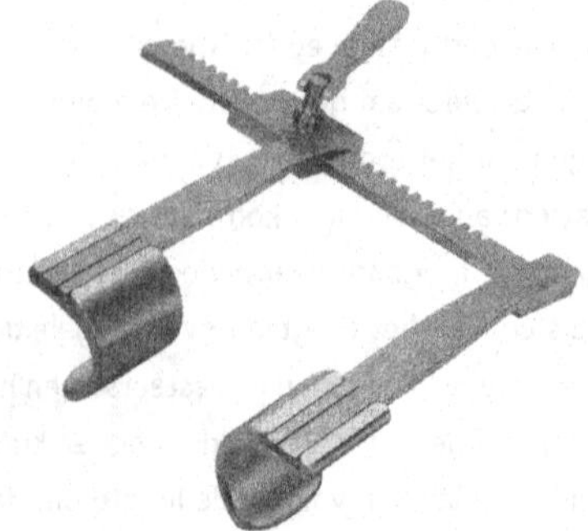

Naam: Buikwandspreider **Olivier**.
Gebruiksdoel: Deze spreider wordt gebruikt om de wond open te houden bij bovenbuikchirurgie.
Relatie vorm/functie: De bladen van de spreider worden tegen het diafragma geplaatst om het zo wat naar craniaal te kunnen trekken opdat men beter zicht krijgt op het slokdarm/maaggebied. Door middel van een gewicht en een thoraxboog kan men extra tractie op het diafragma bewerkstelligen.

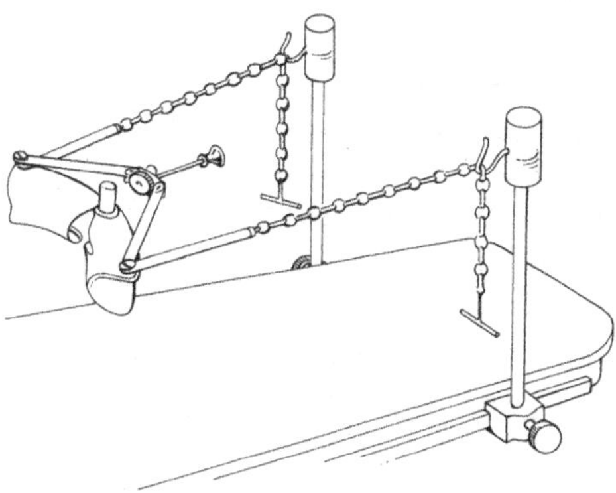

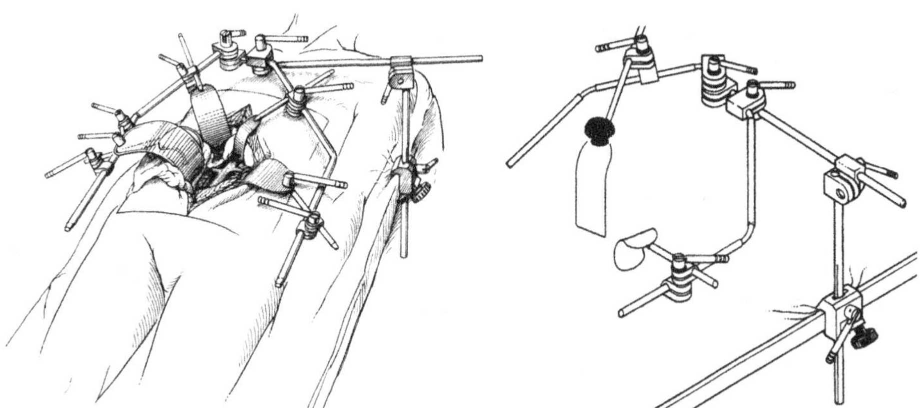

Naam: Buikwandspreider **Omni-Tract™**.
Ook wel genoemd naar het fabrikaat: Pilling®, Wishbone.
Gebruiksdoel: Presenteren van het operatieterrein bij grote buikoperaties.
Relatie vorm/functie: Deze spreider, die gefixeerd wordt aan de operatietafel, neemt een belangrijke functie in bij het presenteren van het operatieterrein. Eigenlijk vervangt hij het 'extra handje(s)' van een assistent.

Dit ingenieus uitgedachte model is uit verschillende losse onderdelen samengesteld en maakt op het eerste gezicht een wat chaotische indruk. De onderdelen bestaan uit een tafelklem, een verticale en een horizontale staaf, het gehoekte frame, een aantal verbindingsklossen en de verschillende modellen bladen. Het opbouwen van de spreider begint vanaf de tafelklem, die bevestigd wordt aan de rail van de operatietafel. Hierin komt de verticale staaf, die in hoogte te verstellen is.

Aan de bovenzijde daarvan wordt de horizontale staaf gemonteerd, waaraan uiteindelijk het gehoekte frame wordt bevestigd. Dit frame biedt de mogelijkheid om op elke willekeurige plaats diverse bladen te monteren door middel van een klem. Zoals genoemd is er een grote diversiteit aan bladen, waardoor deze spreider multifunctioneel is. Is men eenmaal met deze spreider vertrouwd, dan wordt hij voor steeds meer ingrepen toegepast. Een nadeel blijft het prijskaartje dat aan deze spreider hangt.

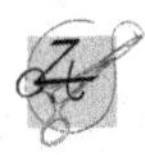

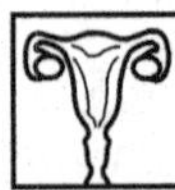

Naam: Buikwandspreider **Semm.**
Eventuele bijnaam: Ringspreider.
Gebruiksdoel: Presenteren van het operatieterrein bij onderbuikoperaties.
Relatie vorm/functie: Van dit concept bestaan talloze varianten. In dit geval kan men de losse specula achter een ring haken die, door middel van uitsteeksels en 'sleutelgaten', het zijwaarts wegglijden van het speculum tegengaat. In het gebruik is het aan te bevelen om, bij het plaatsen van de specula, de vier hoekpunten van de wond als richtlijn aan te houden. De spreidkracht wordt door de elasticiteit van de buikwand zelf opgebracht.

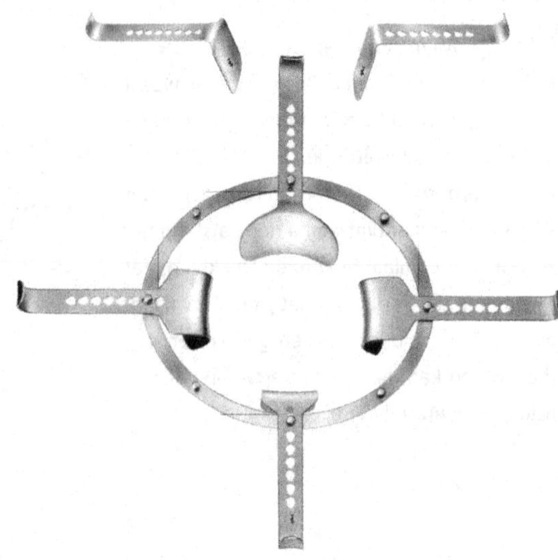

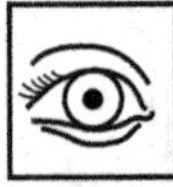

Naam: **Weiss**-ooglidspreider.
Gebruiksdoel: Openhouden van de oogleden.
Relatie vorm/functie: Dit is een grote ooglidspreider voor de grotere operaties. De ooglidspreider heeft dichte bladen voor meer grip en kan door middel van het schroefje op de juiste afstand worden gefixeerd.

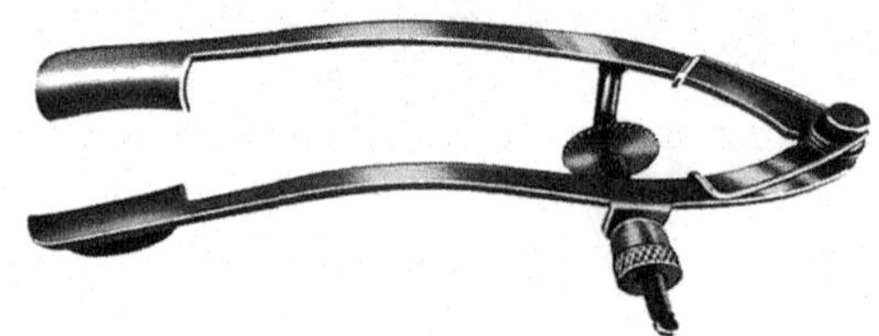

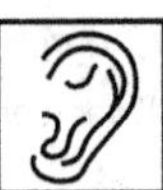

Naam: Wondspreider **Weitlaner**.
Gebruiksdoel: Het spreiden van de wondranden bij een retroauriculaire incisie.
Relatie vorm/functie: Bij deze spreider wordt er aan de kant van het handvat gebruikgemaakt van een veeltandig spreidingsmechanisme en een fixatiepal. Hierdoor is het mogelijk om deze kleine handzame spreider in veel standen te fixeren, aangepast aan de situatie van de wond. De lichte neerwaartse knik aan het begin van de benen zorgt bij de plaatsing in het wondgebied voor een ongehinderd gebruik. Door het parallelslot (waarbij de instrumenthelften ten opzichte van het slot elk aan hun eigen kant blijven) is het mogelijk om, bij het naar elkaar bewegen van de ogen, de bladen verder te spreiden. De bladen kunnen variëren van beiderzijds getand (twee- of drietands, scherp of stomp) tot bijvoorbeeld aan één zijde getand en aan de andere zijde een gesloten blad (wondspreider type Plester of Belluci). Om een retro-auriculaire incisie in twee richtingen open te houden, kunnen twee wondspreiders loodrecht ten opzichte van elkaar worden geplaatst.

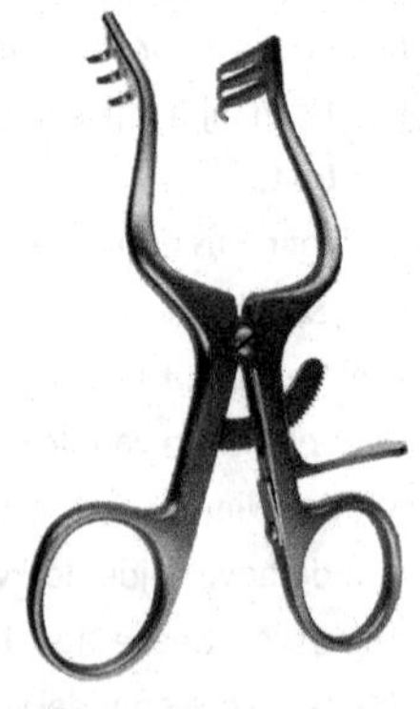

Bron: Explorent instruments/instruments range – Gyrus Medical GmbH, Tuttlingen

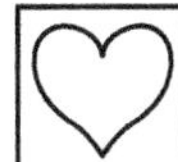

Naam: **Sternumspreider**.
Gebruiksdoel: Operatiegebied à vue houden.
Relatie vorm/functie: Wanneer een sternotomie gedaan wordt, wordt een sternumspreider in de thorax geplaatst om het operatiegebied goed à vue te krijgen. Deze spreider bestaat uit twee bladen, met aan ieder blad twee kleine bladen bevestigd. Deze worden net onder het sternum geplaatst en vervolgens wordt de spreider opengedraaid. Zo ontstaat goed zicht op het pericard en later op het hart zelf. De bladen zijn afgerond zodat geen beschadiging van onderliggend weefsel kan plaatsvinden.

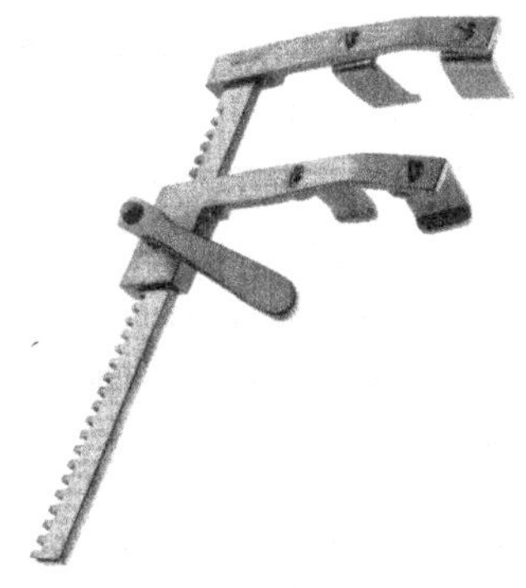

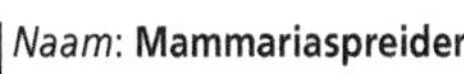

Naam: **Mammariaspreider**.
Gebruiksdoel: Operatiegebied à vue houden.
Relatie vorm/functie: Het gebruiksdoel is hetzelfde als van de Chevalier-spreider, alleen werkt deze spreider volgens een ander systeem. Door middel van twee stangen met hieraan twee houders, wordt deze spreider aan de zijkant van de tafel bevestigd. Op deze twee houders wordt een ijzeren staaf vastgemaakt, waarop twee bevestigingen voor de scherpe haken bevestigd kunnen worden. Op deze scherpe haken zitten twee draaiknoppen, waardoor je deze omhoog kunt draaien en tegelijkertijd vast kunt zetten. Door het omhoog bewegen van de haken wordt de thorax omhooggetrokken en komt de arteria mammaria goed à vue.

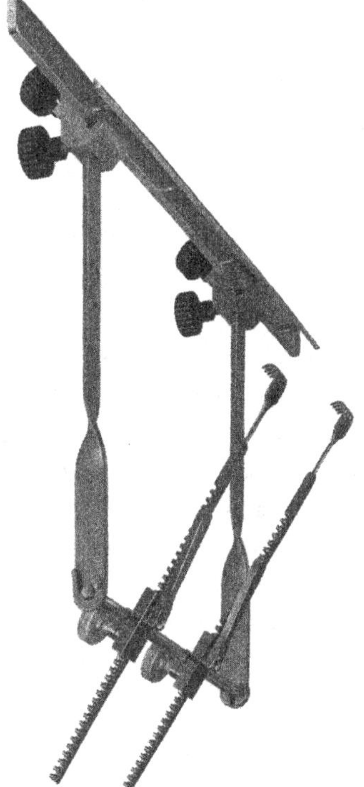

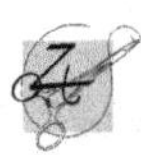

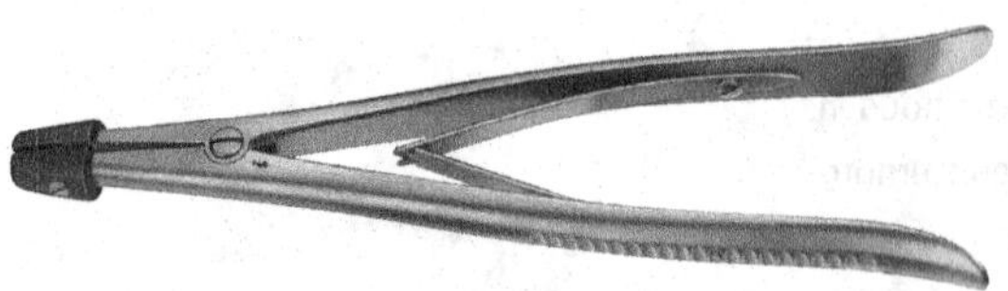

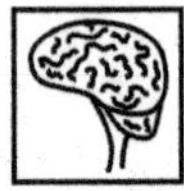

Naam: Spreidtang **Landolt**. (Zie ook speculum **Cushing-Landolt**).
Gebruiksdoel: De spreidtang zorgt ervoor dat de benen van het speculum maximaal gespreid kunnen worden.

Relatie vorm/functie: In veel gevallen kan met het speculum volgens Cushing-Landolt onvoldoende kracht gezet worden voor de gewenste spreiding. Om de bladen van het speculum verder te kunnen spreiden, wordt de spreidtang gebruikt. Deze wordt zo ver mogelijk tussen de bladen geplaatst. Het parallelslot zit vrij dicht bij de bek van het instrument. Als in de handgreep geknepen wordt kan veel kracht overgebracht worden naar het spreidgedeelte en dus ook op de bladen van het speculum. Maximale spreiding wordt zo tot stand gebracht, echter zonder dat fracturen ontstaan van het benige neusdeel. De vleugelbout van het speculum kan nu verder worden aangedraaid.

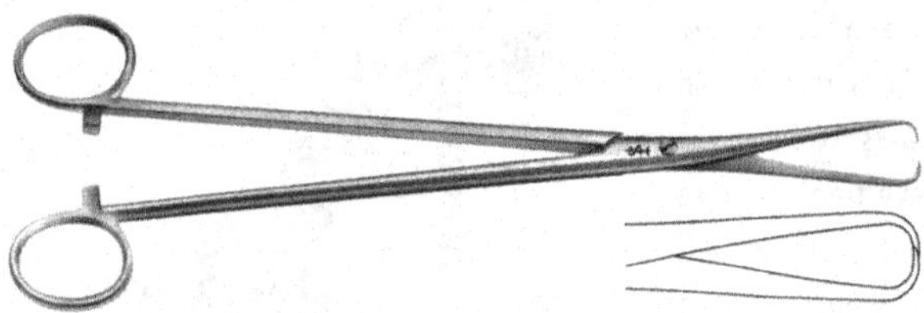

Naam: Portioaanhaaktang **Martin**.
Eventuele bijnaam: Kogeltang.
Gebruiksdoel: Aanhaken van de portio.

Relatie vorm/functie: Deze aanhaaktang vertoont veel overeenkomsten met de eerder afgebeelde Collin. Er zijn echter verschilpunten: de Collin heeft benen die door een binnenwaartse buiging over een groter traject langs elkaar scheren, hetgeen de stabiliteit in het slot vergroot. Daarnaast heeft de Collin een vijftandige crémaillère, terwijl de Martin slechts over een tweetandige crémaillère beschikt. Dit maakt de spanning op de Collin beter doseerbaar.

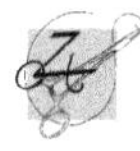

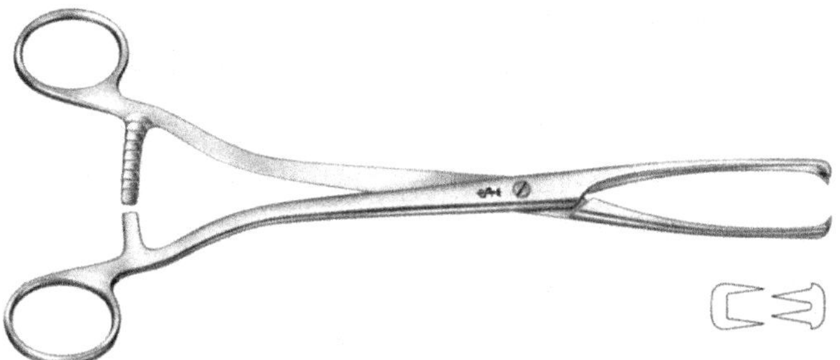

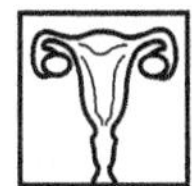

Naam: Portio-aanhaaktang **Museux**.
Eventuele bijnaam: Jaws.
Gebruiksdoel: Aanhaken van de verweekte, zwangere portio.
Relatie vorm/functie: De bijnaam Jaws is zeer toepasselijk voor dit vervaarlijk gebekte instrument. De motivatie voor het plaatsen van één of twee aanhangtangen volgens Museux berust op een gelijkmatige krachtverdeling. Dit is van groot belang ter voorkoming van inscheuring van het door de zwangerschap verweekte weefsel. De benen van de klem zijn naar de mediaanlijn van het instrument verbogen om niet te veel ruimte in te nemen.

Bijkomend voordeel van de versmalling is dat de benen over een aantal centimeters langs elkaar lopen waardoor zijdelingse bewegingen beperkt blijven. Hiermee probeert men het 'omklappen' van de klem, als hij reeds op de portio staat, te voorkomen. Tot slot heeft de Museux-klem een achttandige crémaillère voor het in evenzoveel stappen opvoeren van de druk op het weefsel.

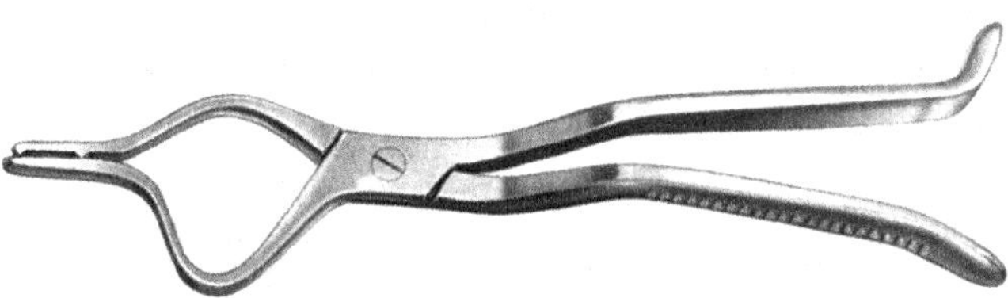

Naam: Desimpactietangen volgens **Rowe**.
Gebruiksdoel: Het naar voren halen van de maxilla.
Relatie vorm/functie: De bek is asymmetrisch, waardoor hij zich aanpast aan de vorm van het palatum. De grote bocht in één van de bladen is gemaakt om te voorkomen dat de tanden beschadigd worden. Het slot is kruisend. De benen zijn slank en lang, zodat bij hantering het zicht van de operateur niet belemmerd wordt.

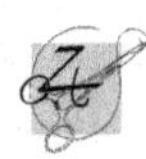

Naam: Uteruspaktang **Somer**.
Gebruiksdoel: Hulp bieden bij het vastgrijpen van het corpus uteri bij abdominale uterusextirpaties.
Relatie vorm/functie: De vorm van de bek van deze speciale weefselvattende klem komt exact overeen met de buitenzijde van de uterus. Extra grip wordt op twee manieren verkregen, namelijk:

- dankzij de ribbels aan de binnenzijde van de bek;
- juist door het openlaten van de bek gaat het weefsel uitpuilen, waardoor de grip eveneens wordt verbeterd.

Gesloten komvormige bekhelften zouden het zeer gladde weefsel gelijkmatig indrukken, waardoor de neiging tot zijdelings 'uitbreken' alleen maar wordt vergroot.

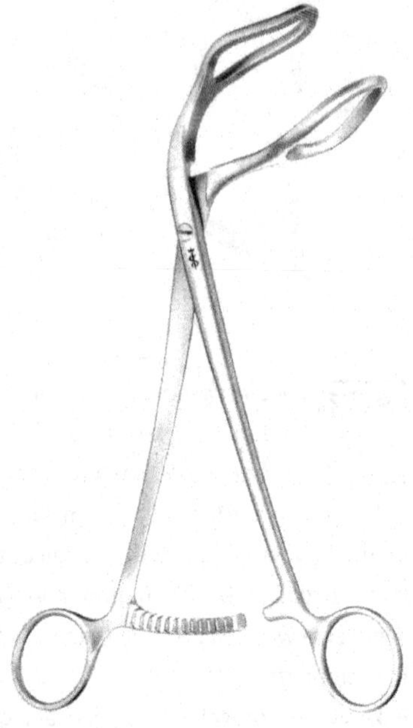

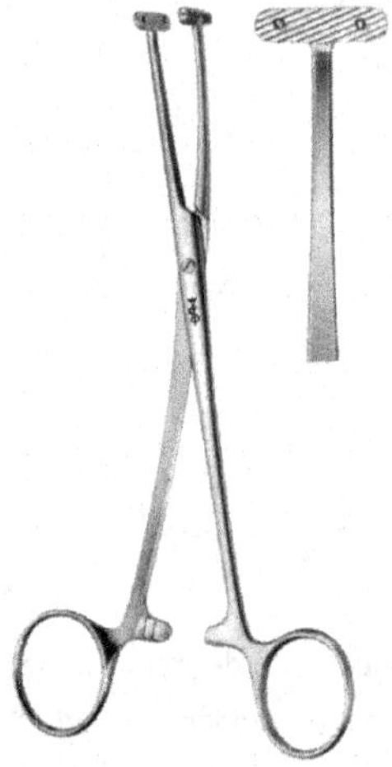

Naam: Geboortehulptang **Willett**.
Gebruiksdoel: In eerste instantie gebruikte men de tang voor het vastgrijpen van de hoofdhuid van de ongeborene. Dit instrument wordt nu ook gebruikt in de neurochirurgie als duraklem, en bij de gynaecologische buikchirurgie als peritoneumklem.
Relatie vorm/functie: De bek van deze klem is voorzien van twee kleine puntjes die aan de overzijde in gaatjes passen. Oorspronkelijk was het de bedoeling dat de obstetricus twee van deze klemmen in een plooi van de hoofdhuid plaatste om hulp te bieden bij de uitdrijving. Het kind werd daarna aan de schedelhuid naar buiten getrokken.

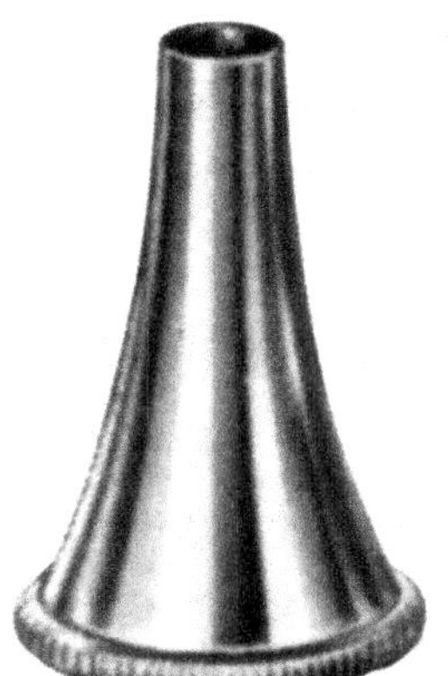

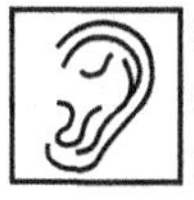

Naam: Oortrechter **Hartmann**.
Gebruiksdoel: Voor de inspectie van de uitwendige gehoorgang en het trommelvlies.
Relatie vorm/functie: Een oortrechter is een hol trompetvormig instrument met een wijde bovenste opening die geleidelijk aan uitloopt in een tuitje met een veel kleinere diameter. Het tuitje (rond of ovaal) wordt bij onderzoek in de toegang tot de uitwendige gehoorgang geplaatst. Daarbij houdt het de tragus en de haartjes in de gehoorgang opzij en wordt het kraakbenig deel van de gehoorgang gestrekt. De wijde bovenste opening biedt voldoende werkruimte voor het hanteren van instrumentarium (bijvoorbeeld een cerumenlisje of een paracentesenaald).
Oortrechters zijn er in diverse diameters, variërend van 3,5 mm tot 7 mm. De diameter wordt aangepast aan de wijdte van de gehoorgang. Een te kleine oortrechter biedt te weinig licht en overzicht en brengt het risico met zich mee dat deze te ver in de gehoorgang wordt opgevoerd waardoor het tegen het uiterst gevoelige deel van de benige gehoorgang komt. Een te wijde oortrechter kan echter niet voldoende ver worden opgevoerd om alle haartjes in de gehoorgang opzij te houden en heeft de neiging cerumen van de wand te schrapen waardoor het lumen verstopt raakt en het zicht wordt belemmerd.
Bron: Explorent instruments/instruments range – Gyrus Medical GmbH, Tuttlingen

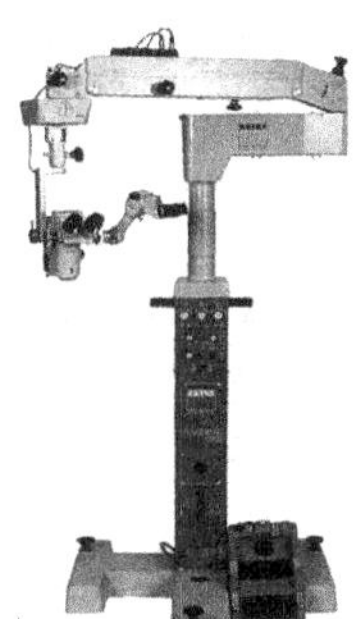

Naam: Operatiemicroscoop
Gebruiksdoel: De microscoop speelt binnen de oogchirurgie een zeer belangrijke rol. Bijna alle oogoperaties worden met behulp van de microscoop verricht. De periorbitaoperaties vormen hierop een uitzondering. Toch worden ook deze operaties vaak onder vergroting uitgevoerd. De chirurg maakt dan namelijk gebruik van een loepbrilletje.
Relatie vorm/functie: De operatiemicroscoop is onontbeerlijk. Men kan kiezen uit twee vormen: de hangende en de verrijdbare microscoop. Beide hebben voor- en nadelen.

De hangende microscoop
De *hangende microscoop* is altijd aanwezig en hangt op de juiste positie. Daardoor is hij snel in positie te brengen. Doordat de microscoop vast hangt zal hij minder snel beschadigen (hij hoeft immers niet vervoerd te worden).
Het nadeel is, dat men de microscoop niet kan wegzetten als men hem niet gebruikt; hij kan dan in de weg hangen. Ook kan het operatieteam zich eraan bezeren, omdat de microscoop boven de patiënt hangt. Doorgaans is het dan ook niet mogelijk om een andere, niet-oogchirurgische, operatie uit te voeren op die operatiekamer.

De verrijdbare microscoop
De *verrijdbare microscoop* staat niet in de weg als hij niet nodig is en andere specialismen kunnen wel gebruikmaken van de operatiekamer. Bij spoedingrepen op een andere operatiekamer kan men de microscoop ernaartoe brengen.

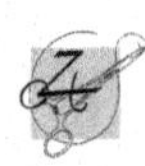

Het nadeel daarvan is, dat de microscoop door het verrijden schade kan ondervinden en/of uit balans kan raken. Hij moet derhalve uitgebalanceerd worden. Het positioneren duurt altijd langer dan bij een hangende microscoop. Een verrijdbare microscoop is vaak op korte afstanden moeilijk wendbaar. Bovendien ligt er altijd een snoer van de netspanning en eventueel van de monitor op de grond. Daar kan men over struikelen met alle gevolgen van dien.

Bij de microscoop hoort een pedaal. Hierop zitten knoppen met vele functies; knoppen voor het in- en uitzoomen, voor het focusseren, en voor het hoger en lager zetten. Er is tevens een *joystick* voor de X-Y-instelling.

Een microscoop heeft vaak twee of drie lampen. Eén daarvan moet een doorvallend (of coaxiaal) licht zijn. Dit licht komt recht van boven en geeft een duidelijk beeld van met name de lens.

Ook geeft het de 'rode reflex' van de retina weer. De andere twee lampen schijnen van opzij. Zij schijnen niet in het oog maar juist ernaast voor een totaal verlicht beeld. Voor de operatieassistent is er een aantal aandachtspunten.

- *Lampencontrole.* De operatieassistent moet voor de operatie controleren of de lampen van de microscoop werken. Hij zorgt ervoor dat er reservelampen op de operatiekamer aanwezig zijn zodat deze zo nodig snel vervangen kunnen worden. De operatieassistent moet het wisselen van de lampen uitstekend beheersen.
- *Lensoppervlakken.* De operatieassistent controleert of er geen spetters of aanslag op de lensoppervlakken zitten. Is dit wel het geval, dan dient hij deze met een speciaal lensdoekje schoon te maken. Lensdoekjes zijn zacht, pluizen niet en geven geen krassen op het lensoppervlak. Vaak worden ze gebruikt in combinatie met een anticondensspray in een minispuitbusje.
- *Oculairen.* Ook de oculairen moeten regelmatig gepoetst worden. De rubberkapjes rond de oculairen kunnen met een vochtige doek schoongemaakt worden.
- *Werken met de microscoop.* Om met de microscoop te kunnen werken, moet deze steriel ingepakt worden met behulp van een microscoophoes. Een andere veelgebruikte mogelijkheid is die van steriele doppen. Deze worden over de knoppen van de microscoop gedrukt. Bij gebruik van steriele doppen is de rest van de microscoop onsteriel, en dus moet de chirurg goed opletten dat deze niet met de steriele jas ertegenaan komt.
- *Meekijker.* Het is van belang dat de instrumenterende meekijkt met de operatie, zodat hij actief mee kan doen. Daarvoor kan hij beschikken over een meekijker die op de microscoop zit, of over een monitor. Zorg ervoor dat het beeld op de juiste positie is en niet gedraaid (links = rechts).

Intraoculaire lens

Binnen de oogchirurgie bestaat er een groot assortiment intraoculaire lenzen. Men kan deze verdelen in *voorste-oogkamerlenzen* en *achterste-oogkamerlenzen*.

Voorste-oogkamerlenzen zitten zoals de naam al zegt, in de voorste oogkamer en dus vóór de iris. Ze kunnen op verschillende manieren geplaatst en gepositioneerd worden. Er zijn verschillende modellen voorste oogkamerlenzen. De 'Claw' lens zit vast aan de iris. Deze fixatie zorgt ervoor dat de lens niet verschuift, maar in positie blijft. Er zijn ook lenzen die met hun pootjes (haptics) steunen in de kamerhoek.

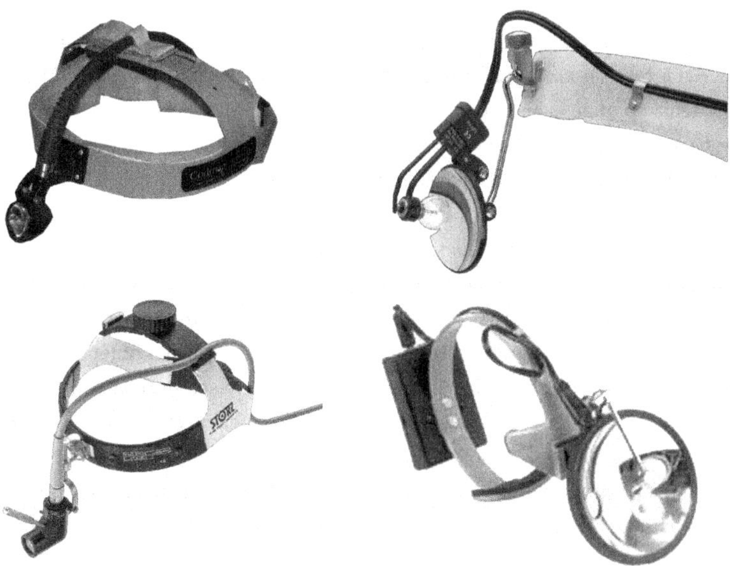

Naam: **Voorhoofdslamp**

Gebruiksdoel: Bij neus-, mond- en keeloperaties, waarbij via een beperkte opening in de diepte moet worden gekeken, zal de kno-arts voor een smalle heldere lichtbundel en direct invallend licht gebruikmaken van een voorhoofdslamp.

Relatie vorm/functie: Een *voorhoofdslamp* bestaat uit een verstelbare band rond het hoofd met aan de voorkant in het midden een lampje of een lenzensysteem die vlak voor de neusrug van de operateur wordt geplaatst. Door de lichtbundel, die uit het lampje of het lenzensysteem vrijkomt, samen te laten vallen met de gezichtsas van de operateur wordt het operatiegebied op de juiste wijze belicht. Doordat een voorhoofdslamp beschikt over een stabiele doch flexibele bevestiging van het lampje of het lenzensysteem, kan deze in elke gewenste positie worden geplaatst. De grootte van de lichtbundel is aan het lampje of het lenzensysteem instelbaar en kan daardoor naar wens worden gecentreerd (groter of kleiner worden gemaakt). Om het effect van de belichting te versterken kan zo mogelijk de lichtsterkte-instelling van de lichtbron tot maximaal worden ingesteld en/of de operatiekamer wat worden verduisterd. Er zijn verschillende typen voorhoofdslamp.

De *elektrische voorhoofdslamp* bevat aan de voorkant van de hoofdband zelf een lichtbron in de vorm van een kogellampje van 6 volt of een halogeenlampje in combinatie met een holle reflector (het type Clarr). De elektrische voorhoofdslamp wordt voor de stroom met een elektrisch snoer op een transformator met een lichtsterkte-instelling aangesloten die op zijn beurt weer is aangesloten op de netspanning. Door de afstand van het lampje ten opzichte van de reflector te vergroten of te verkleinen kan de lichtbundel naar wens worden gecentreerd.

De voorhoofdslamp van het type Clarr heeft al enige jaren plaatsgemaakt voor de *voorhoofdslamp met een lenzensysteem* aan de voorkant van de hoofdband. Aan het lenzensysteem is een glasfiber-lichtkabel gemonteerd met aan het andere uiteinde van de lichtkabel een aansluitingsmogelijkheid op een externe lichtbron (een lichtkastje met een aan-uit schakelaar, een lichtsterkte-instelling en een aansluiting voor de netspanning). Door de lichtkabel van de voorhoofdslamp aan te sluiten op het lichtkastje, wordt het licht via het glasfiber voortgeleid naar het lenzensysteem aan de voorkant. Dit heeft als voordeel dat er op de

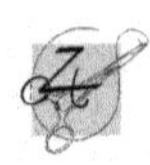

plaats waar de lichtbundel uittreedt van een elektrische spanning geen sprake is en er daar ook geen warmteontwikkeling is. Het lichtkastje waarop de lichtkabel wordt aangesloten kan voor helder licht zijn uitgerust met een halogeenlamp of een xenonlichtbron. Om te voorkomen dat de glasfiber-lichtkabel onherstelbare breukjes gaat vertonen met zichtbare zwarte puntjes in de lichtbundel, mag de lichtkabel niet te klein worden opgerold en zeker niet worden geknikt of uitgetrokken.

Een *draadloze voorhoofdslamp* (dus zonder aansluiting op de netspanning) kan voor het uittreden van de lichtbundel aan de voorkant van de hoofdband gebruikmaken van bijvoorbeeld een halogeenlampje van 4 volt met een holle reflector of een lenzensysteem. Voor de lichtbron is de draadloze voorhoofdslamp in plaats van met een elektrisch snoer op het lichtnet, direct aangesloten op een lichtgewicht (oplaadbare) batterij. De batterij zit aan de hoofdband gemonteerd en bevat een aansluitmogelijkheid voor zowel de voorhoofdslamp als een eventuele oplader. Wanneer de batterij van de draadloze voorhoofdslamp alleen beschikt over een aan-uit schakelaar dan kan de lichtintensiteit naar wens worden ingesteld door de lichtbundel te centreren. Een draadloze voorhoofdslamp kan een voldoende heldere lichtopbrengst bieden. Daardoor is de draadloze voorhoofdslamp, naast poliklinisch gebruik of het gebruik bij het preoperatief verdoven en afslinken, ook geschikt voor peroperatief gebruik. Afhankelijk van het type voorhoofdslamp heeft een volledig opgelade batterij een gebruiksduur van 1,5 tot 5,5 uur. Een draadloze voorhoofdslamp geeft de operateur meer bewegingsvrijheid en is voor het gebruik van de voorhoofdslamp niet afhankelijk van de aanwezigheid van het lichtnet. Controleer altijd ruim voor aanvang van een operatieprogramma of een oplaadbare batterij voldoende is opgeladen voor de gewenste gebruiksduur en lichtintensiteit.

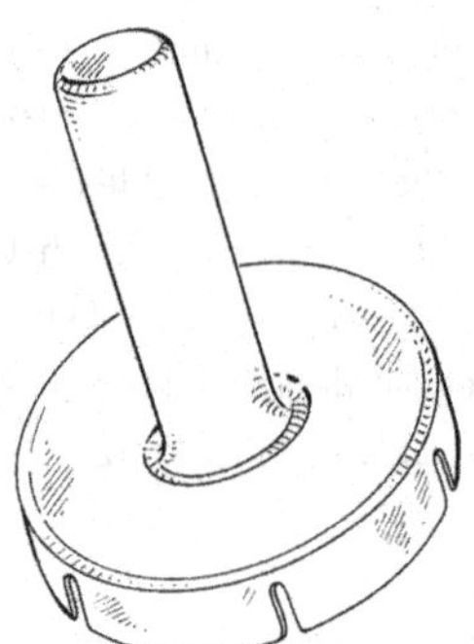

Naam: **Lampenhandvat.**

Gebruiksdoel: Een steriel handvat voor de operatielamp zodat de instrumenterende deze kan bedienen.

Relatie vorm/functie: Door zijn holle vorm in combinatie met schroefdraden of een nippel kan het lampenhandvat eenvoudig op de lamp gezet worden. Het steriel houden van dit lampenhandvat en ook van de handschoenen van de gebruiker vraagt extra aandacht. Dit is de reden dat men in sommige ziekenhuizen dit hulpmiddel niet wil gebruiken.

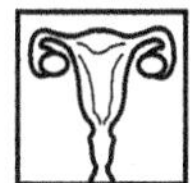

Naam: **Splintgeleiders.**

Gebruiksdoel: Openhouden van het lumen bij micro-anastomoses.

Relatie vorm/functie: De linker 'zweep' toont een vaste splint die in het lumen tijdelijk wordt achtergelaten voor het verrichten van de microscopische end to end-anastomose bij refertilisaties. Het rechter samenstelsel is een metalen splint met bijbehorende splintgeleider. In plaats van deze splints kan men dikke onoplosbare monofile hechtmaterialen gebruiken. Voordeel van de toepassing van hechtmaterialen is dat men, afhankelijk van het lumen, een keuze van de draaddiameter kan maken, terwijl de getoonde splints in één diameter verkrijgbaar zijn.

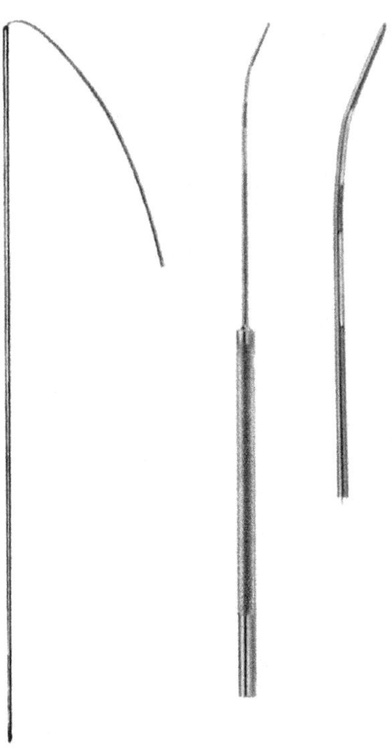

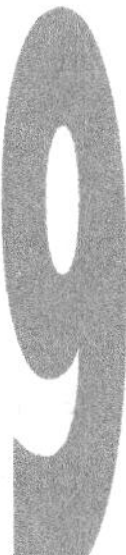

Prepareren, implanteren, reconstrueren

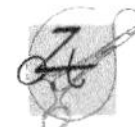

Naam: **Osteotoom,** zonder nadere aanduiding.
Gebruiksdoel: Met enige kracht doorsnijden van bot.
Relatie vorm/functie: In de medische terminologie betekent 'ost' bot, en 'toom' heeft altijd betrekking op snijden. Een osteotoom is dus een 'botsnijder'. Het osteotoom is getoond in zijn meest eenvoudige vorm: een strook metaal dat aan één uiteinde dubbelzijdig geslepen is. Men spreekt dan van een bladosteotoom. Om de werking van een osteotoom te verklaren is het zinvol om dit instrument te vergelijken met de chirurgische beitel. Bij een osteotoom zal de snede in het bot dezelfde richting krijgen als die waarmee het instrument op het bot wordt geplaatst. Met andere woorden, als er met een hamer geslagen wordt op een osteotoom dat een hoek van 30° maakt met het bot, dan zal er een snede in het bot ontstaan onder dezelfde hoek. Bij een beitel is dat anders, een beitel is slechts aan één kant geslepen. Plaatst men de beitel met het slijpvlak in zicht op het bot, dan gaat hij bij een slag de diepte in. Indien de beitel echter omgekeerd wordt (met het slijpvlak naar het bot gericht) dan zal de beitel bij een slag niet alleen in geringe mate de diepte ingaan, maar ook voorwaarts over het bot bewegen. Dit heeft alles te maken met de manier waarop het weefsel reageert op de stand van het slijpvlak (een timmerman kan op deze wijze in hout 'krullen' trekken). De verschillen in eigenschappen worden door de chirurg afgewogen als hij om een osteotoom of een beitel vraagt.
De bladosteotomen zoals die in de plastische chirurgie gebruikt worden zijn verkrijgbaar in varianten met diverse breedten, en vinden onder andere toepassing in hand- en neuschirurgie.

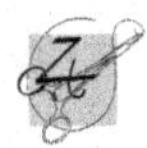

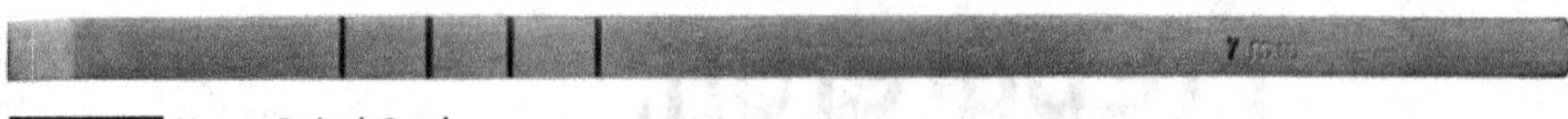

Naam: Beitel **Cottle**.
Gebruiksdoel: Voor het afbeitelen van botaanwas van het benig septum, het plaatsen van een correctieosteotomie bij een uitwendige neuscorrectie of voor het maken van een botluikje bij neusbijholtechirurgie.
Relatie vorm/functie: Een (blad)beitel type Cottle heeft een plat, recht model zonder handvat en is in verschillende breedten verkrijgbaar (4, 7, 9 en 12 mm). Doordat het bladeinde van een beitel slechts aan één zijkant is geslepen (afgevlakt), gaat de beitel bij het inslaan altijd naar de van het schuine vlak afgekeerde zijde. Door de schuin geslepen kant van de beitel op het bot te houden blijft de beitel dus tijdens het gebruik aan de oppervlakte. Daardoor is een beitel met name geschikt om langs het oppervlak uitstekend bot weg te hakken (bijvoorbeeld een spina of crista van het neustussenschot). Het vlakke proximale uiteinde van de beitel maakt de beitel geschikt om met een hamer op te slaan.
Bron: Explorent instruments/instruments range – Gyrus Medical GmbH, Tuttlingen

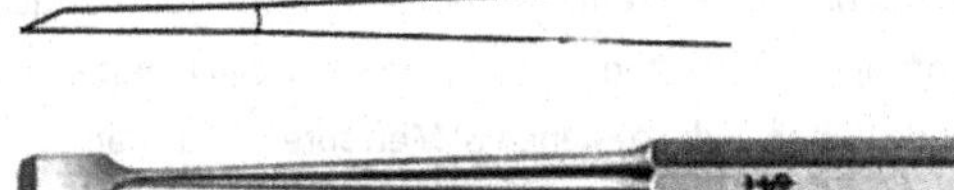

Naam: Beitel volgens **Freer**.
Gebruiksdoel: Het splijten van bot.
Relatie vorm/functie: Het handvat is rond, zodat het makkelijk te hanteren is. De beitel is 4 mm breed en is aan één zijde scherp, hierdoor kan het bot door de voorgeboorde osteotomielijnen gespleten worden. De onderkant van de beitel is plat, zodat er met een hamer op geslagen kan worden.

Naam: Endauraalbeiteltje **Heermann**, met handvat.
Ook bekend onder de naam: Heermann-beiteltje.
Gebruiksdoel: Voor het afvlakken van bot bij oorchirurgie of het verkrijgen van een klein bottransplantaat.
Relatie vorm/functie: Het smalle, holle beiteltje (een guts) is er in diverse breedten, bijvoorbeeld 1,0 mm, 1,5 mm en 3 mm. Het binnenblad van het holle beiteltje is scherp en zal bij het inslaan rechtuit gaan. Holle beiteltjes zijn zeer geschikt om krommingen van het te bewerken bot te volgen.
Om het beiteltje te kunnen gebruiken wordt het voor de fixatie in een handvat met stelschroef geplaatst. Daarbij kan het beiteltje in iedere gewenste richting worden geplaatst en biedt het zeshoekig handvat voldoende grip. Een endauraalbeiteltje kan net als een dubbelcurette type House worden gebruikt om de benige achterbovenwand van de gehoorgang af te vlakken (om het incus-stapesgewricht bij een stapedotomie goed te kunnen overzien) of om een klein bottransplantaat te verkrijgen voor bijvoorbeeld het afdichten van een duralek.
Bron: Explorent instruments/instruments range – Gyrus Medical GmbH, Tuttlingen

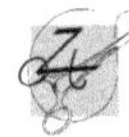

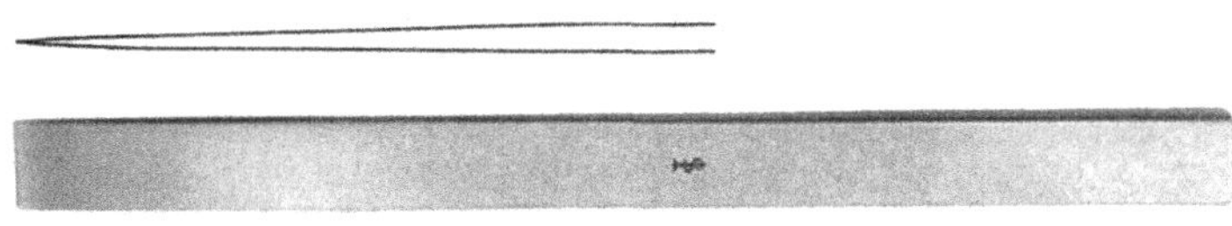

Naam: Bladosteotoom volgens **Lambotte**.
Gebruiksdoel: Het maken van osteotomielijnen.
Relatie vorm/functie: De bovenkant is scherp, waardoor de osteotoom direct op het bot ingrijpt en de diepte ingaat. De onderkant is vlak zodat hier met een hamer op geslagen kan worden. De osteotoom bestaat uit één stuk, hierdoor is het noodzakelijk om recht op de onderkant te slaan met de hamer, omdat de osteotoom anders scheef het bot ingaat. De lengte van de osteotoom is 25 cm. De breedte varieert van 4 tot en met 20 mm.

Naam: Osteotoom **Lambotte**.
Gebruiksdoel: Het maken van een zaag- of osteotomie'snede'.
Relatie vorm/functie: Een osteotoom heeft een aan twee kanten geslepen bladeinde en kan zowel recht als gebogen uitgevoerd zijn. Osteotomen zijn er in verschillende uitvoeringen met en zonder handvat. Een osteotoom zonder handvat wordt ook wel bladosteotoom genoemd.
De lengte van het osteotoom en de breedte van het osteotoomblad kunnen op alle mogelijke manieren variëren. Het blad van een osteotoom is dun en vlijmscherp, waardoor het osteotoom direct op het bot aangrijpt en de diepte ingaat.
De woorden 'osteo' en 'tomie' hebben direct betrekking op het osteotoom. Bij de diverse correctieosteotomieën zijn ze, in combinatie met een zaagsnede, overal in gebruik. Het kenmerk van het osteotoom, tweezijdig geslepen, staat garant voor een smal splijtvlak, mits de osteotoom correct geslepen is. Een vloeiend verloop van de slijpvlakken is essentieel.
Het gebruik van osteotomen met (Lexer-osteotoom) of zonder een handvat (bladosteotoom) is een zaak van de persoonlijke voorkeur van de operateur.

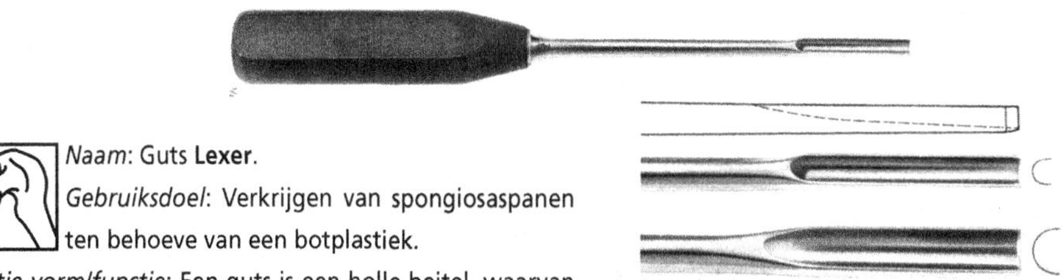

Naam: Guts **Lexer**.
Gebruiksdoel: Verkrijgen van spongiosaspanen ten behoeve van een botplastiek.
Relatie vorm/functie: Een guts is een holle beitel, waarvan het aan het handvat bevestigde deel zowel recht als gebogen kan zijn. Het binnenblad van de guts is scherp en de guts gaat bij het inslaan rechtuit. Gutsen zijn geschikt om de krommingen van het te bewerken bot te volgen of om juist holgevormde stukken bot te verkrijgen. Een spaan of botspaan is de benaming voor het afgebeitelde stuk bot, waarbij 'beitelen' de verzamelnaam is voor de handelingen die verricht worden met zowel beitels, gutsen als osteotomen.

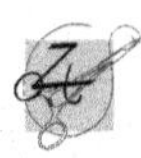

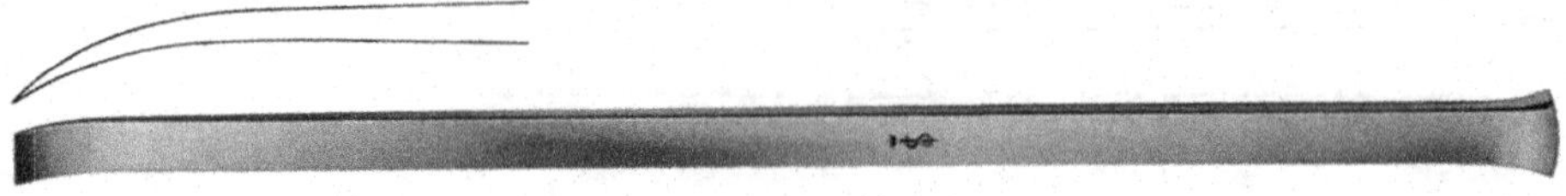

Naam: Osteotoom volgens **Obwegeser**.
Gebruiksdoel: Het maken van een osteotomie van de maxilla.
Relatie vorm/functie: De bovenkant is scherp, waardoor de osteotoom direct op het bot aangrijpt. Aan de bovenkant van de ostetoom zit een bocht, deze verloopt in de richting van de anatomische lijn van de maxilla. De onderkant is vlak zodat er met een hamer op geslagen kan worden.

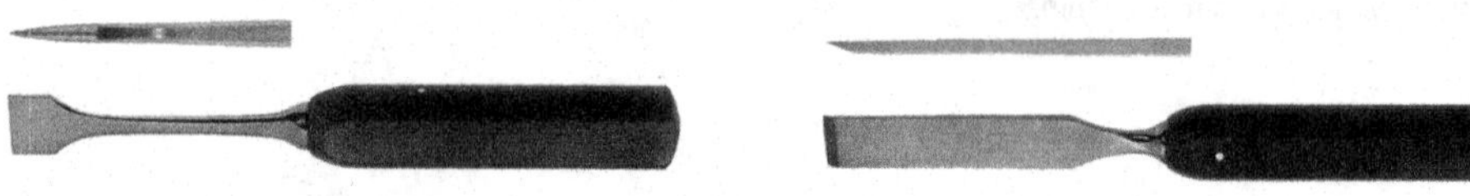

Naam: **Beitel**.
Gebruiksdoel: Het afbeitelen van botaanwas (osteofyten), het doormidden beitelen van bot, het beitelen van een botluikje, het wegbeitelen van overtollig bot (exostose of bot rond osteosynthesemateriaal).
Relatie vorm/functie: Een beitel is aan één kant geslepen (wigvormig bladeinde) en is meestal van een handvat voorzien. Een beitel gaat bij het inslaan naar de van het schuine vlak afgekeerde zijde. Een inlopende beitel gaat bij het gebruik de diepte in, terwijl een uitlopende beitel juist bij het gebruik aan de oppervlakte blijft. Een 'uitlopende' beitel loopt, zoals het woord al zegt, uit het te beitelen materiaal; een 'inlopende' beitel graaft zich juist dieper in. Dit effect kan ook verkregen worden door de schuin geslepen kant van een beitel op het bot te houden of juist van het bot af te wenden.
Beitels zijn er in verschillende uitvoeringen, breedten en lengten. De uitvoering van de handvatten kunnen van metaal, autoclaveerbaar kunststof of 'hout' zijn. Het houten handvat is eigenlijk een in kunsthars (*phenolic linen*) gedrenkte zwachtel. Hierdoor wordt de grip van een metalen handvat verbeterd.
Beitels zijn, omdat ze maar aan één zijde zijn geslepen, geschikt om langs een oppervlak uitstekende structuren weg te hakken. Een voorbeeld hiervan is een exostose op een pijpbeen. Ook overtollig bot op of rond osteosynthesemateriaal is snel en doeltreffend met een beitel te verwijderen. Om het beschadigen van de beitel te beperken kan een speciale beitel hiervoor gereserveerd worden, namelijk de zogeheten koudbeitel die van gehard staal is gefabriceerd.

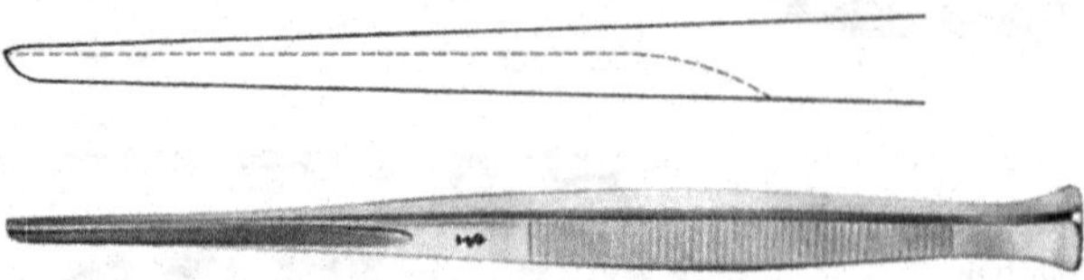

Naam: Beitel volgens **Partsch** (hol).
Gebruiksdoel: Het afschrapen van bot.
Relatie vorm/functie: De beitel is hol zodat deze over het bot schraapt. Hierdoor worden er sleuven in het bot gemaakt en worden er chips verkregen van het bot. Het handvat is vierkant zodat dit stevig vastgehouden kan worden. De onderkant is plat waardoor er met een hamer op geslagen kan worden. De beitel is er in verschillende lengten en breedten.

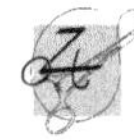

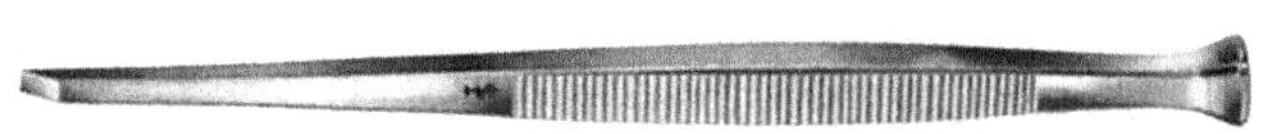

Naam: Beitel volgens **Partsch** (recht).
Gebruiksdoel: Het door midden beitelen van bot.
Relatie vorm/functie: De slijping van de beitel is aan één kant recht en aan de andere kant scherp. Hierdoor kan er recht door het bot gegaan worden. Veelal wordt de rechte kant naar lateraal gericht.

Het handvat is vierkant zodat dit stevig vastgehouden kan worden. De onderkant is plat waardoor er met een hamer op geslagen kan worden.

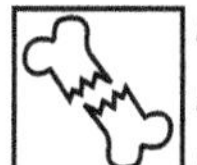

Naam: **Handboorgeleider met Jacobs-klauw**.
Bijnaam: Handboor, T-handvat.
Gebruiksdoel: Nadat hier een boor, een scherpe pen of tap in is bevestigd, kan men met de hand een gat boren, priemen of tappen.
Relatie vorm/functie: In het uiteinde kan een boor, een pen met een scherpe punt of een tap geplaatst worden tot een doorsnede van 6,5 mm. Om het uiteinde te openen is een sleutel nodig. De sleutel wordt in het gaatje aan de zijkant gestoken. De tanden van de sleutel vallen in de tanden van het instrument, dit is het principe van de Jacobs-klauw. Bij draaien aan de sleutel draait het verdikte gedeelte van de kop, zodat het uiteinde zich opent of sluit. Door de lange uiteinden van het T-handvat kan goed kracht worden gezet en heeft men goede grip op de geleider.

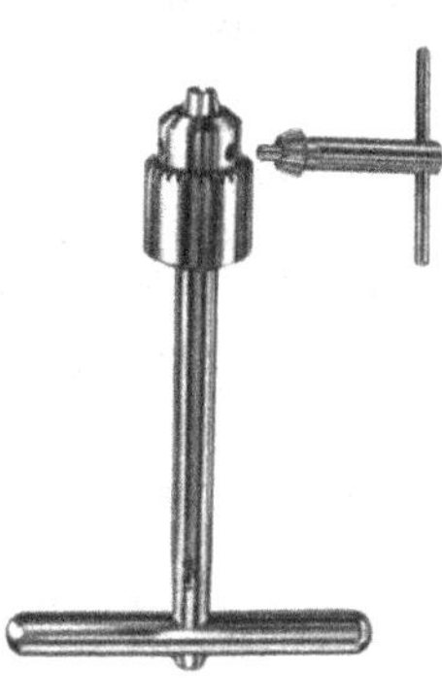

70 mm

Größe *Size*	000	00	0	2	4	6	8	10	12	14	16	18	20	22	24
															1/1
mm Ø	0,60	0,70	0,80	1,00	1,40	1,80	2,30	2,70	3,10	3,50	4,00	4,50	5,00	6,00	7,00
ISO-Nr.	006	007	008	010	014	018	023	027	031	035	040	045	050	060	070
Allport									GC 900	GC 901	GC 902	GC 903	GC 904		

Naam: **Kogelfrees**.
Gebruiksdoel: Het afslijpen van bot.
Relatie vorm/functie: De boorkop is rond en heeft dwarse groeven, hierdoor wordt het bot bij het ronddraaien afgeslepen. Na bewerking is het bot glad.

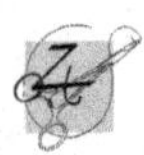

70 mm

Naam: Botfrees volgens **Lindemann**.
Gebruiksdoel: Het maken van boorgaatjes in het bot.
Relatie vorm/functie: De boorkop bevat tandjes, zodat bij het ronddraaien makkelijk een gaatje in het bot gemaakt kan worden. De frees is dus scherp.

Naam: **Spiraalboor.**
Gebruiksdoel: Het boren van gaten in bot.
Relatie vorm/functie: De onderkant van de boor is glad, deze wordt in het booropzetstuk vastgedraaid. De boor bevat scherpe windingen, waardoor er bij het ronddraaien een gat in het bot gemaakt wordt.

Naam: **Boorgatbeschermtang.**
Bijnaam: Durabeschermer.
Gebruiksdoel: Bescherming van onderliggende weke delen tijdens het boren van een gaatje in de rand van het schedeldak bij een craniotomie.

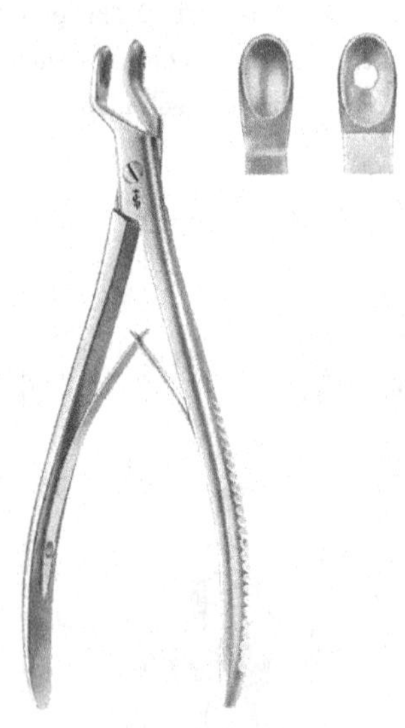

Relatie vorm/functie: Tijdens het sluiten van een craniotomie kan het nodig zijn om gaatjes in de botrand van het schedeldak te boren. Redenen kunnen zijn het ophangen van de dura of het fixeren van de botlap. Door de gaatjes worden de hechtingen gehaald die in de dura geplaatst worden om de dura op te hangen. Ook hechtingen die eventueel gebruikt worden om de botlap te fixeren, worden hier doorheen gehaald.
Het instrument heeft het idee van een knabbeltang. In het bovenste bekdeel bevindt zich een gaatje. De bek van het instrument wordt om de botrand geklemd. De punt van de boor wordt in het gaatje van het bovenste bekdeel op het bot geplaatst. Als de boor vervolgens door het schedeldak gaat, wordt de boor tegengehouden door het gesloten onderste bekdeel.

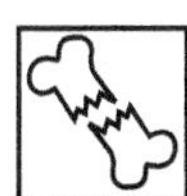

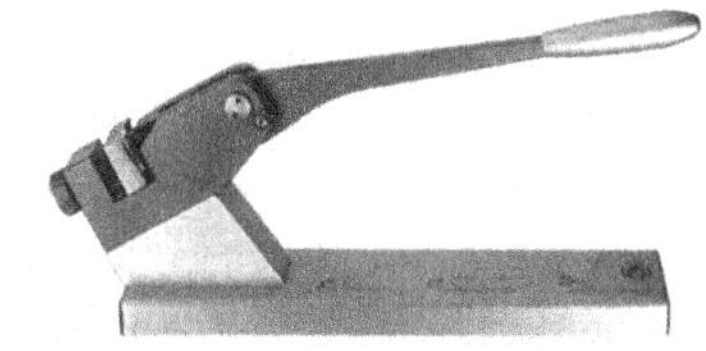

Naam: **Buigpers**.
Bijnaam: Wordt ook wel buigijzer genoemd.
Gebruiksdoel: Buigen van een plaat.
Relatie vorm/functie: De plaat wordt in de bek geplaatst, en gefixeerd door aan de knop onder de bek te draaien. In de bovenzijde van de bek bevindt zich een draaiend mechanisme. Dit moet zodanig worden gedraaid dat de vorm van de bovenzijde van de bek hetzelfde is als de plaat (bol of hol). Nu kan de operateur de benen bijeenbrengen (hiervoor is niet veel kracht nodig). De plaat zal dan gebogen worden. Het nadeel van buigen met deze pers is, dat het niet op de operatietafel gedaan kan worden. Een aparte werkplek is nodig. Het is noodzakelijk een buigsjabloon te gebruiken; dit om te voorkomen dat de plaat heen en weer gedragen wordt tussen de operatietafel en de buigplaats (vergelijk de buigtang).

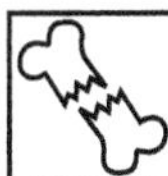

Naam: **Buigsjabloon**.
Bijnaam: Voorbuigplaatje, mal.
Gebruiksdoel: Aan de hand hiervan kunnen platen voorgebogen worden.
Relatie vorm/functie: De sjablonen hebben dezelfde vorm als de plaat, maar zijn dunner en zeer soepel. Hierdoor zijn ze makkelijk te buigen. Door de plaatjes langs het bot te leggen, op de plaats waar de plaat moet worden bevestigd, kunnen ze de vorm van het bot aannemen. Nu kan de osteosyntheseplaat aan de hand hiervan worden aangepast.

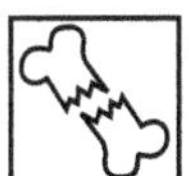

Naam: **Buigtang**.
Bijnaam: Platbektang en puntbektang.
Gebruiksdoel: Ombuigen van cerclagedraad.
Relatie vorm/functie: De cerclagedraad wordt gevat in het brede of puntige uiteinde. Bij dichtknijpen wordt de draad door de ribbels aan de binnenzijde van het uiteinde stevig omvat, zodat de draad niet kan wegglippen. De brede benen met inkepingen zorgen voor een goede grip voor de operateur.

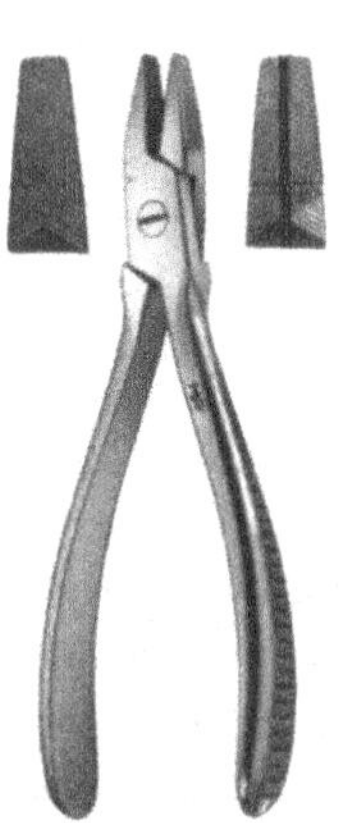

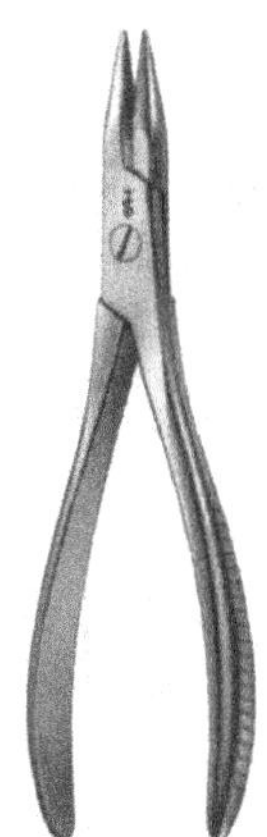

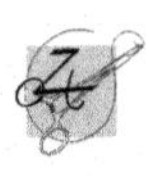

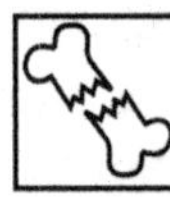

Naam: **Buigtang.**

Bijnaam: Wordt ook wel buigijzer genoemd.

Gebruiksdoel: Buigen van een plaat.

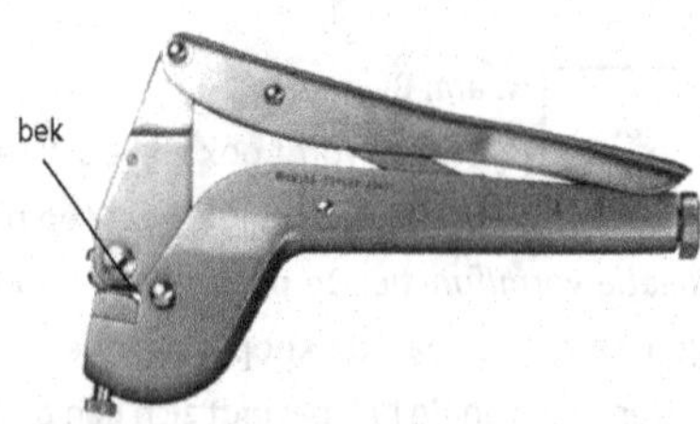

Relatie vorm/functie: Bij dit instrument behoren twee inzetstukken. Al naar gelang de breedte en dikte van de plaat moet het juiste inzetstuk geplaatst worden. De knop onder de bek van het instrument moet hiervoor losgedraaid worden. Hierna wordt de plaat in de bek geplaatst, en daarin gefixeerd door de knop aan het uiteinde te draaien. In de bovenzijde van de bek bevindt zich een draaiend mechanisme. Dit moet zodanig worden gedraaid dat de vorm van de bovenzijde van de bek hetzelfde is als de plaat (bol, hol of plat). Nu kan de operateur de benen bijeenbrengen (hiervoor is veel kracht nodig). De plaat zal dan gebogen worden. Het voordeel is van buigen met deze tang is, dat het op de operatietafel gedaan kan worden. Het nadeel is echter dat er veel kracht moet worden uitgeoefend (vergelijk de buigpers).

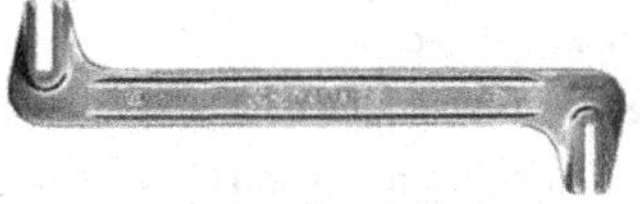

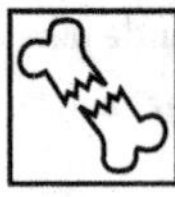

Naam: **Buigijzers.**

Gebruiksdoel: Voorbuigen (torderen) van kleinfragmentariumplaten en AO-platen met smalle en brede basis (LC-DCP/DCP).

Relatie vorm/functie: Het torderen van de plaat is alleen mogelijk bij gelijktijdig gebruik van twee buigijzers. De plaat wordt in de uitsparing gestoken waar de plaat het beste in past. Door het ene buigijzer van je af te draaien en het andere naar je toe te draaien wordt de plaat getordeerd. (De plaat mag niet in de lengte gebogen worden, omdat dan de kans bestaat dat de buiging ter hoogte van de gaten plaatsvindt. Hierdoor verzwakt de plaat.) De lange handvatten maken het opbouwen van grote krachten mogelijk (hefboomprincipe).

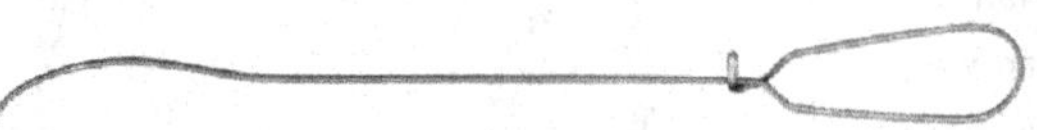

Naam: Katheterspanner en invoeringsinstrument **Guyon**.

Gebruiksdoel: Introduceren van een blaaskatheter die moeilijk op te voeren is.

Relatie vorm/functie: De katheterspanner wordt in de blaaskatheter ingebracht om beter gericht en met iets meer 'stevigheid' de blaas te kunnen bereiken. Karakteristiek is wederom de bocht aan het einde van dit instrument, die hulp moet bieden bij het passeren van de prostaatknik. Enige voorzichtigheid is geboden bij het op spanning houden van de katheter. Men loopt het risico dat het inbrenginstrument door een oog van de katheter naar buiten steekt waarna het de urethrawand kan beschadigen. Om dit te voorkomen is het 'veiligheidsspeldachtige' deel van de greep bedacht. De op spanning gebrachte katheter kan hiermee worden gefixeerd.

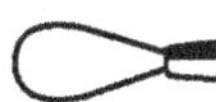

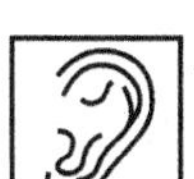

Naam: Cerumenlis **Billeau**.
Ook bekend onder de naam: Lisje.
Gebruiksdoel: Het verwijderen van oorsmeer (cerumen) uit de uitwendige gehoorgang.
Relatie vorm/functie: De lus van het cerumenlisje is het gedeelte waarmee het oorsmeer uit de uitwendige gehoorgang kan worden gehaald. Om de hanteerbaarheid en de grip voor de operateur te vergroten is er een raster (een kruisend lijnenspel) op de greep van het smalle, slanke cerumenlisje toegepast. Het cerumenlisje wordt door zijn slanke vorm als een pen ter hand genomen.

Bron: Explorent instruments/instruments range – Gyrus Medical GmbH, Tuttlingen

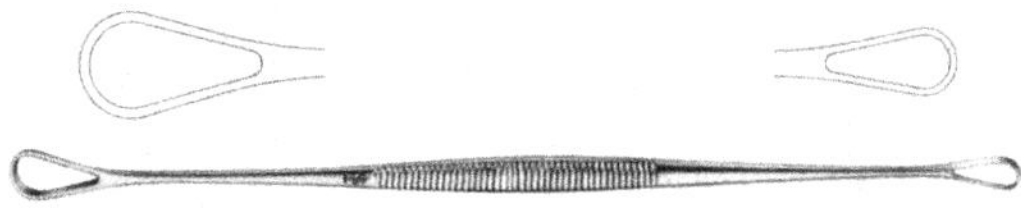

Naam: Gecombineerde curette **Blake**.
Gebruiksdoel: Diagnostische en na-curettages (bijvoorbeeld post partum).
Relatie vorm/functie: Dit dubbelinstrument verenigt de beide curettevarianten. Scherpe kleine curettes gebruikt men voor het verzamelen van weefsel voor PA-onderzoek; de stompe curette wordt gebruikt bij de zwangere uterus (als gevolg van de zwangerschapshormonen en het toegenomen volume is de uteruswand verweekt en opgerekt).

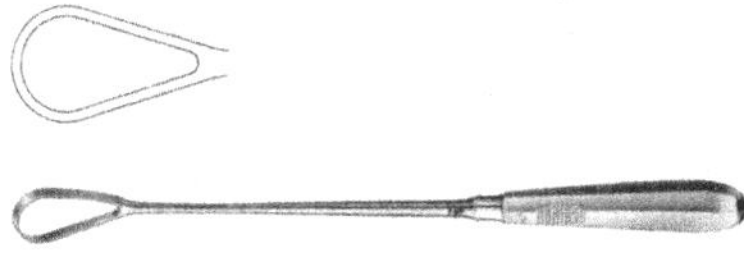

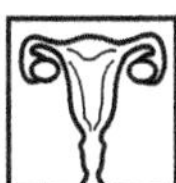

Naam: Curette **Bumm**.
Gebruiksdoel: Wegschrapen van weefsel voor diagnostiek/achtergebleven zwangerschapsresten.
Relatie vorm/functie: De duimribbels op de greep zijn niet alleen om de grip te verbeteren, maar zijn vooral nuttig om bij de intra-uteriene curettage te oriënteren. De ribbels komen overeen met de werkzame anteflexie van de lus. Bij diagnostische curettages is de lus aan deze zijde enigszins geslepen. Bij een zwangere uterus moet men met een afgeronde lus werken om uteruswandbeschadiging te voorkomen.

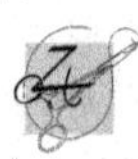

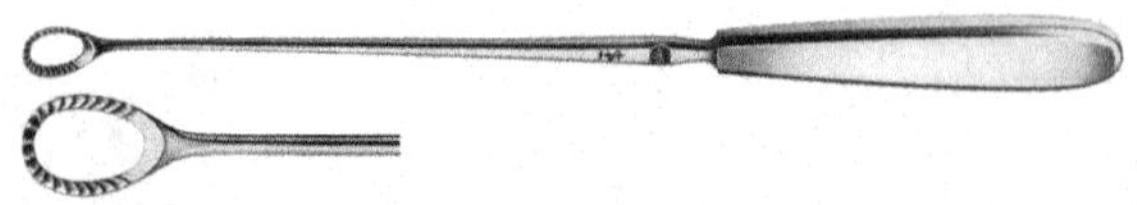

Naam: Curette **Collin**.
Gebruiksdoel: Wegschrapen van weefsel voor diagnostiek.
Relatie vorm/functie: De curette volgens Collin kenmerkt zich door de scherpe tanding van de lus. Deze maakt het mogelijk om met een beperkt risico op perforatie veel weefsel voor onderzoek weg te nemen. Let ook op de indicator op de hals van de curette, die correspondeert met de anteflexie van de lus.

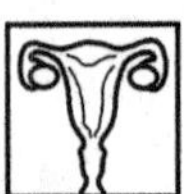

Naam: Endocervix biopsiecurette **Gusberg**.
Gebruiksdoel: Afnemen van weefsel voor PA-onderzoek uit de baarmoederhals.
Relatie vorm/functie: De dubbele conusvorm maakt inbrengen/terugtrekken van het instrument makkelijker. Na inbrengen in gesloten toestand wordt het instrument geopend. Het weefsel van de cervix uteri zal uitpuilen waarna de scherpe randen van de conus bij opnieuw sluiten een weefselringetje afsnijden. Bij een nauwkeurige preparaatbehandeling weet men waar een eventuele afwijking gelokaliseerd is (vergelijkbaar met circulair mes EEA-stapler).

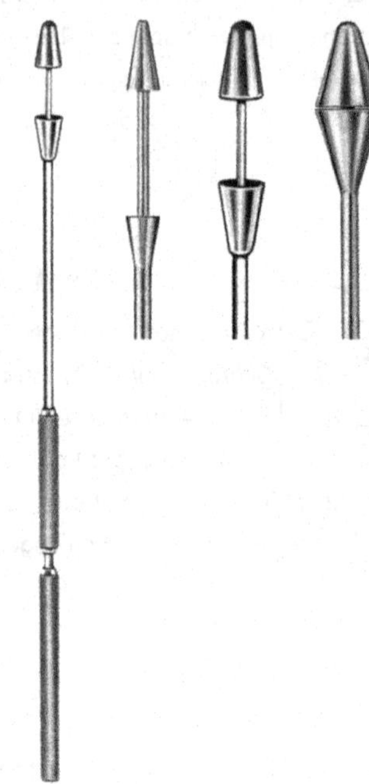

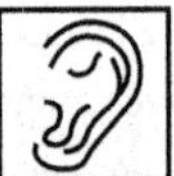

Naam: Dubbelcurette **House**.
Ook bekend onder de naam: Scherp lepeltje.
Gebruiksdoel: Voor het gebruik bij middenooroperaties.
Relatie vorm/functie: Dit dubbelinstrument heeft aan beide uiteinden van een centraal geplaatst handvat een scherp komvormig lepeltje. De lepeltjes zijn daarbij verschillend van grootte (bijvoorbeeld Ø 1,0 mm en Ø 1,2 mm of Ø 1,5 mm en Ø 1,8 mm). De scherpe rand is zeer geschikt voor het wegschrapen van bot dat direct in het kommetje van de lepel wordt opgevangen. Om bij een stapedotomie het incus-stapesgewricht goed te kunnen overzien kan het soms nodig zijn om de benige achterbovenwand van de gehoorgang af te vlakken, bijvoorbeeld met behulp van een scherp lepeltje.

Bron: Explorent instruments/instruments range – Gyrus Medical GmbH, Tuttlingen

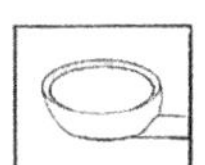

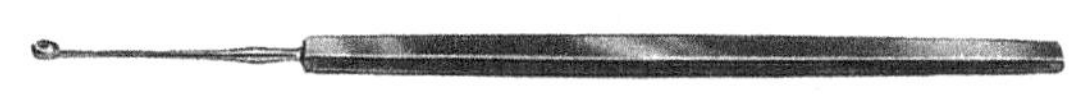

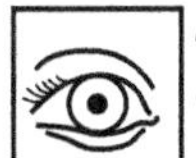

Naam: Chalazioncurette **Meyerhoefer**.

Gebruiksdoel: Leegschrapen van een chalazion.

Relatie vorm/functie: De curette is leverbaar met een cup van 1,5 mm tot en met 3,5 mm. De schacht kan recht, maar ook gebogen (45°) zijn.

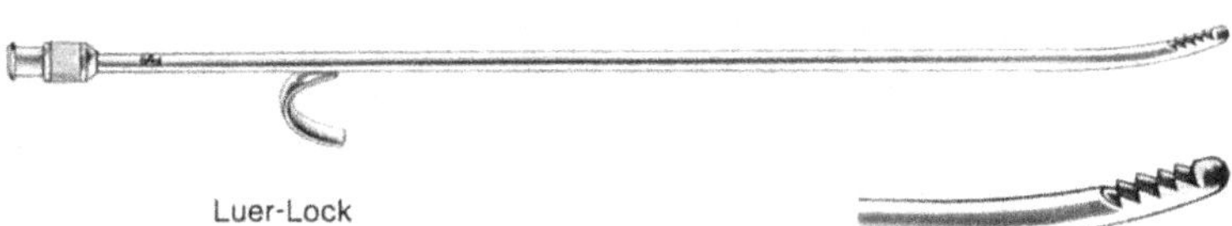

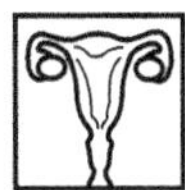

Naam: Endometriumcurette **Novak-Schoeckaerth**.

Gebruiksdoel: Afname van weefsel voor cytologieonderzoek van de beperkt gedilateerde endocervix.

Relatie vorm/functie: De knik vlak achter de tip van deze curette volgt de anatomische flexie van de uterocervicale overgang. De luer-lockaansluiting aan de basis is geschikt voor het koppelen van een aspiratiespuit, waarmee onder geringe onderdruk weefsel 'opgetrokken' kan worden. De scherpe tanding aan de binnenbocht van de curette moet het weefsel losschrapen. De 'trekker'-vormige wijsvingerhaak maakt het hanteren van de curette makkelijker en dient tegelijkertijd ter oriëntatie. Voordeel van de geringe diameter is dat men niet of nauwelijks hoeft te dilateren om de endocervix te benaderen.

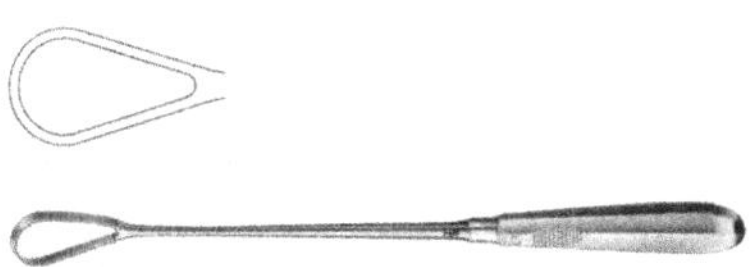

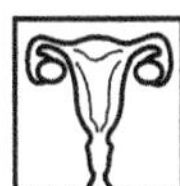

Naam: Curette **Recamier** (identiek met de Bumm).

Gebruiksdoel: Wegschrapen van weefsel voor diagnostiek/achtergebleven zwangerschapsresten.

Relatie vorm/functie: De duimribbels op de greep zijn niet alleen om de grip te verbeteren, maar zijn vooral nuttig om bij de intra-uteriene curettage te oriënteren. De ribbels komen overeen met de werkzame anteflexie van de lus. Bij diagnostische curettages is de lus aan deze zijde enigszins geslepen. Bij een zwangere uterus moet men met een afgeronde lus werken om beschadiging van de uteruswand te voorkomen.

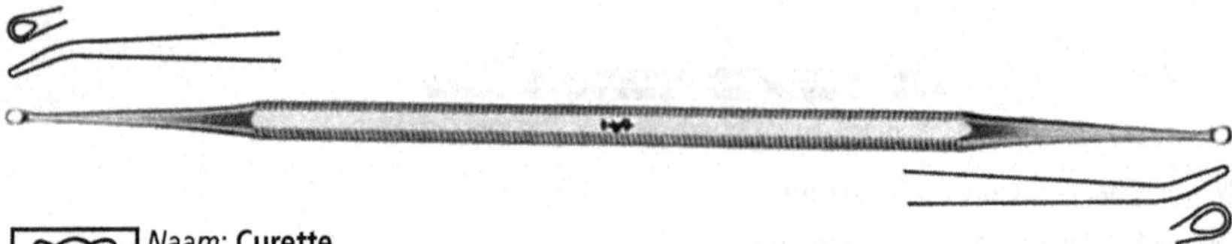

Naam: **Curette**.
Gebruiksdoel: Het wegschrapen van stukjes bot.
Relatie vorm/functie: De greep van het instrument is lang en rond, zodat het instrument makkelijk buiten de mond te manipuleren is.
Aan beide zijden loopt de hals smal toe, zodat er een smal lumen of smalle ruimte bereikt kan worden. De curettes bestaan aan beide zijden uit een open ring, zodat het weefsel dat weggeschraapt wordt via de opening verwijderd kan worden. De curettes zijn scherp, zodat het bot afgeschraapt kan worden. Veelal zijn de curettes aan beide zijden verschillend van grootte waardoor het instrument twee verschillende maten heeft.

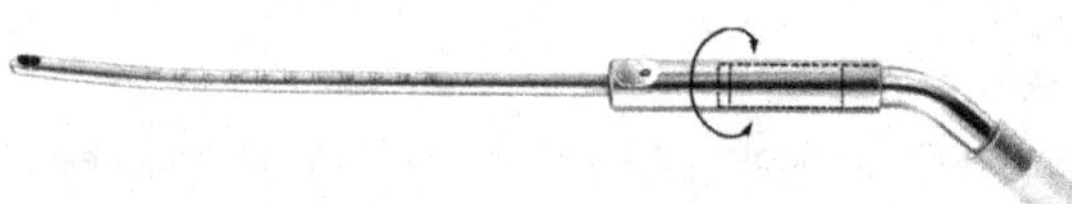

Naam: **Zuigcurettes** voor abortus provocatus.
Gebruiksdoel: Afzuigen van zwangerschapsproduct.
Relatie vorm/functie: De zuigbuis staat onder een lichte anteflexie in overeenstemming met de vrouwelijke anatomie. De buis is draaibaar vanuit de hals en de stand van de tip correspondeert met het gat waarmee men valse lucht kan aanzuigen. Dit luchtgat voorkomt dat de uteruswand tegen de zuigbuis wordt aangezogen. De zuigbuis is gekalibreerd, zodat de operateur voortdurend kan controleren of hij niet te diep de uterus binnendringt. De verweekte, zwangere uterus is berucht om zijn perforatierisico.

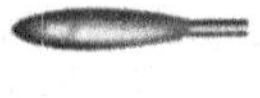

Naam: 'Dilatator' **Bakes**.
Ook bekend onder de naam: Olijfjes.
Gebruiksdoel: Oprekken van de galgang.
Relatie vorm/functie: Het oprekken gebeurt met een atraumatische afgeslepen, ovaalvormige verdikking aan het uiteinde van het instrument. De ovaalvorm voorkomt dat de galgang uitscheurt. Door de slanke steel kan het weefsel achter de kop zijn elasticiteit behouden.

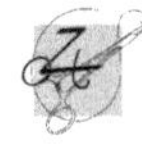

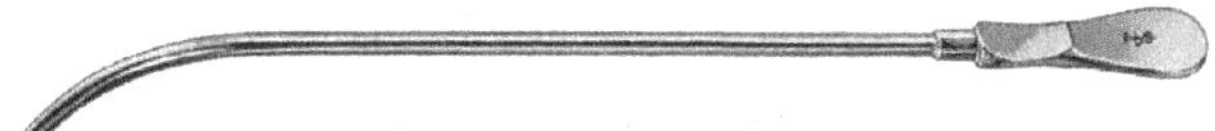

Naam: Urethradilatator **Dittel**, gebogen model.
Gebruiksdoel: Het opheffen van een urethrastrictuur (bij de man).
Relatie vorm/functie: De essentiële verschillen met de hierboven beschreven bougie zijn de kromming vlak achter de top en zijn lengte van 350 mm. De kromming wordt benut voor het passeren van de prostaatknik bij de man, vergelijkbaar met de toepassing van de Tiemanntop bij blaaskatheters. Ook de lengtevariant kan worden verklaard aan de hand van het lengteverschil van de urethra tussen mannen en vrouwen. De gebogen Dittels worden eveneens geleverd met een diameterrange van 8 tot en met 30 Charrière.
Een alternatief is de urethradilatator volgens Guyon, dit model is sterker gebogen.

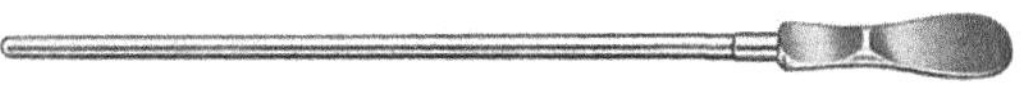

Naam: Urethradilatator **Dittel**, recht model.
Ook aangeduid als: Urethrabougie.
Gebruiksdoel: Het opheffen van een urethrastrictuur (bij de vrouw).
Relatie vorm/functie: Bougies zijn meestal massieve instrumenten met een glad oppervlak. De ronde top van de Dittel zorgt voor een geleidelijke toename van de diameter en voorkomt perforatie. Dittels worden geleverd met een lengte van 225 mm en met een diameter die oploopt van 8 tot 30 Charrière (Ch). Het rechte model is bij uitstek geschikt voor de vrouw, omdat dit overeenkomt met het verloop van de vrouwelijke urethra. Bij het inbrengen wordt dit instrument vaak voorzien van een steriel glijmiddel om frictie met de urethrawand zo veel mogelijk te beperken. Het spreekt voor zich dat men met dunne Dittels begint, waarna men voorzichtig de diameter opvoert.
Na het oprekken van de urethra is het gebruikelijk om een verblijfskatheter achter te laten om het terugkeren naar de vernauwde toestand van de urethra tegen te gaan.

Naam: **Vaatdilatator,** zonder nadere aanduiding.
Gebruiksdoel: Oprekken van bloedvaten.
Relatie vorm/functie: Het succes van een vaatanastomose staat of valt met de postoperatieve doorbloeding. Om deze doorbloeding te bevorderen kan het wenselijk zijn om, voorafgaand aan de anastomosering, de vaten te dilateren. Een bolletje met een diameter van 0,5, 1 of 1,5 mm aan het uiteinde van een sonde kan in het vat geschoven worden om de vaatwand op te rekken. Een knik in de steel van de sonde, zoals hier, komt veel voor bij micro-instrumentarium, en voorkomt dat het handvat van het instrument te veel uit de wond omhoogsteekt en zo de lens van de microscoop beschadigt of het zicht belemmert. Daarnaast is gebleken dat door de specifieke werking van de lenzen problemen ontstaan bij het juist inschatten van de diepte van een recht instrument. Bij een instrument met een knik komt de steel evenwijdig te liggen aan de bodem van het wondbed, en het instrument kan daardoor veel beter vervolgd worden terwijl men door de microscoop kijkt.

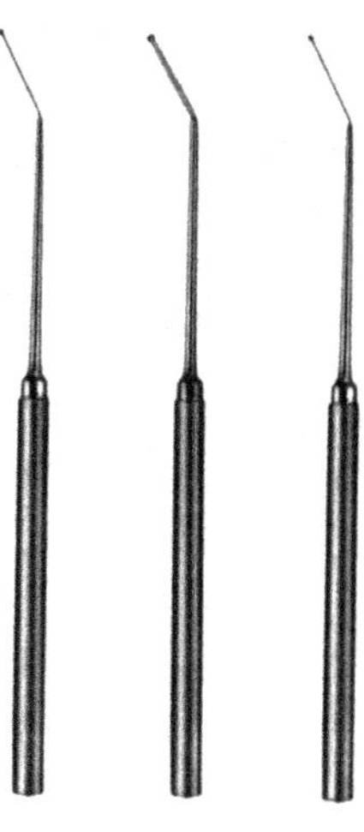

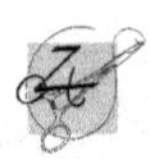

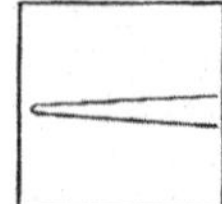

Naam: Dilatator **Wilder**.

Gebruiksdoel: Dilateren van de ductus lacrimalis.

Relatie vorm/functie: De dilatator is taps toelopend. De punt is stomp. De dilatator is er in drie maten namelijk 19 mm, 23 mm en 32 mm. Het handstuk is rond en geribbeld, zodat er nog iets tijdens het sonderen gedraaid kan worden zonder dat de dilatator uit de handen zal glijden.

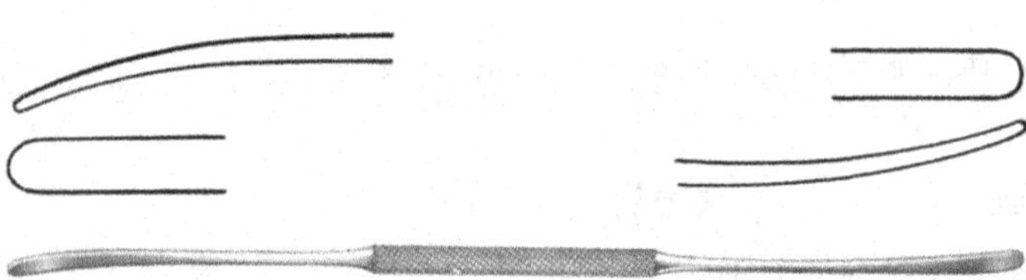

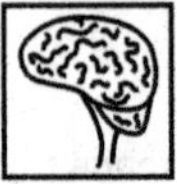

Naam: Duradissector **Olivecrona**.

Bijnaam: Durataster (breed/smal).

Gebruiksdoel:

- afschuiven van de dura van de schedel;
- opzij houden van de dura en ruggenmerg of *cauda equina* en beschermen van de spinale zenuwwortels of dura bij spinale ingrepen;
- tastinstrument.

Relatie vorm/functie: Beide zijden van het instrument hebben een stomp blad. De brede durataster is aan een zijde 4 mm en aan de andere zijde 5 mm. De smalle durataster 2 en 3 mm.

Indien de botlap gezaagd is, kunnen er verklevingen met de dura aanwezig zijn. Als de botlap enigszins geëleveerd wordt, kan de dura met bijvoorbeeld de durataster afgeschoven worden.

Bij spinale chirurgie kan het nodig zijn om het wervelkanaal of de dura aan de anterieure zijde te inspecteren. Door de flauwe bocht kan men langs de laterale wand van het wervelkanaal naar voren gaan zonder veel druk uit te oefenen op de dura en zijn inhoud.

Bij een hnp kan, bij het uitruimen van de discus, de zenuwwortel met het instrument beschermd worden.

Bij het frezen aan de wervelkolom kan de dura opzij gehouden worden met de durataster.

De smalle durataster is aan een zijde sterk gebogen. Dit model is niet leverbaar in de handel. Een instrumentmaker kan het instrument aanpassen. De sterk gebogen zijde wordt vaak gebruikt om het *foramen intervertebrale* te sonderen. Op deze wijze kan de operateur voelen of er voldoende ruimte is voor de zenuwwortel.

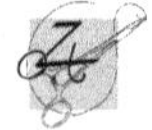

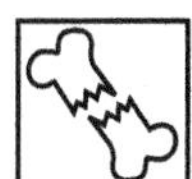

Naam: **Draadextensiebeugel volgens Aesculap.**
Bijnaam: Hoefijzer.
Gebruiksdoel: Wordt om een draadextensie te complementeren, aan een Kirschner-draad of Steinmann-pen bevestigd. Op de beugel kan kracht worden uitgeoefend, bijvoorbeeld door het aanhangen van gewichten, zodat tractie op de extremiteit wordt uitgeoefend.
Relatie vorm/functie: De draad of pen wordt in de klemmen aan de uiteinden bevestigd. Hiervoor dienen de schroeven losgedraaid te worden. De draad wordt tussen de klem gelegd, waarna de schroeven weer aangedraaid worden. De benen zijn in breedte verstelbaar door aan de schroef te draaien die horizontaal tussen beide benen is bevestigd. Door de kleine gaatjes kunnen trekhaken, touwen of ijzerdraden worden aangebracht, zodat tractie op de extremiteit kan worden uitgeoefend.

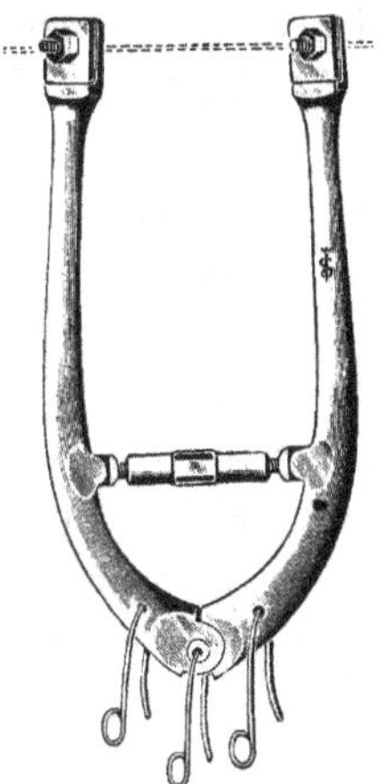

Naam: **Draadextensiebeugel volgens Kirschner.**
Bijnaam: Hoefijzer.
Gebruiksdoel: Wordt om een draadextensie te complementeren, aan een Kirschner-draad of Steinmann-pen bevestigd. Aan de beugel wordt een touw bevestigd waaraan gewichten kunnen worden gehangen, zodat tractie op de extremiteit wordt uitgeoefend.
Relatie vorm/functie: De draad of pen wordt door middel van twee scharnierklemmen in de beugel bevestigd. Deze klemmen zijn gemakkelijk te openen en te sluiten. De benen zijn in breedte te verstellen door middel van een schroef. Wordt deze geheel naar beneden gedraaid, dan wordt de maximale breedte gehaald. In de ronde gaten van het T-handvat kunnen trekhaken, touwen of ijzerdraden worden bevestigd waaraan getrokken kan worden.

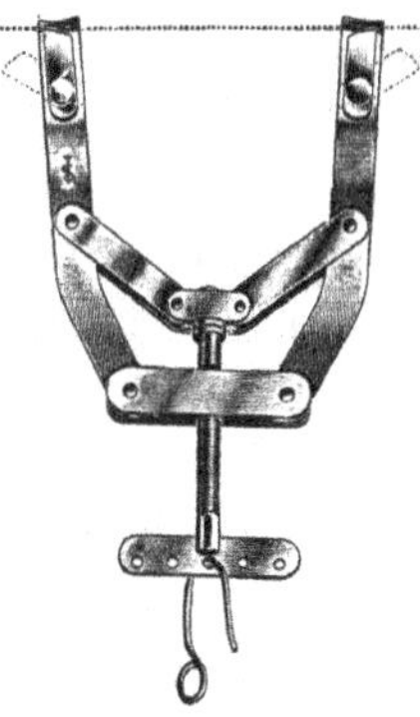

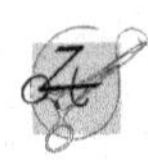

Naam: **Drevel.**

Gebruiksdoel: Drevels worden gebruikt om bij een spongiosaplastiek de botmassa te verdichten (aan te drevelen). Het geheel wordt daardoor stevig en blijft op zijn plaats. Een drevel is ook in gebruik bij het plaatsen van een botblokje na een correctieosteotomie ten behoeve van een standcorrectie of botverlenging.

Implantaten zoals krammen en *staples* worden met een speciale drevel op hun plaats geslagen. Elke kram heeft een bijbehorende drevel die geschikt is voor de specifieke vorm van de kram. Een veelgebruikte naam hiervoor is 'naslaginstrument'. Een kram kan ook machinaal met behulp van perslucht ingedreveld worden.

Wanneer een cerclage (een circulaire ondersteuning van metaaldraad of kunststof) geplaatst wordt en de draaduiteinden ingekort worden, is het gebruikelijk om de zo ontstane scherpe uiteinden te 'begraven' in de omringende weefsels. Dit gebeurt met een drevel. Een puntdrevel ten slotte wordt gebruikt om extra verankeringsgaten voor het botcement in het acetabulum te maken.

Relatie vorm/functie: Een drevel is een rond, ovaal of rechthoekig stuk metaal, dat aan één zijde is voorzien van een handvat waarop geslagen kan worden en aan de andere zijde is afgestompt of verbreed, maar in ieder geval afgevlakt. Een uitzondering hierop vormt de 'puntdrevel' die niet vlak maar juist puntvormig is geslepen.

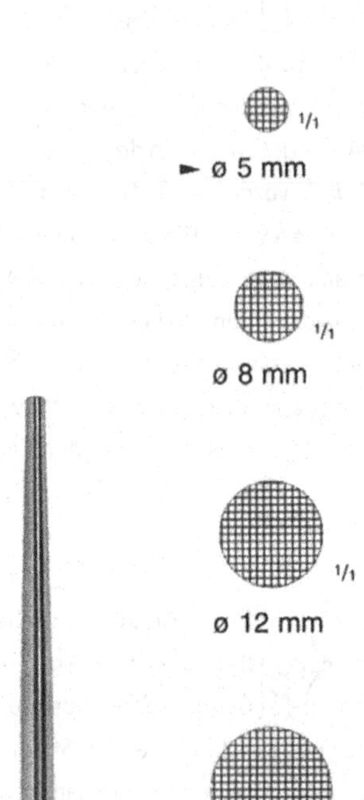

1/1
ø 14 mm
1/1
ø 16 mm
1/2

Naam: **Aanslagdrevel.**

Bijnaam: Drevel

Gebruiksdoel: Wordt gebruikt om het uiteinde van een Kirschner-draad te buigen en in het bot te drevelen.

Relatie vorm/functie: Het instrument is een massieve stalen staaf met iets puntige uiteinden die afgeplat zijn. Door dit instrument op een K-draad te plaatsen en er met een hamer op te slaan zal de K-draad zich buigen en de punt van de draad zal in het bot verzinken.

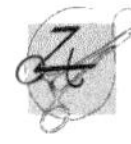

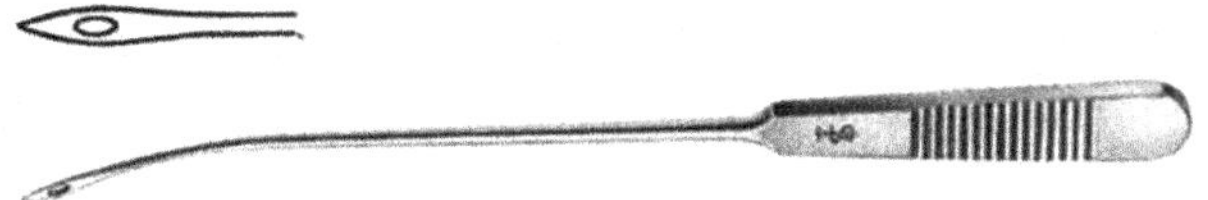

Naam: Els volgens **Obwegeser**.
Gebruiksdoel: Het om de mandibula heen halen van draden.
Relatie vorm/functie: De punt is scherp en snijdt dus gemakkelijk door de weefsels heen. Het oog is bedoeld om een USP of een metaaldraad doorheen te halen. De els is smal zodat er zo min mogelijk trauma van weefsels plaatsvindt. De lengte is 14 cm.

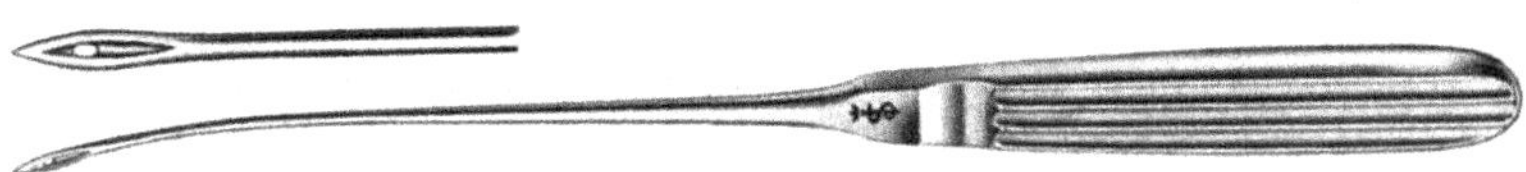

Naam: Els volgens **Obwegeser**.
Gebruiksdoel: Het om de zygoma heen halen van draden.
Relatie vorm/functie: De punt is scherp en snijdt dus gemakkelijk door de weefsels heen. Het oog is bedoeld om een USP of een metaaldraad doorheen te halen. De els is smal zodat er zo min mogelijk trauma van weefsels plaatsvindt. De lengte van de zygoma-els is 23 cm.

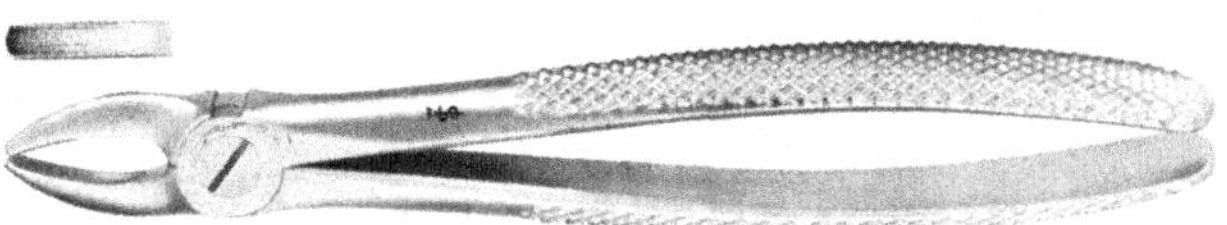

Naam: **Extractietang voor premolaar**.
Gebruiksdoel: Het extraheren van een premolaar in de bovenkaak.
Relatie vorm/functie: De bek van een extractietang sluit niet zodat het desbetreffende element niet door de tang verbrijzeld wordt. De binnenkant van de bek is bekleed met lengtegroeven, hierdoor krijgt men veel grip op het element. Het slot is kruisend. De greep van de tang is lang, zodat er door de hefboomwerking grote kracht op de bek uitgeoefend kan worden.
De extractietangen van de bovenkaak zijn recht van vorm, omdat de elementen in de bovenkaak recht naar beneden worden geëxtraheerd. Bij de extractietangen voor de onderkaak maakt de bek van de tang een hoek van 90° met de greep van de tang. Hierdoor ontstaat er bij extractie van elementen uit de onderkaak geen schade aan het bovengebit.
Een kies in de bovenkaak bevat drie wortelpunten: twee aan de buitenzijde en één aan de binnenzijde. De bek van de extractietang voor deze kiezen bevat aan één kant een puntvorm (om aan de zijde te zetten van de twee wortelpunten = buitenkant) en aan één kant een bolling (om aan de zijde te zetten met één wortelpunt = binnenkant). Hierdoor zijn er voor de extractietangen van de bovenkaak dus linker en rechter tangen nodig.
De kiezen van de onderkaak bevatten vier wortelpunten, daarom heeft een tang voor deze kiezen een bek met aan weerszijden twee punten; deze grijpen aan tussen de wortelpunten van de kies. Er bestaat bij de extractietangen van de onderkaak geen verschil tussen links en rechts.

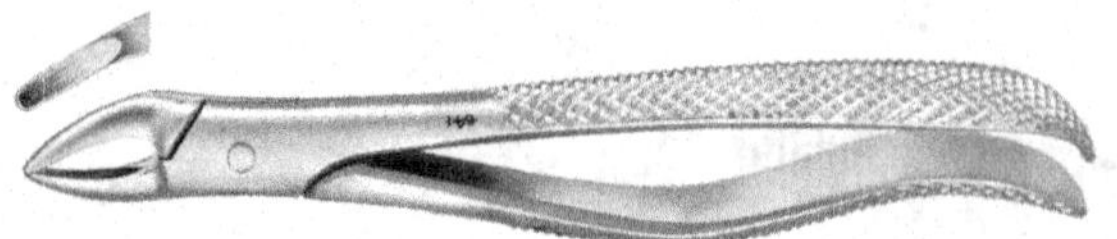

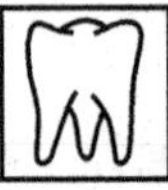

Naam: **Extractietang voor de tanden in de bovenkaak.**
Gebruiksdoel: Het extraheren van de tanden in de bovenkaak.
Relatie vorm/functie: Zie de beschrijving van de Extractietang voor premolaar.

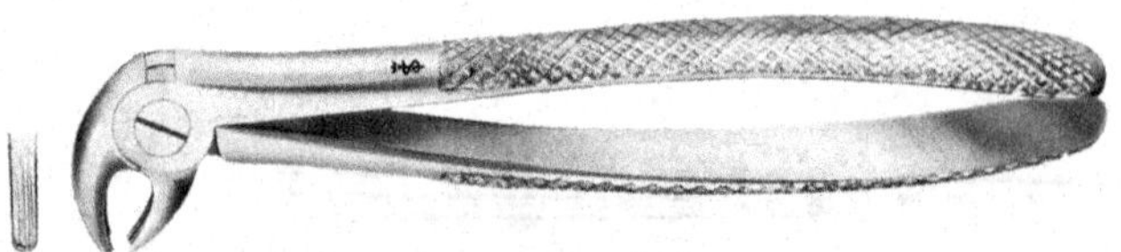

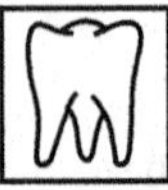

Naam: **Extractietang voor de tanden in de onderkaak.**
Gebruiksdoel: Het extraheren van de tanden in de onderkaak.
Relatie vorm/functie: Zie de beschrijving van de Extractietang voor premolaar.

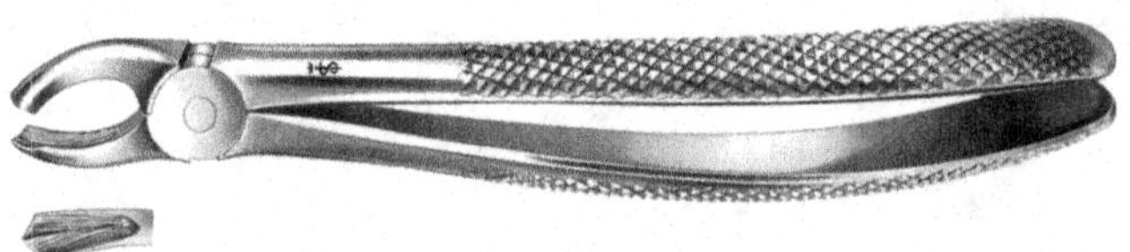

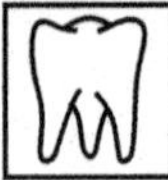

Naam: **Extractietang voor molaren en verstandskiezen in de bovenkaak.**
Gebruiksdoel: Het extraheren van molaren en verstandskiezen in de bovenkaak.
Relatie vorm/functie: Zie de beschrijving van de Extractietang voor premolaar.

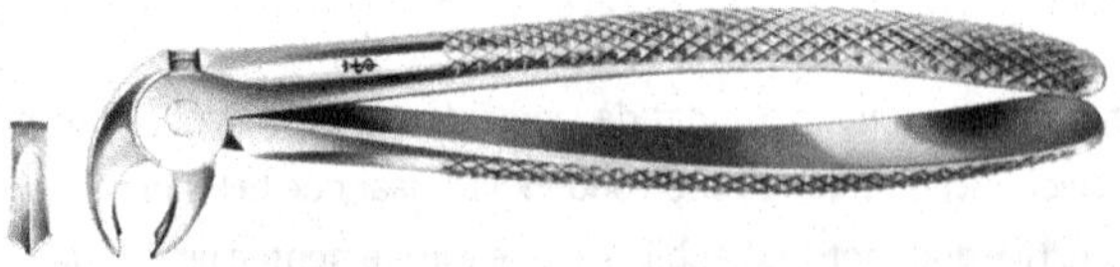

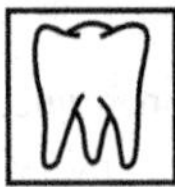

Naam: **Extractietang voor molaren in de onderkaak.**
Gebruiksdoel: Het extraheren van molaren in de onderkaak.
Relatie vorm/functie: Zie de beschrijving van de Extractietang voor premolaar.

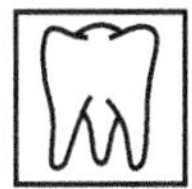

Naam: **Extractietang voor de molaren en de verstandskiezen in de onderkaak.**
Gebruiksdoel: Het extraheren van de molaren en verstandskiezen in de onderkaak.
Relatie vorm/functie: Zie de beschrijving van de Extractietang voor premolaar.

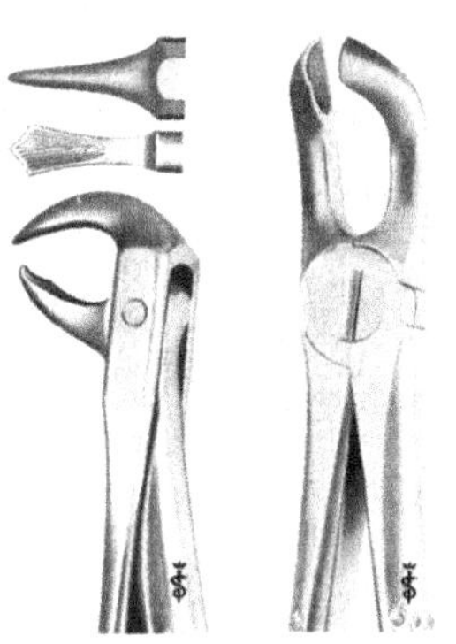

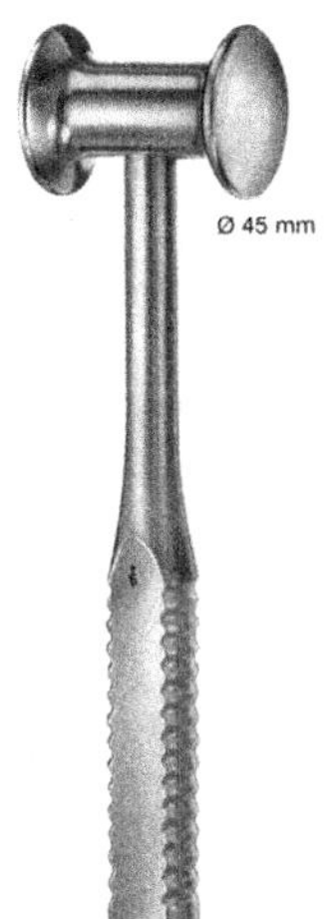

Naam: Hamer **Bergmann**.
Gebruiksdoel: Het aan-, in- of afslaan van materiaal.
Relatie vorm/functie: De hamer wordt meestal in combinatie met een ander instrument gebruikt. Ook hamers zijn in vele maten en vormen aanwezig. Er zijn hamers van 100 gram tot 700 gram standaard te koop. Op een klein orthopedisch net, voor kleine osteotomieën aan de voet of hand, bevindt zich vaak een 350-grams-hamer. Op een orthopedisch basisnet zit vaak een 500-grams-hamer en op een heupnet vaak een 700-gramshamer. Dat wil niet zeggen, dat dit in ieder ziekenhuis zo is. Vaak speelt de voorkeur van de orthopeed voor een hamer mee. Dit bepaalt welke hamer op welk net ligt.
Er zijn hamers met geribbelde metalen handvatten (volgens Bergmann), waarbij de ribbels voor een betere grip zorgen en er zijn hamers met een metalen handvat, maar met aan één kant van de hamerkop een kunststof en aan de andere kant een metalen kop (volgens Wagner). Met de metalen koppen kan men hard slaan en met de kunststofkoppen slaat men alleen als men er zeker van wil zijn dat er geen beschadigingen optreden, en als er niet veel kracht op het materiaal uitgeoefend mag worden.

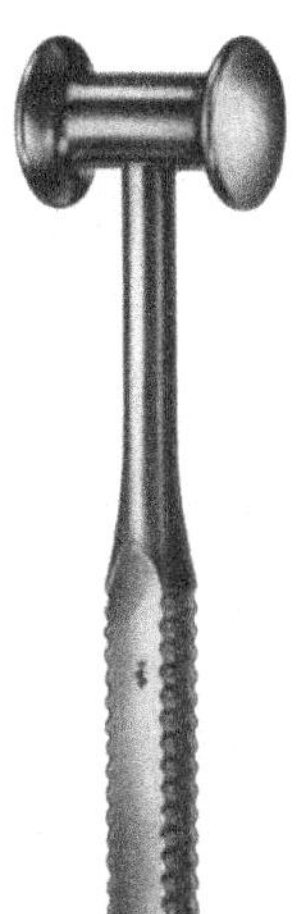

Naam: **Hamer volgens Bergmann.**
Gebruiksdoel: Aan- of inslaan van materiaal.
Relatie vorm/functie: Weegt 300 gram en is daarmee één van de zwaarste typen hamers. Er kan veel kracht worden uitgeoefend op het onderdeel dat wordt aan- of ingeslagen. Door de brede, ronde uiteinden van de hamerkop wordt de kracht over een breed oppervlak verdeeld, zodat de kans op beschadiging van het aan- of ingeslagen onderdeel klein is. De ribbels op het handvat zorgen voor stevige grip.

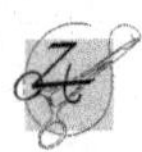

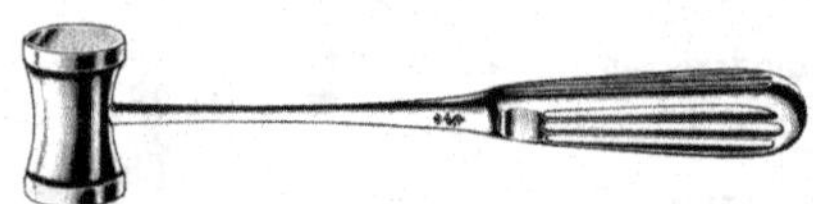

Naam: Hamer volgens **Hajek**.
Gebruiksdoel: Het hameren.
Relatie vorm/functie: De hamer heeft een slanke hamersteel. Mede door het lichte gewicht (140 gram) kan er licht gehamerd worden. De hamer bevat tijdens het hanteren tevens een uitsparing voor de duim.

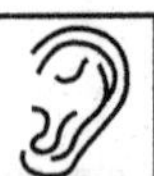

Naam: Dubbelelevatorium **Cottle**.
Ook bekend onder de naam: Feeler.
Gebruiksdoel: Voor het afschuiven van het mucoperichondrium van het kraakbenig septum en het afschuiven van het mucoperiost van het benig septum. De Feeler is ook geschikt ter ondersteuning bij het mobiliseren en reponeren van bijvoorbeeld het neustussenschot.
Relatie vorm/functie: Het stompe uiteinde van dit dubbelinstrument is geschikt voor het afschuiven van het mucoperichondrium van het kraakbenig septum zonder een al te groot risico van weefselbeschadiging. Voor het afschuiven van eventueel gevormd stug littekenweefsel van het kraakbenig septum en/of het mucoperiost van het benig septum is het scherpe uiteinde meer geschikt. Het lange slanke centraal geplaatste handvat wordt als een pen gehanteerd. Door de afgeplatte vorm is het handvat tijdens het gebruik makkelijk te manipuleren.
Bron: Explorent instruments/instruments range – Gyrus Medical GmbH, Tuttlingen

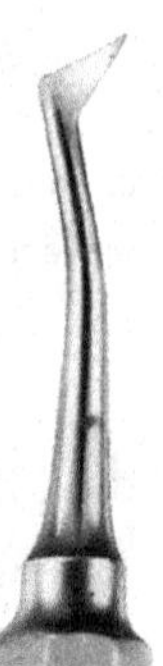

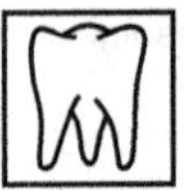

Naam: Vlaghevel volgens **Cryer-White**.
Gebruiksdoel: Het verwijderen van wortelresten na extractie.
Relatie vorm/functie: De greep is rond, zodat het instrument stevig en gemakkelijk vast te houden is.
De steel is smal, dit voorkomt belemmering van het zicht. Het uiteinde is gepunt en heeft de vorm van een vlag, hierdoor kan het instrument makkelijk in het wortelkanaal komen of in de wond van het zojuist geëxtraheerde element. Eventuele restjes worden met de punt verwijderd.

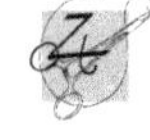

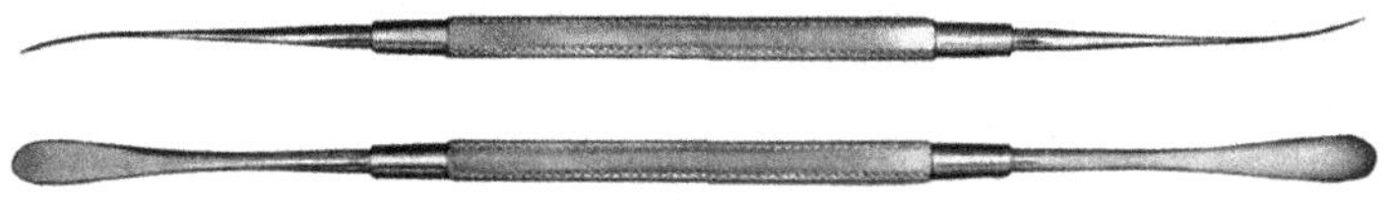

Naam: Dubbelelevatorium **Freer**.
Ook bekend onder de naam: Freer of septumafschuiver.
Gebruiksdoel: Het afschuiven van het mucoperichondrium van het kraakbenig septum.
Relatie vorm/functie: Dit dubbelinstrument heeft een centrale greep met aan weerskanten een scherp en een stomp uiteinde. De stompe kant wordt gebruikt om tijdens het afschuiven van het mucoperichondrium weefselschade te voorkomen. De scherpe kant is met name geschikt voor het afschuiven van mucoperichondrium dat verkleefd is of stug door littekenvorming (bij een her-septumcorrectie). Het lange, slanke ronde handvat wordt als een pen gehanteerd.

Bron: Explorent instruments/instruments range – Gyrus Medical GmbH, Tuttlingen

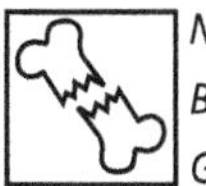

Naam: **Bothevel volgens Homann.**
Bijnaam: Homann.
Gebruiksdoel: Opzij houden van weke delen die de toegang tot het bot belemmeren.
Relatie vorm/functie: De punt wordt achter het bot geplaatst, waardoor het brede blad de weke delen opzij houdt. Het lange handvat zorgt dat de handen van de assistent niet in het gezichtsveld van de operateur terechtkomen. Ook kan de assistent meer kracht zetten om de weke delen opzij te houden (principe van de hefboomwerking). In het handvat is een rond gat gemaakt. Hierdoor is de Homann goed vast te houden.
De punt van de Homann is stomp, om beschadiging van weke delen of periost te voorkomen.

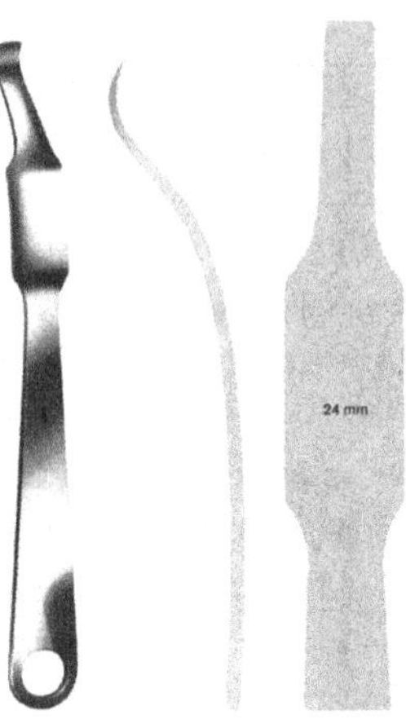

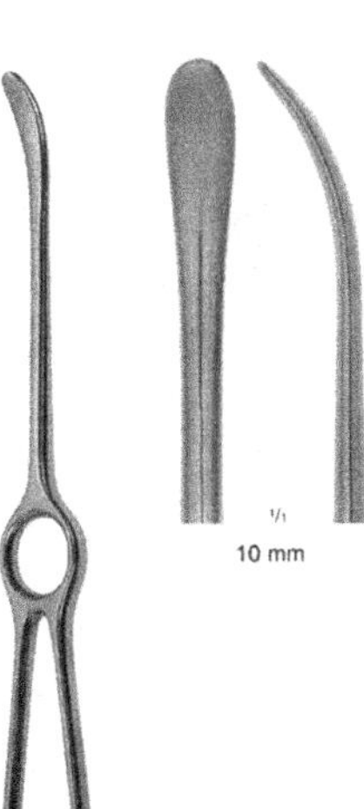

Naam: Elevatorium **Langenbeck**.
Gebruiksdoel: Het oplichten van botstukken. Het is ook een handig instrument bij het verwijderen van platen.
Relatie vorm/functie: Het is een instrument dat eruitziet als een raspatorium, maar niet scherp is. Het oogt als de achterkant van een gewoon theelepeltje, maar dan iets dikker.

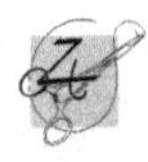

Naam: Gebogen elevatorium **McKenty**.
Ook bekend onder de naam: Gebogen McKenty.
Gebruiksdoel: Voor het afschuiven van het slijmvlies over de apertura piriformis en het maken van een onderste septumtunnel.

Relatie vorm/functie: Het sterk gebogen uiteinde van dit dubbelinstrument is geschikt om het slijmvlies van de onderste rand (een soort drempel) van de apertura piriformis los te maken (de uitwendige, peervormige benige opening in de aangezichtsschedel) om daarna met het andere, minder gebogen uiteinde een onderste septumtunnel te kunnen maken. Het centraal gelegen platte handvat met de dwars geplaatste strepen bevordert de hanteerbaarheid en de grip.

Bron: Explorent instruments/instruments range – Gyrus Medical GmbH, Tuttlingen

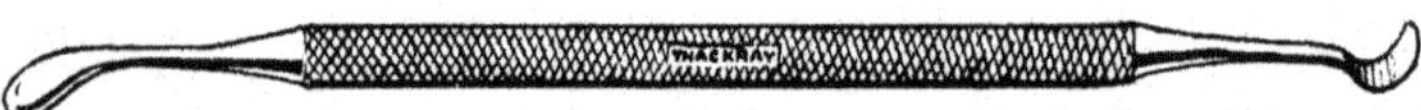

Naam: **Dubbelzijdige elevator,** zonder nadere aanduiding.
Bijnaam: Ten onrechte wel **Mitchell**-trimmer genoemd.
Gebruiksdoel: Manipuleren van weefsels, zoals splijten en afschuiven.

Relatie vorm/functie: Zoals de naam al aangeeft, wordt dit soort instrumenten vooral gebruikt om de ene weefsellaag van de andere te 'tillen'. Instrumenten als deze met een dubbele functie komen veel voor, en bezitten een staafvormige greep met aan weerszijden de beide specifieke uiteinden. De greep is hier voorzien van een raster ter bevordering van de hanteerbaarheid. Het uiteinde dat erg nauw verwant is aan het raspatorium, is bedoeld om periost af te schuiven of weefsellagen van elkaar te scheiden. Het lepelvormige uiteinde is vooral populair bij operaties aan kaak en gehemelte. De hoek die het raspatorium hier bezit ten opzichte van de greep maakt dit uiteinde bij uitstek geschikt om het mondslijmvlies los te woelen van het bot van het palatum. De verwarring met de Mitchell-trimmer is niet verwonderlijk, vooral omdat dit laatste onderdeel ook daarop aanwezig is.

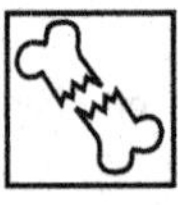

Naam: **Bothevel volgens Verbrugge-Müller.**
Bijnaam: Cobra; deze hevel wordt ten onrechte Homann genoemd.
Gebruiksdoel: Opzij houden van weke delen die de toegang tot het bot belemmeren.

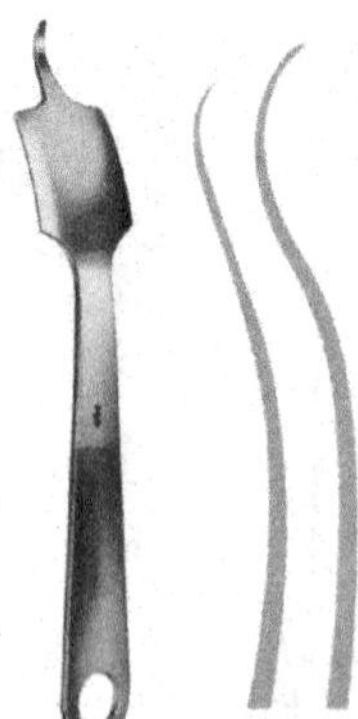

Relatie vorm/functie: De punt wordt achter het bot geplaatst, waardoor het brede blad de weke delen opzij houdt. De scherpe punt zorgt dat de hevel gemakkelijk om het bot geplaatst kan worden. Wanneer kracht op het instrument wordt uitgeoefend, wordt de punt in/tegen het bot gedrukt. Zie verder *Relatie vorm/functie* bij de bothevel volgens Homann.

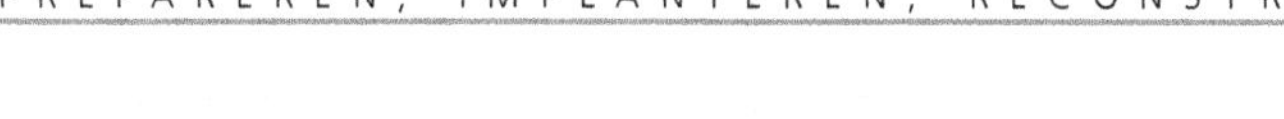

Naam: Interpositienaald **Schuknecht.**
Gebruiksdoel: Voor het gebruik bij middenooroperaties.
Relatie vorm/functie: De uiterste punt van de interpositienaald kan recht in het verlengde van de steel staan en stomp of scherp zijn, maar kan ook in een hoek van 45° of 90° en in diverse lengten naar links of rechts wijzen. Door de lange, zeer slanke naaldvormige steel is de interpositienaald in al zijn varianten zeer geschikt voor bijvoorbeeld de inspectie van het middenoor. Een interpositienaald met een punt recht in het verlengde van de steel kan ook worden gebruikt voor het aanprikken van kleine stukjes van een resorbeerbaar gelatinesponsje of voor het aangeven van een ventilatiebuisje. Door de kniegebogen hoek tussen het handvat en de steel wordt het zicht op het middenoor niet belemmerd.

Bron: Explorent instruments/instruments range – Gyrus Medical GmbH, Tuttlingen

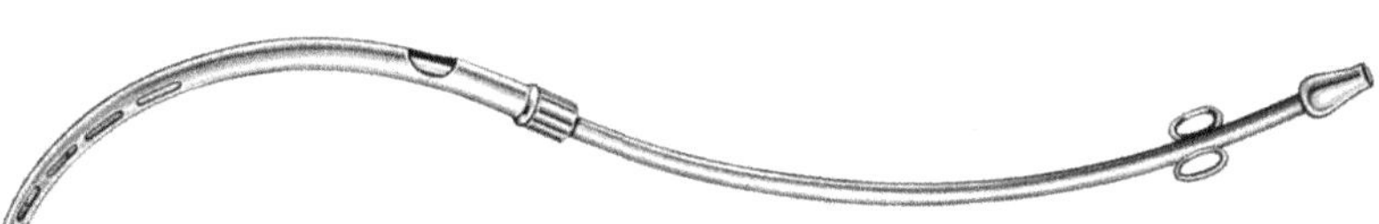

Naam: Uterusspoelcanule **Bozemann-Fritsch.**
Gebruiksdoel: Inbrengen en af laten lopen van vloeistoffen bij uterusspoelingen.
Relatie vorm/functie: De kromming in de canule is bedoeld voor het volgen van de flexielijn van de uterus. Het gat vlakbij de overgang naar de dubbele wand wordt buiten de cervix gelaten. De vloeistof wordt door de binnenste buis aangevoerd en kan via de buitenmantel terugvloeien. Op deze wijze kan de druk in de uterus nooit te hoog oplopen.

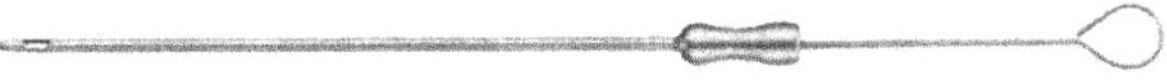

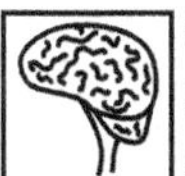

Naam: Ventrikelpunctienaald **Dandy.**
Bijnaam: Dandynaald.
Gebruiksdoel: Puncteren van een van de zijventrikels.
Relatie vorm/functie: De punctienaald heeft een stomp uiteinde met net voor het uiteinde twee zijopeningen. Door eerst een boorgat in de schedel te maken, kan een zijventrikel gepuncteerd worden. Bij een te hoge liquordruk kan op deze wijze snel de druk verlaagd worden. Door een drukmeetsysteem aan te sluiten op de naald kan tevens de intraventriculaire druk bepaald worden. Ook kan liquor opgevangen worden voor onderzoek.
Meestal wordt een stukje siliconendrain aangesloten op het uiteinde van de naald. Het uiteinde wordt hierdoor flexibeler. Dit voorkomt bewegen van de naald als bijvoorbeeld een spuit of druksysteem op de naald geplaatst moet worden.

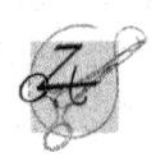

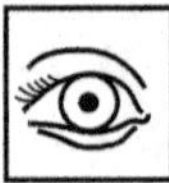

Naam: **Infuuscanule.**

Gebruiksdoel: Irrigatie van het corpus vitreum.

Relatie vorm/functie: De canules worden op de pars plana in het corpus vitreum gestoken en met de kraag vastgehecht aan de sclera. Hierdoor wordt de glasvochtruimte continu voorzien van vocht en blijft het oog op spanning. De canules zijn er in de lengten 2 mm, 4 mm en 6 mm.

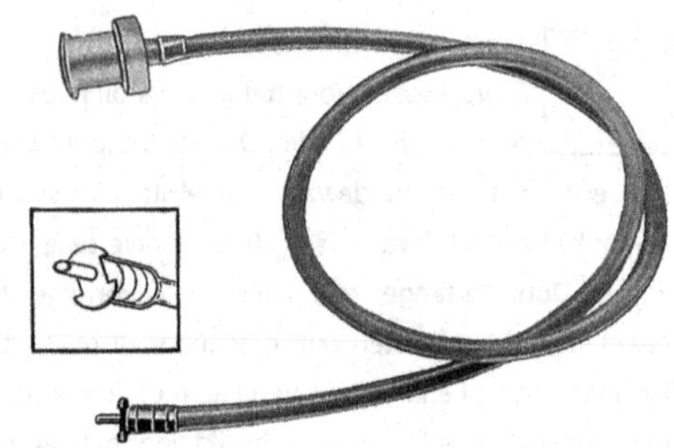

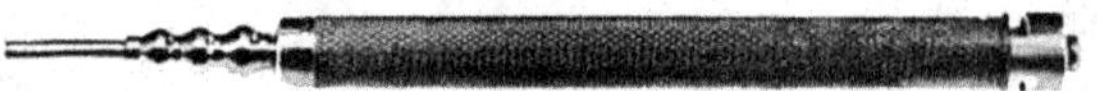

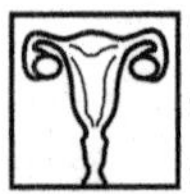

Naam: Irrigatiehandstuk **Kelman.**

Gebruiksdoel: Dienen als handstuk en eventueel verlengen ervan.

Relatie vorm/functie: Bij de cataractchirurgie is het gemakkelijk om allerlei canules aan te sluiten op de Kelman. Het handstuk is voorzien van een luer-lockaansluiting, zodat de canule bij hoge druk niet van het handstuk kan schieten.

Naam: Volledige salpingografie-set **Schulze.**

Gebruiksdoel: Het verrichten van inwendig onderzoek, zoals chromopertubatie of röntgenonderzoek met een contrastmiddel.

Relatie vorm/functie: Als de salpingograaf is voorzien van de juiste conus, kan men de portio aanhaken met twee kogeltangen en de conus in het ostium plaatsen. De ogen van de aanhaaktangen worden bevestigd aan de haken op de beweegbare hals van het instrument. Door nu de hals met de haken en de ogen van de kogeltangen strak te trekken en vast te zetten, houdt de opstelling zichzelf op zijn plaats. Hierna volgt inspuiting van kleurstof of contrastmiddel.

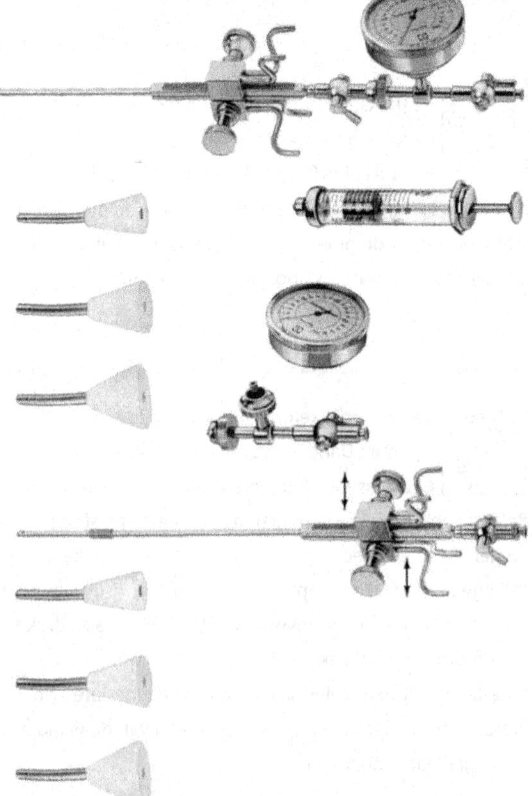

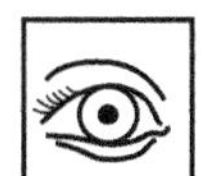

Naam: Double-barreled irrigatie/ aspiratie-unit **Simcoe**.
Gebruiksdoel: Aspiratie van schorsresten bij cataractchirurgie met gelijktijdige irrigatie.
Relatie vorm/functie: Aan de aspiratiecanule komt een 5-ml-spuit waarmee de schorsresten worden opgezogen. Aan de irrigatiezijde komt een infuus om volume in het oog te houden. Met behulp van het Kelman handstuk is het geheel gemakkelijk te gebruiken. Beide canules zijn voorzien van een luer-lock-aansluiting.

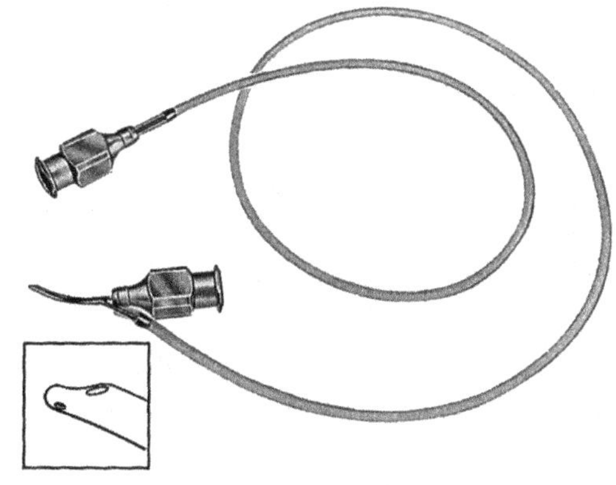

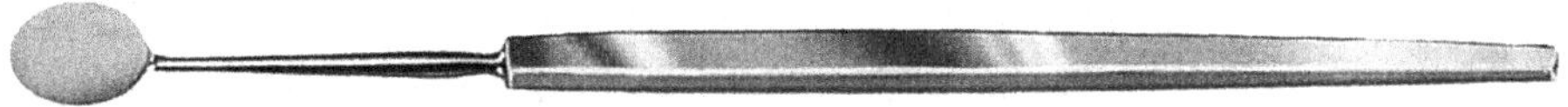

Naam: Evisceratielepel **Bunge**.
Gebruiksdoel: Leeglepelen van de inhoud van de bulbus oculi.
Relatie vorm/functie: De lepel heeft een diameter van 8 mm of 12 mm. Met deze lepel kan men gemakkelijk al het pigment en choroidea van de binnenwand van de sclera wegschrapen.

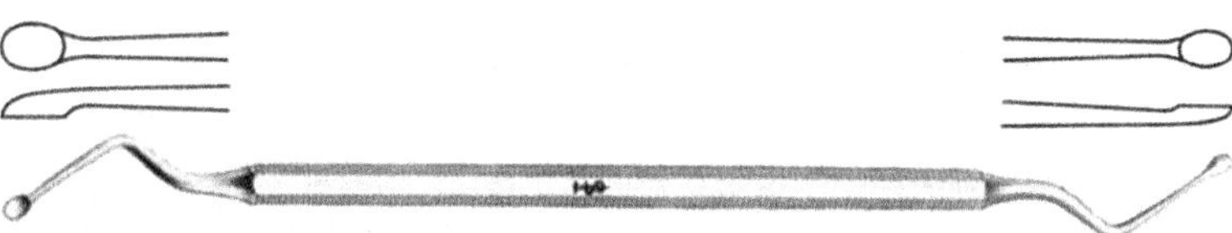

Naam: Scherpe lepel volgens **Hemingway**.
Gebruiksdoel: Het verwijderen van stukjes botuitsteeksel.
Relatie vorm/functie: Het handvat is lang en rond zodat manipulatie bij het hanteren mogelijk is. Aan beide uiteinden bevindt zich een scherpe lepel onder een hoek van 30°. De scherpe lepeltjes zijn verschillend van grootte. De hoek van 30° zorgt ervoor dat het operatiezicht niet belemmerd wordt en dat er ook achterin de mond gewerkt kan worden.

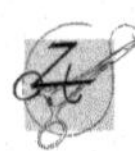

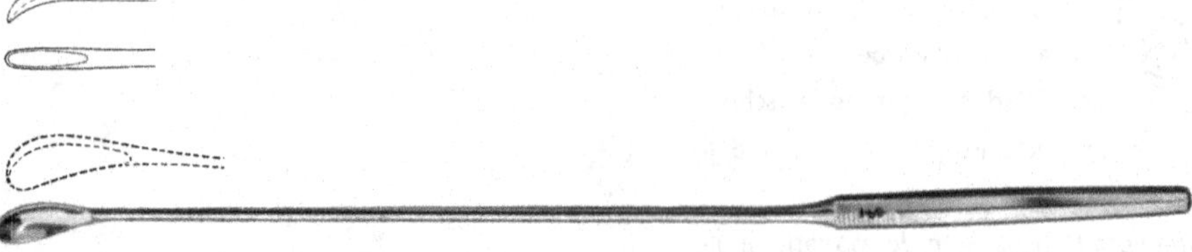

Naam: Lepels **Luer-Körte**.
Gebruiksdoel: Stenen verwijderen uit de galgangen.
Relatie vorm/functie: Deze lepels hebben een buigzame steel zodat men de vorm van het instrument kan aanpassen aan de specifieke situatie.

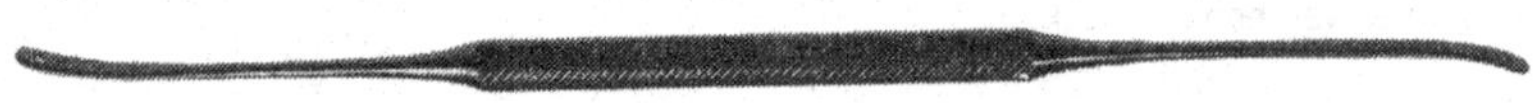

Naam: **Lepeltje van Veau**.
Bijnaam: Ook bekend onder de naam enterectomielepeltje.
Gebruiksdoel: Hiermee kan de plak, die voornamelijk bestaat uit kalk, uit een coronair vat verwijderd worden.
Relatie vorm/functie: Het lepeltje is aan beide uiteinden licht gebogen zodat heel voorzichtig gewerkt kan worden zonder dat de handen het zicht op het puntje belemmeren. Het puntje is smal en dun zodat goed onder de plak gekomen kan worden zonder het vat te beschadigen.

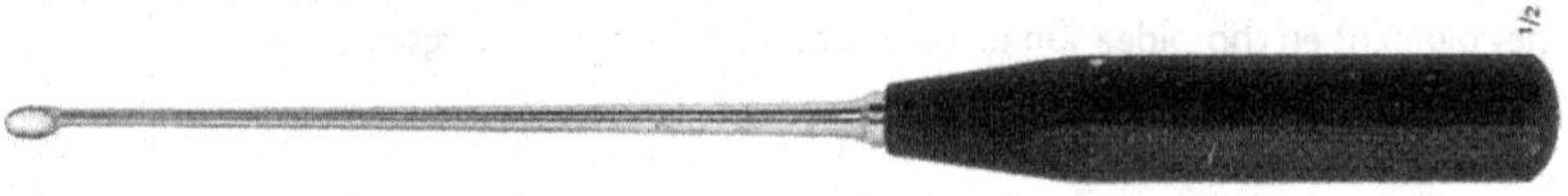

Naam: Scherpe lepel **Volkmann**.
Gebruiksdoel: Schoonkrabben van botfragmenten en ontstekingshaarden, het uitlepelen van de voorgeboorde gaten in het acetabulum, zodat het cement zich goed zal hechten en het verwijderen van overtollig botcement.
Relatie vorm/functie: Scherpe lepels zijn er in vele maten. Glad, getand en van heel klein (om tussen botfragmenten te kunnen schoonkrabben) tot een flinke scherpe (soep)lepel, die nog wel eens voor het uitkrabben van het acetabulum gebruikt wordt. De scherpe lepels hebben een scherpe, naar binnen geslepen rand. Het zijn een soort beiteltjes, als men naar de slijping van de rand kijkt.

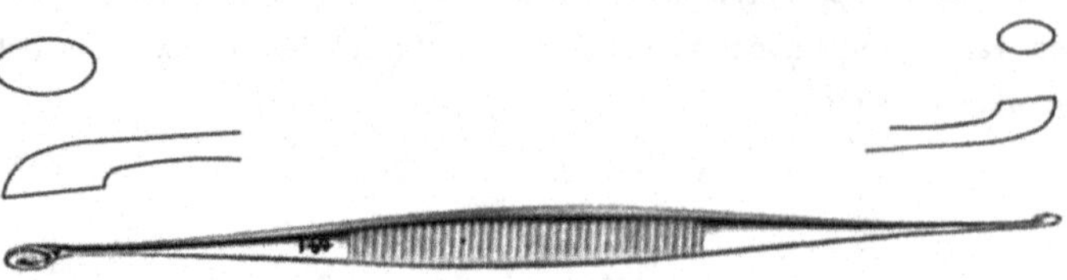

Naam: Scherpe lepel volgens **Williger**.
Gebruiksdoel: Het verwijderen van kleine stukjes bot.
Relatie vorm/functie: Het handvat is recht en plat, hierdoor kan er met de duim kracht gezet worden. Aan beide uiteinden zit een scherp lepeltje. Deze lepeltjes zijn verschillend van grootte. Ze zijn aan de rand scherp, zodat stukjes bot weggeschraapt kunnen worden. De botstukjes komen dan in het kommetje van de lepel terecht.

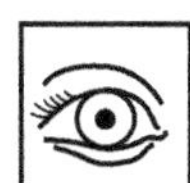

Naam: Passer **Castroviejo**.
Gebruiksdoel: Meten van de afstand.
Relatie vorm/functie: Deze passer wordt bij veel verschillende operaties gebruikt om afstanden van openingen of van verplaatsingen van bijvoorbeeld spieren te meten. De passer is aan beide kanten voorzien van een schaalverdeling en is met behulp van een schroefje te fixeren op de juiste afstand.

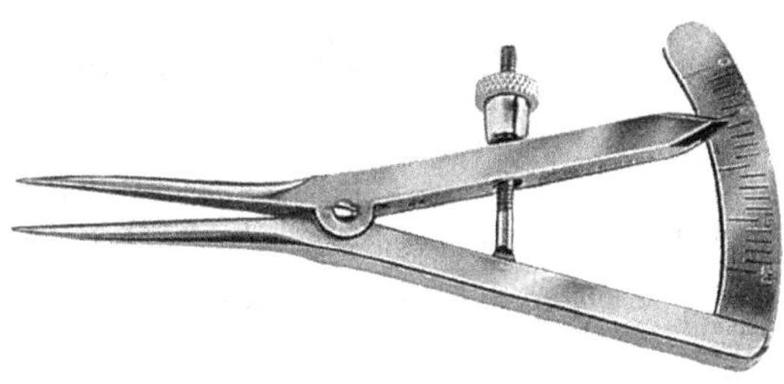

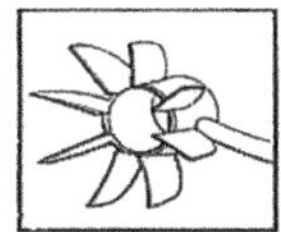

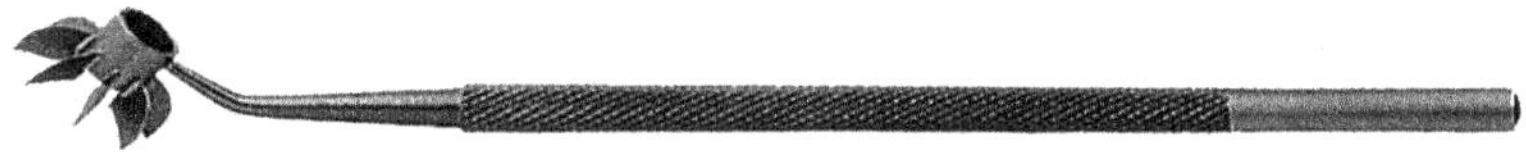

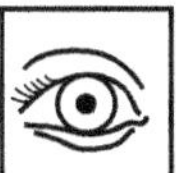

Naam: Corneamarkeerder **Osher-Neumann**.
Gebruiksdoel: Markeren van de cornea met behulp van inkt.
Relatie vorm/functie: Door het markeren van de cornea bij corneatransplantaties is het makkelijker om bij het inhechten van de donorcornea de hechtingen op de juiste posities te leggen. Zo voorkomt men 'krom' hechten en astigmatisme.

Naam: Tonometer **Schiotz**.
Gebruiksdoel: Meten van de oogdruk.
Relatie vorm/functie: Dit is een oogdrukmeter die voorzien is van een testblok en drie gewichten (1,5 gram, 10 gram en 15 gram). Hij wordt vooral gebruikt bij glaucoomoperaties en ablatiochirurgie. Voordat de tonometer gebruikt wordt moet er eerst getest worden of de uitgangswaarde wel 'nul' is. Na de operatie, maar nog voordat de patiënt wakker wordt, kijkt de chirurg met behulp van de tonometer hoe de oogdruk is. Afhankelijk van de gemeten waarde zal hij dan wel of geen actie ondernemen.

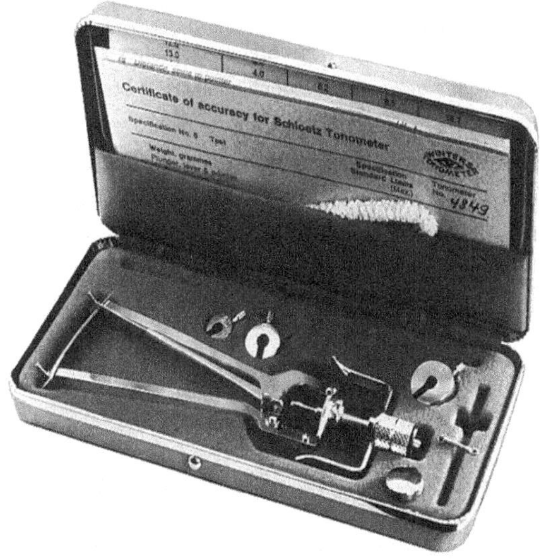

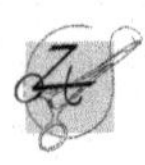

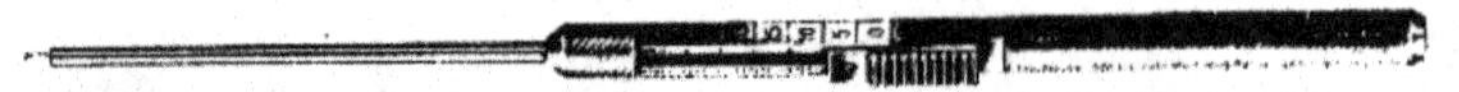

Naam: **Meetinstrument.**

Gebruiksdoel: Het meten van de diepte van een boorkanaal.

Relatie vorm/functie: Aan het uiteinde van het instrument zit een haakje dat te bewegen is door het schuifje op het handvat. Dit haakje wordt aan de achterkant van het boorkanaal geplaatst. Door de stand van het schuifje kan de lengte van het boorkanaal worden afgelezen en zodoende de schroeflengte worden bepaald. Het lumen waaruit het haakje komt moet altijd op het bot geplaatst zijn, direct voor het boorkanaal.

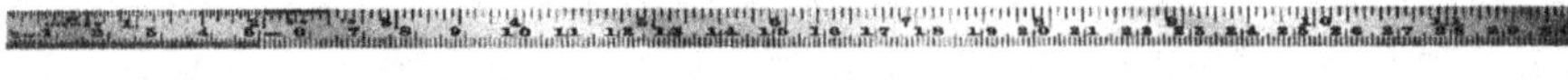

Naam: **Centimeter.**

Gebruiksdoel: Het opmeten van een veneuze graft.

Relatie vorm/functie: Deze centimeter is van enigszins flexibel metaal en wordt gebruikt wanneer men een veneuze graft uit het been vrij moet prepareren. Aan de hand van het aantal anastomoses dat gemaakt moet worden, wordt de lengte van de graft bepaald. Met de centimeter wordt steeds opgemeten hoe ver men is. Doordat het metaal flexibel is kan de vorm van het been gevolgd worden.

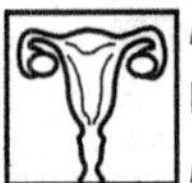

Naam: **Glazen prepareerstaafjes** (thans meestal van teflon).

Eventuele bijnaam: Stokjes.

Gebruiksdoel: Manipulatie van kwetsbaar weefsel bij fertiliteitschirurgie.

Relatie vorm/functie: Deze prepareerstaafjes zijn verschillend van vorm met eigen gebruiksmogelijkheden. De bovenste is bedoeld om de tuba op te tillen. Met de onderste twee kan men voorzichtig tasten naar openingen in snijvlakken van de tuba. De staafjes zijn van glas of van teflon om veilig als ondergrond te kunnen gebruiken bij adhesiolyse met behulp van het diathermieapparaat.

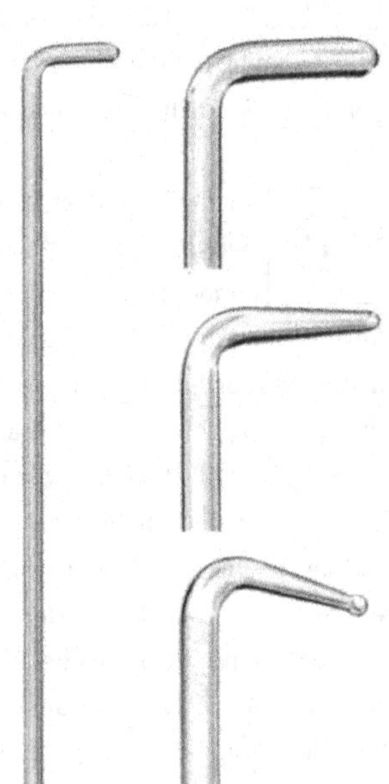

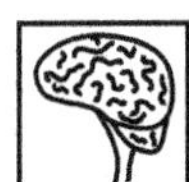

Naam: Microscopisch instrumentarium (**Rhoton**).
Gebruiksdoel: Vrijprepareren van delicate structuren uit hun omgeving, zoals bloedvaten (aneurysma) en zenuwen.
Relatie vorm/functie: Zeer delicate structuren moeten soms vrijgeprepareerd worden uit hun omgeving. Dit gebeurt vrijwel altijd met gebruik van de microscoop. Een uitgebreide set met divers micro-instrumentarium is de Rhoton-set. De set bestaat uit diverse modellen dissectors (stomp en scherp), sondeachtige instrumenten, scherpe lepeltjes en zenuwhaakjes. Met de instrumenten wordt losmazig weefsel afgeschoven en wordt de structuur ontdaan van verklevingen. Een zenuwhaakje kan bijvoorbeeld als tastinstrument gebruikt worden. Achter de structuur kan niet altijd gezien worden of er nog andere structuren liggen of dat er nog verklevingen aanwezig zijn. (Indien bijvoorbeeld een aneurysmaclip geplaatst wordt, zou onbedoeld de tip van de clip op een andere structuur gezet kunnen worden.)
Vaak heeft een operateur voorkeur voor bepaalde instrumenten.

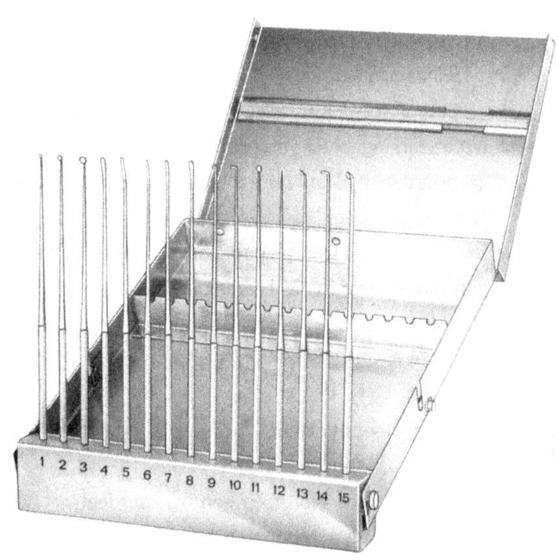

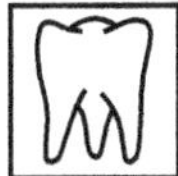

Naam: Repositieklem volgens **Dingmann**.
Gebruiksdoel: Het manipuleren van een botdeel.
Relatie vorm/functie: De bek is grof getand zodat deze stevig op het bot kan aangrijpen. Het slot is doorlopend. De klem bevat een crémaillère, waardoor er stapsgewijs druk op het bot uitgeoefend kan worden. Hierdoor kan een botdeel gemanipuleerd worden.

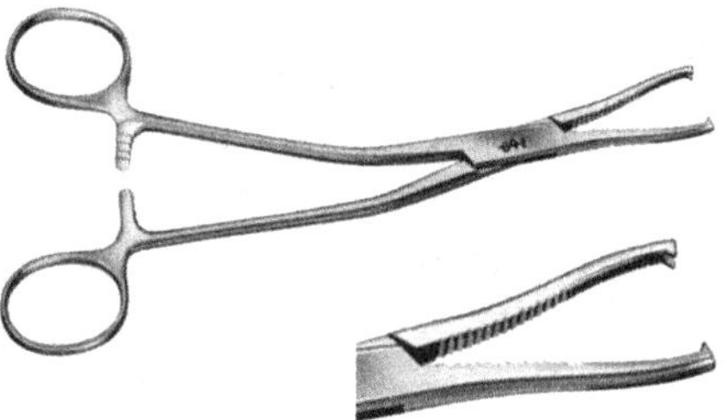

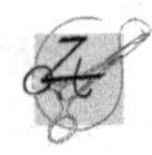

Naam: **Kirschner-draad.**
Bijnaam: Snaar.
Gebruiksdoel: Kan worden gebruikt als voerdraad voor later in te brengen osteosynthesemateriaal; wordt dan ingebracht als richtdraad. Kan ook worden gebruikt bij het aanleggen van een draadextensie; wordt dan in plaats van een Steinmann-pen door het bot geboord. Nog een ander gebruik is als spalk bij een Zuggurtung.
Relatie vorm/functie: De scherpe punt zorgt voor een snelle en makkelijke plaatsing in of door het bot. De draden zijn verkrijgbaar in diverse diameters. Afhankelijk van de dikte van het bot en het gebruiksdoel kan men een keuze maken uit het assortiment.

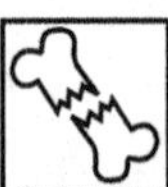

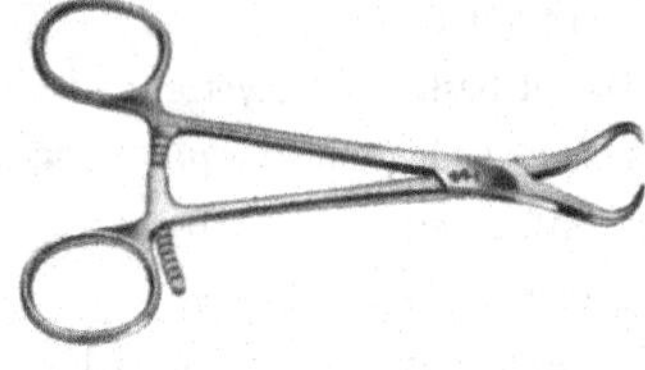

Naam: **Repositieklem.**
Bijnaam: AO-doekenklem.
Gebruiksdoel: Wordt op een fractuurdeel geplaatst om tijdens het reponeren beter met het fragment te kunnen manoeuvreren. Na repositie wordt de klem op beide fractuurdelen gezet zodat repositie behouden blijft.
Relatie vorm/functie: De stevige punten kunnen goed in het bot bevestigd worden, zodat een goede grip ontstaat. De klem is primair bedoeld voor kleine fractuurdelen, maar heeft een lange crémaillère, zodat ook dikkere botten kunnen worden gevat en vastgezet.

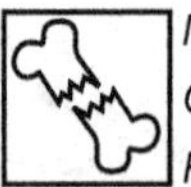

Naam: **Steinmann-pen met driehoekige punt.**
Gebruiksdoel: Wordt gebruikt bij het aanleggen van een draadextensie.
Relatie vorm/functie: De scherpe punt zorgt voor een snelle en gemakkelijke plaatsing in of door het bot. De draden zijn verkrijgbaar in diverse diameters. Afhankelijk van de dikte van het bot kan men een keuze maken uit het assortiment.

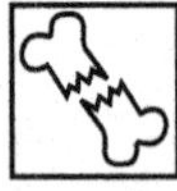

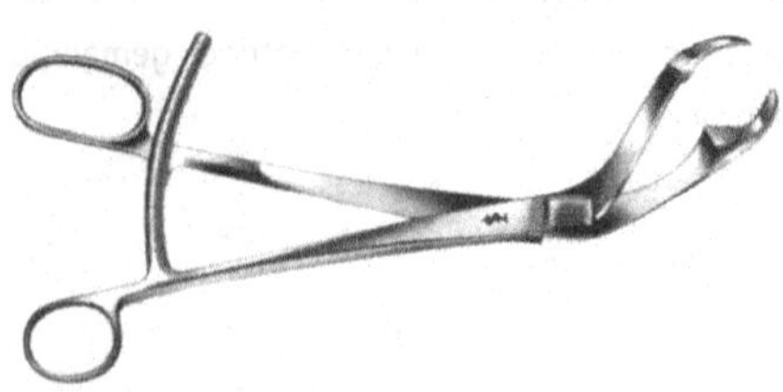

Naam: **Plaatfixatieklem volgens Verbrugge.**
Gebruiksdoel: Fixeren van een osteosyntheseplaat op het bot.
Relatie vorm/functie: De bek is aan één zijde voorzien van ribbels. De andere zijde is glad. De zijde met de ribbels wordt tegen het bot geplaatst, waarbij de ribbels zorgen voor goede grip op het bot. De gladde zijde klemt de plaat, zonder deze te beschadigen, tegen het bot. De bek staat onder een hoek ten opzichte van het handvat, zodat bij plaatsing van de klem het handvat niet het gezichtsveld van de operateur belemmert. De extra lange crémaillère zorgt ervoor dat de bek wijd open kan om de plaat op het bot te fixeren, en de klem toch kan worden vastgezet.
Deze klem wordt soms – oneigenlijk – gebruikt als repositieklem.

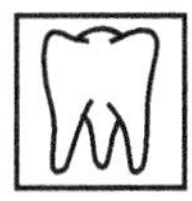

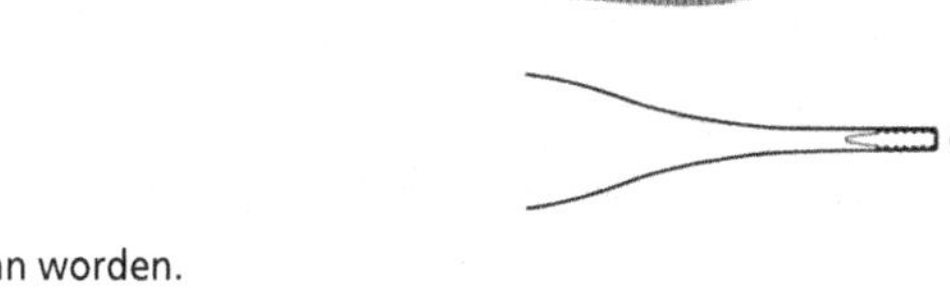

Naam: Pincet volgens **Adson-Brown**.
Gebruiksdoel: Het vastpakken van weefsel.

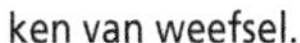

Relatie vorm/functie: Het pincet is kort, waardoor het alleen voorin de mond gebruikt kan worden.
De benen zijn breed, zodat het pincet goed dichtgedrukt kan worden en hierdoor meer stabiliteit heeft. De bek is getand, dit geeft veel grip op het weefsel. De bek is tevens atraumatisch waardoor er geen weefselbeschadigingen ontstaan.

Naam: Microscopiepincet **Austin**.
Gebruiksdoel: Het vatten van zeer delicate weefsels of hulp bieden bij het hechten.
Relatie vorm/functie: Ook aan dit pincet bevindt zich een stabilisatiehulpje. Alleen in dit geval betreft het een rond uitsteeksel dat aan de overzijde in een ondiep gat past. Voordeel van deze uitvoering is dat een optimale stabiliteit wordt verkregen zonder perforatierisico van de operatiehandschoen.

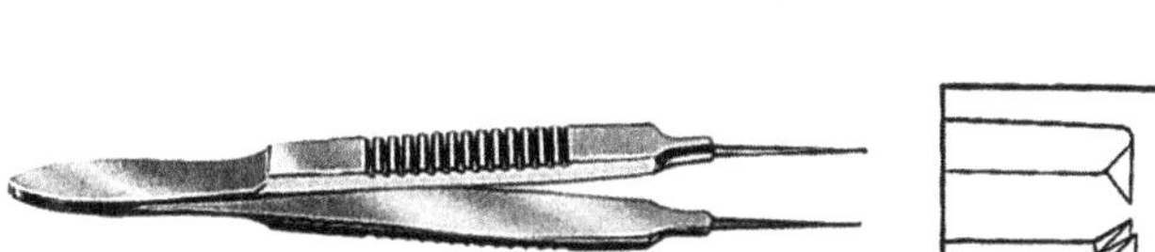

Naam: Chirurgisch pincet **Bonn**.
Gebruiksdoel: Presenteren van weefsel.
Relatie vorm/functie: Het is een zeer fijn pincet, dat eigenlijk alleen maar geschikt is voor delicaat werk. De fijne puntjes aan het pincet zijn nauwelijks traumatiserend voor het tere weefsel en derhalve uitermate geschikt om dun weefsel te presenteren zoals de iris en dun conjunctivaweefsel.

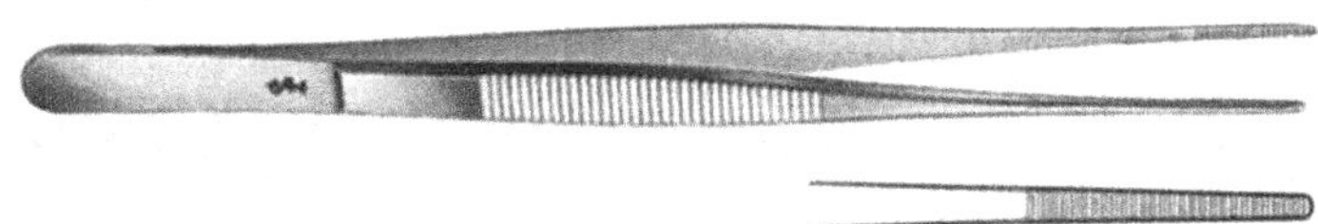

Naam: Pincet volgens **Brophy**, recht/anatomisch.
Gebruiksdoel: Het beetpakken/oppakken van slijmvlies.
Relatie vorm/functie: Het pincet is lang, zodat het tot diep achterin de mond gebruikt kan worden. De bek is smal zodat er een klein beetje weefsel vastgepakt kan worden.

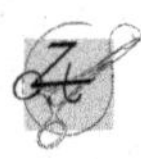

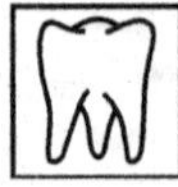

Naam: Pincet volgens **Brophy**, gebogen/anatomisch.

Gebruiksdoel: Het beetpakken/ oppakken van slijmvlies.

Relatie vorm/functie: Deze is hetzelfde als bij het pincet volgens Brophy recht/anatomisch.

Doordat het pincet gebogen is, kan het ook weefsel van de mondbodem of achter de bovenste tandenrij oppakken.

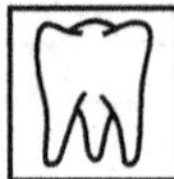

Naam: Pincet volgens **Brophy**, recht/chirurgisch.

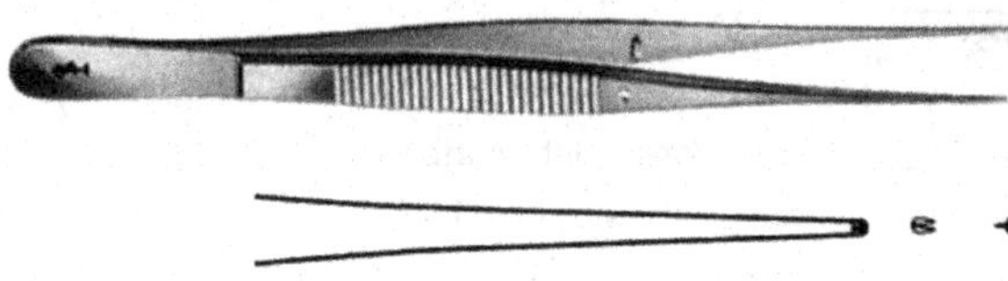

Gebruiksdoel: Het vastpakken van weefsels die inwerkende krachten kunnen verdragen.

Relatie vorm/functie: Het pincet is lang zodat het tot diep achterin de mond gebruikt kan worden. De stabilisatiepin draagt zorg voor de stabiliteit van het pincet. De tanden aan het uiteinde van het pincet grijpen met kracht in het weefsel, waardoor de grip op het weefsel aanzienlijk wordt verhoogd. Aan één kant van de bek zit één tandje, dat precies past in de andere kant van de bek, die twee tandjes bevat.

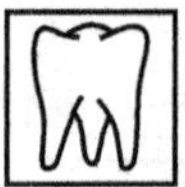

Naam: Pincet volgens **Brophy**, gebogen/chirurgisch.

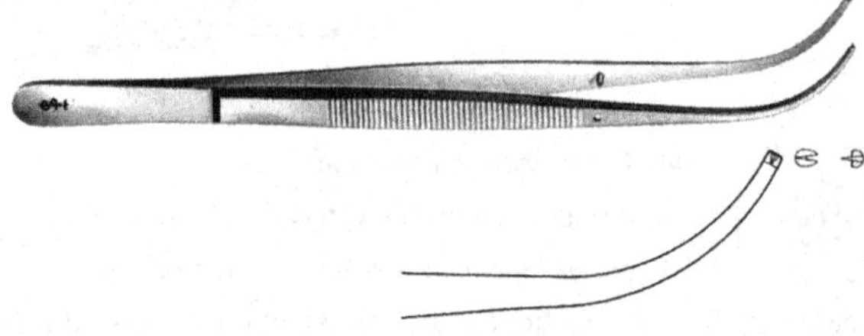

Gebruiksdoel: Het vastpakken van weefsels die inwerkende krachten kunnen verdragen.

Relatie vorm/functie: Deze is hetzelfde als bij het pincet volgens Brophy recht/chirurgisch.

Het pincet is gebogen zodat ook het weefsel achter de tandenrij en achterin de mond vastgepakt kan worden.

Naam: Atraumatisch pincet **Codman**.

Gebruiksdoel: Het vastpakken van tere weefsels en wordt bij de bypasschirurgie gebruikt bij het vrijleggen van de coronairarteriën.

Relatie vorm/functie: De zeer fijne tanding ('De Bakey'-tanding) realiseert een optimale grip op gladde kwetsbare structuren, zonder ze te beschadigen.

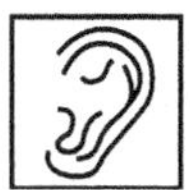

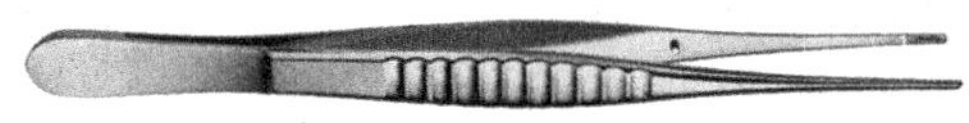

Naam: Kraakbeenpincet **Cottle**. *Ook bekend onder de naam*: Inbrengpincet.

Gebruiksdoel: Voor het plaatsen van geplet kraakbeen voor de reconstructie van het neustussenschot.

Relatie vorm/functie: De smalle ellipsvormige uitsparingen en de strepen aan de binnenzijde van het pincet garanderen een goede grip op het geplette kraakbeen. De lange slanke vorm van het pincet maakt het mogelijk tot ver achterin een septumtunnel te komen.

Bron: Explorent instruments/instruments range – Gyrus Medical GmbH, Tuttlingen

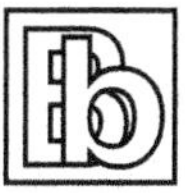

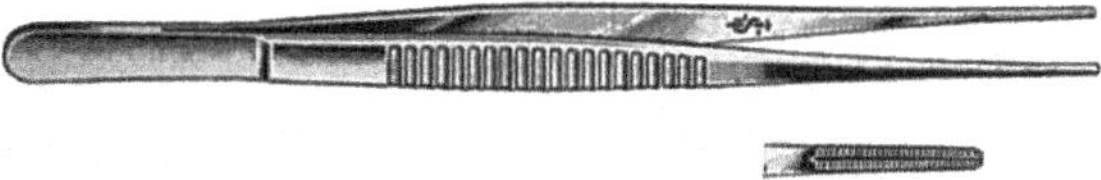

Naam: Atraumatisch pincet **De Bakey**. *Ook aangeduid met*: Vaatpincet.

Gebruiksdoel: Vastpakken van tere weefsels.

Relatie vorm/functie: Dit type pincet werd aanvankelijk vooral in de vaatchirurgie gebruikt, maar geniet tegenwoordig bij meer specialismen grote populariteit (vooral veel gezien bij oncologische operaties). De zeer fijne tanding wordt bij andere instrumenten 'De Bakey'-tanding genoemd. Voordeel van deze tanding is een optimale grip op gladde kwetsbare structuren, zonder ze te beschadigen.

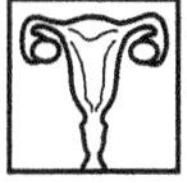

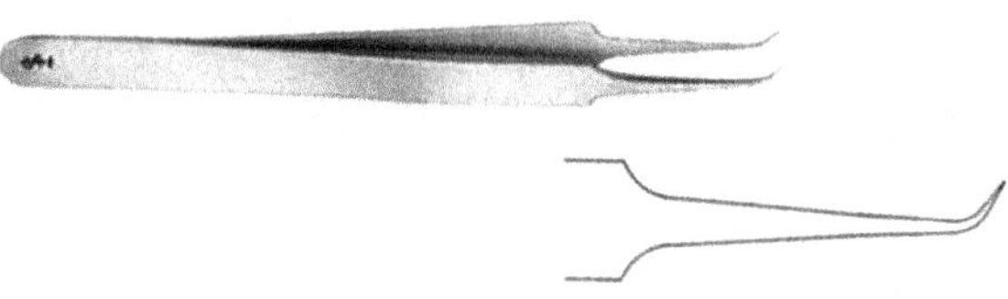

Naam: **Microscopiepincet** firma Medicon™. *Gebruiksdoel*: Vastpakken van delicate weefsels bij microchirurgie.

Relatie vorm/functie: De eerste zorg bij micropincetten is het voorkomen van scherende krachten in de bek. In dit geval is de brede greep bedoeld ter vergroting van de zijwaartse stabiliteit. De knik achter de bek heeft tot doel de gebruiker te laten zien waar de pincetpunten eindigen, omdat het inschatten van diepte door de microscoop is bemoeilijkt.

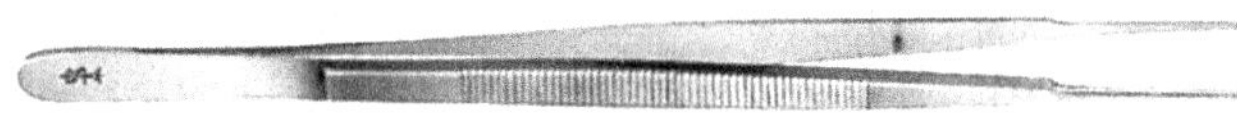

Naam: Durapincet **Gerald**.

Gebruiksdoel: Selectief oppakken van de duraranden.

Relatie vorm/functie: Het slanke fijn chirurgisch pincet geeft een goede grip op de stugge dura. Alleen de uiteindes van de pincetpoten versmallen. Het pincet behoudt hierdoor zijn stevigheid. Door de vorm blijft, met name in de diepte, overzicht op het weefsel. Het pincet wordt voornamelijk gebruikt bij het openen en sluiten van de dura.

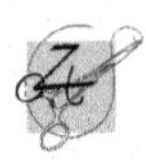

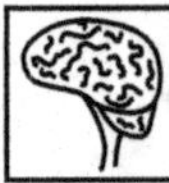

Naam: **Horlogemaker-spincet, juwelierspincet.**
Bijnaam: Horlogepincet.

Gebruiksdoel: Onder vergroting, zeer selectief vastpakken van weefsel.

Relatie vorm/functie: Zoals de naam al doet vermoeden is het pincet afgeleid van pincetten die door horlogemakers en juweliers worden gebruikt. Zij gebruiken de pincetten, vaak ook onder vergroting, om kleine horlogeonderdelen of kleine edelstenen vast te pakken.

In de microchirurgie wordt het pincet veel gebruikt bij ingrepen aan de perifere zenuwen. De tip van het pincet is spits. Als het zenuwweefsel zelf hiermee wordt vastgepakt, kan er letsel ontstaan. Daarom wordt ook zo veel mogelijk niet de zenuw zelf vastgepakt maar het losmazig weefsel waarmee de zenuw omgeven is.

Doordat de bek glad is, kan het pincet ook als knooppincet gebruikt worden. Een 10/0 hechting bijvoorbeeld zou weg kunnen glijden als de bek geribbeld was. Ribbels zouden ook de draad beschadigen waardoor deze kan breken.

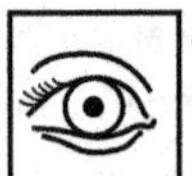

Naam: Fixatiepincet **Lester.**

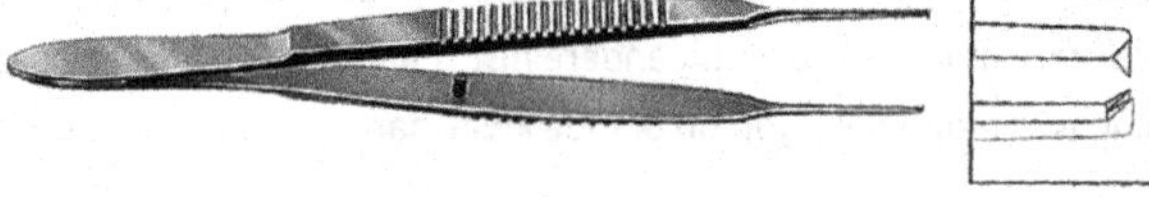

Gebruiksdoel: Functioneren als algemeen chirurgisch pincet.

Relatie vorm/functie: Het is een klein pincet met een een-tweetandse bek, waarmee goed stugge structuurweefsels gepresenteerd kunnen worden.

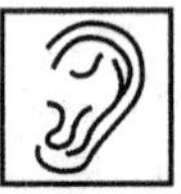

Naam: Neuspincet **Lucae,** bajonetgebogen.

Ook bekend onder de naam: Bajonetpincet.

Gebruiksdoel: Voor het plaatsen van bijvoorbeeld geplet kraakbeen voor de reconstructie van het neustussenschot en het aanbrengen van een inwendig neusverband.

Relatie vorm/functie: De dubbele horizontale knik in de beide benen van het pincet (de bajonetvorm) stelt de operateur in staat om bij het gebruik van een bajonetpincet in een smalle neusholte het zicht op het operatiegebied tot ver achterin te behouden. Het pincet wordt onderhands aangegeven en wel zodanig dat de kromming in de benen van het pincet naar boven wijst en de basis van het pincet in de richting van de operateur. Een alternatief voor het bajonetgebogen pincet type Lucae is het kniegebogen pincet type Troeltsch. Beide pincetten kennen een anatomische en een chirurgische variant. De anatomische variant heeft in relatie tot het gebruiksdoel de voorkeur.

Bron: Explorent instruments/instruments range – Gyrus Medical GmbH, Tuttlingen

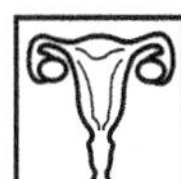

Naam: **Microscopiepincet** zonder naam.
Gebruiksdoel: Vastpakken van het naaldje bij microchirurgie.

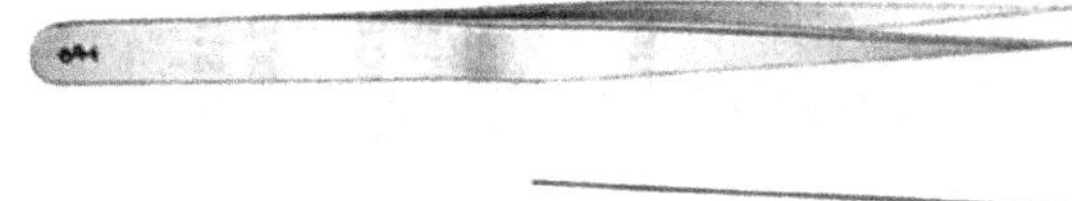

Relatie vorm/functie: Door de greep zo ver mogelijk door te laten lopen, kan men ook een stabiel pincet verkrijgen. Hierbij wordt de kans op het langs elkaar scheren van de pincetpunten verkleind.

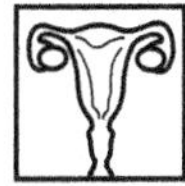

Naam: **Microscopiepincet** zonder naam.
Gebruiksdoel: Het vatten van zeer delicate weefsels of hulp bieden bij het hechten.
Eventuele bijnaam: Horlogemakerspincet.
Relatie vorm/functie: Dit pincet heeft geen zichtbare stabiliserende eigenschappen. Daarnaast is het opmerkelijk dat de maker juist géén ribbels in de greep heeft aangebracht.

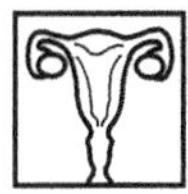

Naam: **Microscopiepincet** zonder naam.
Gebruiksdoel: Het vatten van zeer delicate weefsels of hulp bieden bij het hechten.

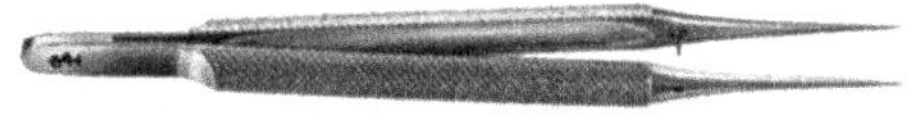

Relatie vorm/functie: Als men een doorsnede maakt van de benen van dit pincet, zal de halfronde vorm opvallen. Dankzij deze vorm laat het instrument zich als een vulpen in de hand nemen, waardoor fijnmotorische manipulatie mogelijk wordt gemaakt.
Vlak achter de bek bevindt zich aan de binnenzijde van de benen een stabilisatiepennetje dat aan de overzijde in een gat past. Op deze manier worden de scherende krachten in de bek tegengegaan. Bezwaar van deze stabilisator is het feit dat het pennetje door de greep steekt en de handschoen kan perforeren (meestal wordt dit op pijnlijke wijze opgemerkt bij diathermiegebruik).

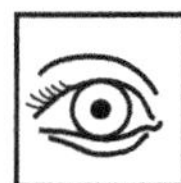

Naam: Chirurgisch pincet **Paufique**.
Gebruiksdoel: Openen en sluiten van de wond.

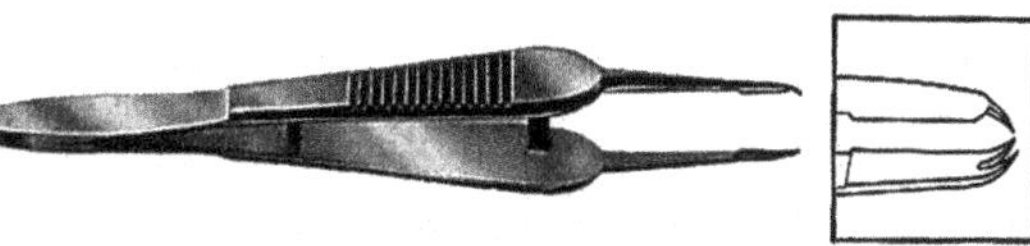

Relatie vorm/functie: Het chirurgisch pincet heeft een fijne bek, maar een brede geribbelde greep, waardoor het pincet gemakkelijk in de hand ligt en toch een 'fijn' micro-instrument is.

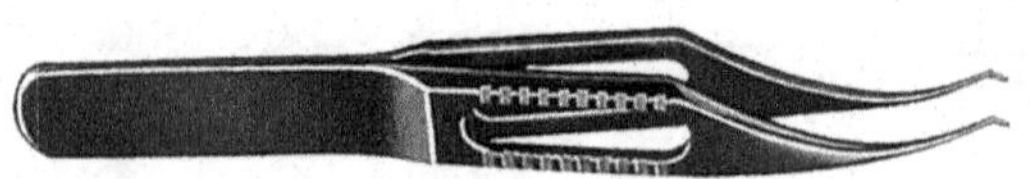
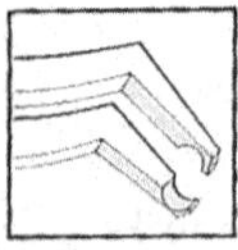

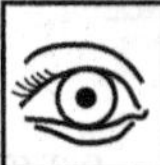
Naam: Micropincet kolibri **Pierse**.
Ook bekend onder de naam: Micropincet Hoskin (Fa. Beckett).
Gebruiksdoel: Vastpakken van weefsel en hechten van de wond.
Relatie vorm/functie: Het is een fijn 'chirurgisch' pincet waarmee de wond opgetild kan worden. Door de ronde opening in de bek kan de draad van het hechtmateriaal gemakkelijk geleid worden. Er wordt binnen de oogchirurgie veel mee gewerkt.

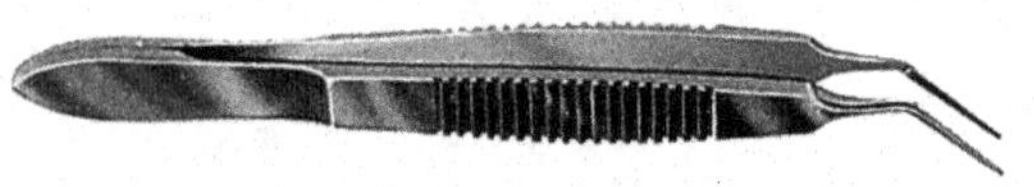
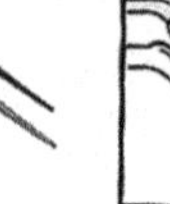

Naam: Implantatiepincet **Sheets-McPherson**.
Gebruiksdoel: Het implanteren van de intraoculaire lens.
Relatie vorm/functie: Door de lange, gehoekte, anatomische bek kan het optische deel van de lens in één keer goed vastgepakt worden zodat de lens in één keer geïmplanteerd kan worden.

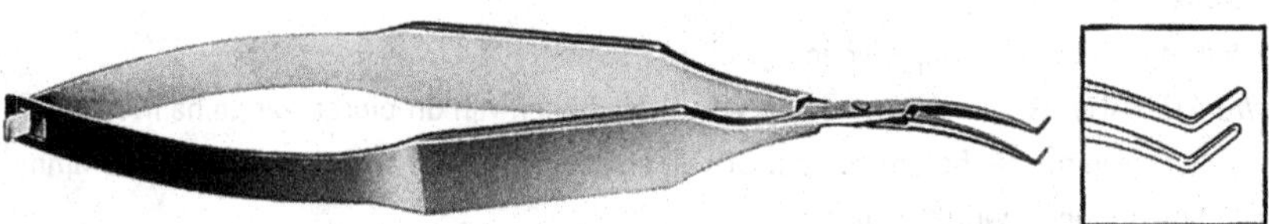

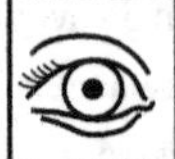
Naam: Implantatiepincet **Clayman**.
Gebruiksdoel: Implanteren van de intraoculaire lens.
Relatie vorm/functie: De bek is gebogen met een 3 mm gehoekte tip, waardoor de grip anders is. Dit pincet wordt ook veel gebruikt bij het implanteren van voorste-oogkamerlenzen.

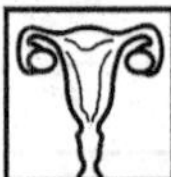
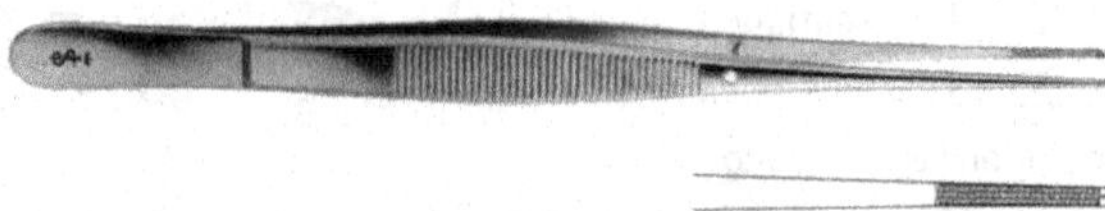
Naam: Pincetten **Waugh**.
Gebruiksdoel: Het atraumatisch vastpakken van tere weefsels.
Relatie vorm/functie: Kenmerken van deze typische prepareerpincetten zijn lengte, stabiliteit en specifieke slijping aan de binnenzijde van de bek. Dit pincet wordt veel gebruikt bij stageringslaparotomieën opdat de kliertjes, die worden verwijderd voor PA-onderzoek, zo min mogelijk worden beschadigd.

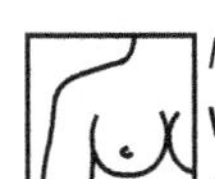

Naam: Chirurgisch pincet **Waugh**.

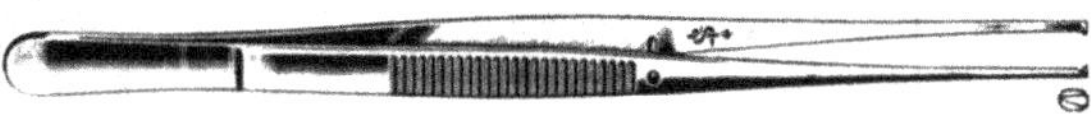

Gebruiksdoel: Atraumatisch vastpakken van tere weefsels.

Relatie vorm/functie: Dit type pincet onderscheidt zich door de lange, slanke vorm. Om ervoor te zorgen dat de beide bekhelften steeds op, en niet naast elkaar terechtkomen, is het instrument voorzien van een stabilisatiepennetje dat aan de overzijde in een gat past. Bij gebruik met diathermie is een kleine waarschuwing op zijn plaats. Als het pincet stevig wordt dichtgeknepen, steekt het pennetje uit de greep en kan de handschoen perforeren. Indien men met diathermie werkt kunnen zo brandwondjes ontstaan.

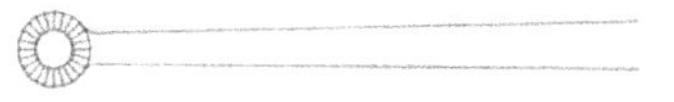

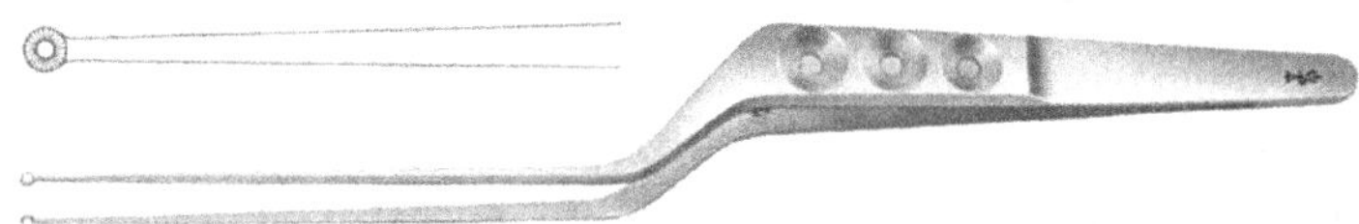

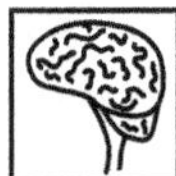

Naam: Weefselpincet **Yasargil**.

Bijnaam: Tumorpincet.

Gebruiksdoel: Oppakken van met name tumorweefsel.

Relatie vorm/functie: Het pincet wordt voornamelijk in de diepte gebruikt bij een craniotomie of een spinale (intradurale) ingreep. Door de lepelvormige bek ontstaat een groter pakoppervlak. Met name bij brokkelig weefsel of weefsel met weinig consistentie zoals tumorweefsel heeft dit voordeel.

De diameter van de bek is meestal 2, 3 of 5 mm en kan glad of gekarteld zijn. Een gekartelde bek geeft nog meer grip op het weefsel.

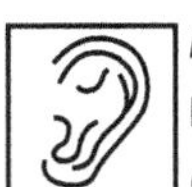

Naam: Dubbelrasp **Cottle-Masing**.

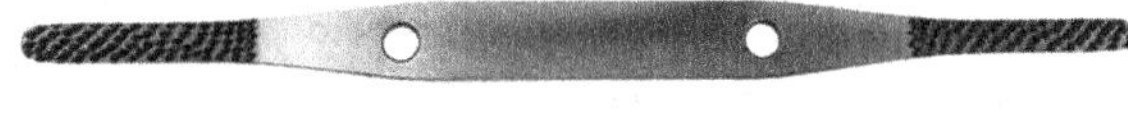

Gebruiksdoel: Voor het zo nodig afvlakken van de benige piramide bij een uitwendige neuscorrectie.

Relatie vorm/functie: Dit dubbelinstrument is aan beide zijden te gebruiken. Het platte, rechte model van het centraal geplaatste handvat geeft voldoende grip en de mogelijkheid om met de duim lichte druk op de rasp uit te oefenen. De grove structuur van deze rasp met zijn kleine scherpe opstaande tandjes biedt de operateur de mogelijkheid om kleine benige onregelmatigheden vlot af te vlakken, al dan niet na een resectie met bijvoorbeeld een beiteltje.

Bron: Explorent instruments/instruments range – Gyrus Medical GmbH, Tuttlingen

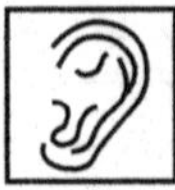

Naam: Dubbelvijl **Cottle-Masing**.

Gebruiksdoel: Voor het gladmaken van de benige piramide na het gebruik van een rasp bij een uitwendige neuscorrectie.

Relatie vorm/functie: Dit dubbelinstrument is in veel opzichten gelijk aan de dubbelrasp type Cottle-Masing. De fijne rasterachtige structuur van de vijl maakt het echter mogelijk om de benige piramide mooi glad af te werken.

Bron: Explorent instruments/instruments range – Gyrus Medical GmbH, Tuttlingen

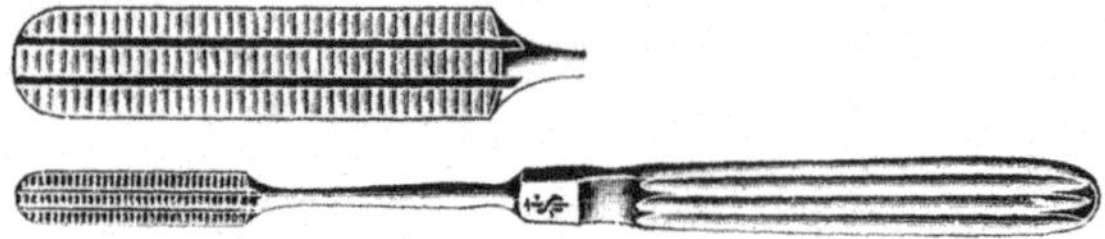

Naam: Rasp **Maltz**.

Gebruiksdoel: Wegwerken van scherpe randjes op bot.

Relatie vorm/functie: Er is veel verwarring over de juiste naamgeving van instrumenten als deze. In geen geval moet men het woord 'raspatorium' gebruiken; die naam is gereserveerd voor een groep instrumenten bestemd voor het afschuiven van periost, slijmvlies of tandvlees (zie raspatorium Howarth). Een rasp is iets heel anders. Een rasp verwijdert scherpe randen van bot, en bezit daartoe bijvoorbeeld een enkelvoudige rij grove tanden op een plat vlak, dat nog het meest doet denken aan een tandenborstel zonder haren. Binnen de raspen bestaat een onderscheid in die zin, dat sommige bij een duwende, andere bij een trekkende beweging de grootste weerstand ondervinden. Dit onderscheid hangt samen met een verschil in de manier waarop de tanden zijn aangebracht. Een verder onderscheid betreft de fijnheid van de tanding.

Bij een fijne tanding loopt men kans dat de tanden vollopen met botslijpsel en hun werk niet meer doen. Bij zulke raspen zijn soms groeven in de lengterichting aanwezig (afbeelding). Deze groeven zijn bedoeld om het botslijpsel weg te werken. Raspen worden in de plastische chirurgie wel gebruikt om het dorsum van de neus onderhuids af te vlakken.

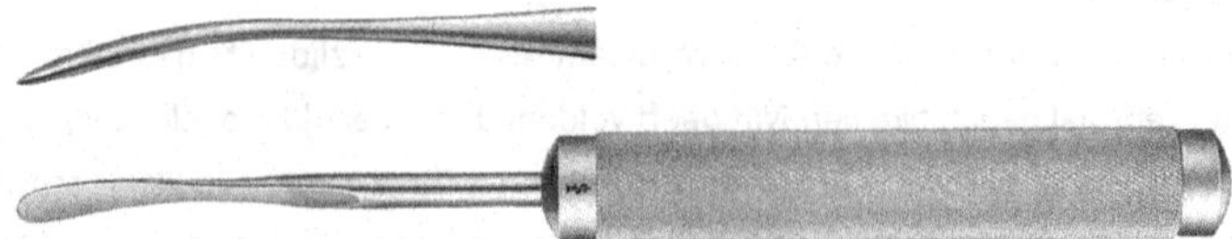

Naam: Raspatorium **Cobb**.

Gebruiksdoel: Subperiostaal afschuiven van de rugspieren van de wervelkolom.

Relatie vorm/functie: In de neurochirurgie wordt het instrument gebruikt in de wervelkolomchirurgie. Het instrument wordt gebruikt om de rugspieren af te schuiven van de dorsale wervelkolom. Het instrument wordt veelal met twee handen gehanteerd. Daarom heeft het een robuust handvat. Hiervoor wordt meestal het raspatorium met het breedste blad (19 mm) gebruikt (drie diameters zijn leverbaar). Door de ronde vorm van het blad zijn er geen hoeken waarmee in het weefsel gesneden kan worden. (Er zijn operateurs die voor het afschuiven van de rugspieren een osteotoom gebruiken.)

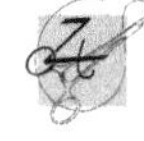

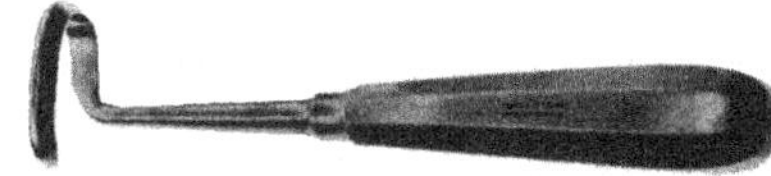

Naam: Ribraspatorium **Doyen**.

Gebruiksdoel: Afschuiven van de tussenribsspieren.

Relatie vorm/functie: De Doyen-raspatoria met hun Deschamps verwante vorm zijn veel geziene 'klanten' op de meeste thoraxsets. Voor het verkrijgen van toegang tot het inwendige van de thorax is het immers noodzakelijk om de tussenribsspieren los te maken van de ribben. De aan de linker- of rechterzijde geopende lus van dit raspatorium is aan de binnenkant geslepen en heeft als het ware de vorm van de menselijke rib. Het snijvlak werkt als een soort sneeuwschuiver, de spier wordt losgewoeld en door de oplopende diameter van het raspatorium opgetild. De dichte kant van de lus omvat de rib waarvan men de spier wil losmaken en de open kant gaat achterlangs.

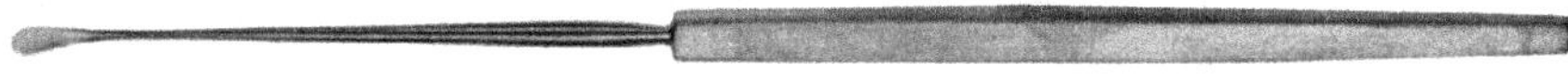

Naam: Raspatorium **Duckbill**, ovaal.

Ook bekend onder de naam: Duckbill.

Gebruiksdoel: Voor het gebruik bij middenooroperaties.

Relatie vorm/functie: Het platte, enigszins druppelvormige uiteinde van het raspatorium is afgerond. Hierdoor is het makkelijk onder weefsel te plaatsen. Binnen de oorchirurgie wordt de Duckbill gebruikt voor bijvoorbeeld het afschuiven van de huid van de posterieure gehoorgangwand, het uit de sulcus lichten van de annulus en het terugplaatsen van de tympano-meatale lap. De lange, slanke steel en het slanke ronde handvat zorgen ervoor dat de Duckbill makkelijk te hanteren is. Het instrument wordt net als een pen vastgehouden.

Bron: Explorent instruments/instruments range – Gyrus Medical GmbH, Tuttlingen

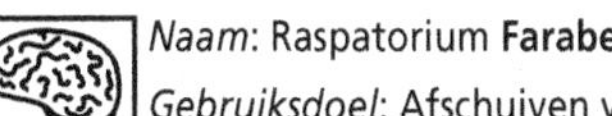

Naam: Raspatorium **Farabeuf**.

Gebruiksdoel: Afschuiven van periost.

Relatie vorm/functie: Een raspatorium is bedoeld om periost van bot af te schuiven. Periost kan vrij vast contact hebben met het bot. Derhalve is het uiteinde van het instrument scherp geslepen.

Het uiteinde van het Farabeuf-raspatorium is recht en breed (12,5 mm). Daarom is het geschikt om periost af te schuiven van grotere en platte oppervlakken. In de neurochirurgie is dit instrument met name geschikt om bij een craniotomie periost van de schedel af te schuiven. Het uiteinde is gekromd waardoor een goede aanzet op het bot gemaakt kan worden. Net achter, boven het 'snijvlak' is een vlak aangebracht om met de wijsvinger extra druk te kunnen zetten. Het vlak is geribbeld en iets uitgehold voor extra grip.

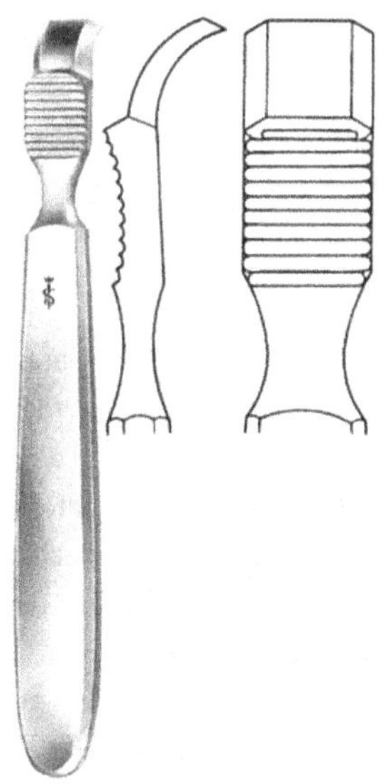

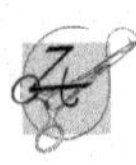

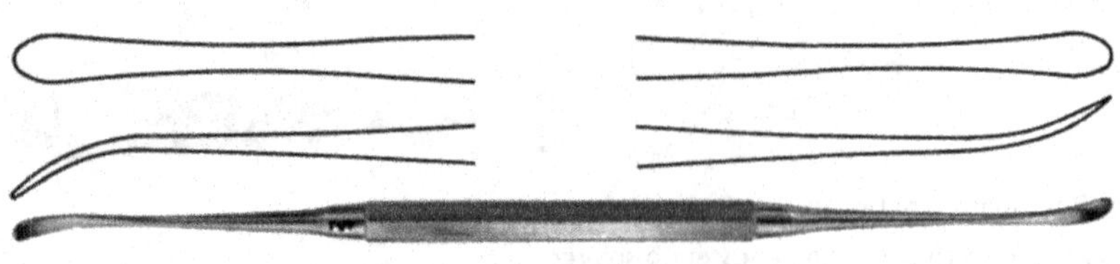

Naam: Raspatorium volgens **Freer**.

Gebruiksdoel: Het afschuiven van slijmvlies.

Relatie vorm/functie: Het instrument is lang zodat het zicht op het operatieterrein tijdens het hanteren niet belemmerd wordt. Het handvat is rond, zodat manipuleren van het instrument tijdens het gebruik mogelijk is. De bovenkant is scherp, deze wordt gebruikt als het slijmvlies nog één geheel is. De onderkant is stomp, deze wordt gebruikt als er al een opening in het slijmvlies is en als er in de diepte blind gewerkt moet worden om zodoende zo min mogelijk weefseltrauma te veroorzaken.

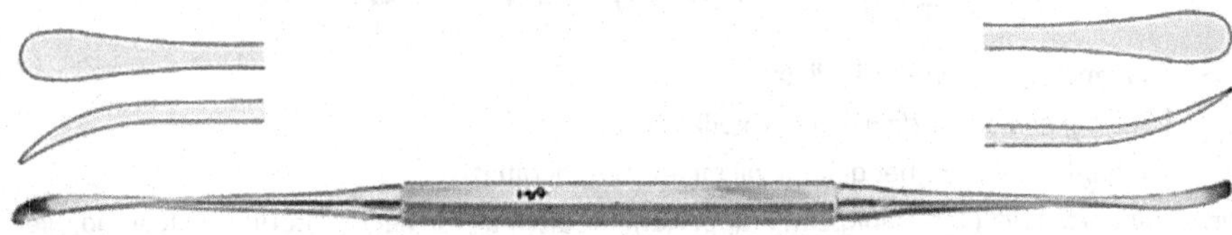

Naam: Vasculaire spatel **Freer**.

Gebruiksdoel: Het scherp of stomp hulp bieden bij het verwijderen van plaque uit een bloedvat.

Relatie vorm/functie: Dit dubbelinstrument heeft een centrale greep met aan weerskanten een scherp en stomp raspatoriumverwant uiteinde. Zoals het gebruiksdoel al aangeeft kan de spatel dienstdoen bij desobstructie van atherosclerotische vaten. De vorm van de spatel is uitermate geschikt voor het stomp 'loswoelen' van de verdikte intima inclusief de binnenlaag van de media. Hiermee wordt het vernauwde vat als het ware uitgeruimd waarna zich na verloop van tijd weer een zogenoemde neo-intima kan vormen.

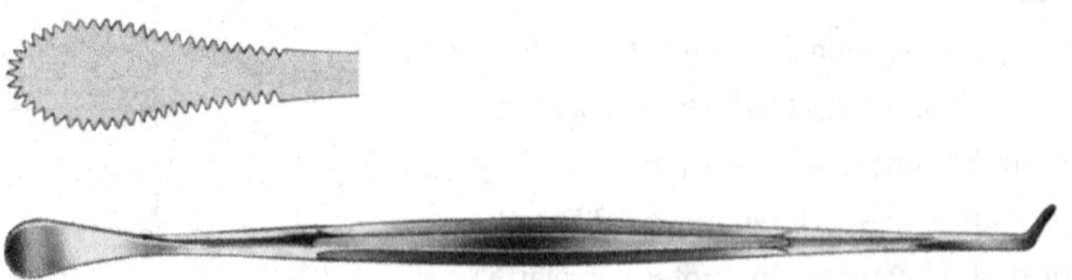

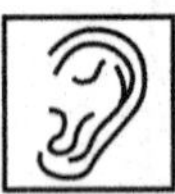

Naam: Tonsillenraspatorium **Henke**.

Gebruiksdoel: Voor het afschuiven van de omslagplooi van de voorste gehemelteboog, en het vrijleggen van de vaatsteel van de tonsil.

Relatie vorm/functie: Het tonsillenraspatorium type Henke kent twee verschillende uiteinden met elk een eigen gebruiksdoel. Een plat, enigszins gebogen ovaalvormig uiteinde met een getande rand, met aan de andere kant van de greep een haaks daarop staand stomp uitsteeksel (voetje). Het ovaalvormig uiteinde is (tot aan de vaatsteel) geschikt voor het afschuiven van de omslagplooi van de voorste gehemelteboog. Het stompe voetje is zodanig ten opzichte van de greep geplaatst dat het zonder risico van weefselschade geschikt is voor het vrijleggen van de vaatsteel van de tonsil.

Bron: Explorent instruments/instruments range – Gyrus Medical GmbH, Tuttlingen

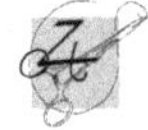

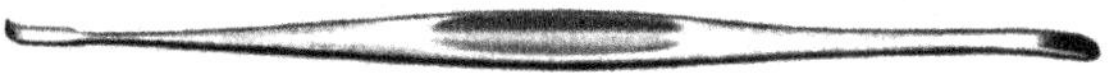

Naam: Raspatorium **Howarth**.

Gebruiksdoel: Loswerken, splijten en afschuiven van weefsels.

Relatie vorm/functie: Dit is typisch een instrument van de plastische chirurgie. De vorm van beide uiteinden maakt van het instrument een praktisch en veelzijdig hulpje. Het raspatorium aan de ene kant is favoriet bij oorschelpcorrecties. Beide uiteinden doen dienst bij neuscorrecties.

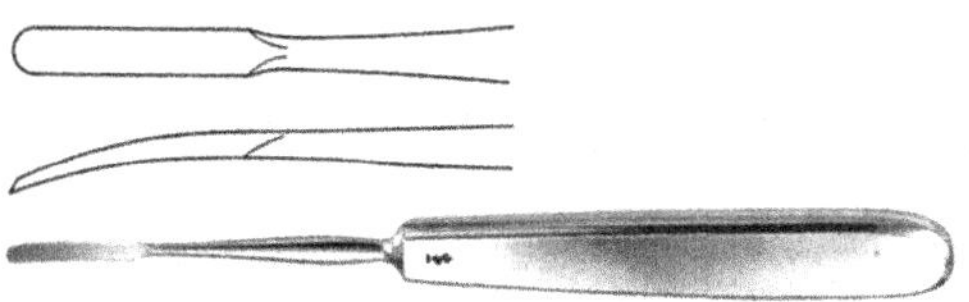

Naam: Raspatorium volgens **Joseph**.

Gebruiksdoel: Het afschuiven van periost.

Relatie vorm/functie: De bovenkant van het instrument is vlak en rond zodat het goed onder het periost kan komen. Het handvat is stevig, zodat er enige kracht op uitgeoefend kan worden.

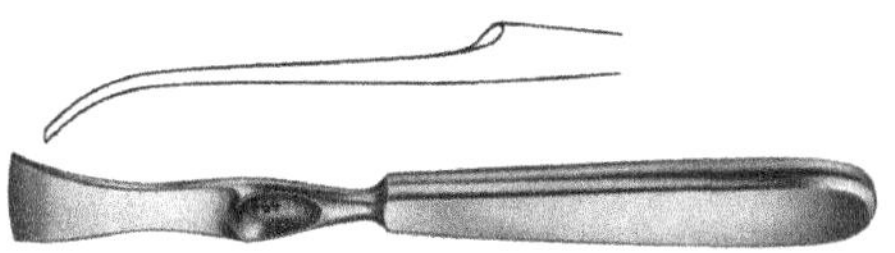

Naam: **Raspatorium volgens Lambotte**.

Gebruiksdoel: Afschuiven van periost.

Relatie vorm/functie: Door de brede, schuin geslepen bovenzijde kan het periost over een grote oppervlakte worden afgeschoven. De wijsvinger kan in de holte aan de bovenzijde worden geplaatst. Als kracht wordt gezet, heeft de wijsvinger goede grip. De bovenzijde is iets gebogen, zodat grote kracht op het bot kan worden uitgeoefend. Het brede handvat zorgt dat het instrument stevig vastgehouden kan worden.

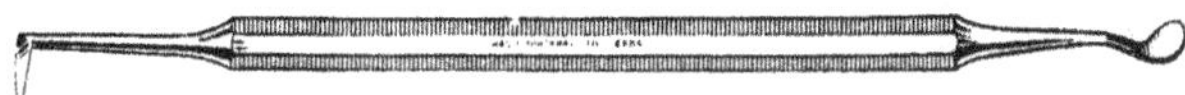

Naam: **Mitchell**-trimmer.

Gebruiksdoel: Verwijderen van tandsteen en loswerken van weefsels.

Relatie vorm/functie: De term trimmer doelt op het haakse mesje aan de ene zijde. Dit dubbelinstrument is oorspronkelijk afkomstig uit de tandheelkunde en wordt daar onder andere gebruikt om tandsteen te verwijderen (trimmen). Het deel dat verwant is aan het raspatorium kan bijvoorbeeld gebruikt worden om de gingiva los te werken of periost af te schuiven. De greep is kenmerkend voor instrumentarium van tandartsen: lang en slank met een enigszins vierkante doorsnede, en in de lengterichting een afwisselend glad en geruwd oppervlak.

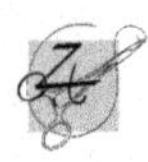

Naam: Raspatorium **Semb**.
Gebruiksdoel: Afschuiven van kleine weefselresten op de ribben.

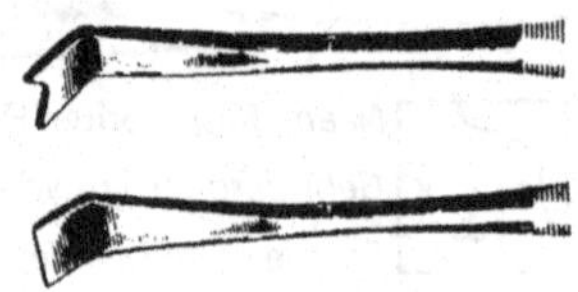

Relatie vorm/functie: Het werkingsprincipe van raspatoria berust op het feit dat met enige druk op het bot het periost losgemaakt wordt van zijn oorspronkelijke aanhechting. De solide uitvoering van de Semb-raspatoria doet vermoeden dat dit instrument voor het zware werk ingezet kan worden. De Semb-raspatoria zijn verkrijgbaar in diverse uitvoeringen met allerlei uitsparingen in het snijvlak. Hiermee kan de chirurg het instrument kiezen dat het beste aansluit op de anatomische situatie bij de patiënt.

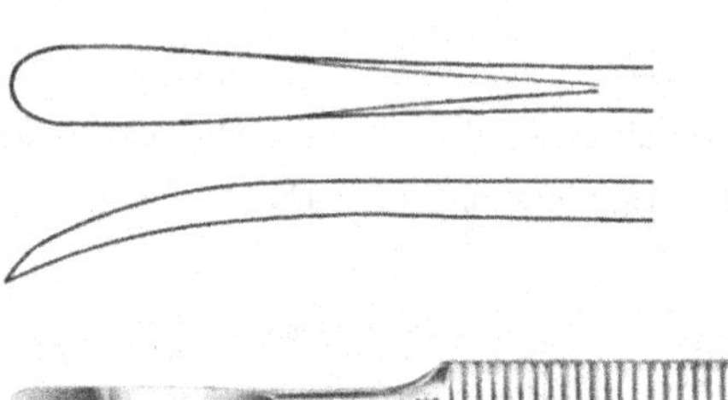

Naam: Raspatorium **Williger**.
Gebruiksdoel: Afschuiven van periost.
Relatie vorm/functie: Een raspatorium is bedoeld om periost van bot af te schuiven. Periost kan, met name bij kleine oppervlakken, vrij vast contact hebben met het bot. Daarom is het uiteinde van het instrument scherp geslepen.
Het afgebeelde raspatorium – ook veel gebruikt in de mondheelkunde – is 6 mm breed aan het breedste deel van het blad. Een smaller en breder model is ook leverbaar.
Het blad van het Williger-raspatorium is niet alleen aan het uiteinde, maar rondom geslepen. Daardoor kan de zijkant ook gebruikt worden om mee af te schuiven. Dit is vooral handig bij kleine botoppervlakken zoals bij de werveluitsteeksels.
Het handvat heeft ribbels voor een betere grip.

Naam: **Antrumstans**, terugwaartssnijdend.
Gebruiksdoel: Het naar anterieur verruimen van het ostium van de sinus maxillaris.

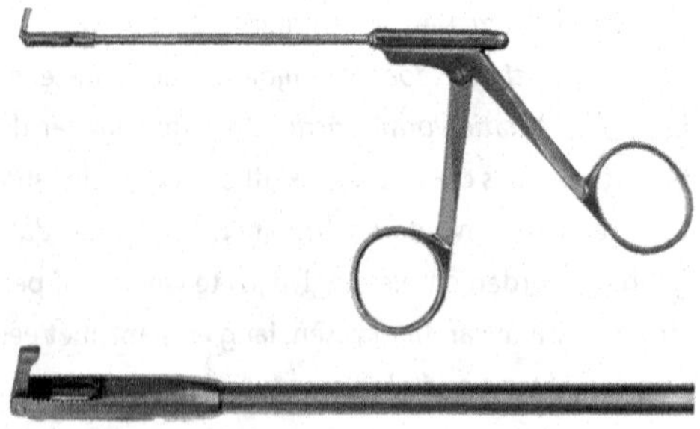

Relatie vorm/functie: Deze lange gesteelde antrumstans heeft aan het einde een smal langwerpig snijdend bekje dat zich naar achter toe opent. Op deze wijze kan een structuur zoals het ostium van de sinus maxillaris naar anterieur worden verruimd. Doordat het handvat ten opzichte van de steel in een hoek is geplaatst, vormt het handvat geen belemmering in het zicht.

Bron: Explorent instruments/instruments range – Gyrus Medical GmbH, Tuttlingen

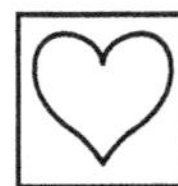

Naam: Rongeur **Bailey**.
Gebruiksdoel: Het wegknabbelen van de kalkresten in de aorta.
Relatie vorm/functie: De rongeurs zijn er met een rechte bek en een licht gebogen bek, zowel groot als klein. De vlijmscherpe fijne kommetjes van de bek sluiten perfect en kunnen zo het aanwezige kalk wegknabbelen en uit het hart verwijderen.

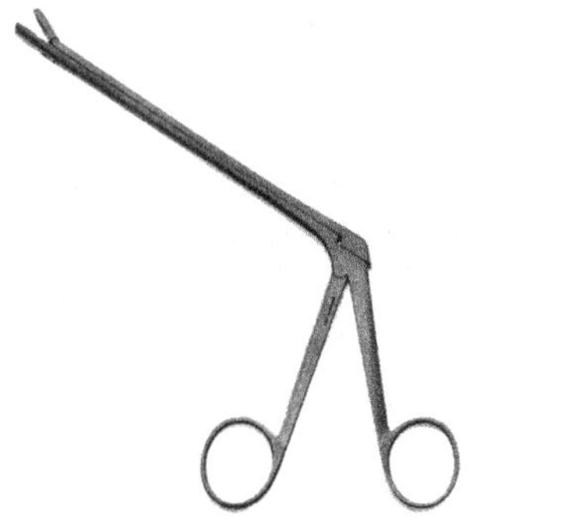

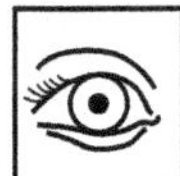

Naam: Rongeur **Beyer**.
Gebruiksdoel: Bot afknabbelen.
Relatie vorm/functie: Dit is een smalle knabbeltang met een licht gebogen bek. De cup is slechts 3 mm breed en 17 mm lang. Daardoor is de tang uitermate geschikt voor kleine en smalle ruimten zoals men aantreft bij traanbuischirurgie.

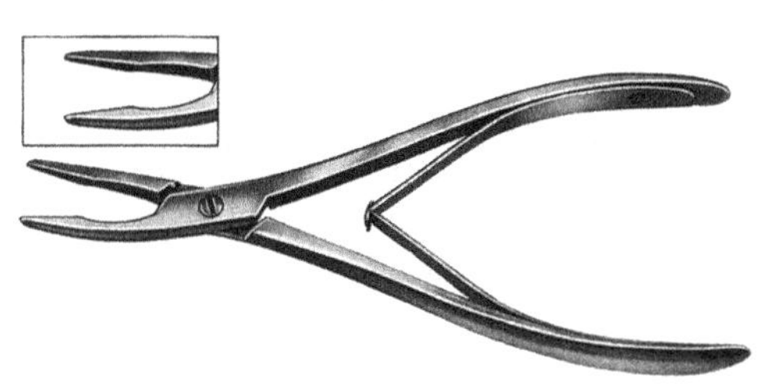

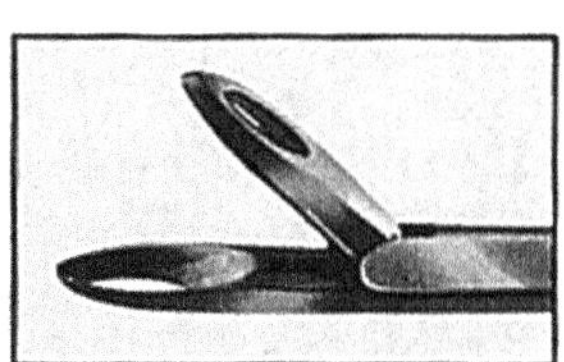

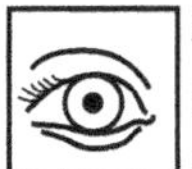

Naam: Rongeur **Blakesley**.
Gebruiksdoel: Verwijderen van dunne botstructuren en zacht tissueweefsel.
Relatie vorm/functie: Wordt met name toegepast bij de orbitachirurgie om diepliggend tissueweefsel te verwijderen.

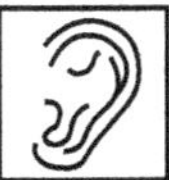

Naam: Neustang **Blakesley**, recht.
Ook bekend onder de naam: Blakesley.
Gebruiksdoel: Het beetpakken en/of weghappen van (losse) stukjes kraakbeen, bot of weke delen (bijvoorbeeld poliepen) bij neus- en neusbijholteoperaties.
Relatie vorm/functie: Deze lange, gesteelde tang maakt het mogelijk om bij een neusoperatie tot ver in de neusholte (losse) stukjes kraakbeen of bot te verwijderen. De Blakesley is eveneens geschikt voor het uitruimen van bijvoorbeeld het etmoïd en het verwijderen van neuspoliepen bij een neusbijholteoperatie. Het holle bekje met de ovaalvormige openingen heeft als voordeel dat het weefsel de open ruimte op kan vullen, waardoor de grip op het weefsel wordt verbeterd. Het bekje is recht of voor een beter bereik van het operatiegebied in een hoek van 45° of 90° op de lange, gesteelde tang geplaatst. Doordat het handvat ten opzichte van de steel in een hoek is geplaatst, vormt het handvat geen belemmering in het zicht.

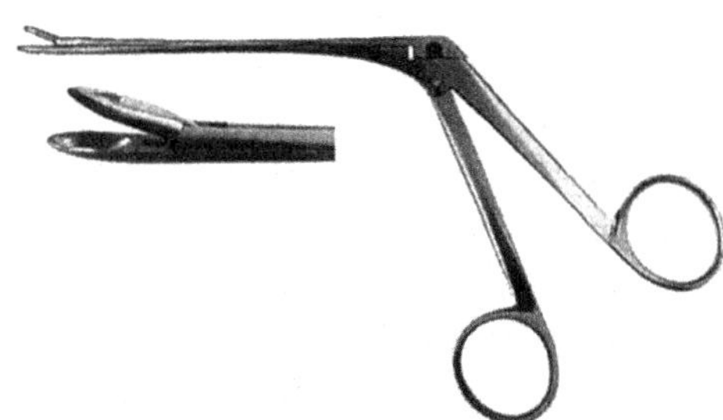

Bron: Explorent instruments/instruments range – Gyrus Medical GmbH, Tuttlingen

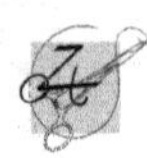

Naam: Rongeur **Citelli**.
Gebruiksdoel: Afknabbelen van bot.
Relatie vorm/functie: Nadat er met een boor of osteotoom een gat gemaakt is in het nasolacrimale bot, maakt de rongeur het gat voorzichtig groter. De breedten van de voetplaat zijn 1,5 mm of 2,5 mm. Door zijn kleine maat past deze rongeur precies door de kleine opening zonder het neusslijmvlies te beschadigen.

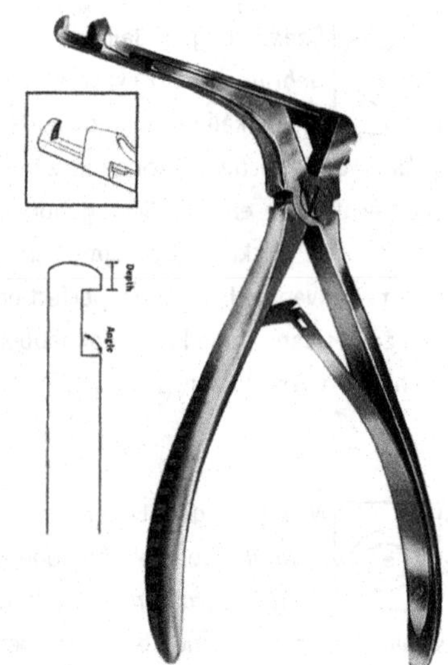

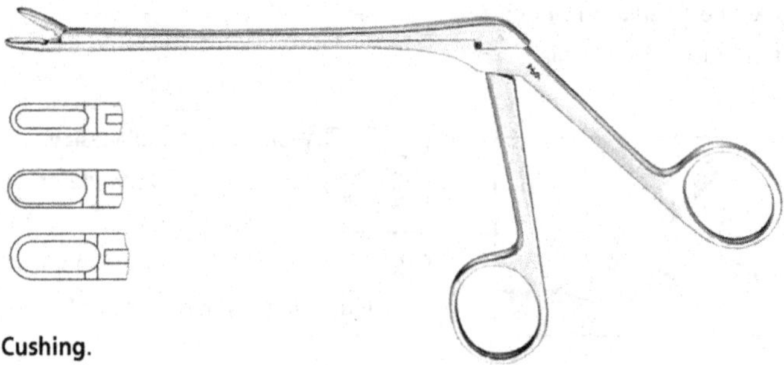

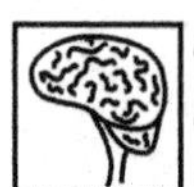

Naam: Rongeur **Cushing**.
Bijnaam: Paktang.
Gebruiksdoel: Weghappen van weke delen.
Relatie vorm/functie: De paktang wordt in de wervelkolomchirurgie gebruikt om in de diepte weke delen te verwijderen. Het instrument wordt met name gebruikt bij een discotomie om discusweefsel te verwijderen. Verder kan er bijvoorbeeld een weefselbiopt mee genomen worden of kunnen andere weke delen weggehapt worden.
De meest voorkomende bekbreedten zijn 2, 3 en 4 mm. Dit is bij het verwijderen van discusweefsel met name bij ouderen belangrijk. Bij ouderen is tussen de wervellichamen minder ruimte aanwezig doordat de tussenwervelschijven door dehydratie vaak ingezakt zijn.
Tevens zijn gehoekte bekken belangrijk bij een discotomie. De chirurg kan niet in de discus kijken en moet op gevoel het weefsel verwijderen. Met een rechte tang kan hoger of lager liggend weefsel niet bereikt worden. Hiervoor worden de gehoekte bekken gebruikt. Overigens wordt een opgebogen tang ook als neergebogen tang gebruikt door het instrument om te draaien.
De handgreep zit onder het niveau van de schacht waardoor de hand van de operateur niet in het operatieveld komt.
De buitenranden van de bek zijn scherp zodat weefsel als het ware afgesneden wordt.

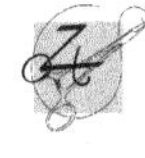

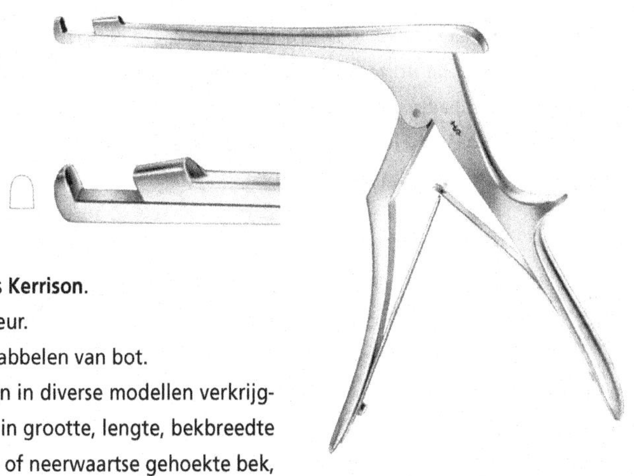

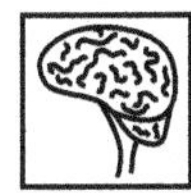

Naam: Punch/botstans **Kerrison**.
Bijnaam: Punch, rongeur.
Gebruiksdoel: Wegknabbelen van bot.

Relatie vorm/functie: Punches zijn in diverse modellen verkrijgbaar. Modellen kunnen variëren in grootte, lengte, bekbreedte (<1 mm, 1 tot en met 6 mm), op- of neerwaartse gehoekte bek, hoek van de bek, al dan niet geheel demontabel. Een en ander is mede afhankelijk van het fabricaat.

- De handgreep.
  De handgreep is degelijk en kan met de gehele hand omsloten worden. Soms moet bij hard bot namelijk veel kracht gezet worden.
  De bek van het instrument staat altijd open. Hiervoor zorgen de in elkaar grijpende bladveren. Tijdens het gebruik hoeft de operateur de bek niet actief te openen, de bek veert automatisch open. De handgreep zit onder het niveau van de schacht waardoor de hand van de operateur niet in het operatieveld komt.
- De schacht.
  De Kerrison wordt veelal bij rugchirurgie gebruikt. Een minimale schachtlengte van 18 cm is hierbij bijna vereist.
  De schacht bestaat uit twee delen die over elkaar glijden. De kracht die uitgeoefend wordt op de handgreep, wordt op de schacht en uiteindelijk de bek overgebracht. Door de kracht zouden de schachtdelen zijwaarts kunnen buigen ten opzichte van elkaar. Om dit te voorkomen hebben de schachtdelen een geleidesysteem. Een schachtdeel heeft een in de lengterichting verlopende uitholling. Het andere schachtdeel heeft een hierin passende richel. Als de schachtdelen ten opzichte van elkaar bewegen, kunnen ze niet meer zijwaarts buigen.
- De bek.
  De bek wordt gevormd door de uiteinden van de beide schachtdelen. Het ene schachtdeel is gehoekt en vormt een iets uitgeholde voetplaat, een soort aambeeld. Het uiteinde van het andere schachtdeel is tevens iets uitgehold en heeft scherpe randen. De voetplaat wordt onder een botrand geplaatst en tegen de botrand aan getrokken. Door de handgreep in te knijpen, schuift het andere schachtdeel naar beneden en snijdt of schraapt het bot af. Hierdoor worden de botstukjes samengeperst op de voetplaat.
  Het samengeperste stukje kan knel blijven zitten in het uiteinde van het rechte schachtdeel. Sommige punches hebben daarom een uitwerpmechanisme. Uit het rechte schachtdeel steekt dan een pennetje. Dit pennetje steekt iets uit als de punch in ontspannen toestand is. Als de punch ingeknepen wordt, verdwijnt het pennetje in het schachtdeel. Als de punch ontspant, zal het pennetje weer gaan uitsteken en vervolgens een vastzittend stukje bot los duwen.

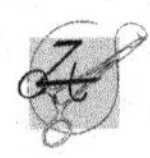

In de rugchirurgie wordt de punch veel gebruikt om zenuwwortels uit hun benige omgeving vrij te knabbelen zodat de wortels weer vrij komen te liggen. Verder kunnen bijvoorbeeld scherpe botranden weggeknabbeld worden, een laminotomie verricht worden, enzovoort.

Een opwaarts gehoekt instrument kan eventueel ook als neerwaarts gehoekt gebruikt worden door het instrument om te draaien.

Naam: Rongeur **Kerrison**.

Gebruiksdoel: Afknabbelen van bot.

Relatie vorm/functie: De rongeur maakt een opening tussen de traanzak en neus, ter hoogte van de middelste concha nasalis. Hij is in verschillende afmetingen te verkrijgen en is groter dan de Citelli-rongeurs. Daardoor wordt de Kerrison ook na het gebruik van de Citelli toegepast.

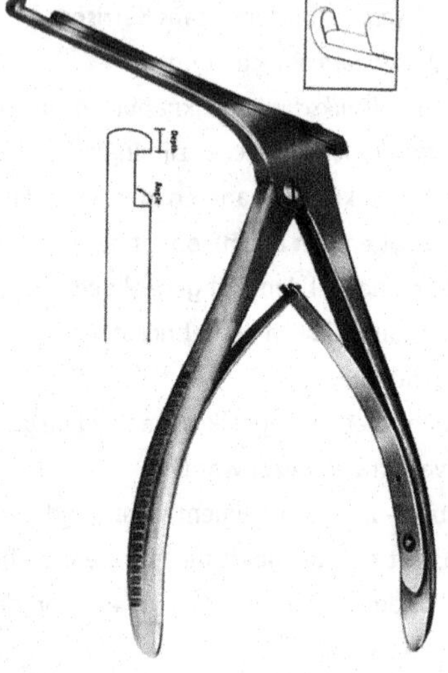

Naam: Stans volgens **Mösle**.

Gebruiksdoel: Wegnemen van botfragmenten.

Relatie vorm/functie: De bek is aan de onderkant glad en aan de bovenkant snijdend, hierdoor kan er in één beweging snel en efficiënt een stukje bot weggeknipt worden. Het handvat is gehoekt zodat er goed in de diepte gewerkt kan worden zonder dat het zicht belemmerd wordt.

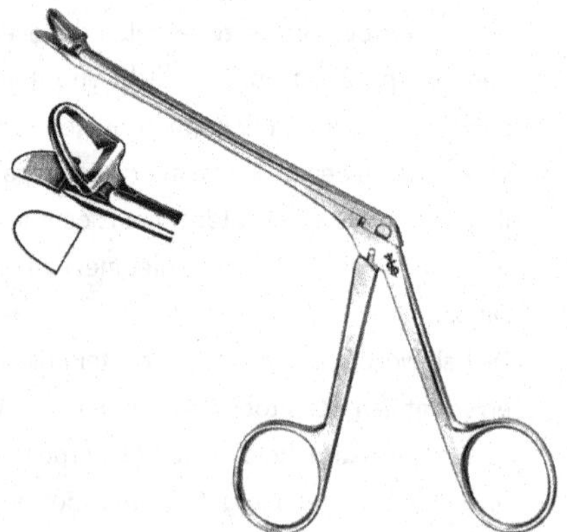

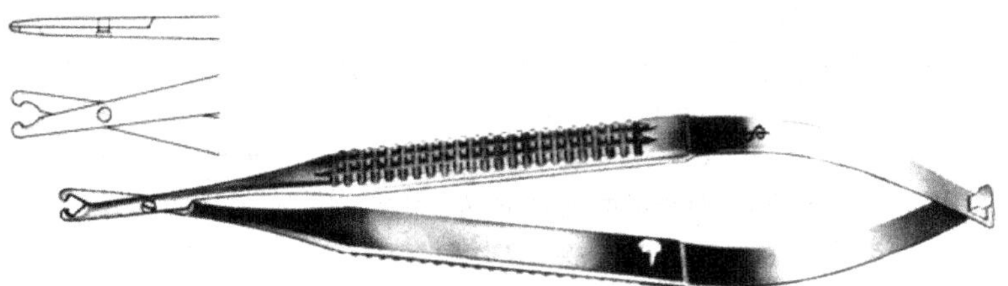

Naam: Microvaatschaar **Biemer**.
Gebruiksdoel: Doorknippen van vaatjes.
Relatie vorm/functie: Specifiek aan de microvaatschaar is de holle bek. Als de bek wordt gesloten om een vat door te knippen, voorkomt de vorm van de bek dat het vat uit de schaar rolt. Verder heeft de microvaatschaar dezelfde eigenschappen als de microschaar.

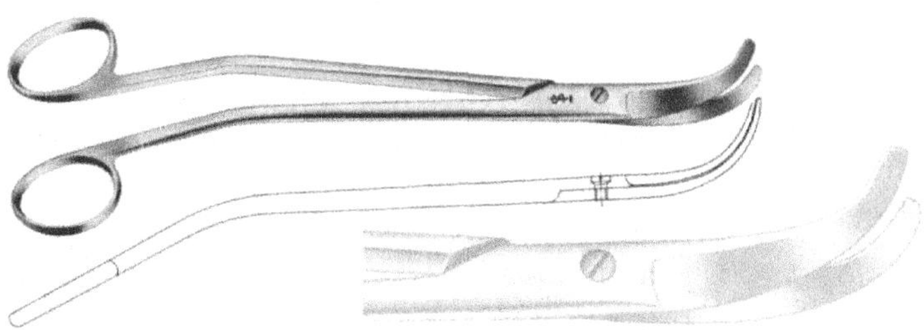

Naam: Uterusschaar **Bozemann**.
Eventuele bijnaam: Killer.
Gebruiksdoel: Doorknippen van stug weefsel.
Relatie vorm/functie: De sterk gekromde bek van de schaar is bedoeld om in het kleine bekken van bovenaf de vaginatop te kunnen bereiken. De S-vorm verbetert het zicht op deze handeling. De verhouding tussen de lange stevige benen en de korte bek zorgt voor een hefboomprincipe zodat men met deze schaar veel kracht kan opbouwen.

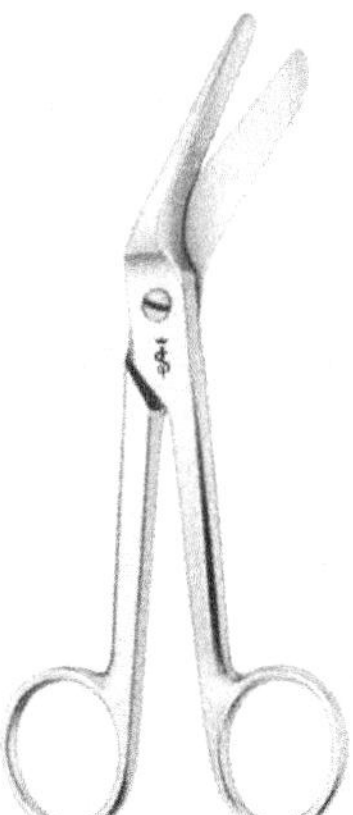

Naam: Navelstrengschaar **Braun-Stadler**.
Gebruiksdoel: Doorknippen van de navelstreng.
Relatie vorm/functie: Deze gehoekte schaar stelt de gebruiker in staat om het onderblad van de schaar te laten rusten op een ondergrond, terwijl het bovenblad de navelstreng doorneemt. De bek is aan de binnenzijde fijngetand om het opduwen van de glibberige, stugge navelstreng tegen te gaan.

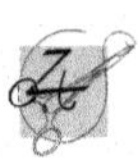

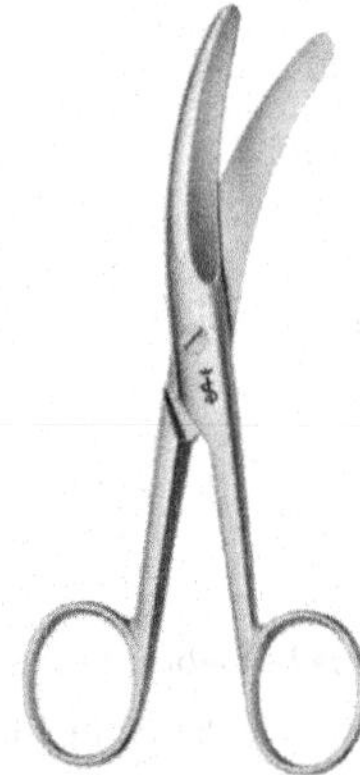

Naam: Navelstrengschaar **Busch**.
Gebruiksdoel: Doorknippen van de navelstreng.
Relatie vorm/functie: Net als de schaar volgens Braun-Stadler eindigt de bek onder een hoek ten opzichte van de benen om steun te zoeken bij een onderlaag wanneer de navelstreng wordt doorgenomen. De bek is echter niet getand geslepen, zodat de kans op vooruitduwen aanwezig blijft. De extreem afgeronde punten zijn bedoeld om ongelukken bij de pasgeborene te voorkomen.

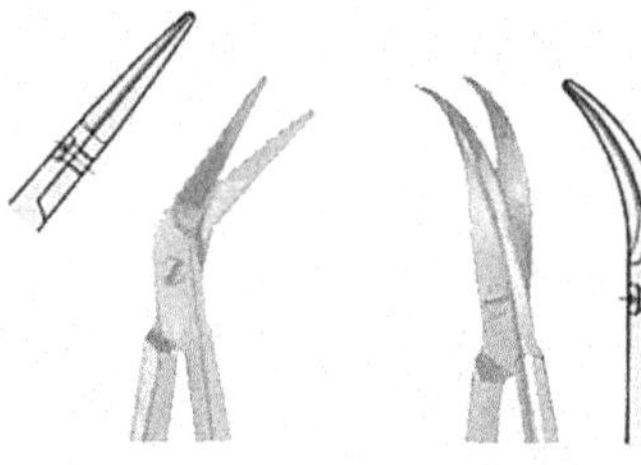

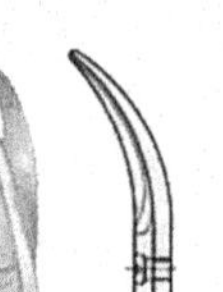

Naam: Microschaar **Castroviejo**.
Gebruiksdoel: Zeer fijn knipwerk bij microchirurgie.
Relatie vorm/functie: Identiek aan het naaldvoerderverhaal is de achterliggende gedachte bij microscharen. Bij conventionele scharen zorgt het wegduwen van de duimring en het aantrekken van de ringvinger voor een verhoogde spanning in het slot en dus een 'scherper' scheren van de bekhelften. Daar is op zich niets mis mee, dit wordt door de chirurg bewust gedaan om het rendement van de schaar te verhogen. Bezwaar van deze techniek is echter dat de schaar snel extra slijtage van de snede van de bekhelften en het slot gaat vertonen. Een oude schaar 'rammelt'.
De gebruiker van een verende schaar moet daarentegen kunnen rekenen op een constante (onbeïnvloedbare) spanning in het slot zonder allerlei extra bewegingen.
Bij de afgebeelde schaar is de bek onder een hoek geplaatst. Zo kan de hand van de chirurg buiten de wond blijven terwijl de bekhelften min of meer parallel aan het vat komen te liggen. Hiermee voorkomt de chirurg dat de spitse punten de achterliggende vaatwand (intima) beschadigen.

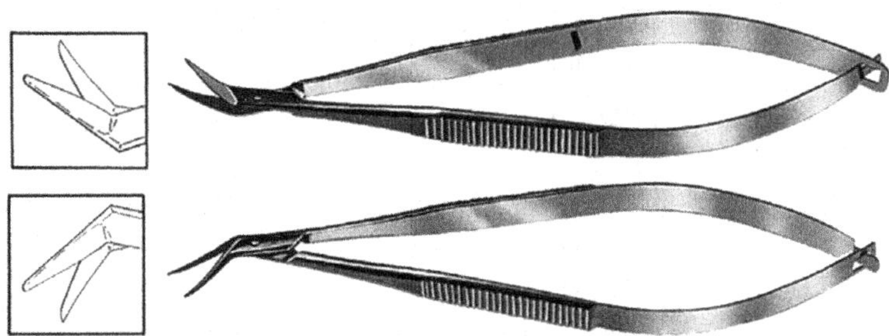

Naam: Corneale-sclerale schaar links/rechts **Castroviejo**.
Gebruiksdoel: Openen van de voorste oogkamer.
Relatie vorm/functie: Dit zijn zelfspreidende scharen die zo voorgebogen zijn dat ze links- en rechtsom knippen in het verloop van de cornea. Als men de verkeerde schaar geeft, knipt de chirurg in de sclera van de cornea af.

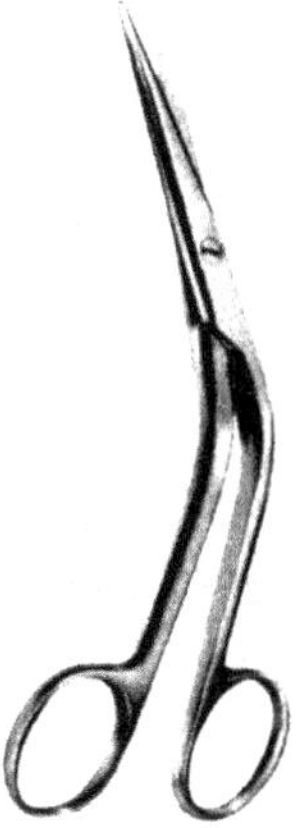

Naam: Septumschaar **Cottle**.
Gebruiksdoel: In- of losknippen van het septum nasi.
Relatie vorm/functie: Om te zorgen dat de handen van de operateur uit het gezichtsveld blijven is de hele schaar halverwege de benen geknikt. De hand beweegt ter hoogte van de kin, terwijl de beide bekhelften het septum aan de basis horizontaal kunnen inknippen. De schaar is zeer robuust uitgevoerd om veel kracht te kunnen zetten. Voor het kraakbeen bestaat er een speciale septumschaar met fijne tanding aan de bladen. De tanding voorkomt dat het kraakbeen bij het sluiten van de schaar vooruitgeschoven wordt (vergelijk de gekartelde microschaar Millesi).

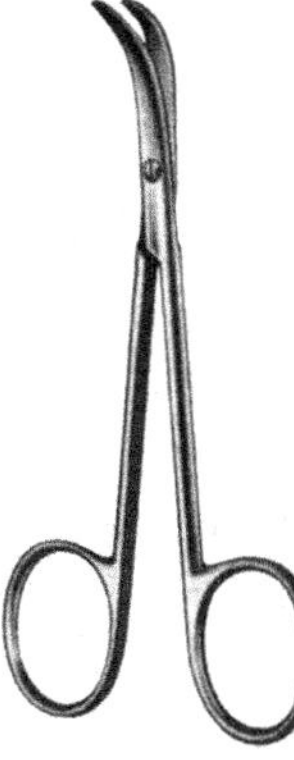

Naam: Neusvleugelschaartje **Cottle**, sterk gebogen, stompstomp.
Ook bekend onder de naam: Upper-lateral schaartje.
Gebruiksdoel: Voor het ondermijnen van de huid van de neuspunt en de neusvleugels.
Relatie vorm/functie: De korte, sterk gebogen bladen van het schaartje met een stomp uiteinde zijn geschikt om via een intercartilaginaire (IC) incisie de huid van de neuspunt en de alaire kraakbeentjes vrij te leggen zonder de huid daarbij te beschadigen.

Bron: Explorent instruments/instruments range – Gyrus Medical GmbH, Tuttlingen

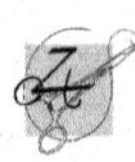

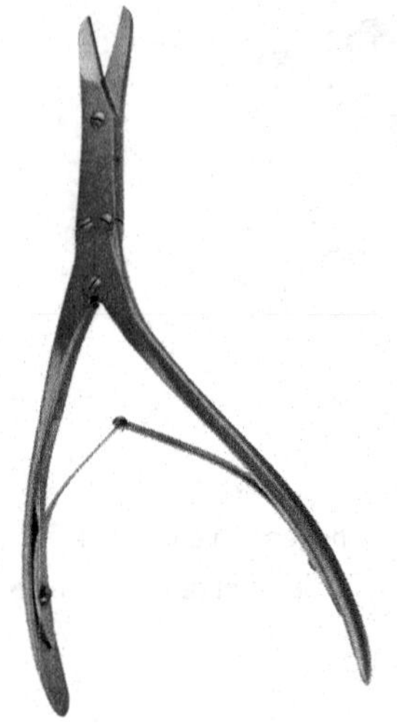

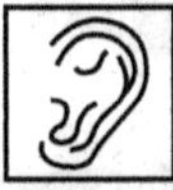

Naam: Beenschaar **Cottle-Kazanjan**.
Gebruiksdoel: Voor het verwijderen van kleine onregelmatigheden van het benig septum (zoals een spina).
Relatie vorm/functie: De schaar is voor het vergroten van de hefboomwerking uitgerust met een dubbelslot waardoor de schaar dubbel scharniert. Doordat er op die manier minder kracht nodig is om bijvoorbeeld een spina te verwijderen kan de schaar met één hand gebruikt worden. Een aan de binnenzijde getand blad aan één kant zorgt ervoor dat de kraakbeenschaar tijdens het sluiten niet over de spina af kan glijden.
Bron: Explorent instruments/instruments range – Gyrus Medical GmbH, Tuttlingen

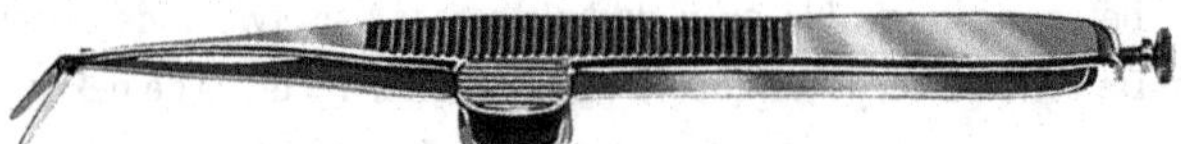

Naam: Irisschaar **DeWecker**.
Gebruiksdoel: Plaatsen van een perifere iridectomie.
Relatie vorm/functie: De steel van de schaar wordt verticaal gehouden zodat de bladen horizontaal staan. Met behulp van een micropincet wordt de iris opgetild en wordt er een stukje iris weggeknipt. Glasvocht dat via de voorste oogkamer naar buiten komt kan ook met behulp van de DeWecker-schaar weggeknipt worden.

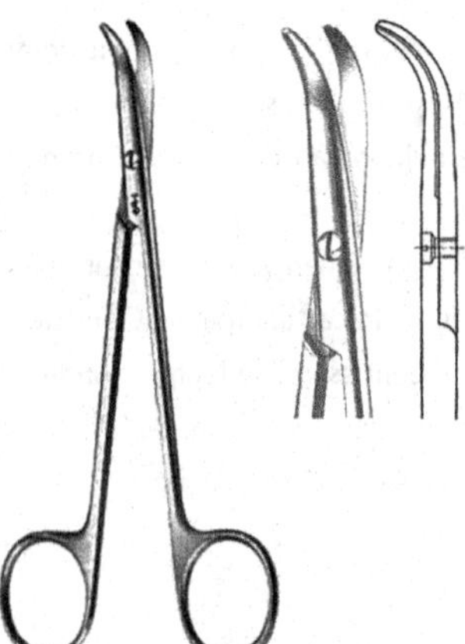

Naam: Columellaschaar **Fomon**.
Gebruiksdoel: Prepareren/loswerken van het weefsel van septum en neusvleugels.
Relatie vorm/functie: Neuschirurgie is altijd woekeren met de beschikbare ruimte. Via een zeer kleine toegang moet veel complex prepareerwerk verricht worden. Om toch overal bij te kunnen komen bestaat zeer specifiek aangepast instrumentarium. Zo ook deze schaar, die dankzij de kromming in de bladen letterlijk om een hoekje kan prepareren en knippen.

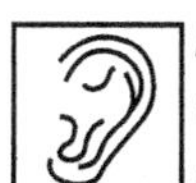

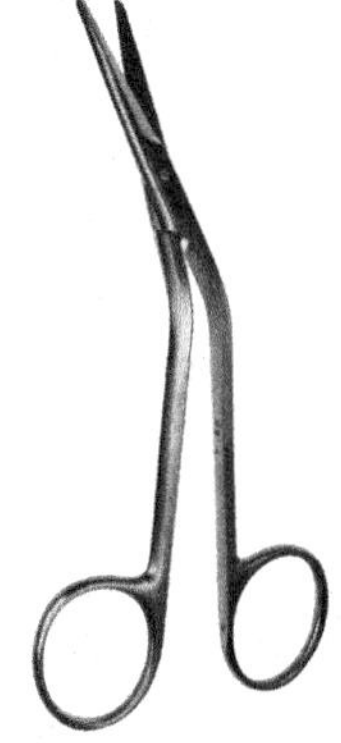

Naam: Neusschaar **Fomon**, kniegebogen.
Ook bekend onder de naam: Septumschaar.
Gebruiksdoel: Voor de resectie van een horizontale basale strip van het kraakbenig septum.
Relatie vorm/functie: De septumschaar type Fomon biedt met zijn slanke kniegebogen model voldoende zicht en ruimte bij de resectie van een horizontale basale strip van het kraakbenig septum. Een alternatief is het wat steviger en breder model in de vorm van de kniegebogen neusschaar type Cottle.

Bron: Explorent instruments/instruments range – Gyrus Medical GmbH, Tuttlingen

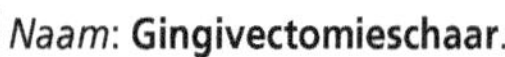

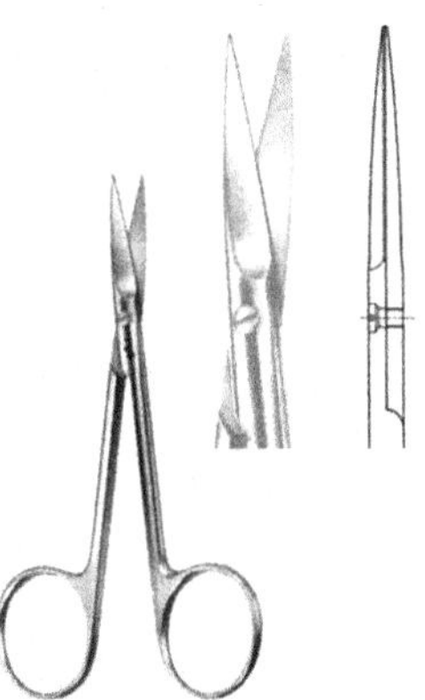

Naam: **Gingivectomieschaar**.
Gebruiksdoel: Het doorknippen van stevig weefsel.
Relatie vorm/functie: Het blad van de schaar is geslepen in een puntvorm, hierdoor knipt de schaar over de gehele bladlengte. Het slot is scherend. Het handvat is recht om rechtuit knippen mogelijk te maken.

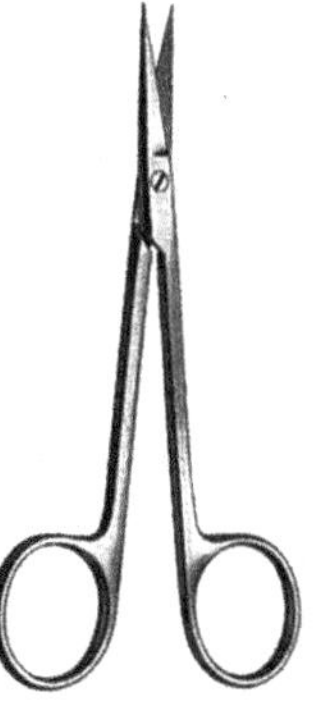

Naam: Rechte schaar spits/spits **Iris**.
Gebruiksdoel: Afknippen van weefsel.
Relatie vorm/functie: De vlijmscherpe punten zijn bedoeld om kleine loepzuivere snedes in het weefsel te maken, en – anders dan de Ragnell-schaar – ongeschikt voor tunnelen via kleine toegangsincisies. Het ligt voor de hand dat met dit soort schaartjes geen grove structuren doorgeknipt mogen worden. Ook het doorknippen van hechtingen is uit den boze. De extreem scherpe snijvlakken zijn erg gevoelig voor beschadigingen, en vertonen snel bramen die de kwaliteit en bruikbaarheid van de schaar verminderen.

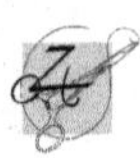

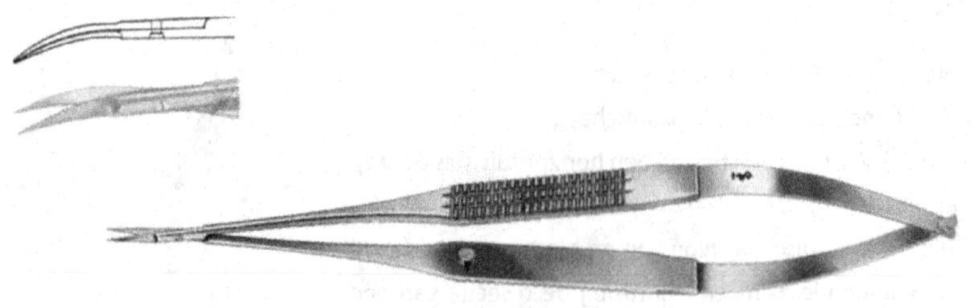

Naam: Microschaartje **Jacobson**.
Gebruiksdoel: Knippen van zeer fijn weefsel of adhesies bij microchirurgie.
Relatie vorm/functie: Het verende schaartje staat altijd in een geopende uitgangspositie. Omdat het schaartje geen 'eigen' benen en ogen heeft, blijven scherende krachten in het slot beperkt. Dit vermindert de slijtage van de kwetsbare bladen en bevordert de zorgvuldigheid van de handeling. Aanreiken en ter hand nemen lijkt op het hanteren van een pincet.

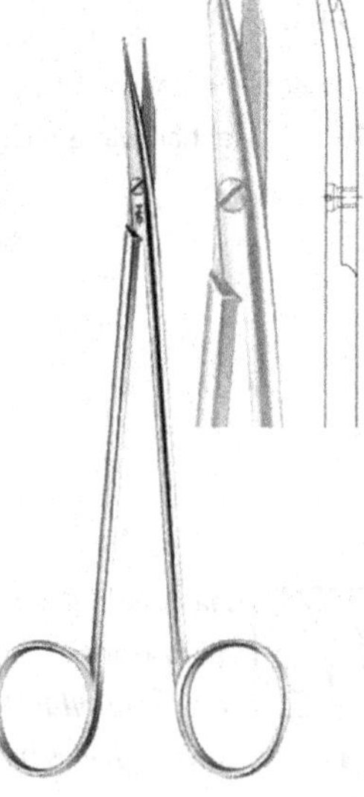

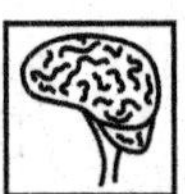

Naam: Prepareerschaar **Jameson**.
Gebruiksdoel: Vrijprepareren van fijne structuren waar nog geen micro-instrumentarium voor nodig is.
Relatie vorm/functie: Vlak bij het slot zijn de bladen op volle dikte. Dit geeft behoud van stabiliteit en stevigheid. Naar het uiteinde toe versmallen de bladen. Hierdoor ontstaat meer zicht op het weefsel tijdens het prepareren. De schaar wordt veel gebruikt bij het vrijprepareren van perifere zenuwen van bijvoorbeeld de arm. De uiteinden van de bladen zijn stomp. Hierdoor wordt het risico beperkt om in het weefsel, zenuwen of vaten te prikken en schade te veroorzaken.

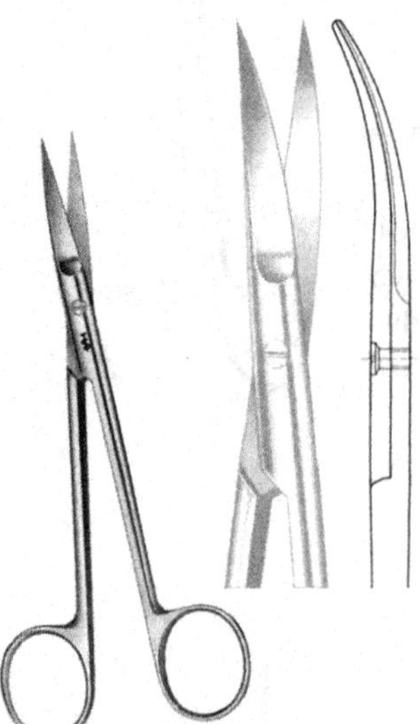

Naam: Schaar volgens **Joseph**.
Gebruiksdoel: Het knippen van weefsels.
Relatie vorm/functie: De bladen zijn in een puntvorm geslepen, waardoor de schaar over de gehele bladlengte knipt. De bladen zijn gebogen, zodat de anatomische vorm van de mandibula en maxilla gevolgd kan worden tijdens het knippen en zodat de benen tijdens het prepareren gespreid kunnen worden. Het slot is scherend. Eén blad is getand, waardoor er meer grip op het weefsel verkregen wordt.

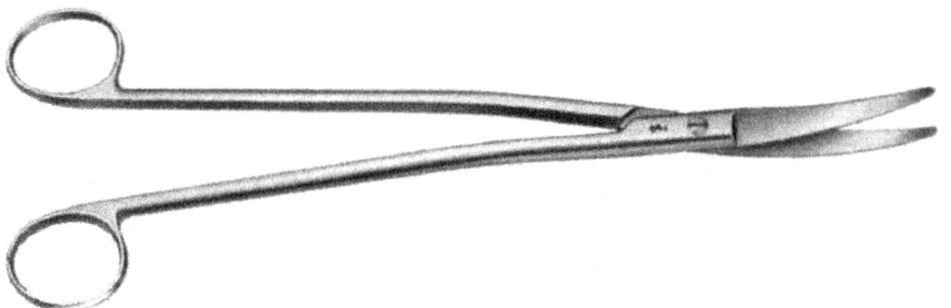

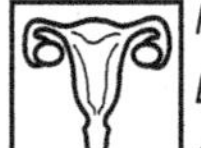

Naam: Prepareerschaar **Klinkenbergh-Loth**.
Eventuele bijnaam: S-schaar.
Gebruiksdoel: Het prepareren van tere weefsels in het kleine bekken.
Relatie vorm/functie: Deze Metzenbaum, die als het ware tussen de tramdeuren heeft gezeten, is een doordachte modificatie op de gebruikelijke prepareerschaar met het doel om beter zicht te houden op de bek van de schaar tijdens het opereren in een moeilijk bereikbare regio.

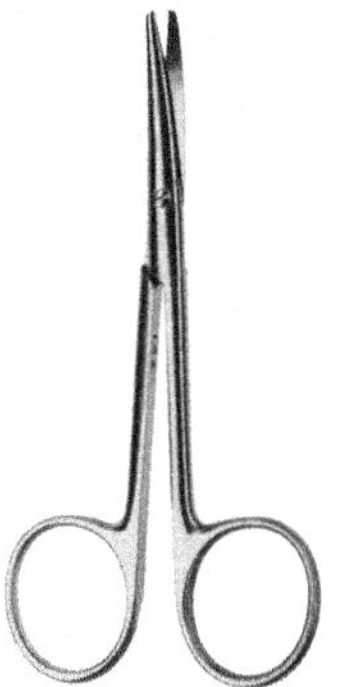

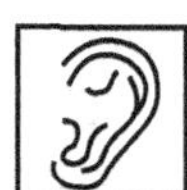

Naam: Schaartje **Lexer-Baby**, licht gebogen, stomp/stomp.
Ook bekend onder de naam: Knapp-schaartje.
Gebruiksdoel: Voor het ondermijnen van de huid van de gehele neusrug.
Relatie vorm/functie: Dit korte dubbelstomp, licht gebogen schaartje type Knapp maakt het mogelijk om via een endonasale incisie de huid van de gehele neusrug vrij te leggen zonder de huid daarbij te beschadigen.

Bron: Explorent instruments/instruments range – Gyrus Medical GmbH, Tuttlingen

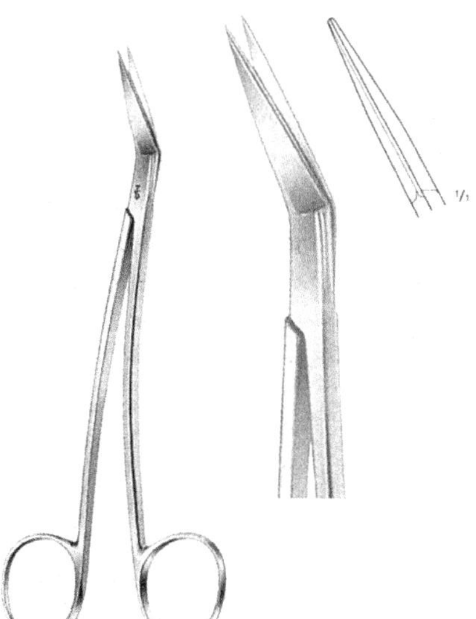

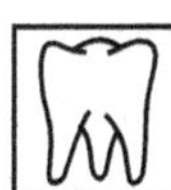

Naam: Schaar volgens **Locklin**.
Gebruiksdoel: Het knippen van weefsel achterin de mond.
Relatie vorm/functie: De bladen zijn in een punt geslepen waardoor er over de gehele bladlengte geknipt kan worden. Het slot is scherend. De bek is gehoekt om achterin de mond te komen. Eén blad is getand om meer grip op het weefsel te verkrijgen (het weefsel wordt tijdens het knippen namelijk niet vooruit geduwd). Deze schaar kan tevens gebruikt worden om hechtingen te knippen achterin de mond.

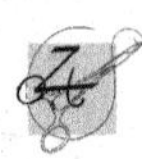

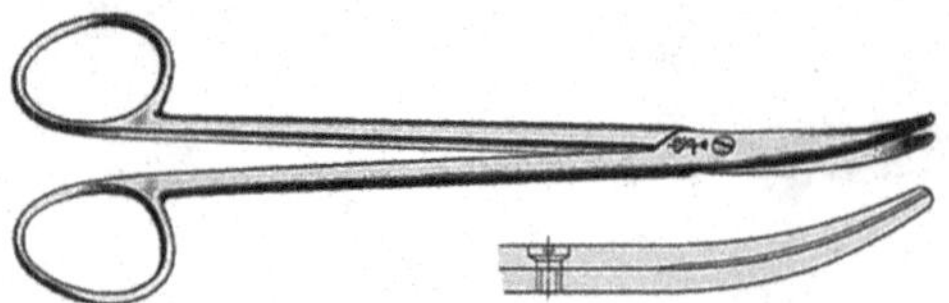

Naam: Prepareerscharen **Metzenbaum**.

Gebruiksdoel: Vrijprepareren van tere weefsels in de preparatiefase.

Relatie vorm/functie: De afgebeelde schaar is verkrijgbaar in een rechte en gebogen uitvoering en in vele lengtevariaties. Opvallend aan de Metzenbaum-scharen is de verhouding tussen de lange, slanke benen en de korte bek. Deze verhouding is niet zozeer bedoeld om veel kracht op te bouwen, maar om de spanning op de snijvlakken te optimaliseren. Dit gaat als volgt in zijn werk: door in de juiste hand de duim iets van de andere vingers af te duwen, worden aan de andere kant van het slot de bladen van de schaar strakker langs elkaar bewogen. Hoe strakker de bladen langs elkaar schuiven, hoe scherper de snede. Bij een schaar die 'los in het slot zit' en waarbij deze handeling niet wordt uitgevoerd, ontstaat een kier tussen de schaarbladen. Hiertussen heeft het weefsel de neiging 'om te klappen' en intact te blijven. Ook deze scharen zijn verkrijgbaar in een 'goudoog'-versie, waarbij het scherp van het schaarblad is voorzien van een extra sterke inlay. Ondanks deze extra sterke uitvoering is het absoluut af te raden om de schaar voor andere doeleinden te gebruiken. Het knippen van drains en zelfs van dikke hechtingen kan de snijvlakken beschadigen, waardoor de schaar niet meer geschikt is voor het doorknippen van tere weefsels.

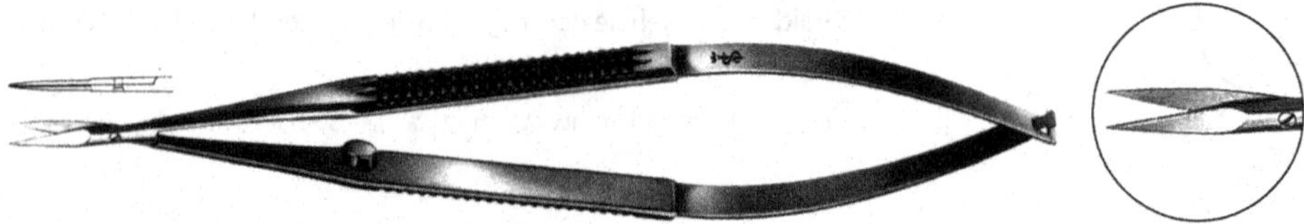

Naam: Gekartelde microschaar **Millesi**.

Gebruiksdoel: Knippen van zenuwweefsel bij microchirurgie.

Relatie vorm/functie: Voor alle verende microscharen geldt dat ongewenste bewegingen tot een minimum worden beperkt. Door de schaar verend te maken kan hij als een pincet ter hand worden genomen, wat het zicht op de wond bevordert en extra bewegingen in het instrument elimineert. Bij een gewone schaar wordt de duimring wat naar opzij geduwd om de schaar beter te laten knippen. Bij een verende schaar kan dit niet, en de frictie tussen de beide bekhelften blijft daardoor altijd hetzelfde. Dit opzettelijke gevolg van de constructie voorkomt overmatige slijtage van het slot en de bekhelften. De fijne tanding aan de binnenzijde van de bek verbetert de grip op het weefsel. Een schaar zonder tanding heeft de neiging om stug weefsel voor zich uit te duwen.

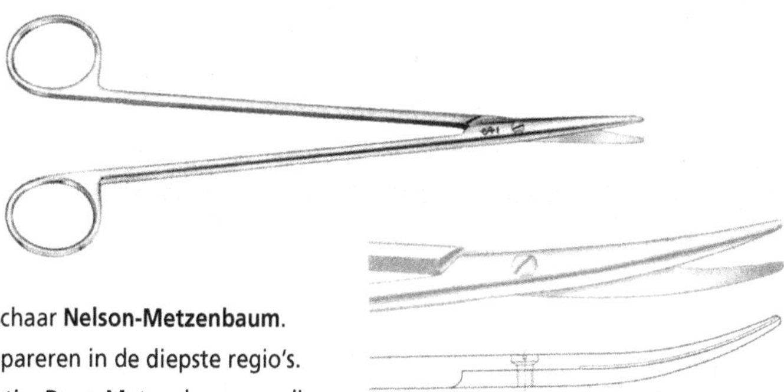

Naam: Prepareerschaar **Nelson-Metzenbaum**.
Gebruiksdoel: Prepareren in de diepste regio's.
Relatie vorm/functie: Deze Metzenbaum-modificatie kenmerkt zich in de eerste plaats door haar lengte die kan oplopen tot 30 centimeter (terwijl de ongemodificeerde Metzenbaum bij 24 centimeter ophoudt). Dit maakt de schaar geschikt voor het prepareerwerk in de diepste regio's, bijvoorbeeld voor de lymfeklierdissectie van de para-aortale klieren bij Wertheim-operaties. Voor de overige vorm/functierelaties is de schaar identiek aan de eerder beschreven Metzenbaum-schaar.

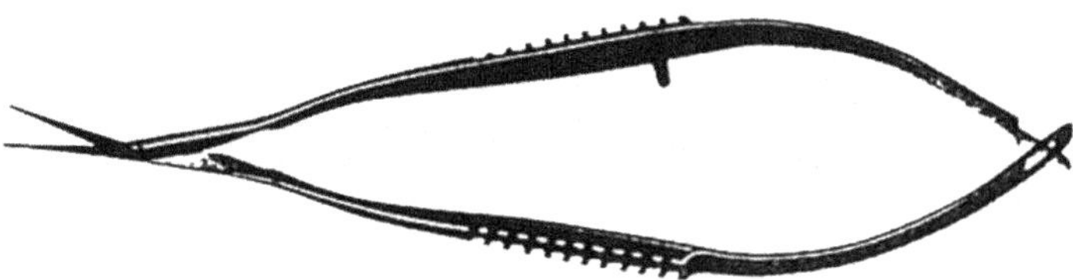

Naam: Kapselschaar **Ong**.
Gebruiksdoel: Inknippen van het voorste kapsel.
Relatie vorm/functie: Door de lange, smalle bladen is het gemakkelijk om het voorste oogkapsel in te knippen. De bladen zijn na het slot gehoekt en het handstuk moet daardoor iets verticaal gehouden worden. De bladen worden dan horizontaal ingebracht. Het is een zelfspreidende schaar.

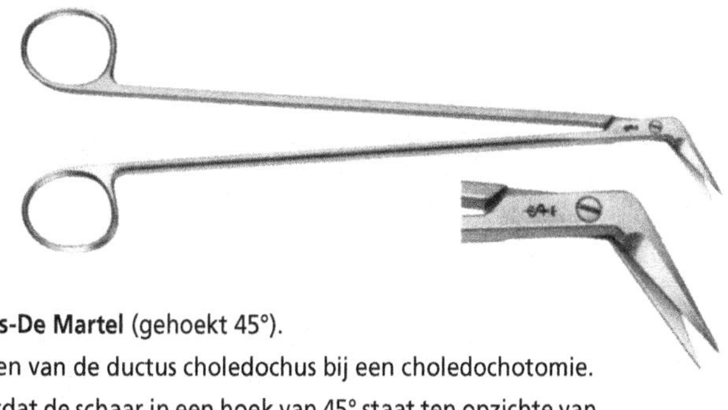

Naam: Hoekschaartje **Potts-De Martel** (gehoekt 45°).
Gebruiksdoel: Openknippen van de ductus choledochus bij een choledochotomie.
Relatie vorm/functie: Doordat de schaar in een hoek van 45° staat ten opzichte van de benen kan de ductus choledochus opengeknipt worden terwijl de chirurg zicht houdt op de ductus. Met de punt van de schaar wordt er eerst een gaatje in de ductus gemaakt waarna men één schaarbekhelft in de ductus kan introduceren zodat men verder kan knippen. De lange benen ten opzichte van de korte bek zorgen voor een optimale hanteerbaarheid.

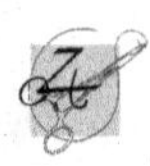

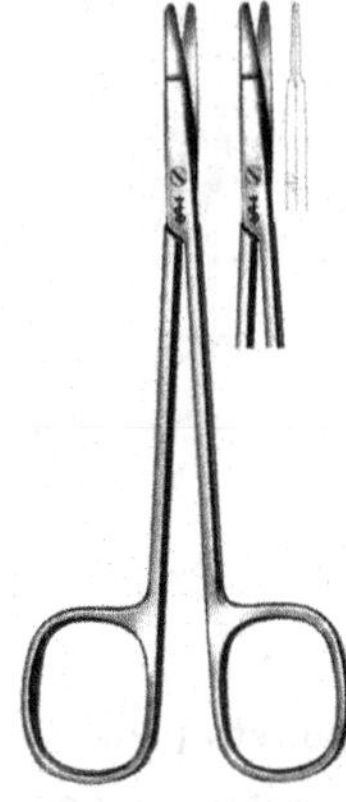

Naam: Prepareerschaar **Ragnell**.
Gebruiksdoel: Inknippen en splijten van onderhuids weefsel.
Relatie vorm/functie: Een veelvoorkomende prepareertechniek is het ondermijnen van de huid via relatief kleine toegangsincisies. Deze schaar met twee bladdikten is daarvoor speciaal geschikt. Vlak bij het slot is het blad op 'volle' dikte, voor behoud van stabiliteit en stevigheid. Naar de spits toe is het blad echter veel dunner (platter). Met de platte bek in gesloten toestand kan men de huid 'tunnelend' van zijn onderlaag losmaken. Hierna kan de onderhuids ingenomen ruimte vergroot worden door de bek van de schaar voorzichtig steeds een beetje verder te spreiden. Bij deze prepareertechniek werken de bekhelften niet als langs elkaar bewegende messen, maar als een combinatie van twee elevatoria die rond eenzelfde draaipunt (het slot) bewegen. Het weefsel wordt niet zozeer losgeknipt, maar eerder losgewoeld.

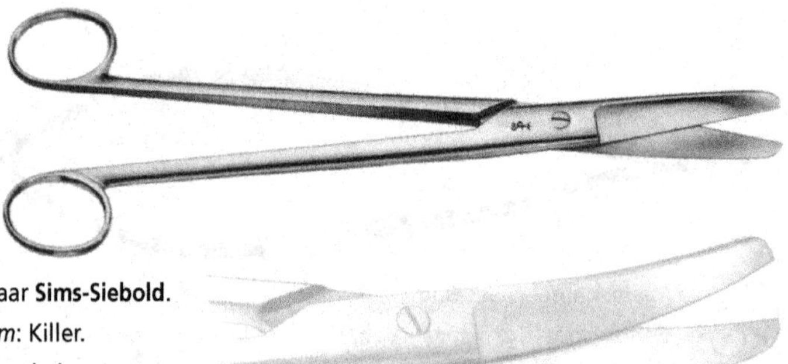

Naam: Uterusschaar **Sims-Siebold**.
Eventuele bijnaam: Killer.
Gebruiksdoel: Doorknippen stug weefsel.
Relatie vorm/functie: De schaar is bedoeld om bij een abdominale uterusextirpatie de vaginatop door te nemen. De verhouding tussen de lange stevige benen en de korte bek zorgt voor een hefboomprincipe, zodat men met deze schaar veel kracht kan opbouwen.

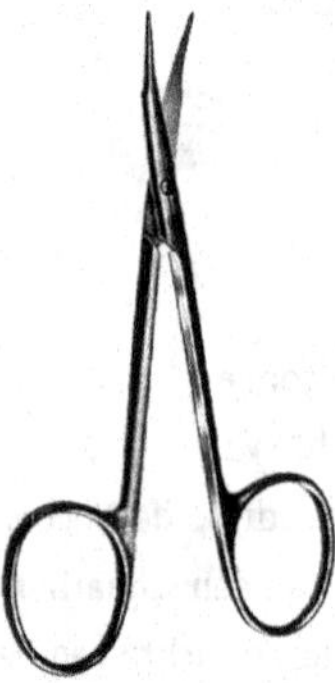

Naam: Tenotomieschaar **Stevens**.
Gebruiksdoel: Prepareren.
Relatie vorm/functie: Het betreft een schaar met gebogen bladen, en bladen die aan de punt smaller zijn dan aan de basis zodat de punt van de schaar gemakkelijk in een opening gestoken kan worden. De bladen hebben stompe punten. Het spreiden van de schaar moet actief met de vingers gedaan worden. Hierdoor kan men beter met de Stevens vrijprepareren dan met een zelfspreidende veerschaar.

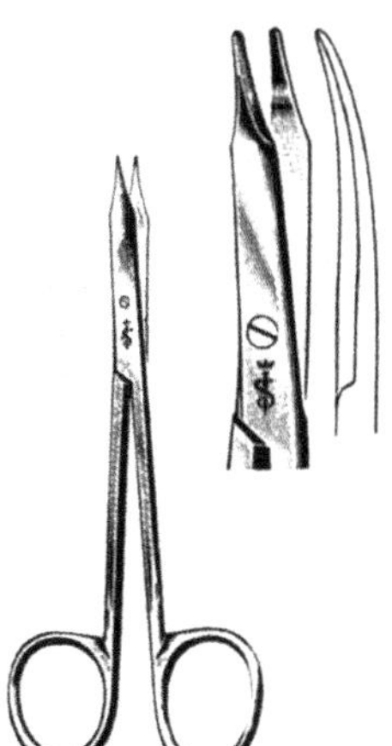

Naam: Vaat- en peesschaar **Stevens**.
Gebruiksdoel: Vrijleggen en openen van vaten en peesschedes.
Relatie vorm/functie: De bekhelften zijn hier, anders dan bij de Ragnell-schaar, niet dunner maar smaller. Dit heeft – zoals bij nagenoeg alle vorm-functierelaties – te maken met het specifieke weefsel waarvoor het instrument bedoeld is. In dit geval is er een spitse bek, die toch nog een afgeronde punt heeft. Deze is bijvoorbeeld bij uitstek geschikt voor het inknippen van omliggend weefsel dat een pees bekleedt. De schaar bewijst ook goede diensten als men, vanuit de kleine opening van een in een bloedvat aangebracht steekgat, de vaatwand verder wil openknippen. Dankzij de afgeronde punt van de bekhelften blijft het risico op beschadiging van de tegenoverliggende intima beperkt.

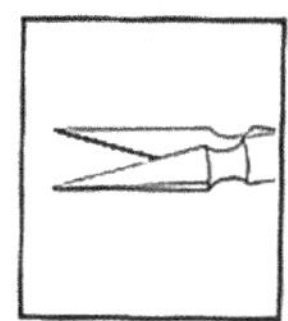

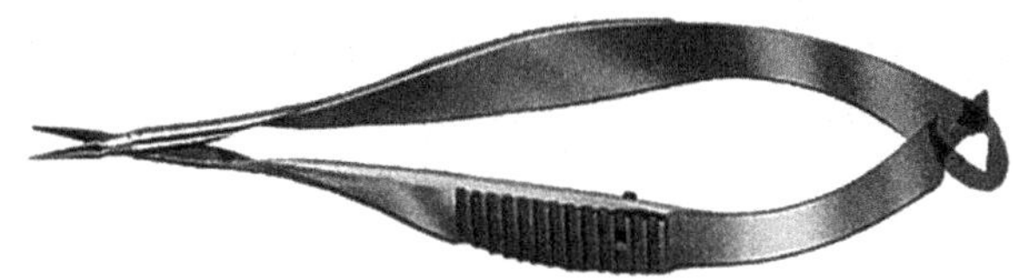

Naam: Microschaar **Vannas**.
Gebruiksdoel: Doorknippen van kapsel en draden.
Relatie vorm/functie: De schaar heeft een bladlengte van 6 mm en heeft scherpe punten. De Vannas wordt veelal gebruikt om draden te knippen die dunner zijn dan 7-0. Voorts kan ook het voorste oogkapsel ermee geknipt worden of een perifere iridectomie ermee worden uitgevoerd.

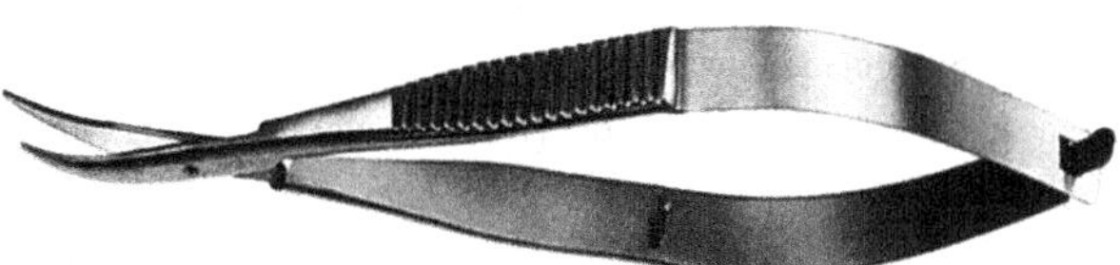

Naam: Tenotomieschaar **Westcott**.
Gebruiksdoel: Prepareren.
Relatie vorm/functie: Dit is een veerschaar met gebogen bladen en stompe punten. Door de veren is het een zelfspreidende schaar. Dit houdt in dat de schaar alleen maar dichtgeknepen hoeft te worden om te knippen. Het opengaan van de schaar wordt gedaan door de veren aan de uiteinden. De schaar wordt als een pen vastgehouden.

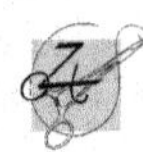

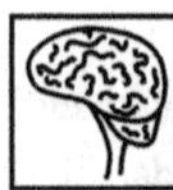

Naam: Microschaar **Yasargil**.

Gebruiksdoel: Zeer selectief prepareren en doornemen van weefsel, vrijwel altijd onder vergroting.

Relatie vorm/functie: Het veersysteem zorgt ervoor dat met gedoseerde kracht kan worden geknipt. Na het knippen opent de bek zich hierdoor ook automatisch. De fijne punten van de schaar maken zeer selectief knippen mogelijk. Bij de scharen zijn de bladen het zwakke punt. Onzorgvuldig gebruik – dit geldt ook voor het knippen van te grof weefsel – zal snel leiden tot bramen aan de bladen of tot stompe bladen. Scharen zijn beschikbaar in zowel rechte als bajonetuitvoering en met een rechte of flauw gebogen bek.

Enigszins afwijkend is de microschaar om een zenuw door te nemen. Weefsel van met name een wat dikkere zenuw kan erg stug zijn. Van de meeste microscharen is de bek glad. Het weefsel kan daardoor tijdens het knippen uit de bladen van de schaar glijden. De bladen van een zenuwschaar zijn getand. Hierdoor heeft de schaar meer grip op het weefsel.

Behalve voorgaande standaardmodellen bestaan ook aparte modellen microscharen voor meer specifieke doeleinden.

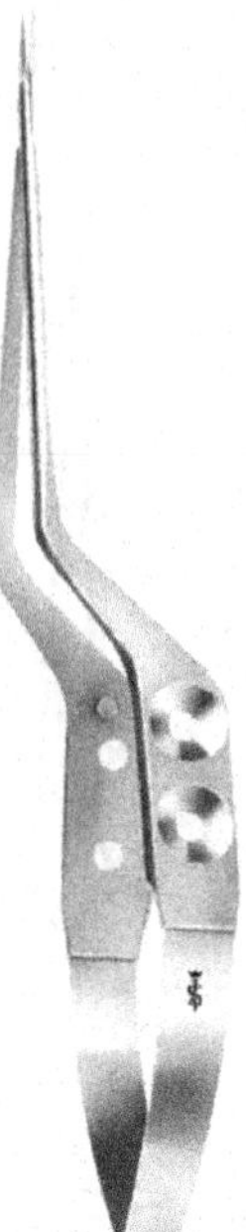

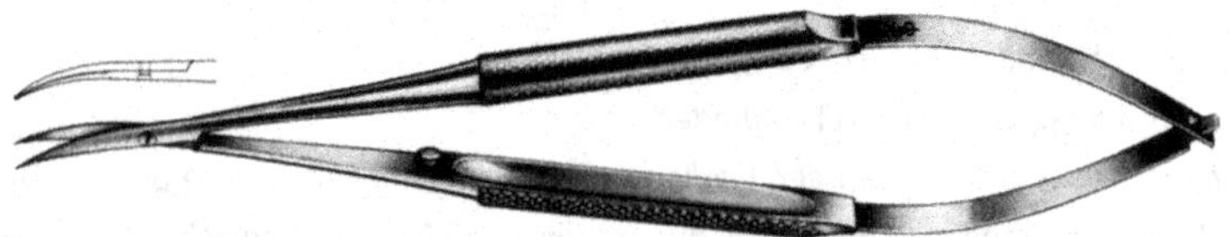

Naam: **Microschaar,** zonder nadere aanduiding.

Gebruiksdoel: Knippen en vrijprepareren van zeer fijn weefsel bij microchirurgie.

Relatie vorm/functie: Het verende schaartje staat altijd in een geopende uitgangspositie. Omdat de schaar geen benen en ogen heeft, treden er weinig krachten op die dwars op het knipvlak staan. Dit vermindert de slijtage van de kwetsbare bladen en bevordert de nauwkeurigheid. Het schaartje wordt aangereikt en ter hand genomen als een pincet. De ronde greep kan met de vingers om zijn lengteas gedraaid worden, terwijl de hand stil en volledig ondersteund blijft.

Naam: **Maatnemers.**

Ook bekend onder de naam: Knotsen.

Gebruiksdoel: Meten van het lumen.

Relatie vorm/functie: Door hun afgeronde vorm zijn deze instrumenten atraumatisch. Ze mogen overigens nooit gebruikt worden om het lumen op te rekken (dit kan postoperatief een stenose veroorzaken).

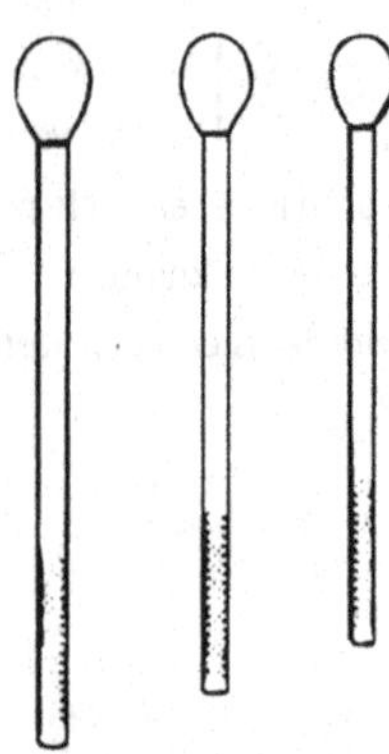

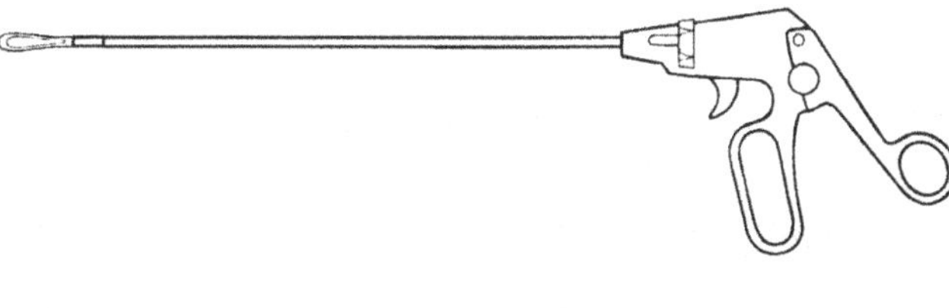

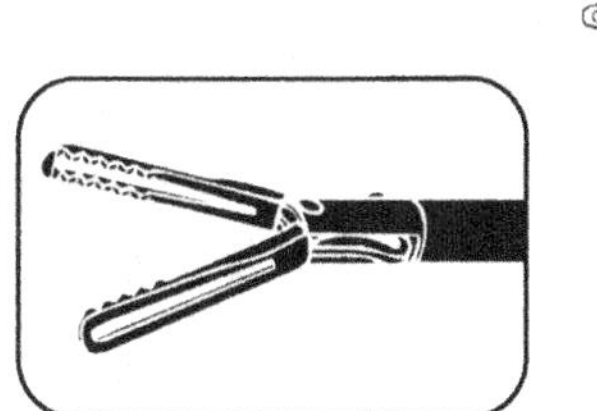

Naam: **Atraumatische paktang**.
Ook bekend onder de naam: Endo Clinch of Endo Babcock.
Gebruiksdoel: Het vastpakken van tubulair weefsel.
Relatie vorm/functie: Zie de beschrijving van de weefselvattende klem Babcock.

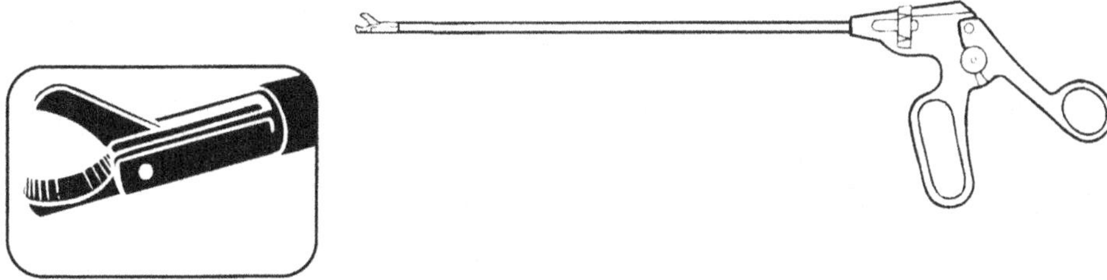

Naam: **Cysticusschaartje**.
Ook bekend onder de naam: Endo Sciz.
Gebruiksdoel: Doornemen van de ductus cysticus.
Relatie vorm/functie: Door de papegaaivorm wordt het tubulaire weefsel eerst gesloten, waarna het kan worden doorgenomen.

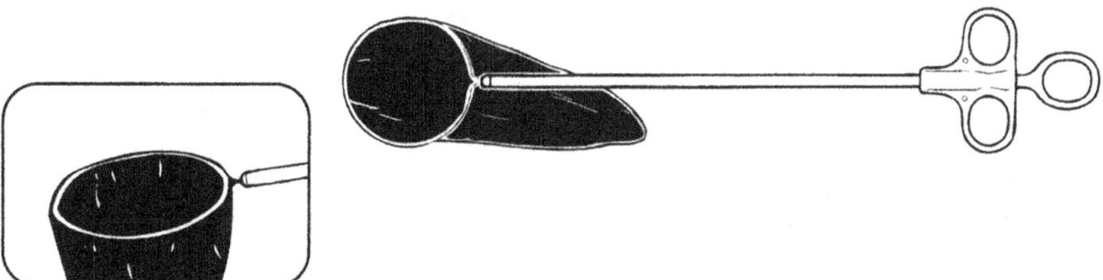

Naam: **Opvangzak**.
Ook bekend onder de naam: Endo Catch.
Gebruiksdoel: Het op hygiënische wijze verzamelen en buiten de buik brengen van gecontamineerd of oncologisch materiaal.
Relatie vorm/functie: Doordat het zakje gemaakt is van soepel kunststof materiaal kan het gemakkelijk door een kleine insteekopening via de troicart in de buikholte worden gebracht.

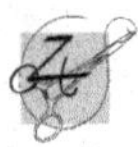

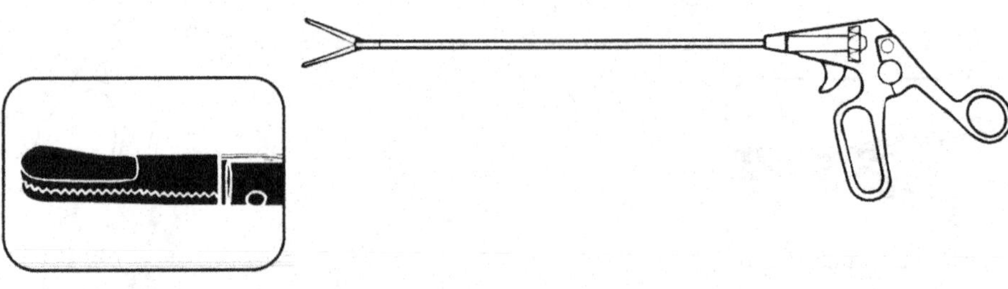

Naam: **Paktang met crémaillère.**
Ook bekend onder de naam: Endo Grasp.
Gebruiksdoel: Weefsels vastgrijpen.
Relatie vorm/functie: De crémaillère zorgt ervoor dat men een stuk weefsel kan vastgrijpen zonder dat de operateur dit vast hoeft te houden.

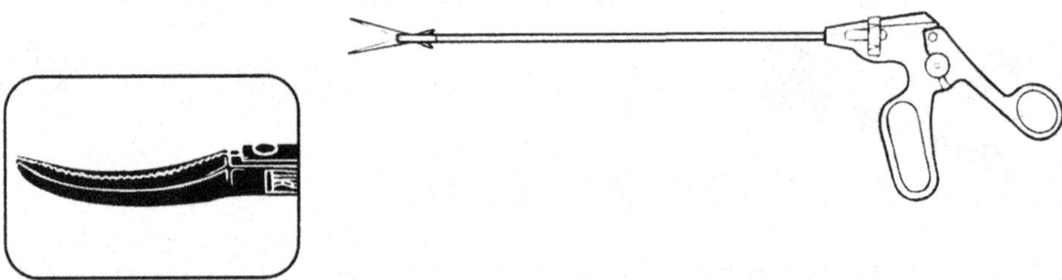

Naam: **Prepareerpaktang.**
Ook bekend onder de naam: Endo Dissect.
Gebruiksdoel: Wordt gebruikt voor het vrijprepareren van weefsel en als weefselvattende klem. Sommigen kunnen aangesloten worden op de coagulatie.
Relatie vorm/functie: Zie de omschrijving van de prepareer- en ligatuurklem Heiss, alleen zijn deze draaibaar.

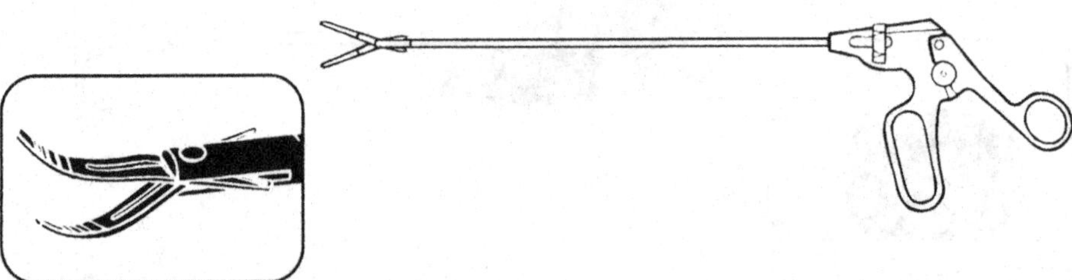

Naam: **Prepareerschaar.**
Ook bekend onder de naam: Endo Shears.
Gebruiksdoel: Het vrijprepareren van weefsel in de preparatiefase.
Relatie vorm/functie: De afgebeelde schaar is verkrijgbaar in een rechte en gebogen uitvoering.

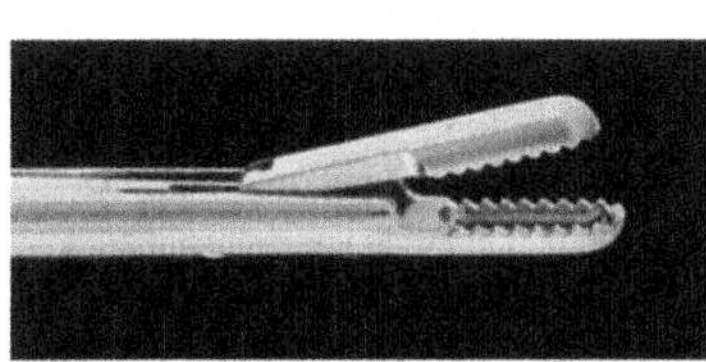

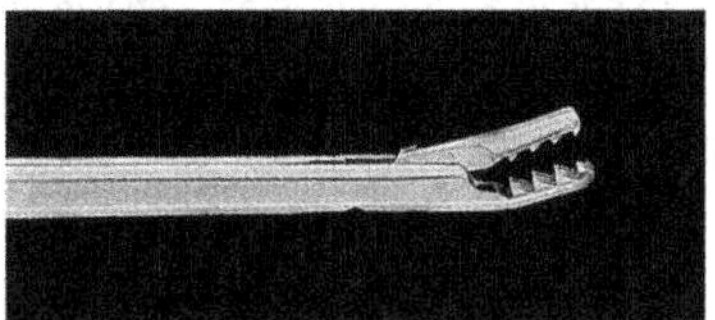

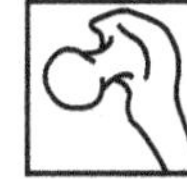

Naam: **Grasper** of paktang.
Gebruiksdoel: Vastpakken van weefsels (labrum, rotatorenmanchet), een corpus alienum of corpus liberum.
Relatie vorm/functie: De paktang of *grasper* wordt in de artroscopie veel gebruikt. Bij een labrumfixatie wordt een *grasper* gebruikt om het labrum vast te pakken en naar de glenoïdrand te brengen, zodat het gefixeerd kan worden. De zogenoemde pittbull-*grasper* wordt gebruikt voor het verwijderen van losliggende kraakbeenstukjes uit het gewricht. De alligator of krokodil is een veelgebruikt paktangetje voor het verwijderen van kleinere stukjes weefsel. Voor de kleine gewrichten bestaan fijne smalle paktangetjes.

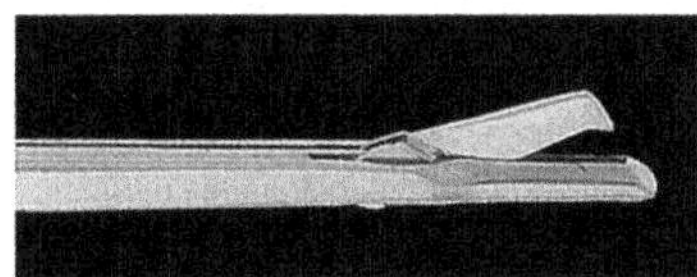

Punch

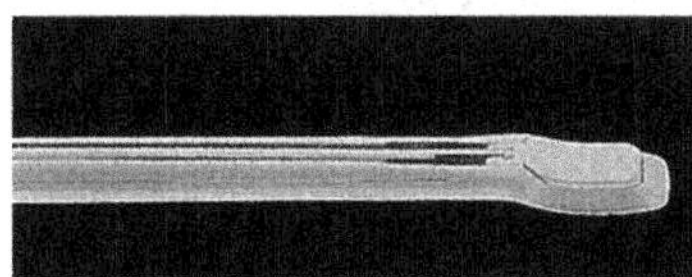

Duckling

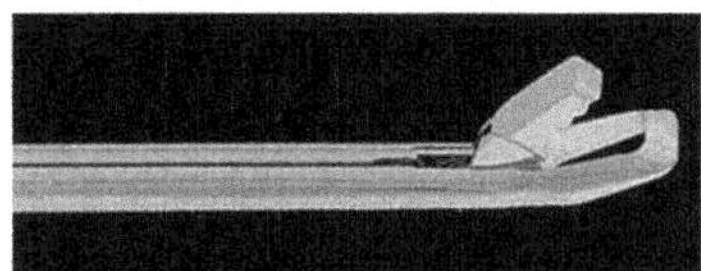

Duckbill

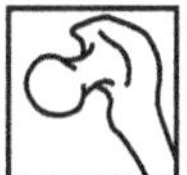

Naam: **Punch**, artroscopische knabbeltang.
Gebruiksdoel: Het wegknippen (ponsen) van weefsel in een gewricht.
Relatie vorm/functie: De bekendste *punches* zijn de Duckling en de Duckbill, maar *punches* zijn in vele vormen, hoeken en groottes verkrijgbaar. De bek kan opwaarts, zijwaarts en achterwaarts gebogen zijn. Voor het verwijderen van een deel van de achterste meniscus kan gebruikgemaakt worden van een *narrowline*, Duckling, Duckbill of *blunt nose*. Voor de voorste meniscus kan gebruikgemaakt worden van de 90 graden naar links of rechts gehoekte *punch* (*rotary basket*). Ook zijn er *punches* met een hol kanaal voor het afzuigen van afgeknabbeld weefsel (*suction punches*).

Deze punches worden gebruikt in combinatie met een zuigslang en een zuigunit.
Met een *punch* kunnen stukjes van weefsels weggehapt worden. Een *punch* wordt vooral gebruikt om snel en makkelijk meniscusweefsel in kleine stukjes te happen. Met de spoelvloeistof worden de weefselbrokjes dan afgevoerd.

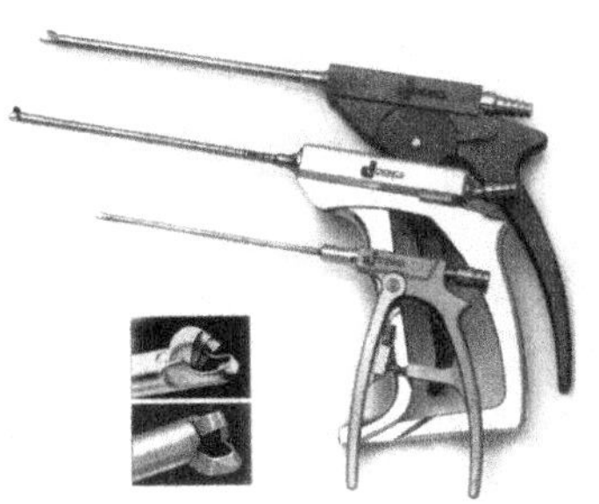

Suction punch

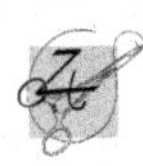

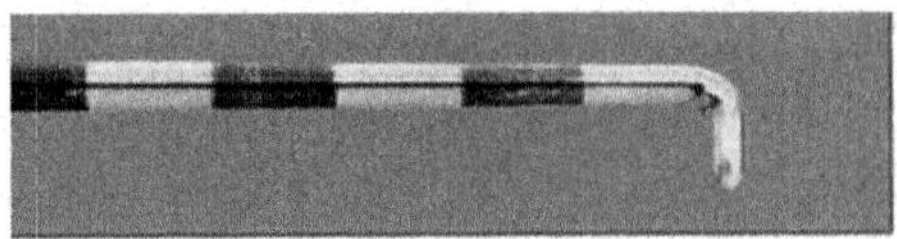

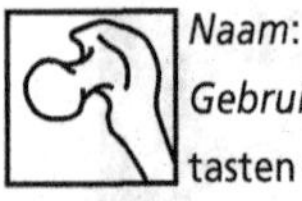

Naam: **Tast- of voelhaakje.**
Gebruiksdoel: Het systematisch aftasten van structuren en kraakbeen in een gewricht.

Relatie vorm/functie: Het tast- of voelhaakje bestaat uit een smal handvat, een breinaalddun tussenstuk van ongeveer 10–15 cm en een 90 graden haakvormig gebogen uiteinde van 1,5-5 mm. Maar behalve de hier genoemde kenmerken zijn er ook nog andere modellen, lengten en bochten verkrijgbaar. Het tasthaakje is een belangrijk instrument bij iedere artroscopische ingreep.

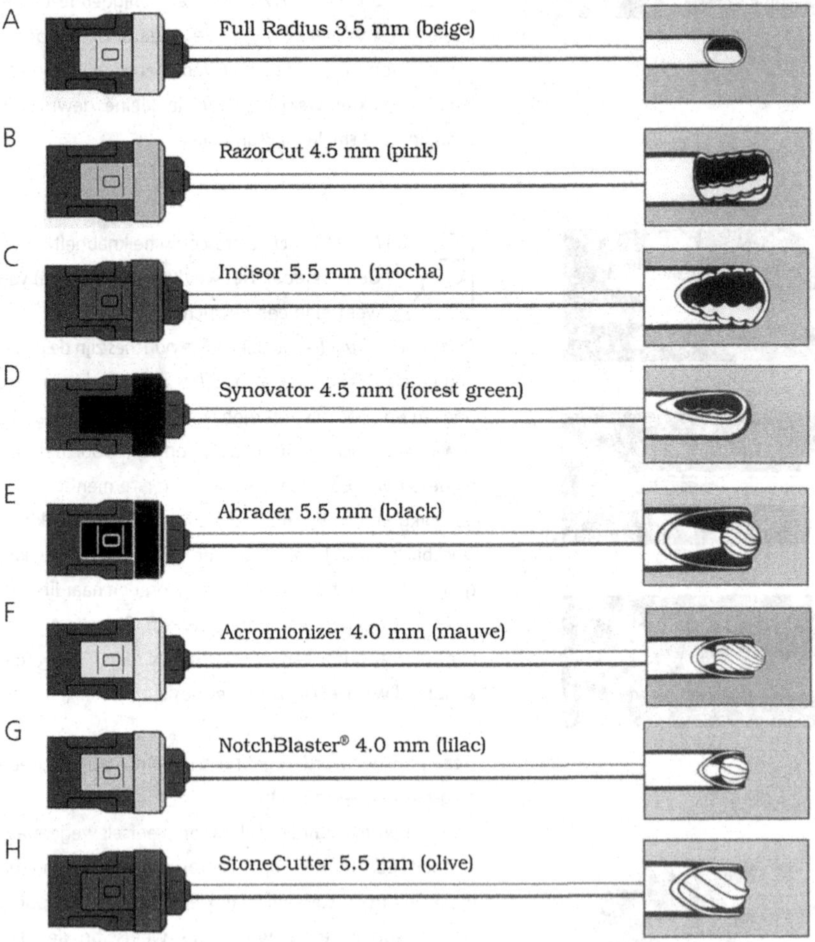

A Full Radius 3.5 mm (beige)

B RazorCut 4.5 mm (pink)

C Incisor 5.5 mm (mocha)

D Synovator 4.5 mm (forest green)

E Abrader 5.5 mm (black)

F Acromionizer 4.0 mm (mauve)

G NotchBlaster® 4.0 mm (lilac)

H StoneCutter 5.5 mm (olive)

Naam: **Shaver-bladen** (*shaver*-opzetstukken).
Gebruiksdoel voor alle afgebeelde shavers: Het wegnemen van bot of kraakbeen bij artroscopieën.

Relatie vorm/functie: De *shaver*-bladen (waaronder ook de *shaver*-frezen en *shaver*-messen) zijn in vele uitvoeringen verkrijgbaar.

Iedere firma heeft een eigen benaming voor de vele andere soorten *shaver*-bladen, zoals onder andere de bol- en olijfvormige. *Shaver*-bladen zijn in verschillende dikten en, naast de standaard rechte bladen, ook

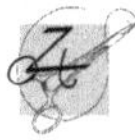

in gekromde en roteerbare vormen verkrijgbaar. De meeste ziekenhuizen gebruiken *disposable shaver*-bladen, maar er zijn ook *re-usable* uitvoeringen verkrijgbaar. Het voornaamste kenmerk van een *shaver*-blad is, dat deze bestaat uit een schacht waarbinnen de uiteindelijke frees ronddraait. In de schacht, die van 2 tot 6 mm kan variëren, zit een venster. Alleen via deze opening snijdt de frees weefsel weg, dat via de holle schacht tezamen met het spoelvloeistof afgevoerd wordt. Op deze manier is het mogelijk om bijvoorbeeld delen van een meniscus, bot, kraakbeen of synovia snel en doelmatig uit een gewricht te verwijderen via een kleine huidopening.
De *shaver*-bladen, die gebruikt kunnen worden voor zacht weefsel (plicaresectie, synovectomie of bursectomie) zijn de *full radius*, Cuda® en Gator® (*synovator* of *incisorblade*).
Voor hard weefsel (zoals menisectomie, kraakbeen, voorste en achterste kruisband) kan men de Meniscuscutter®, Cuda®, Gator® of een bolfrees (*notchblaster*, *abrader*) gebruiken. De *shaver*-bladen om bot mee te receseren (afschuren of schaven bij bijvoorbeeld een acromionplastiek) zijn de sferische frees, de bolfrees of *abrader*, de grove bolfrees of *notchblaster*, de olijfvormige frees of *acromionizer*, de *acrominoblaster* en de *router* of *stonecutter*. Hieronder volgen de specifieke eigenschappen van de verschillende *shaver*-bladen.

Bolfrees, Sphericalburr® of Abrader®

De *abrader* is een bolfrees. Voorwaarts draaiend wordt de *abrader* gebruikt voor afschaving, afschuring of afwerking van bot (bijvoorbeeld van het acromion), het schoonmaken van de *notch* bij de voorste kruisband, het afschuren van een stukje bot bij een distale claviculares ectie en het verwijderen van osteofyten. Achterwaarts draaiend wordt de *abrader* gebruikt om te polijsten (glad te maken).

Cycloneburr®, Notchblaster®

Dit is een agressieve bolfrees die gebruikt kan worden voor resectie van bot. Ook voor het schoonmaken van de *notch* bij een operatie aan de voorste of achterste kruisband (*notch*-plastiek) wordt dit *shaver*-mes gebruikt.

Full radiusresector® of Fullradius®

Bladen of messen voor de afwerking van resectievlakken. De *full radius* heeft geen vertanding op het mes, waardoor de kans op kraakbeenbeschadiging zeer klein is.

Gator® of Incisorbladen®

De *incisorblade* is ook een agressief *shaver*-mes. De *incisorblade* heeft alleen aan de zijkanten van het mes een vertanding. De tip van het mes (de *blade*) is rond.

Gekromde shaver-bladen

Deze zijn ideaal bij posterior gelegen laesies. Door de kromming volgt het blad de contouren van het bot. Dit type is goed te gebruiken bij uitgebreide synovectomieën en bij moeilijk bereikbare gebieden. De gekromde *shaver*-bladen zijn kant-en-klaar verkrijgbaar. Er bestaan ook buigapparaatjes om de *shaver*-bladen in de juiste bocht te buigen.

Meniscuscutter®, Gator® of Razorcutter®

Dit is een zeer agressief *shaver*-blad. De *razorcutter* heeft wel een vertanding op het mes. Een ideaal blad of mes om stukken van de meniscus of de plica mee te verwijderen. Ook kan dit blad gebruikt worden om de stomp van de voorste of achterste kruisband te verwijderen.

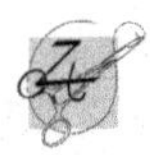

Olijfvormige frees, Ovalburr® of Acromionizer®

Dit is een langwerpige frees die ongeveer hetzelfde doet als de *abrader*.

Slotted whisker® of Synovator®

De *synovator* heeft geen vertanding op het mes. Dit *shaver*-blad wordt vooral gebruikt voor verwijdering van synovia en/of de plica.

Vortex Router® of Stonecutter®

Dit is een agressieve langwerpige frees, die ongeveer hetzelfde doet als de *notchblaster*. De *stonecutter* wordt vooral gebruikt om de contouren van het achterste acromion weg te frezen.

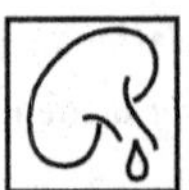

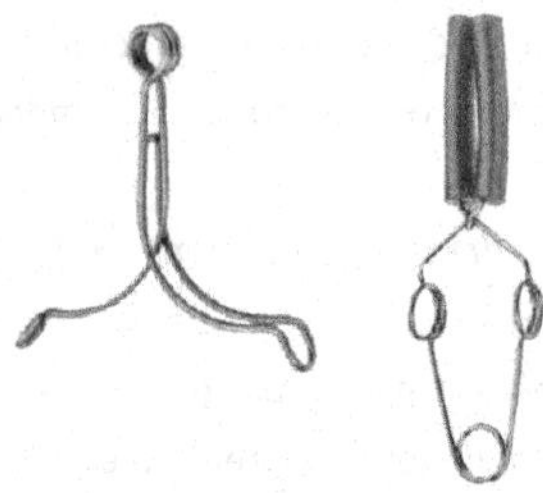

Naam: Penisklem **Stockmann-Strauss.**

Gebruiksdoel: Het tijdelijk afsluiten van de urethra van de man om glijmiddel en verdovingsvloeistof op hun plaats te houden.

Relatie vorm/functie: Bij het zien van deze grillige instrumenten is men geneigd te denken aan een middeleeuwse martelkamer. Toch heeft dit instrument een serieuze bestemming. Voorafgaand aan een cystoscopie bij de man is het van groot belang dat het verdovend instilleermiddel de tijd krijgt om in te werken. Zonder klem op de penis zou het er net zo snel weer uitlopen. Het is een kunst om een klem te ontwerpen die net de urethra dichtdrukt maar verder niet al te veel pijn veroorzaakt. Het werkingsmechanisme van beide klemmen berust op een 'krulveer' die een geringe kracht opbrengt. Beide klemmen moet men eerst openknijpen en voorzichtig na het plaatsen terug laten veren.

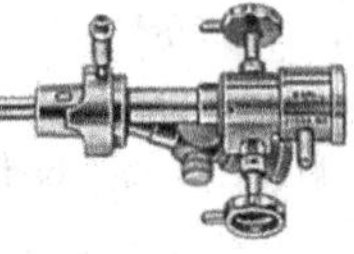

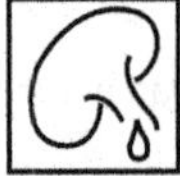

Naam: **Werkelement met Albarranse hevel.**

Gebruiksdoel: Het opvoeren van een ureterkatheter, voerdraad, dubbel-J katheter of flexibele biopsietang.

Relatie vorm/functie: In de schacht van dit werkelement past de optiek. Deze beide passen weer in de schacht van de cystoscoop. Op het proximale gedeelte van dit werkelement bevinden zich één of twee schuin inlopende kanalen voor het inbrengen van de desbetreffende katheter. Dit kanaal is af te sluiten door middel van een kraantje. Verder bevindt zich op het uiteinde een afsluitrubber, dat in het midden voorzien is van een kleine opening. Tijdens het opvoeren van bijvoorbeeld een ureterkatheter zorgt dit afsluitrubber ervoor dat er geen lekkage optreedt van irrigatievloeistof.

Op de dwarsverbinding zijn twee wieltjes gemonteerd die de Albarranse hevel besturen. Deze bevindt zich op het uiteinde van dit instrument en kan bewogen worden van 0 tot 90 graden. Met deze hevel wordt de ureterkatheter voor het ostium van de ureter gericht en vervolgens opgevoerd.

Een voorbeeld van het gebruik van dit instrument is het maken van een retrograad pyelogram.

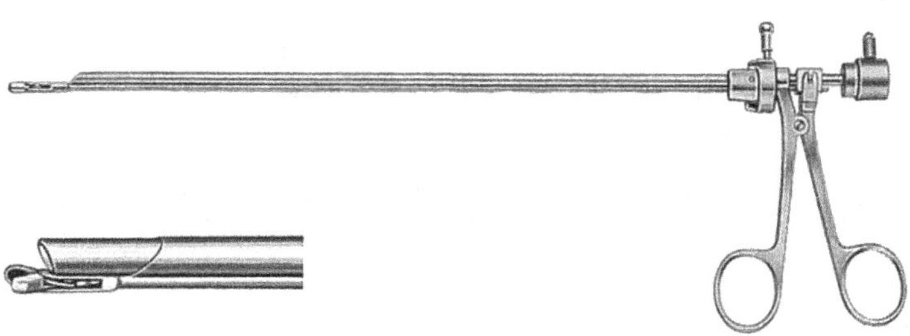

Naam: **Optische biopsietang**.
Gebruiksdoel: Het nemen van een blaasbiopt of het verwijderen van een stent uit de ureter.
Relatie vorm/functie: Dit instrument heeft een schacht voor de optiek. Aan het uiteinde bevinden zich twee lepelvormige bekjes. De optische biopsietang is op te voeren door een cystoscoopschacht vanaf 20 Ch.

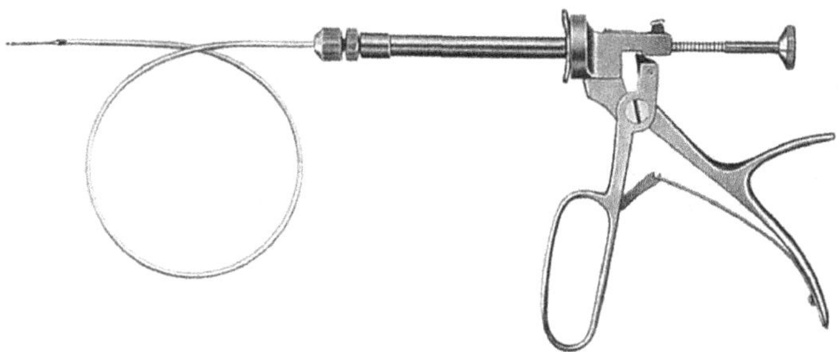

Naam: **Teflon-injector**.
Gebruiksdoel: Het injecteren van teflonpasta bij een STING.
Relatie vorm/functie: Dit instrument is te vergelijken met een cementpistool. De teflon wordt vanuit een tube gedeponeerd in een 1-ml-spuitje, waaruit de stamper is verwijderd. Dit spuitgedeelte wordt vervolgens in de injector geplaatst. Aan het uiteinde bevindt zich een adapter waarin het slangetje met de injectienaald bevestigd wordt.

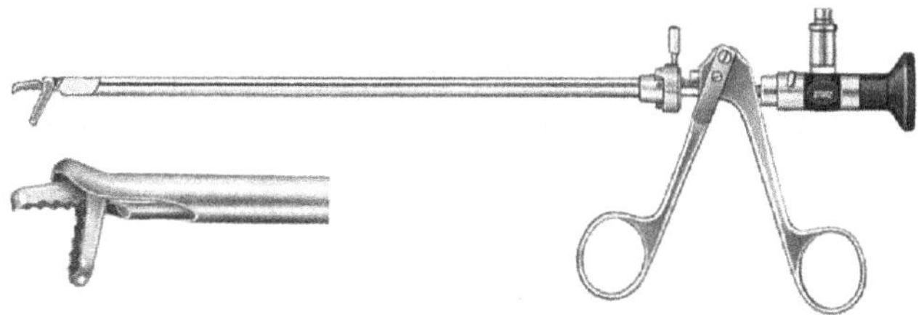

Naam: **Optische steentang**.
Gebruiksdoel: Desintegreren van een kleine blaassteen (-stenen).
Relatie vorm/functie: Dit instrument kan opgevoerd worden via een cystoscoopschacht met een diameter van 25 Ch of door een schacht van een resectoscoop van 27 Ch.

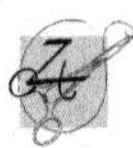

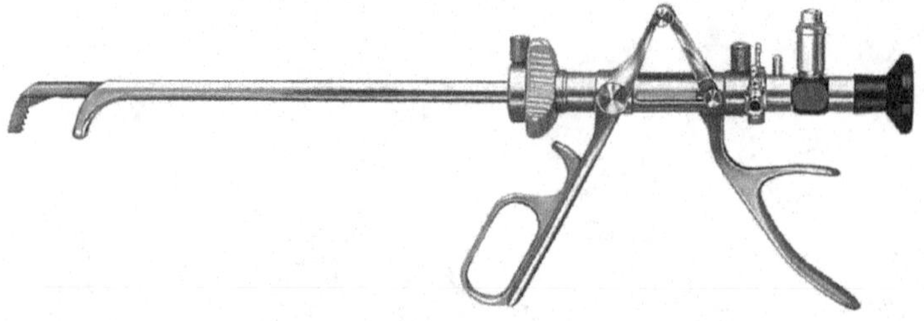

Naam: **Grote optische steentang**.
Gebruiksdoel: Het desintegreren van een forse en harde blaassteen (-stenen).
Relatie vorm/functie: Dit instrument, met een diameter van 24 Ch, heeft een irrigatiekanaal en wordt niet ingebracht via een werkschacht. De overbrenging van kracht geschiedt met behulp van een forse hevel.

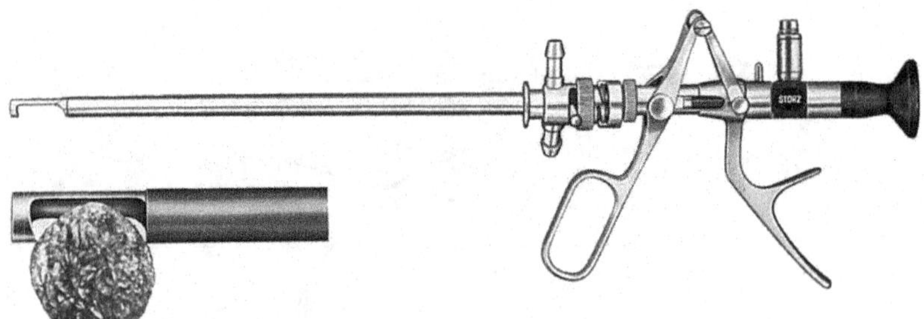

Naam: **Steenpunch Mauermayer**.
Gebruiksdoel: Desintegreren van een blaassteen (-stenen).
Relatie vorm/functie: Aan het uiteinde van dit instrument bevindt zich een venster, dat beschikt over een scherpe, harde stalen rand, waarin de steen wordt gevangen en vervolgens vergruisd. De forse hevel zorgt voor de overbrenging van kracht.
Ook dit instrument wordt opgevoerd via een cystoscoopschacht met een diameter van 25 Ch, of door een schacht van een resectoscoop van 27 Ch.

Naam: **Flexibele steentang**.
Gebruiksdoel: Het extraheren van een uretersteen.
Relatie vorm/functie: Dit is een lang flexibel steentangetje met een doorsnede van ongeveer 5 Ch (de lengte is 60 cm). Dit model steentang is ook verkrijgbaar in een starre versie.

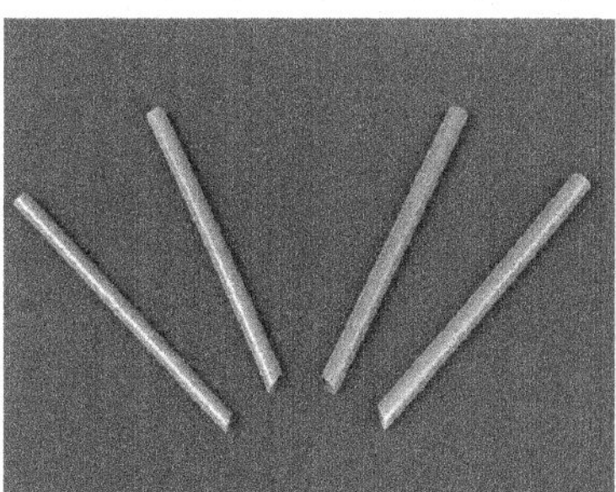

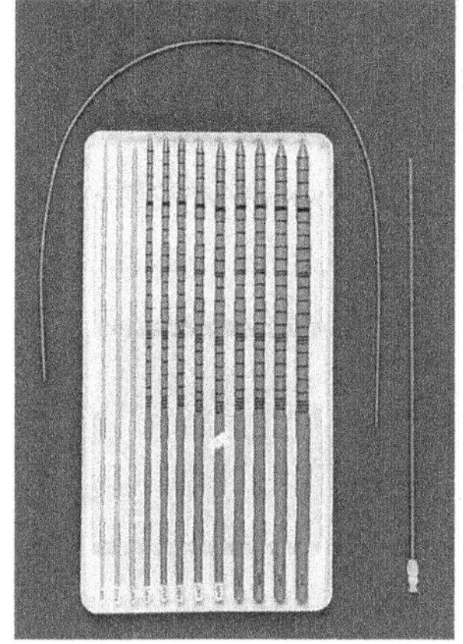

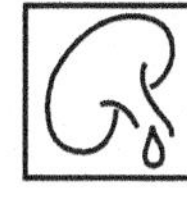

Naam: **Amplatz dilatatieset.**

Gebruiksdoel: Het dilateren van een nefrostomiekanaal.

Relatie vorm/functie: Het gaat om een set opeenvolgende maten gecanuleerde dilatators van kunststof materiaal (pvc). Deze set loopt op van 8 Ch tot en met 30 Ch, de lengte van de dilatators is 35 cm. De eerste drie Dittels van deze set hebben een doorsnede van 1 mm, de hiernavolgende maten hebben een lumen van 2,7 mm. Dit betekent dat het eerste drietal over de eerste voerdraad wordt geschoven. Om afknikking van deze voerdraad tijdens de introductie van de andere dilatators te voorkomen wordt over dit eerste model voerdraad een lange teflon sheath (stilet) geschoven.

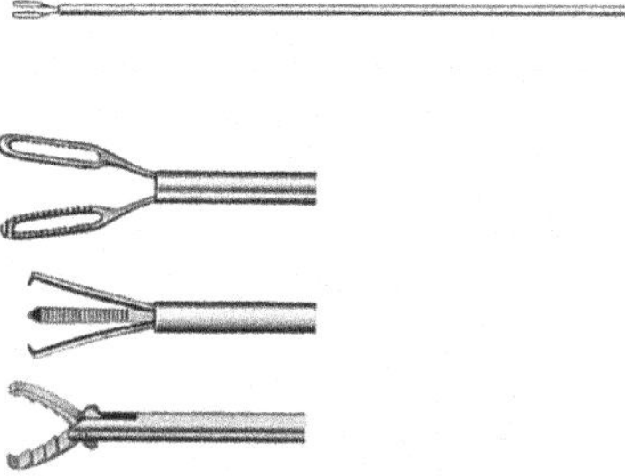

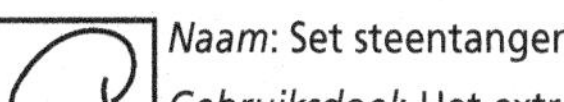

Naam: Set steentangen.

Gebruiksdoel: Het extraheren van een niersteen (-stenen).

Relatie vorm/functie: Deze instrumenten zijn uitgevoerd in een starre versie en hebben een lengte van ongeveer 30 cm.

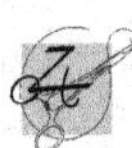

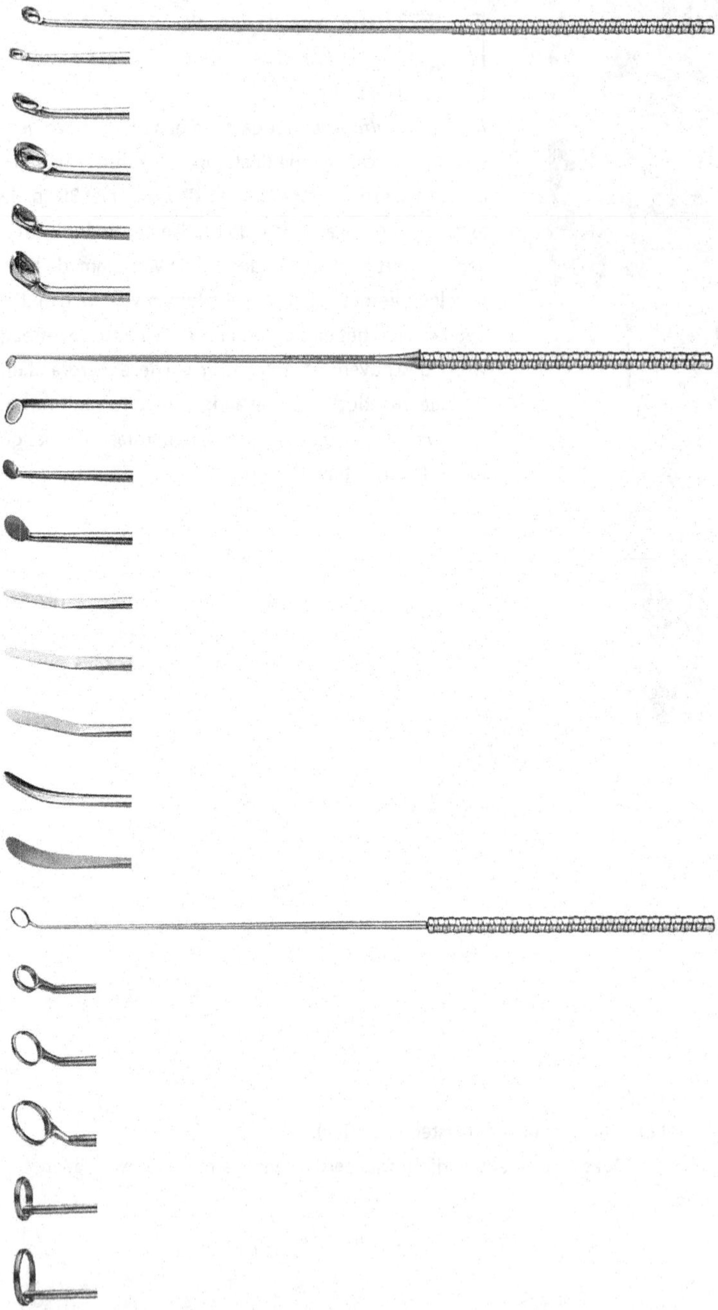

Naam: **Hypofyse-instumenten** (voor endonasale benadering).
Gebruiksdoel: Verwijderen van het hypofysetumorweefsel.
Relatie vorm/functie: De instrumenten voor endonasale resectie, zowel endoscopisch als microscopisch, zijn vrijwel identiek. Het grote verschil is het handvat. Het endoscopisch instrumentarium heeft een recht handvat, het microscopisch instrumentarium heeft een bajonethandvat. Bij gebruik van de microscoop kan de hand van de operateur in beeld komen als rechte instrumenten worden gebruikt. Bij

de endoscopische benadering speelt dit geen rol omdat de tip van de endoscoop bij het operatiegebied ligt.

Het instrumentarium bestaat hoofdzakelijk uit scharen, paktangen, dissectors, scherpe lepels en curettes. Vanwege de kleine werkruimte kan weinig met de instrumenten gemanipuleerd worden. Daarom zijn de instrumenten in meerdere uitvoeringen beschikbaar. Hierbij moet men denken aan gehoekt of gebogen in meerdere richtingen (opwaarts, neerwaarts, zijwaarts).

Vanwege de te overbruggen afstand – men opereert tenslotte via de neus – zijn de instrumenten vrij lang. Schaartjes en paktangetjes hebben een lengte van ongeveer 18 cm. De dissectors en dergelijke hebben een lengte van ongeveer 25 cm.

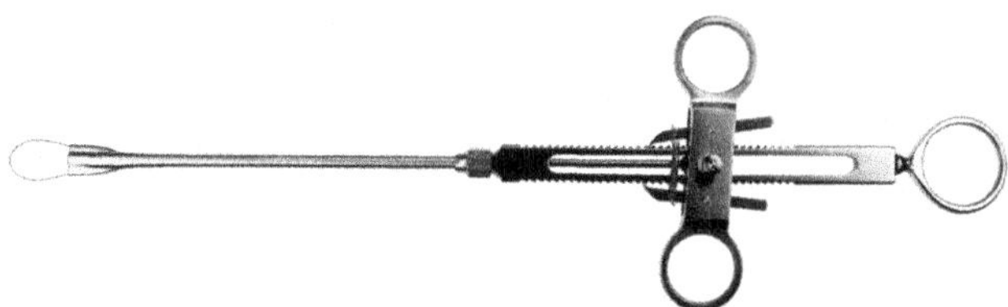

Naam: Tonsilsnoerder **Brünings**.

Gebruiksdoel: Voor het afsnoeren van de vaatsteel van de tonsil.

Relatie vorm/functie: Aan het uiteinde van de staafvormige tonsilsnoerder kan een lisje van dun metaaldraad worden aangehaakt. Door aan weerszijden van de getande geleidestang de ogen samen met de fixatiepalletjes terug te trekken, kan de lis aan het haakje worden gefixeerd. Wanneer vervolgens de lis via de tonsilpaktang (de weefselvattende klem type Blohmke) tot aan de vaatsteel van de tonsil is opgeschoven kunnen de ogen van de tonsilsnoerder (en daarmee de lis) maximaal worden teruggetrokken zodat de vaatsteel wordt afgesnoerd.

Bron: Explorent instruments/instruments range – Gyrus Medical GmbH, Tuttlingen

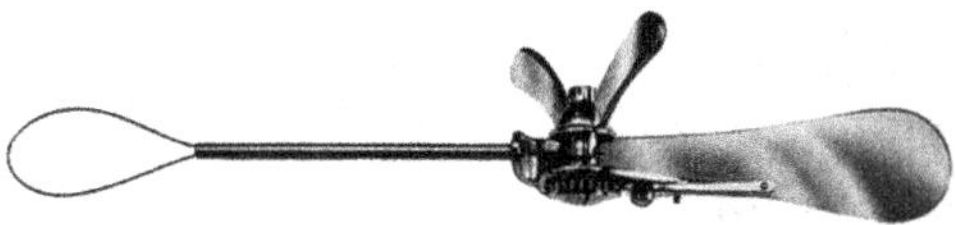

Naam: Enucleatiesnoerder **Foster**.

Gebruiksdoel: Het enucleëren van het oog.

Relatie vorm/functie: De draad glijdt tussen de conjunctiva en de bulbus oculi door, naar beneden toe (richting de nervus opticus). De spieren zijn dan vrijgeprepareerd. Door het aandraaien van de draad worden de nervus opticus en de bloedvaten doorgesneden en het oog verwijderd.

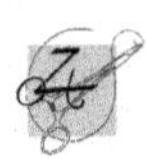

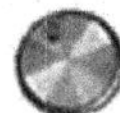

Naam: **Bougies à boule**.

Gebruiksdoel: Het kalibreren van een urethrastrictuur.

Relatie vorm/functie: Deze rechte bougies bezitten aan het uiteinde een olijfvormige punt. Met deze bougies kan gezocht worden naar een stenose of strictuur van de urethra. De maat van de bougie die nog zonder weerstand kan passeren geeft een indruk van de ernst en de plaats van de obstructie.

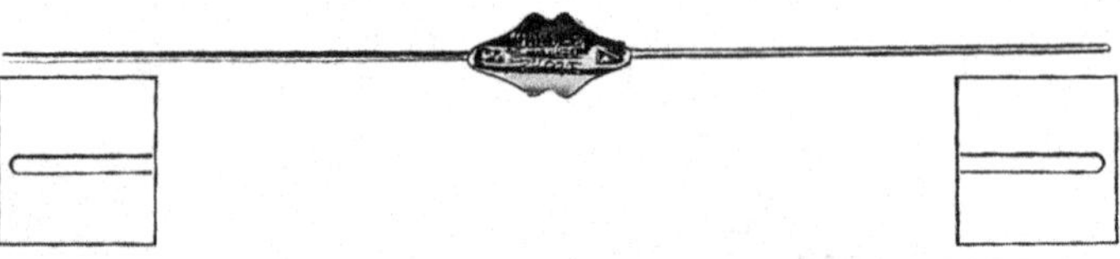

Naam: Sonde **Bouwman**.

Gebruiksdoel: Sonderen van de ductus lacrimalis.

Relatie vorm/functie: Dit is een dubbeleindige sonde met twee verschillende dikten. Beide zijden zijn buigzaam en hebben een stomp einde om zo gemakkelijker te kunnen invoeren in de traanbuis. De sondes zijn er in verschillende maten, te beginnen met maat 0000-000 tot en met maat 7-8.

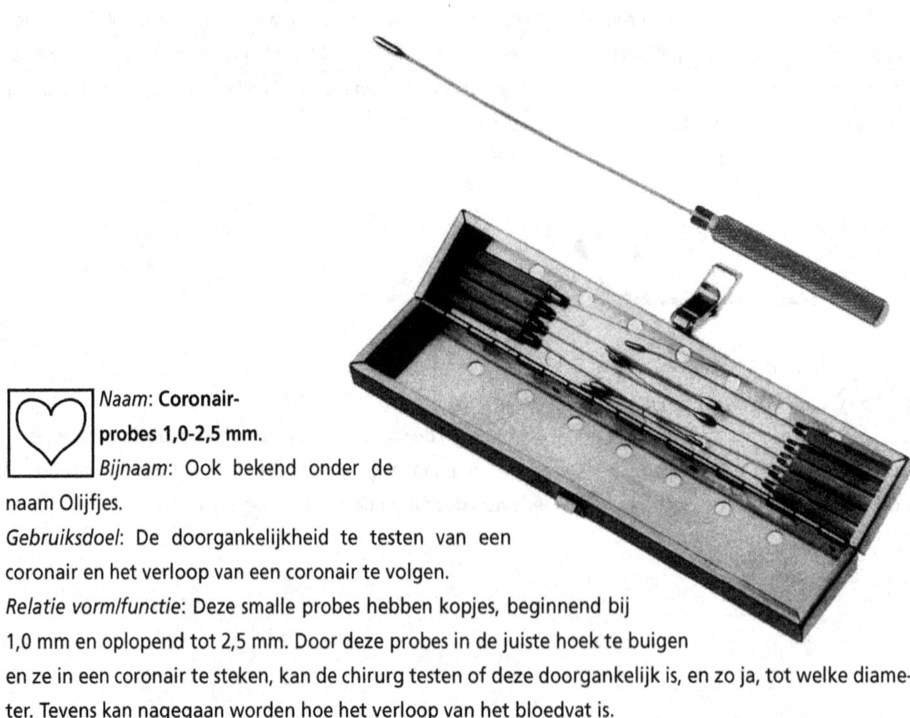

Naam: **Coronair-probes 1,0-2,5 mm.**

Bijnaam: Ook bekend onder de naam Olijfjes.

Gebruiksdoel: De doorgankelijkheid te testen van een coronair en het verloop van een coronair te volgen.

Relatie vorm/functie: Deze smalle probes hebben kopjes, beginnend bij 1,0 mm en oplopend tot 2,5 mm. Door deze probes in de juiste hoek te buigen en ze in een coronair te steken, kan de chirurg testen of deze doorgankelijk is, en zo ja, tot welke diameter. Tevens kan nagegaan worden hoe het verloop van het bloedvat is.

Naam: Pockettaster volgens **Fox**.
Gebruiksdoel: Het tasten van een holte.
Relatie vorm/functie: De grip van het instrument is lang en smal, zodat het makkelijk te hanteren is, ook wanneer er diep in de mond gewerkt wordt (zonder het zicht van de operateur te belemmeren).
De punt van het instrument is smal zodat het in ieder lumen past en er zit tevens een maataanduiding op, waardoor de diepte van een pocket gemeten kan worden.

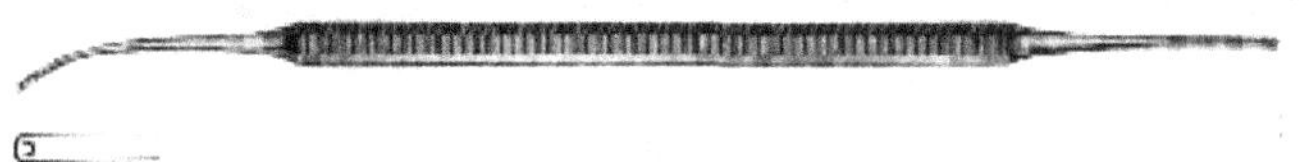

Naam: Tamponstopper volgens **Luniatschek**.
Gebruiksdoel: Het aanduwen van metaaldraden en het aandrukken van tampons.
Relatie vorm/functie: Het handvat is rond, zodat het instrument makkelijk te manipuleren is tijdens het hanteren. De uiteinden hebben een V-vorm. In deze V valt de metaaldraad, waardoor deze goed te begeleiden is en in iedere gewenste vorm gebogen kan worden. Ook wordt een tampon (na een M3-extractie) met deze V-vorm aangedrukt in de wond.

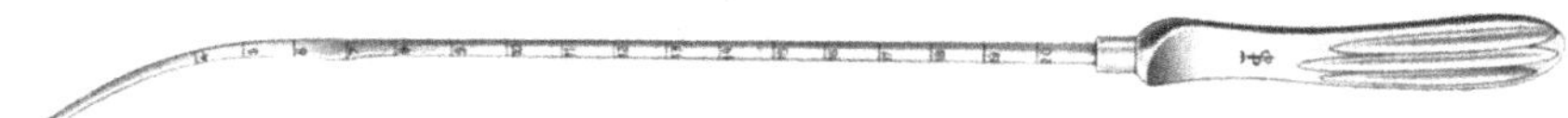

Naam: Uterussonde **Martin**.
Gebruiksdoel: Aftasten van de cervixlengte en/of corpusdiepte voorafgaand aan endocervicale ingrepen.
Relatie vorm/functie: Dit lange, slanke tastinstrument kan zonder voorbereidende dilatatie in de cervix uteri worden opgeschoven. Het perforatierisico wordt enigszins teruggedrongen door de drie millimeter afgeronde tip en de anatomisch verantwoorde flexie in de eerste centimeters van de schacht. Vorm en merkteken op de greep herinneren aan de richting van de flexie. Van zes tot acht centimeter op de gekalibreerde schaal is de sonde verdikt. Van deze verdikking is de achterliggende motivatie niet bekend. Mogelijk is de verdikking aangebracht op de gemiddelde sondelengte om de operateur te waarschuwen voor perforatie van de uteruskoepel.

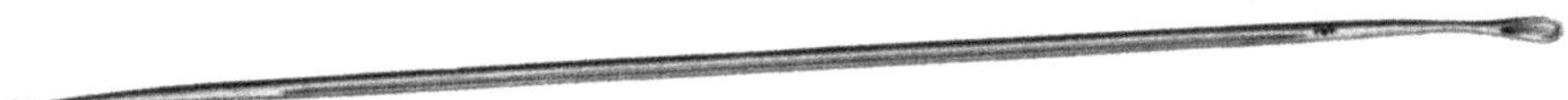

Naam: Sondes **Moynihan**.
Gebruiksdoel: Sonderen van de galgangen en verwijderen van stenen uit de galgangen.
Relatie vorm/functie: Door zijn verschillende uiteinden heeft dit instrument een dubbelfunctie. Zie ook de beschrijvingen van de 'dilatator' Bakes en de lepels Luer-Körte in dit hoofdstuk.

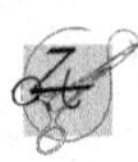

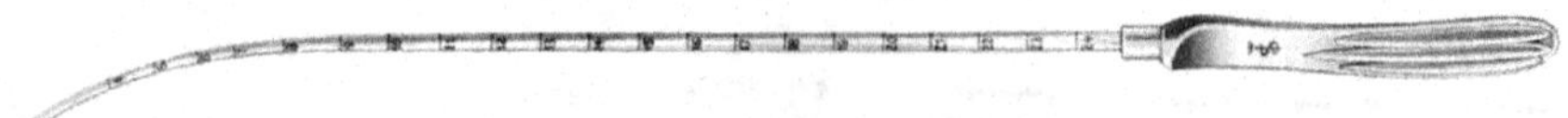

Naam: Uterussonde **Sims**.
Eventuele bijnaam: Peilstok.
Gebruiksdoel: Aftasten van de cervixlengte en/of corpusdiepte voorafgaand aan endocervicale ingrepen.
Relatie vorm/functie: Dit lange, slanke tastinstrument kan zonder voorbereidende dilatatie in de cervix uteri worden opgeschoven. Het perforatierisico wordt enigszins teruggedrongen door de vier millimeter afgeronde tip en de anatomisch verantwoorde flexie in de eerste centimeters van de schacht. De vorm en het merkteken op de greep herinneren aan de richting van de flexie.

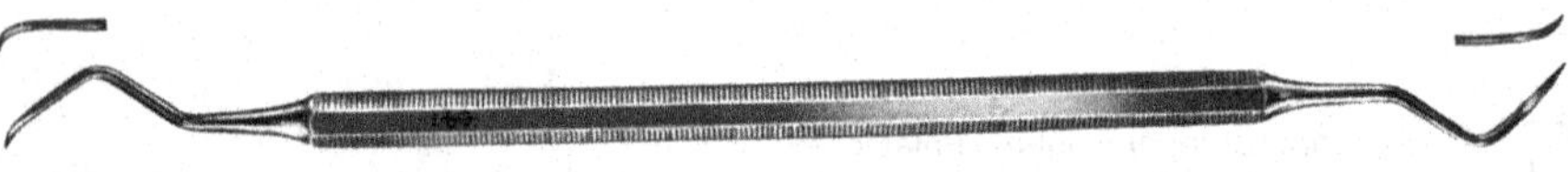

Naam: **Tandartsensonde.**
Gebruiksdoel: Het inspecteren.
Relatie vorm/functie: Het handvat is rond, zodat manipulatie bij hantering mogelijk is. De uiteinden bevatten aan beide kanten een scherp haakje. Dit kan tussen alle elementen in geplaatst worden. Omdat er een bocht in het haakje zit kan men ook de achterste elementen bereiken.

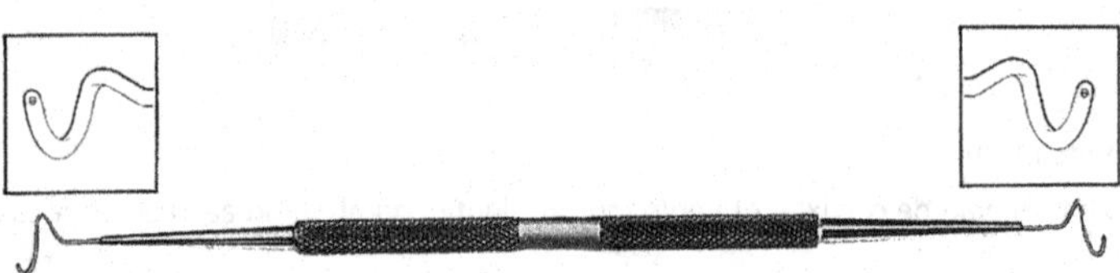

Naam: Varkensstaartsonde **Worst**.
Gebruiksdoel: Sonderen van het traankanaal bij rupturen.
Relatie vorm/functie: Bij een ruptuur van een van de traanbuizen is het mogelijk via de andere (nog intacte) traanbuis te sonderen naar de gescheurde traanbuis. Door de 'varkensstaart' kromming is het mogelijk zonder weinig moeite de bochtige structuur van de traanwegen te volgen. Door een gat aan het einde van de sonde kan men een draad voeren waarna men, na het terugtrekken van de sonde, de traanwegen weer met elkaar tot één kanaal kan verbinden.

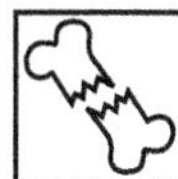

Naam: **Repositieklem** of **vattende beentang.**
Bijnaam: Spaanse klem.
Gebruiksdoel: Tijdens het reponeren van een fractuur worden twee van deze klemmen op de fractuurdelen geplaatst, zodat de operateur de fragmenten beter kan manoeuvreren.

Relatie vorm/functie: De vorm van de bek is zodanig dat deze een bot goed kan omvatten. De ribbels in de bek zorgen voor goede grip op het bot. Met de schroefdraad tussen de benen kan de klem op het bot worden vastgezet. Door het moertje aan te draaien sluit de bek. Door het lange handvat wordt een goede hefboomfunctie bereikt.

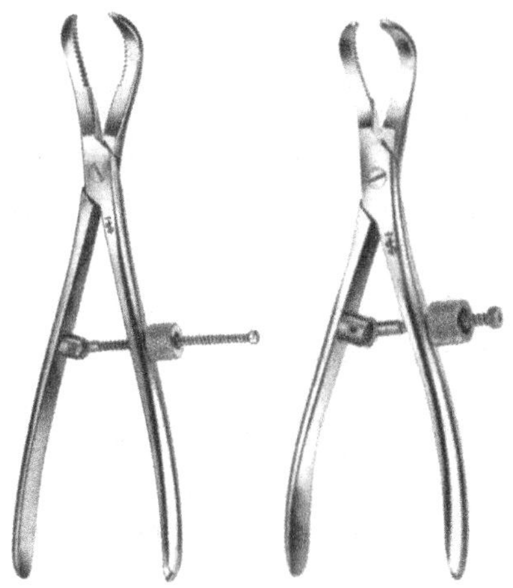

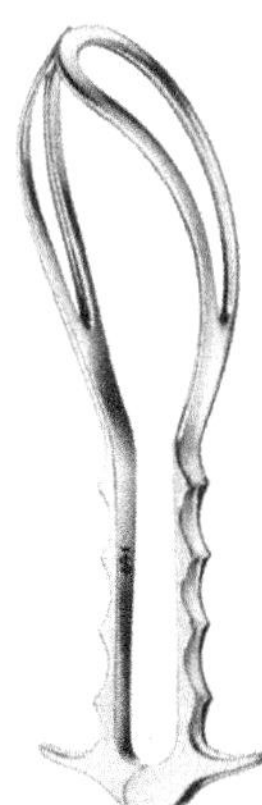

Naam: Verlostang **Boerma.**
Gebruiksdoel: Mechanisch hulp bieden bij de uitdrijving. Ook geschikt als geboortehulp bij de keizersnede.

Relatie vorm/functie: Deze verlostang heeft een open greep die aan de basis scharniert. Als de bek van de tang aan weerszijden van het hoofdje is geplaatst houdt men, dankzij deze greep, zeer goede controle over de kracht waarmee in de tang geknepen mag worden. Achter de uitsteeksels aan de basis van de greep kan de gebruiker de vingers van de andere hand slaan voor extra houvast bij het naar buiten trekken van het kind.

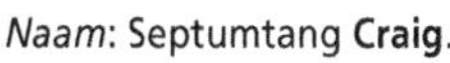

Naam: Septumtang **Craig.**
Ook bekend onder de naam: Beentang.
Gebruiksdoel: Voor het beetpakken en verwijderen van delen van het kraakbenig of benig septum en voor het beetpakken, fractureren en reponeren van het benig septum.

Relatie vorm/functie: De lange, gesteelde tang maakt het mogelijk om bij neusoperaties tot ver in de neusholte te komen. Door de langwerpige holle bek met de scherpe randen wordt de grip op kraakbeen en bot vergroot. Doordat het handvat ten opzichte van de steel in een hoek is geplaatst, vormt het handvat geen belemmering in het zicht.

Bron: Explorent instruments/instruments range – Gyrus Medical GmbH, Tuttlingen

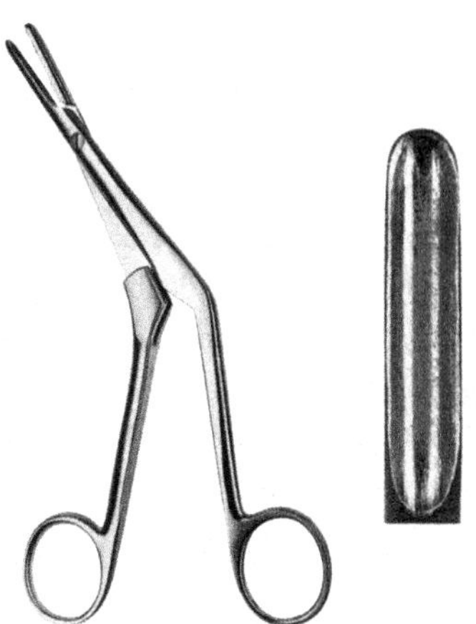

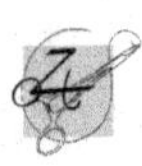

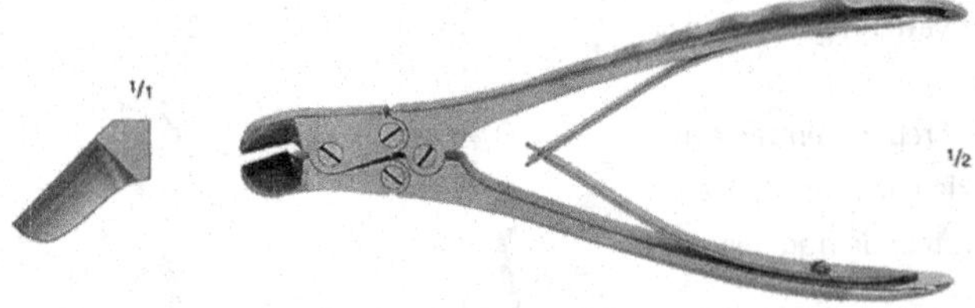

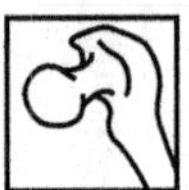

Naam: **Draadkniptang.**

Gebruiksdoel: Het doorknippen van Kirschner-draden, ijzerdraad en dunne Steinmann-pennen.

Relatie vorm/functie: Dit instrument wordt vaak ten onrechte verward met een snijdende beentang. Als men goed naar de bek van beide instrumenten kijkt, is het verschil duidelijk te zien. De snijvlakken van de bek van een draadkniptang zijn verhard, zodat men – zonder de bek meteen te beschadigen – Kirschner-draden kan knippen. De draadkniptang is meestal een instrument met een dubbelslot, waardoor veel meer kracht op de bek gegeven kan worden.

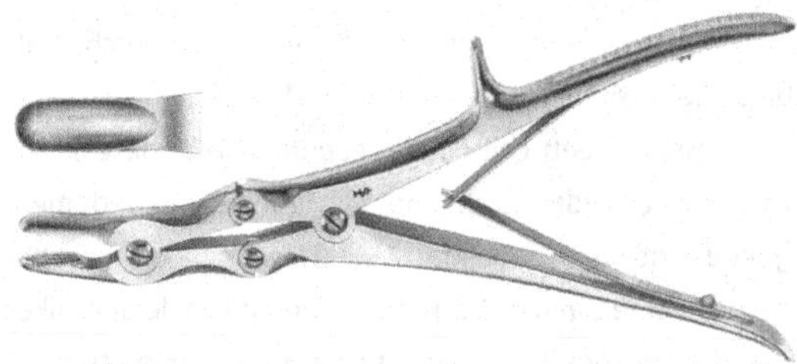

Naam: Knabbeltang **Leksell-Stille.**

Bijnaam: Leksell.

Gebruiksdoel: Wegknabbelen van bot. Daarnaast wordt de tang ook gebruikt om resten van weke delen van botweefsel te trekken.

Relatie vorm/functie: Knabbeltangen hebben lepel- of ovaalvormig uitgeholde bekdelen. Weggeknabbeld bot verzamelt zich in deze holte. De buitenranden van de bekdelen zijn scherp. Het bot wordt als het ware afgeschraapt. Tussen de handgrepen bevinden zich twee bladveren die in elkaar grijpen. Het veersysteem zorgt ervoor dat de bek van het instrument open blijft staan. Ook tijdens het gebruik zal de bek, nadat deze actief is dichtgeknepen door de operateur, door de veerspanning weer automatisch open gaan staan.

De meeste, en met name de kortere, knabbeltangen hebben een enkel scharnierpunt. Veel lange(re) knabbeltangen hebben een dubbel scharnierpunt. Hierdoor kan meer kracht overgebracht worden op het bot. Grotere en/of harde botstukken kunnen hierdoor gemakkelijker weggeknabbeld worden.

De Leksell-Stille is een grote knabbeltang (24 cm lang, bekbreedte 9,5 mm) en wordt met name gebruikt bij chirurgie aan de wervelkolom.

Het model van de Leksell-Stille is vrij specifiek. Het betreft hierbij de bocht van de bek in combinatie met het model van de handgrepen.

- De bek.

  De meeste knabbeltangen hebben een bek die zijwaarts gehoekt is ten opzichte van de lijn van het instrument. De bocht van de bek van de Leksell-Stille ligt als het ware in het verlengde van de tang gebogen. Hierdoor is de knabbeltang geschikt om in smallere ruimten in de diepte te werken. Een zij-

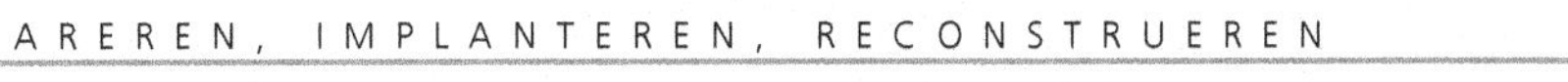

waartse bocht kan hierbij belemmeringen geven doordat de handgrepen kunnen afsteunen tegen (bot)weefselranden en de bek niet meer verder de diepte in kan.

- De handgrepen.
  Voor het gebruiksgemak zijn de handgrepen aangepast. De beide handgrepen zijn niet symmetrisch. De handgreep met de uitstaande bocht is bedoeld om tegen de duimmuis te zetten, de andere handgreep voor dig. II tot en met V.

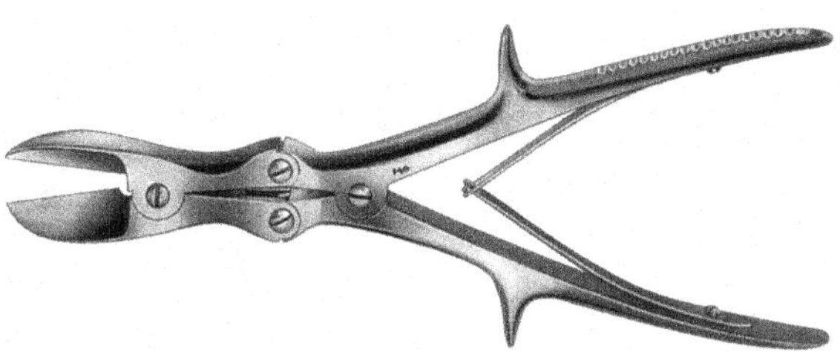

Naam: Snijdende beentang **Liston**.
Bijnaam: (Ten onrechte) snijdende beenschaar.
Gebruiksdoel: Het 'wegknippen' van botuitsteeksels en het doornemen van dunne botjes.
Relatie vorm/functie: Niet te verwarren met een draadkniptang. Net als de knabbeltang heeft de snijdende beentang een scharniermechanisme. Het heeft een soort schaarhelften, maar verschilt van een schaar doordat bij een snijdende beentang de schaarhelften niet langs elkaar schuiven. Daarom is het ook geen snijdende beenschaar.
Ook van de snijdende beentangen bestaan vele variaties. Er zijn er met een grote bek, met een gehoekte bek, met lange of korte bekken, enzovoort. Ook zijn er grote en kleine varianten. Maar allemaal hebben ze een snijdende bek (een bek die schuin is afgeslepen, net als bij de beitels).

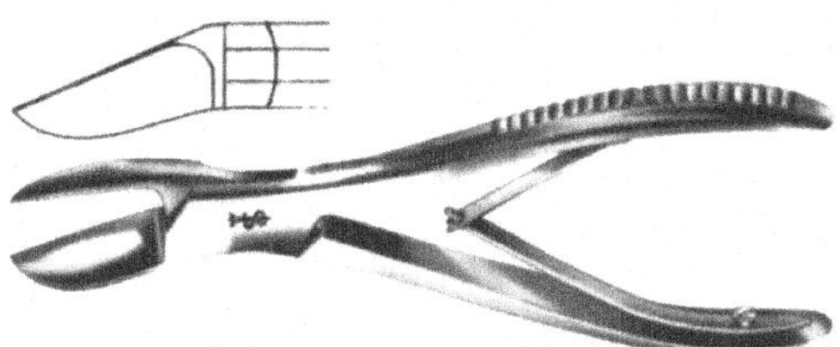

Naam: **Snijdende beentang volgens Liston**.
Bijnaam: Soms ten onrechte snijdende been*schaar* genoemd. De bekhelften bewegen echter niet langs elkaar zoals bij een schaar.
Gebruiksdoel: Snijden/knippen van bot.
Relatie vorm/functie: De bek van dit instrument staat onder een hoek ten opzichte van het handvat, zodat men goed zicht heeft op de bek als de tang op het bot wordt geplaatst. De bek is schuin geslepen, zodat deze makkelijk rond of onder het te verwijderen botdeel kan worden aangebracht. Dit botdeel zal in de holte van de bek terechtkomen. De benen van dit instrument zijn voorzien van een veer, zodat het instrument vanzelf de bek opent zodra het niet meer wordt dichtgeklemd. De ribbels op de benen zorgen voor goede grip.

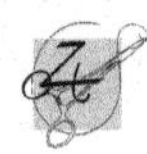

Naam: Knabbeltang **Marquardt**.
Gebruiksdoel: Wegnemen van stukken bot of kraakbeen.
Relatie vorm/functie: Een knabbeltang – de naam zegt het al – neemt '*hapjes*' weefsel. De vlijmscherpe hardstalen kommetjes sluiten perfect op elkaar en nemen een stuk bot of kraakbeen weg ter grootte van de door de kommetjes gevormde bek. Het dubbelslot is bedoeld om een hefboomeffect te verkrijgen zonder het instrument al te groot te maken. Zou men dezelfde kracht willen opbouwen met een enkelvoudig slot, dan zouden de benen zo lang moeten zijn dat een onhandelbaar instrument ontstaat. Een veer aan de binnenzijde van de benen zorgt ervoor dat het instrument vanzelf weer naar de open uitgangspositie terugveert. Daardoor kan de gebruiker zich beperken tot enkel een knijpbeweging.

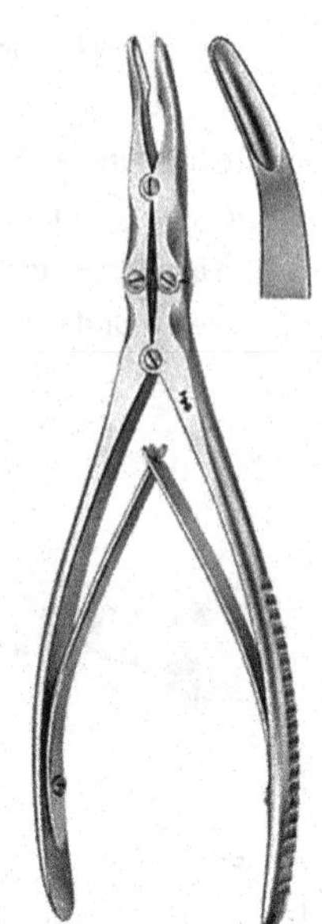

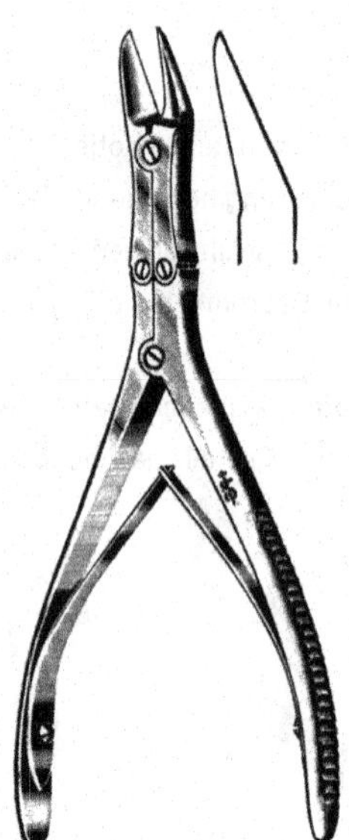

Naam: Snijdende beentang **McIndoe**.
Gebruiksdoel: Wegnemen van stukken bot of kraakbeen.
Relatie vorm/functie: Deze is sterk verwant aan die van de *knabbel*tang. Let wel, dit is geen been*schaar*; de beide bekhelften bewegen immers niet langs elkaar, maar sluiten precies op elkaar. Bot dat tussen de bekhelften terechtgekomen is, wordt van twee kanten doorge*sneden*. De vorm van de twee bekhelften garandeert een fraaie vlakke wond in het bot. Dit maakt de beentang speciaal geschikt voor het wegsnijden van uitstekende botvergroeiingen. Om dezelfde reden als bij de knabbeltang zijn een dubbelslot en een veer aan de binnenzijde van de benen aanwezig.

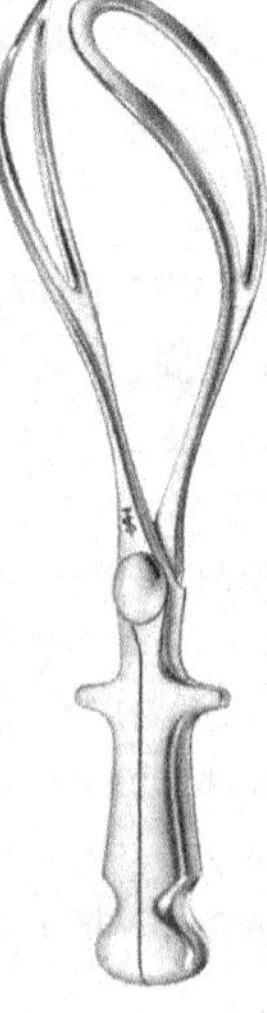

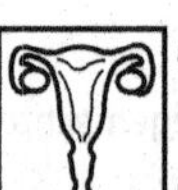

Naam: Verlostang **Nägele**.
Gebruiksdoel: Mechanisch hulp bieden bij de uitdrijving. Ook geschikt als geboortehulp bij de keizersnede.
Relatie vorm/functie: Deze verlostang heeft, in tegenstelling tot de eerder afgebeelde verlostang volgens Boerma, een demontabel slot waarbij men de bladen afzonderlijk van elkaar kan inbrengen. Pas als beide tanghelften naar tevredenheid geplaatst zijn kan men het slot monteren en met de tangverlossing verdergaan. Daarnaast verschilt deze verlostang van de Boerma ten aanzien van de greep. Als deze greep volledig is gesloten, zal er altijd nog enige ruimte tussen de lepels overblijven. Extra uitsteeksels aan de basis van de greep zijn bedoeld voor het aanhaken met de tweede hand.

Naam: Draadkniptang volgens **Obwegeser**.
Gebruiksdoel: Het doorknippen van metaaldraden.
Relatie vorm/functie: De bek is klein en de beide bladen zijn scherp. Hierdoor kan een metaaldraad makkelijk worden doorgeknipt. De benen zijn bolvormig zodat het instrument makkelijk in de hand ligt en goed dichtgeknepen kan worden.

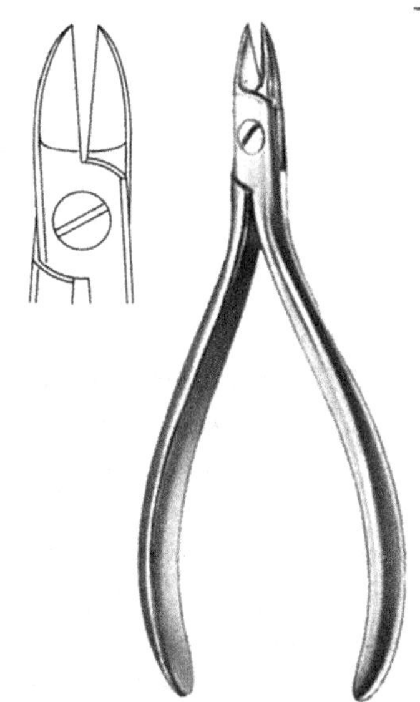

Naam: **Parallelpaktang**.
Bijnaam: (Ten onrechte) combinatietang.
Gebruiksdoel: Kirschner-draden lostrekken, cerclagedraad doortrekken, het twisten van cerclagedraad en verwijderen van cerclagedraad. Bij een voorste-kruisbandoperatie wordt de *two pin*-passer voor het transplantaat vastgehouden met een parallelpaktang en met behulp van een hamer wordt deze voorzichtig uit de patiënt getikt.
Relatie vorm/functie: De parallelpaktang dankt zijn naam aan zijn speciale scharniermechaniek. Door dit speciale mechanisme sluit het brede uiteinde van dit instrument parallel. De brede bek is geribbeld voor het goed kunnen fixeren of vasthouden van een Kirschner-draad of iets anders.
De parallelpaktang wordt ten onrechte vaak combinatietang genoemd. De combinatietang lijkt op een parallelpaktang, maar heeft daarnaast aan de rechterkant nog een inkeping die dienstdoet als draadkniptang.

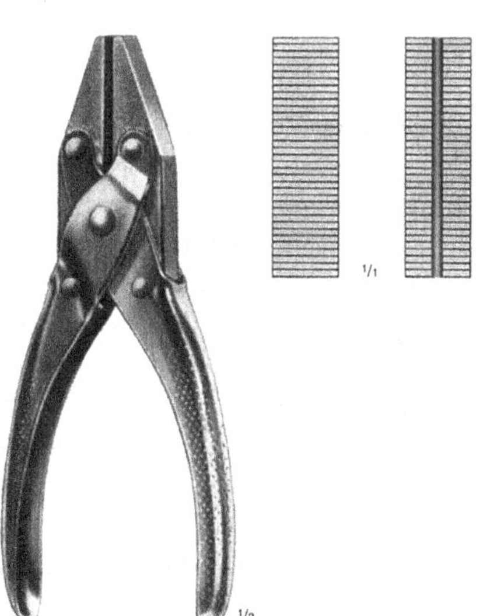

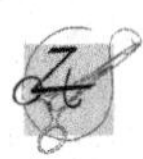

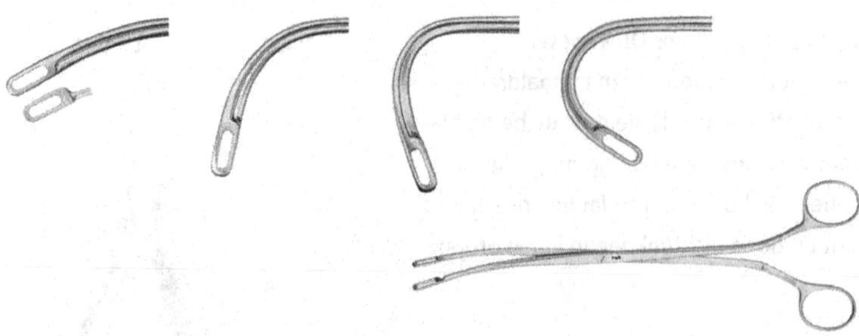

Naam: Niersteentang **Randall**.
Gebruiksdoel: Het extraheren van concrementen uit de gal- en urinewegen.
Relatie vorm/functie: De bek van de steenvattende tangen is voorzien van een opening om de grip op de steen te vergroten. De tang is bewust zonder crémaillère gemaakt om te voorkomen dat de steen kapot geknepen wordt en om het openen en sluiten van de tang met meer gevoel te kunnen uitvoeren. Het slot van de tang is, met opzet, scherend om zo min mogelijk ruimte in te nemen. De beide bekhelften kunnen op deze manier over een grote afstand over elkaar komen te liggen. Dit zou bij een doorlopend slot onmogelijk zijn. De steentangen worden in allerlei variaties gefabriceerd om bij de moeilijk bereikbare stenen te kunnen komen.

Naam: Draadkniptang **Reill**.
Gebruiksdoel: Doorknippen van staaldraad na osteosynthese met behulp van cerclage.
Relatie vorm/functie: De draadkniptang is sterk verwant aan de knabbeltang en de snijdende beentang. Let wel dit is geen schaar. De beide bekhelften bewegen immers niet langs elkaar, maar sluiten precies op elkaar. Osteosynthesedraad dat tussen de bekhelften terechtgekomen is, wordt van twee kanten doorgesneden. Deze vorm van beide bekhelften garandeert een fraaie platte stomp van het metaaldraad. Dit maakt de draadkniptang bij uitstek geschikt voor het wegsnijden van draden vlak op het bot. Het instrument is om dezelfde redenen als de knabbeltang en de snijdende beentang voorzien van een dubbelslot en een veer aan de binnenzijde van beide benen.

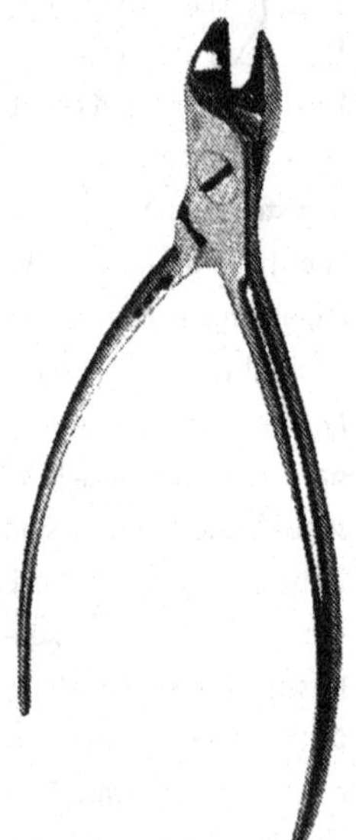

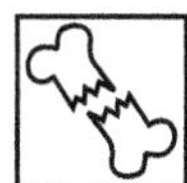

Naam: **Snijdende beentang volgens Ruskin-Liston.**

Bijnaam: Soms ten onrechte snijdende been*schaar* genoemd. De bekhelften bewegen echter niet langs elkaar zoals bij een schaar.

Gebruiksdoel: Snijden/knippen van bot.

Relatie vorm/functie: De beschrijving bij de snijdende beentang volgens Liston geldt ook hier. Er is echter een extra scharnier toegevoegd. Het scharnier in het bovenste gedeelte van de tang zorgt ervoor dat meer kracht op het bot kan worden uitgeoefend als het instrument wordt dichtgeknepen. Dit wordt het 'dubbelslot' genoemd. Bij het bijeenbrengen van de benen van het instrument zullen de twee naast elkaar gelegen scharnierpunten naar buiten bewegen. Hierdoor zal de bek aan het uiteinde met grote kracht sluiten. Dit mechanische principe is te vergelijken met het hefboomprincipe dat zou optreden als de benen verlengd zouden worden. Te lange benen zouden echter niet meer door één hand van de operateur omvat kunnen worden. Het instrument zou tevens te groot worden.

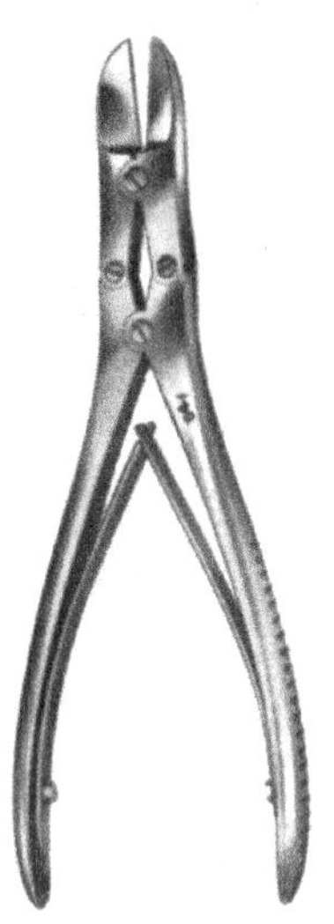

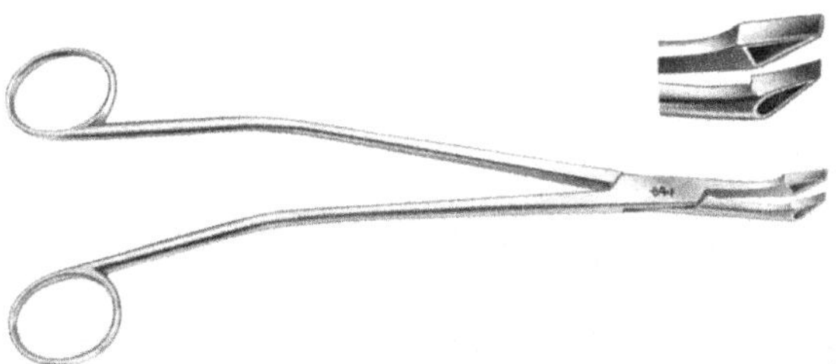

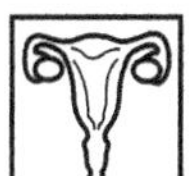

Naam: Biopsietang **Schumacher.**

Eventuele bijnaam: Haptang.

Gebruiksdoel: Afnemen van weefsel voor pathologisch-anatomisch onderzoek.

Relatie vorm/functie: De hoek in de benen is bedoeld om de hand van de operateur uit het zicht te houden. De verhouding tussen de benen en de bek garandeert een moeiteloze biopsie (ook in stug weefsel). De snavelvormige bek hapt letterlijk in het weefsel en snijdt biopten die bekendstaan om hun representatie van alle weefsellagen.

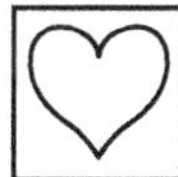

Naam: Ribbenschaar **Semb.**

Gebruiksdoel: Het verwijderen van een rib.

Relatie vorm/functie: Het is een grove schaar waarmee grote kracht kan worden opgebouwd om het bot van de rib door te nemen.

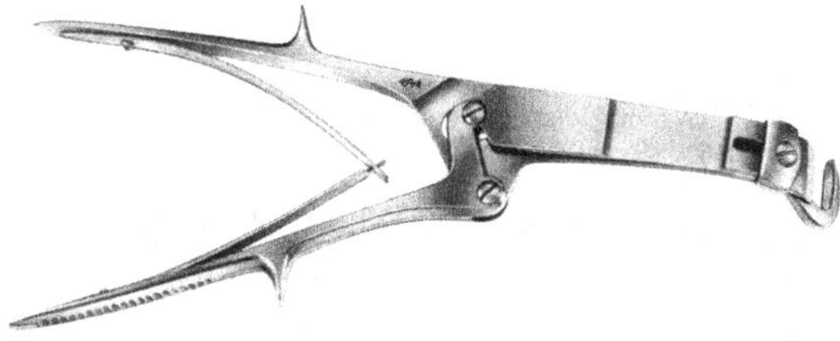

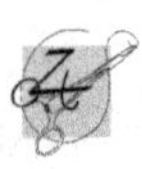

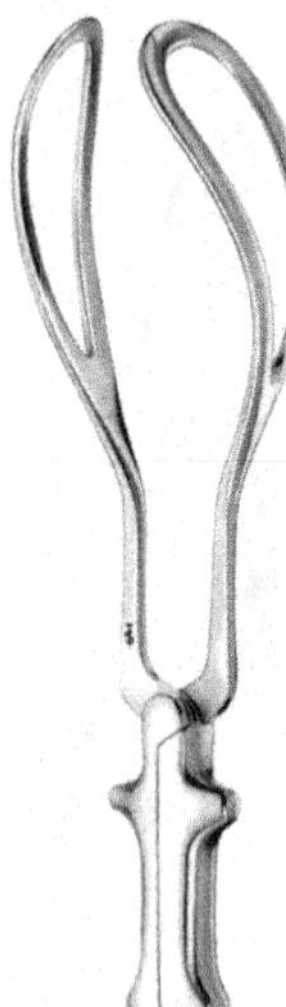

Naam: Verlostang **Simpson-Braun.**

Gebruiksdoel: Mechanisch hulp bieden bij de uitdrijving. Ook geschikt als geboortehulp bij de keizersnede.

Relatie vorm/functie: Deze verlostang heeft, in tegenstelling tot de eerder afgebeelde verlostang volgens Nägele, een kruisend slot. Net als bij de Nägele zal altijd nog enige ruimte tussen de lepels overblijven als de greep volledig is gesloten. De extra uitsteeksels aan de basis van de greep zijn bedoeld voor het aanhaken met de tweede hand.

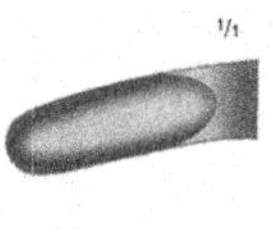

1/1

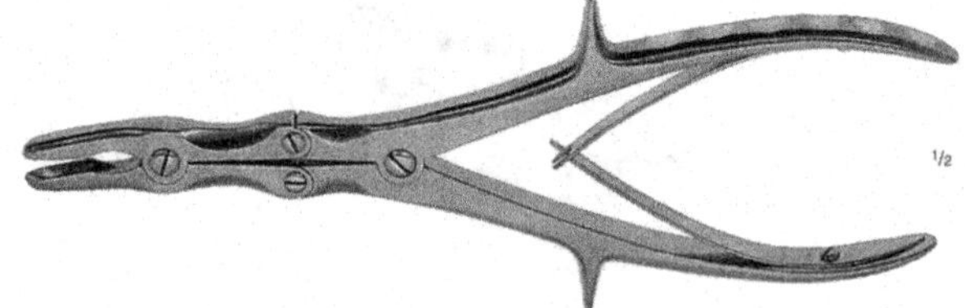

1/2

Naam: Knabbeltang **Stille-Ruskin**.

Gebruiksdoel: Het wegknabbelen van osteofyten, van weke delen aan bot en van botstukken of het verwijderen van losgezaagde stukken bot.

Relatie vorm/functie: In de bek van de knabbeltang zijn scherpe lepel- of ovaalvormige kommetjes gemaakt. Het instrument scharniert dubbel. Als het instrument dichtgeknepen wordt, zullen de twee lepeltjes zich met grote kracht in bijvoorbeeld een botstukje vastzetten en dit afknabbelen. Als men de kracht van de benen afhaalt, zal de bek (lepeltjes) zich door een veer, die zich tussen de benen van de knabbeltang bevindt, vanzelf weer openen en kunnen met een vochtig gaas de weefseldeeltjes (bot, spongiosa, spier) eruit geveegd worden. Knabbeltangen zijn er in grote en kleine versies, zoals enkel- of dubbelscharnierend. Ook is er een verschil in bekgrootte (lepeltjes, ovaal, rond).

Naam: Twistklem volgens **Obwegeser**.

Gebruiksdoel: Het twisten van metaaldraden.

Relatie vorm/functie: De bek heeft een TC (tungsten carbide) inlay. Deze is slijtvast, waardoor hij goed te gebruiken is voor metaaldraden. De klem bevat een crémaillère, hierdoor kan er stapsgewijs kracht uitgeoefend worden op de metaaldraad. Door het draaien van de klem wordt de metaaldraad ook gedraaid en daardoor aangespannen.

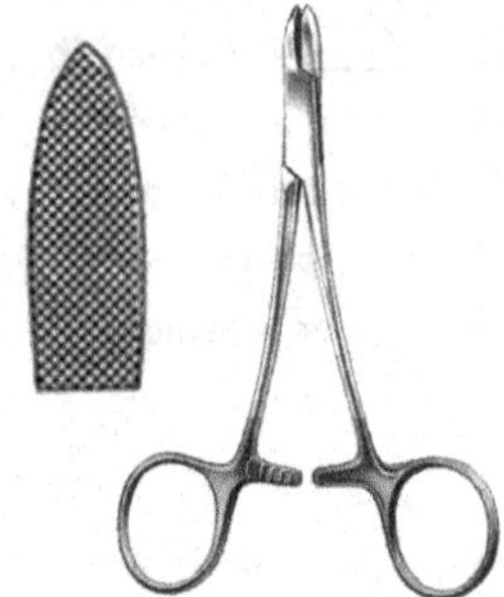

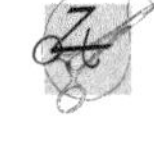

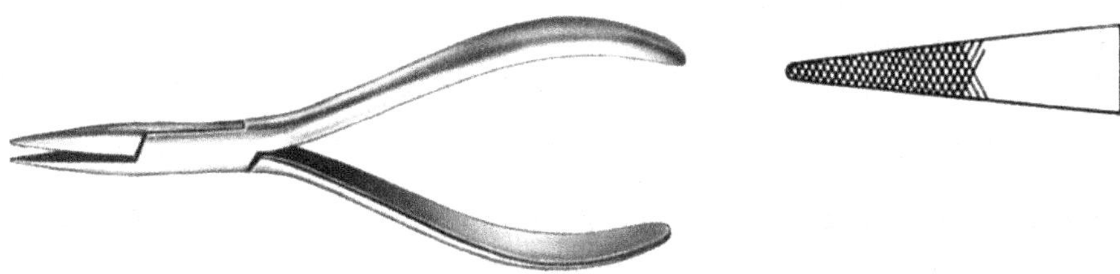

Naam: Twisttang volgens **Obwegeser**.
Gebruiksdoel: Het twisten van metaaldraden.
Relatie vorm/functie: De platte bek zorgt ervoor dat er veel grip verkregen wordt op de metaaldraad. Tijdens het draaien van de tang wordt de metaaldraad getwist. Deze tang is ook wel bekend als de Gosleetang.

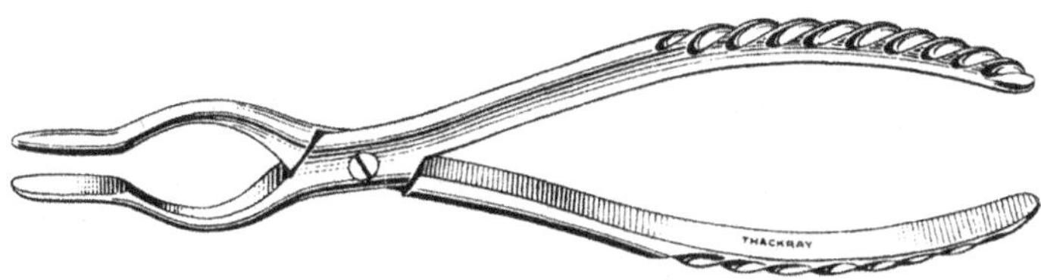

Naam: Septumtang **Walsham**.
Gebruiksdoel: Reponeren en/of verplaatsen van het septum nasi.
Relatie vorm/functie: Deze kloeke tang is bedoeld om via de beide neusgaten het septum stevig vast te pakken. De tang wordt gebruikt om het septum te reponeren of om na een septumcorrectie het tussenschot op de juiste plaats te manipuleren. De speciale vorm van de bek garandeert enerzijds een goede grip op het septum en voorkomt anderzijds dat het kwetsbare slijmvlies aan de binnenzijde van de neus beschadigd raakt.

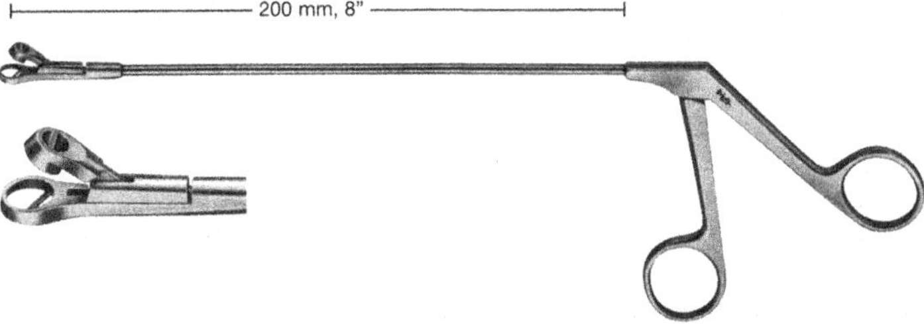

Naam: **Biopsietang**.
Gebruiksdoel: Het nemen van biopten tijdens thoracoscopieën en mediastinoscopieën.
Relatie vorm/functie: Deze lange gesteelde tang heeft op het eind een klein snijdend bekje met daaraan een klein bakje waarin weefsel kan worden opgevangen. De lange steel maakt het mogelijk diep in het lichaam weefsel te verwijderen.

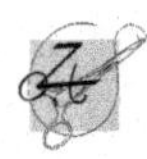

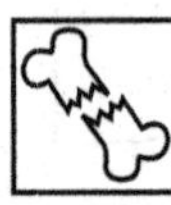

Naam: **Draadkniptang.**

Gebruiksdoel: Doorknippen van Kirschner-draden en Steinmann-pennen.

Relatie vorm/functie: De snijvlakken van de bek zijn verhard, zodat stevige pennen en draden kunnen worden doorgeknipt.
Het instrument bevat een 'dubbelslot'. Hiermee worden de twee naast elkaar gelegen scharnieren bedoeld. Bij het bijeenbrengen van de benen zullen deze scharnierpunten naar buiten bewegen. Hierdoor zal de bek met grote kracht sluiten. Tussen de benen bevindt zich een veer, die ervoor zorgt dat de bek zich opent op het moment dat er geen kracht meer wordt gezet. Tijdens het doorknippen van de draad moet de draad goed vastgehouden worden. Deze kan anders wegspringen. Dit levert gevaar op voor de aanwezige personen.

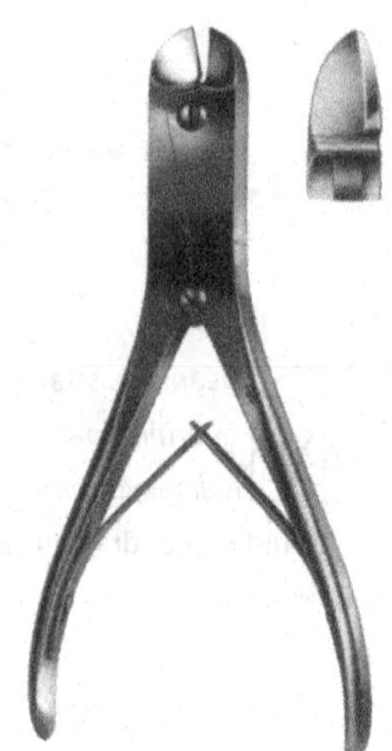

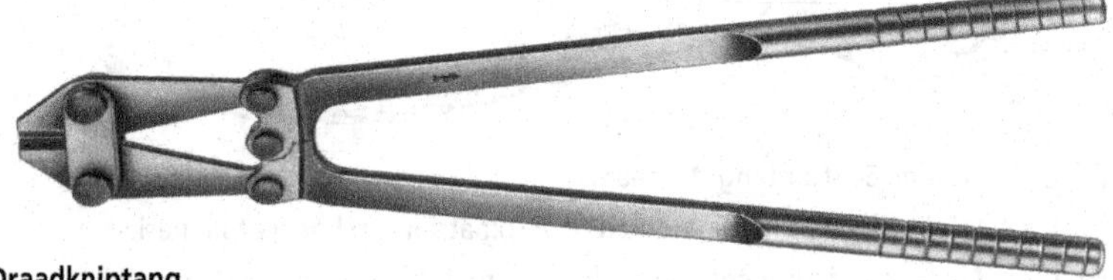

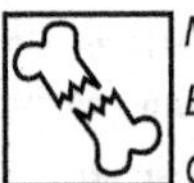

Naam: **Draadkniptang.**

Bijnaam: Heggenschaar, betonschaar.

Gebruiksdoel: Doorknippen van schroeven, draden en pennen tot een dikte van 6 mm.

Relatie vorm/functie: Doorknippen van dik materiaal is mogelijk doordat de tang met grote kracht gesloten kan worden door de zeer lange benen, waarmee een grote hefboomfunctie bereikt wordt. Ook het bijzondere stelsel van scharnierpunten draagt aan deze grote kracht bij. Het middelste scharnier beweegt zich omhoog, waardoor de daarboven gelegen korte benen zich naar buiten bewegen. Tot slot wordt deze beweging overgebracht op het meest distale scharnier, waarna de bek zich sluit.

Naam: **Combinatietang.**

Bijnaam: Paralleltang.

Gebruiksdoel: Wordt in de traumatologie gebruikt om de voerdraad voor een mergpen tijdens de isthmusverruiming op zijn plaats te houden. Kan tevens gebruikt worden om Kirschner-draden of Steinmann-pennen uit het bot te verwijderen.

Relatie vorm/functie: Door een speciaal scharniermechanisme sluiten de twee delen van de brede bek evenwijdig aan elkaar. Hierdoor wordt de draad vastgehouden over het gedeelte dat in het uiteinde van de tang steekt. De ribbels in het uiteinde van de bek zorgen voor goede grip op de draad. De kleine inkeping aan de rechterkant doet dienst als draadkniptang: bij dichtknijpen sluit ook de inkeping. Het brede handvat zorgt voor stevige grip door de operateur.

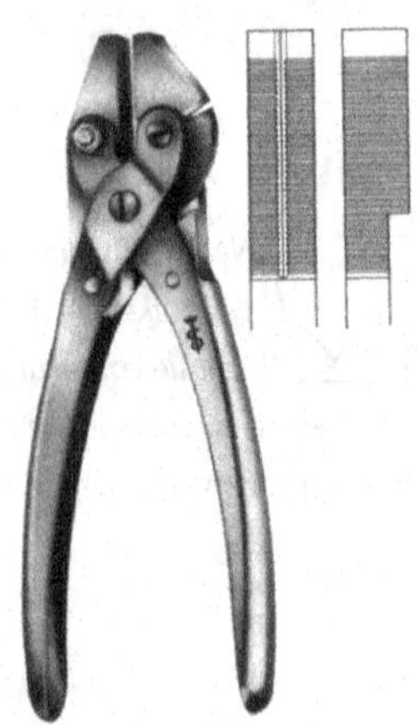

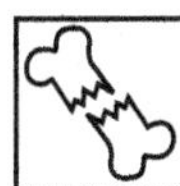

Naam: **Twistklem**.

Gebruiksdoel: Hiermee kan een metaaldraad gespannen worden, door de uiteinden om elkaar heen te draaien.

Relatie vorm/functie: De ribbels in de bek zorgen voor een goede grip op de draad. Door de crémaillère kan de draad in de bek worden vastgezet. De versie met de ronde punt van de bek wordt gebruikt bij dunne draden, die met de vierkante punt van de bek bij dikke draden.

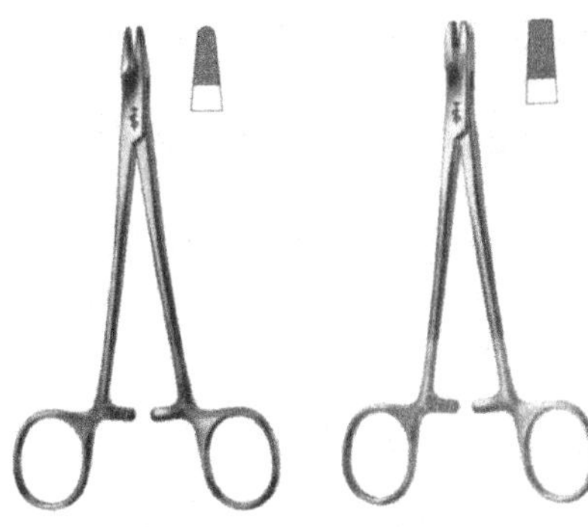

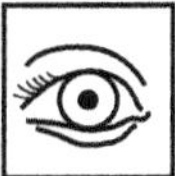

Naam: Trabeculotoom **McPherson**.

Gebruiksdoel: Openen van het canalis Schlemmi naar de voorste oogkamer toe.

Relatie vorm/functie: De trabeculotoom lijkt op een gebogen hooivork. De ene poot wordt in het canalis Schlemmi gebracht en de andere poot wordt alleen maar gebruikt om te zien hoe de beweging wordt uitgevoerd. Hij bevindt zich dan dus ook buiten de sclera en is daardoor een soort gids voor de poot die in het canalis Schlemmi zit.

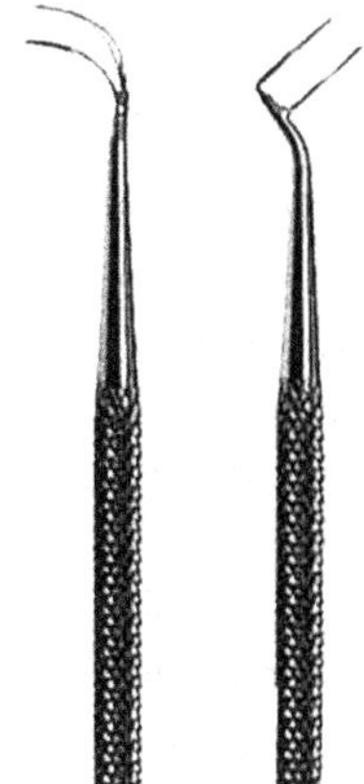

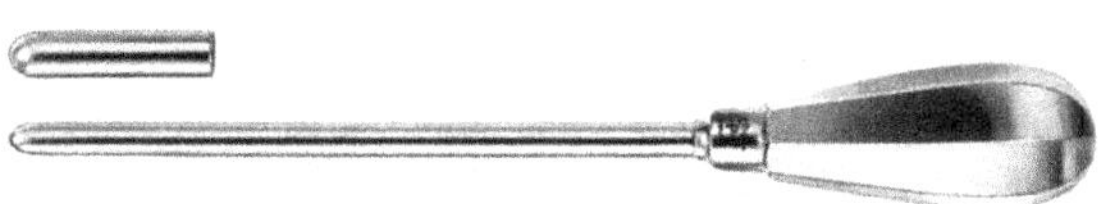

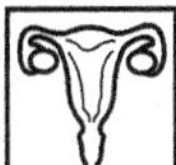

Naam: Ascitestroicart **Buelau**

Gebruiksdoel: Doorboren van de buikwand om ascitesvocht af te laten lopen.

Relatie vorm/functie: De naam troicart wordt op vele manieren geschreven (trocart, trocar). De naam is een verbastering van het Franse woord *trois quarts*, hetgeen destijds betrekking had op de driekantige slijping van de scherpe spits van de mandrin (binnennaald). De greep geeft stevigheid bij het doorboren van de buikwand.

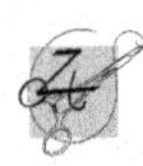

Naam: Tunnelinstrumenten **Jenkner.**

Gebruiksdoel: Het voorbereiden van een doorgang (op de heenweg) voor bypasses, het vastgrijpen en doorvoeren van de graft/prothese op de terugweg.

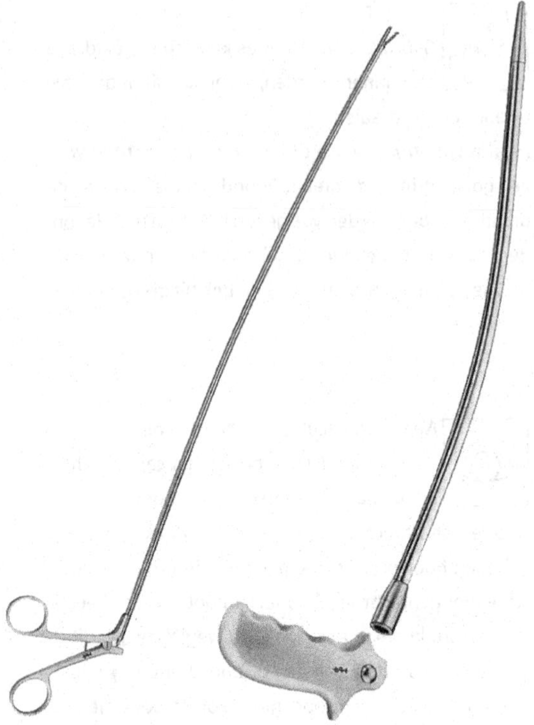

Relatie vorm/functie: Voor het overbruggen van grotere afstanden is het zinvol om gebruik te maken van tunnelinstrumenten. Een vaatprothese of humane graft over grotere afstand tussen weefsels doortrekken geeft een onnodig risico op overrekking of breuk. De tunnelschacht met conus en stevige greep wordt van distaal naar proximaal tussen de weefsels gevoerd. Enige kromming in de schacht blijkt goed van pas te komen met betrekking tot de menselijke anatomie. Na verwijdering van de conus en de greep blijft een stevige buisvormige structuur staan waardoor met behulp van een doorvoerinstrument de prothese of graft, nagenoeg spanningsloos, kan worden teruggetrokken. Het doorvoerinstrument is op de afbeelding tegengesteld gebogen afgebeeld, dit heeft te maken met het feit dat de greep buiten de distale wond moet blijven.

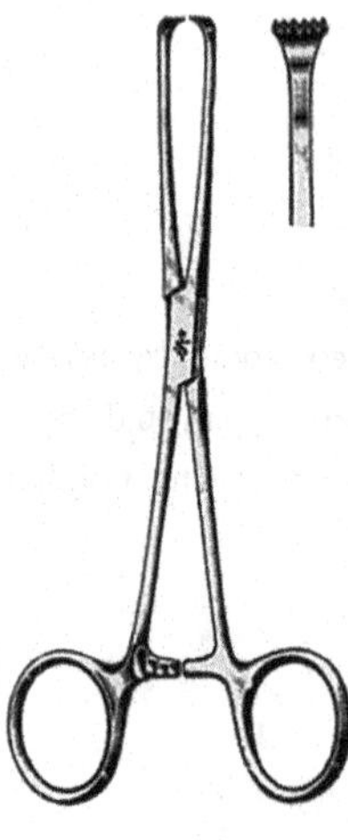

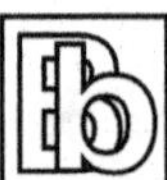

Naam: Weefselvattende klem **Allis.**

Gebruiksdoel: Presenteren en markeren van tere weefsels bij reconstructieve chirurgie.

Relatie vorm/functie: Deze weefselvattende klem bevat een fijn getande bek om grip te krijgen met slechts een geringe weefselbeschadiging. De optimale drukopbouw en spanning op het instrument worden verkregen door het accent te leggen op de smalle benen en een open bek om veerkracht in het instrument te houden. Een vier- of vijftandige crémaillère is bedoeld om in veel stappen de druk op het weefsel geleidelijk op te voeren.

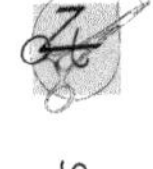

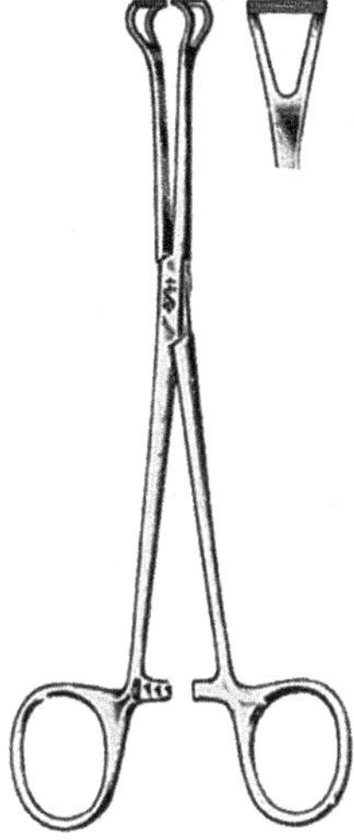

Naam: Weefselvattende klem **Babcock**.

Gebruiksdoel: Presenteren en markeren van tere weefsels.

Relatie vorm/functie: Deze klem heeft veel overeenkomsten met de eerder beschreven Allis-klem. Daarnaast is de klem, vanwege de ronding van de bek, bijzonder geschikt voor het omvatten van tubulair weefsel, zoals bloedvaten, zenuwen en de eileiders. De 'goudoog'-variant heeft een bek met wolfraam (tungsten carbide) inlay die met zeer kleine vlakjes is geruwd. De ruwing geeft veel grip in combinatie met bijzonder weinig weefselschade en wordt door de fabrikant, vanwege zijn hardheid en kleine facetjes 'diamond'-slijping genoemd.

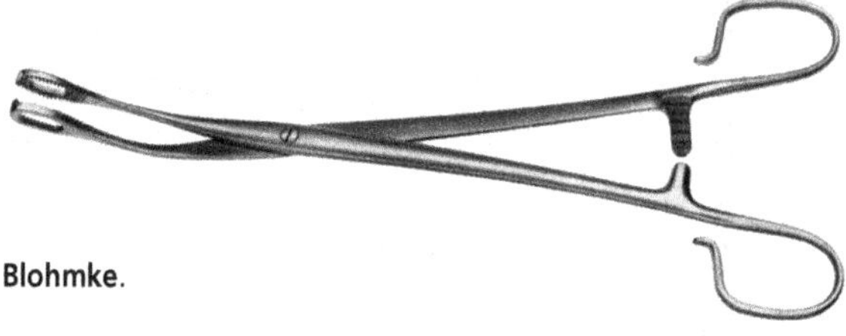

Naam: Weefselvattende klem **Blohmke**.

Bijnaam: Tonsilpaktang.

Gebruiksdoel: Voor het vastpakken en naar mediaan in de oropharynx verplaatsen van een tonsil.

Relatie vorm/functie: De open bek met de in elkaar grijpende driehoekig geslepen tanden en de strepen aan de binnenzijde garanderen een goede grip op een tonsil. De crémaillère tussen de ogen van de tonsilpaktang zorgt voor een fixatie van de tang in de gewenste stand. De mediaan geplaatste opening in de beide ogen van de tonsilpaktang, biedt de operateur de mogelijkheid om de lis van de tonsilsnoerder type Brünings via een van die openingen over de tonsilpaktang richting de vaatsteel op te voeren.

Bron: Explorent instruments/instruments range – Gyrus Medical GmbH, Tuttlingen

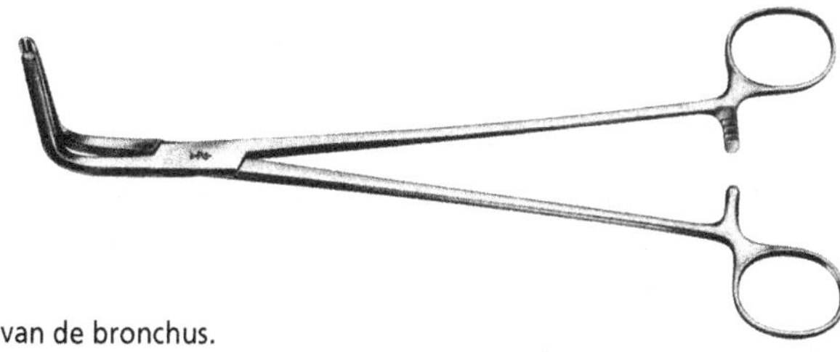

Naam: **Bronchusklem**.

Gebruiksdoel: Het afsluiten van de bronchus.

Relatie vorm/functie: Wanneer er geen gebruik gemaakt wordt van mechanische hechtapparatuur kan tijdens een lobectomie of een pneumonectomie gebruikgemaakt worden van de stevige bronchusklemmen, die ervoor zorgen dat de bronchus geheel afgesloten wordt. De bronchusklem is er in twee verschillende lengten, waardoor het ook mogelijk is om hem op een dieper gelegen bronchus te gebruiken.

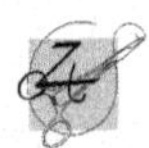

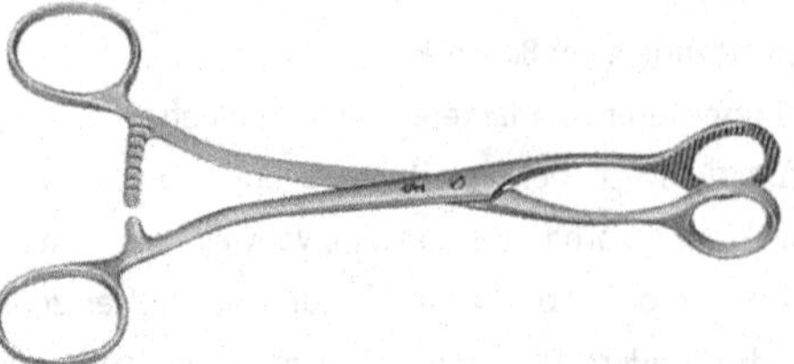

Naam: Ovarium/hemostaseklem **Doyen**.
Gebruiksdoel: Weefselvattende klem.
Relatie vorm/functie: Er is op het oog nauwelijks verschil met de klem volgens Collin. Hiermee wordt aangetoond dat diverse ziekenhuizen elk een andere naam kunnen geven aan een instrument dat er op het oog hetzelfde uitziet.

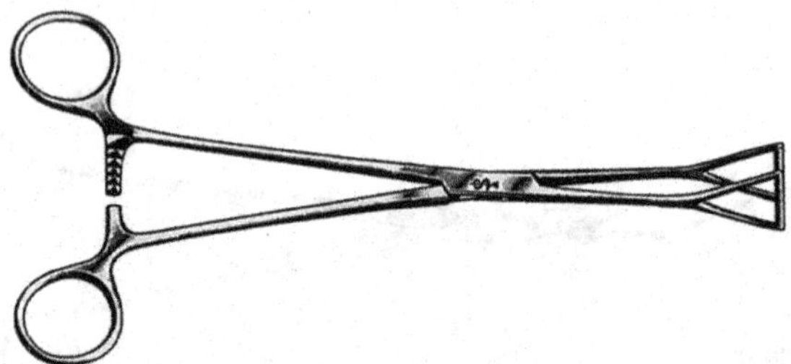

Naam: Weefselvattende klem **Duval**.
Ook bekend onder de naam: Collin.
Eventuele bijnaam: Driehoekje, duveltje.
Gebruiksdoel: Manipuleren van tere weefsels; de klem zien we vooral veel bij long- en darmchirurgie.
Relatie vorm/functie: Deze weefselvattende klem is verkrijgbaar in veel formaatvarianten voor toepassingen bij evenzoveel specialismen (van KNO- tot thoraxchirurgie). De open bek biedt het eerdergenoemde voordeel dat het weefsel de open ruimte opvult; vergelijkbaar met de vensterhaken verbetert dit de grip op het weefsel.

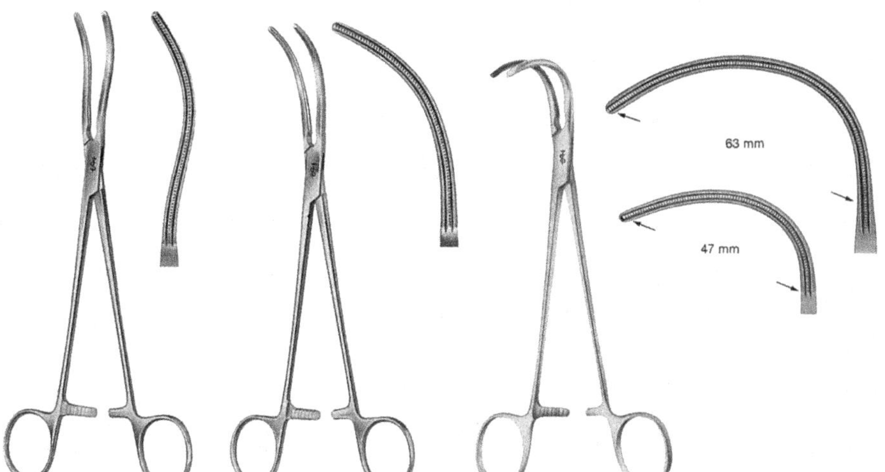

Naam: Anastomoseklemmen **Glover**.

Gebruiksdoel: Atraumatisch afklemmen van vaten bij anastomose.

Relatie vorm/functie: De diverse hoeken/krommingen in de vaatsparende klemmen zijn gebaseerd op een drietal basisprincipes:

1 hoeken/krommingen in de benen van klemmen (in het algemeen) zijn doorgaans bedoeld om het instrument uit het zicht van de chirurg af te buigen;
2 hoeken/krommingen in de benen van vaatsparende klemmen zijn eveneens bedoeld om het instrument zonder spanning in positie te houden. Hiermee wordt bedoeld dat de klem in gesloten toestand op het vat een plaats in de operatiewond kan krijgen zonder dat er voortdurend aan de klem gemanipuleerd wordt. Vaatwandbeschadiging, plaque-embolieën en een verhoogd tromboserisico moeten hiermee worden voorkomen;
3 hoeken/krommingen in de bek van de klem zorgen voor een optimale afstemming tussen de bereikbaarheid van het vat en de gewenste afsluiting.

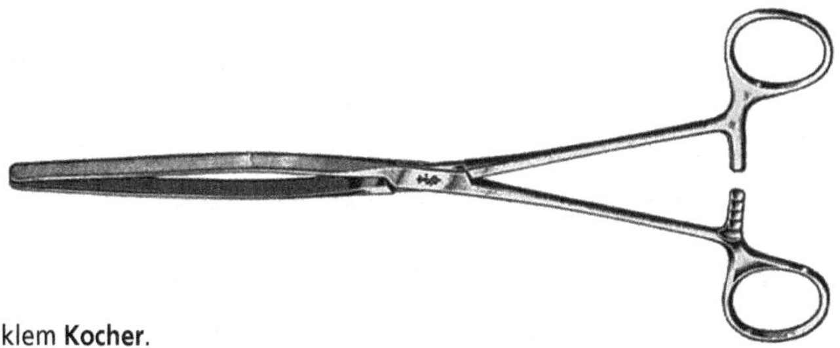

Naam: Verende darmklem **Kocher**.

Eventuele bijnaam: Slappe klem.

Gebruiksdoel: Atraumatisch afklemmen van darmen.

Relatie vorm/functie: Deze verende klem is een 'klassiek' voorbeeld van een neutrale bek/beenlengteverhouding omwille van een hefboomneutrale toepassing (1:1). Dit is spreekwoordelijk voor atraumatische/weefselsparende eigenschappen. De klem heeft de bijnaam: 'slappe klem'. Dit is te danken aan de souplesse van de dunne bekhelften en de vormgeving van de benen. Deze relatie vorm/functie is bedoeld om enerzijds vaatschade in de anastomoseranden te voorkomen terwijl aan de andere kant lekkage van darminhoud in de vrije buikholte tegengegaan kan worden.

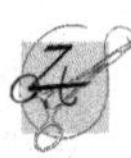

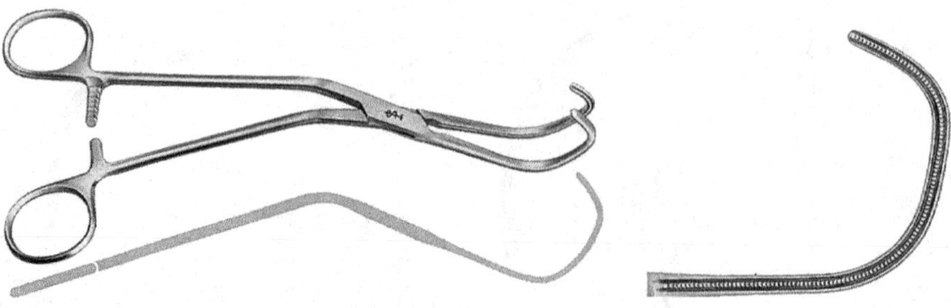

Naam: Aorta-anastomoseklem **Lambert-Kay**.
Lijkt sprekend op: Satinsky.
Gebruiksdoel: Hulp bieden bij aortachirurgie, vaatwandtraumata.
Relatie vorm/functie: Bij de afgebeelde klem heeft de dubbele hoek in de bek tot doel bijvoorbeeld wandtraumata te isoleren zonder het hele lumen af te sluiten. Door het liggende deel van de bek parallel, halverwege het vat te plaatsen kan de bloedstroom onder de klem voortbestaan.
Deze klem is in de bek voorzien van de zogenoemde De Bakey-tanding, een veelgebruikt profiel dat bekendstaat om zijn combinatie van goede lumenafsluiting en atraumatische eigenschappen.

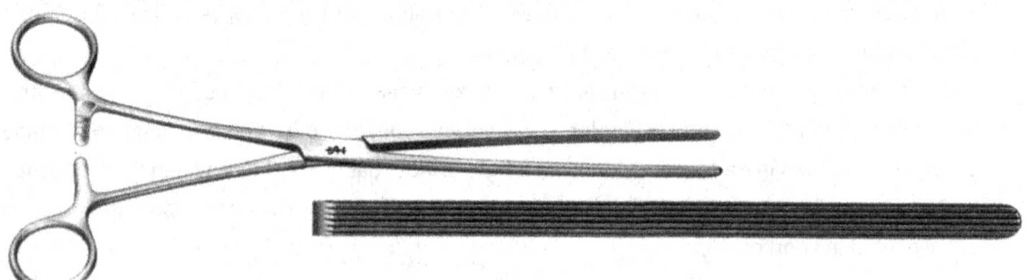

Naam: Verende darmklem **Mayo-Robson**.
Wordt ook aangeduid met: Slappe darmklem.
Gebruiksdoel: Deze klem wordt gebruikt bij darmchirurgie om ervoor te zorgen dat de darminhoud niet kan lekken. De klem wordt vaak 10 tot 15 centimeter van de anastomose geplaatst.
Relatie vorm/functie: Deze verende atraumatische klem heeft een slappe buigzame bek die de darm wel afsluit, maar de darmwand verder niet kwetst. Dit is te danken aan de souplesse van de dunne bekhelften, maar ook aan de verhouding van de beklengte ten opzichte van de beenlengte. Deze verhouding is ongeveer 1 op 1, hetgeen inhoudt dat er ten opzichte van het slot nauwelijks sprake is van een hefboomwerking. Deze vorm-functierelatie is bedoeld om enerzijds vaatschade in de anastomoseranden te voorkomen en anderzijds om de lekkage van darminhoud in de vrije buikholte tegen te gaan.

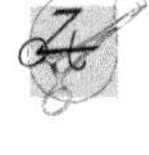

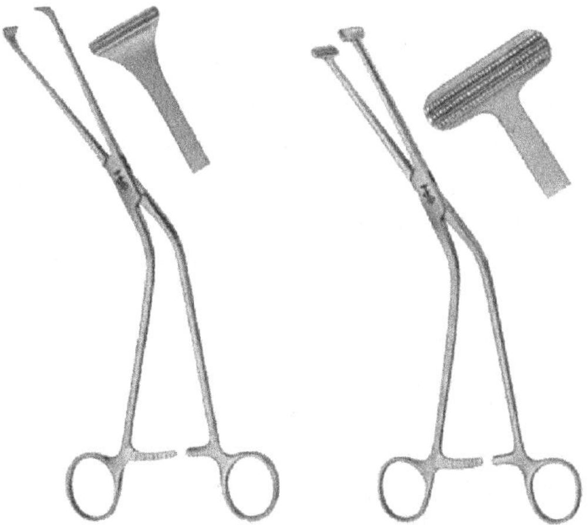

Naam: Weefselvattende klem **Millin**.

Gebruiksdoel: Atraumatisch vastgrijpen van met name het prostaatkapsel.

Relatie vorm/functie: Deze weefselvattende klem doet sterk denken aan de Allis-klem. De modificatie van Millin berust op het feit dat hij de benen onder het slot gebogen heeft zodat de ogen boven de wondrand hanteerbaar blijven. De crémaillère is voorzien van tien tanden voor eventueel stapsgewijs opvoeren van de weefseldruk. De klem is ook verkrijgbaar in een versie met een De Bakey-tanding aan de binnenzijde van de bek voor nog minder weefselschade.

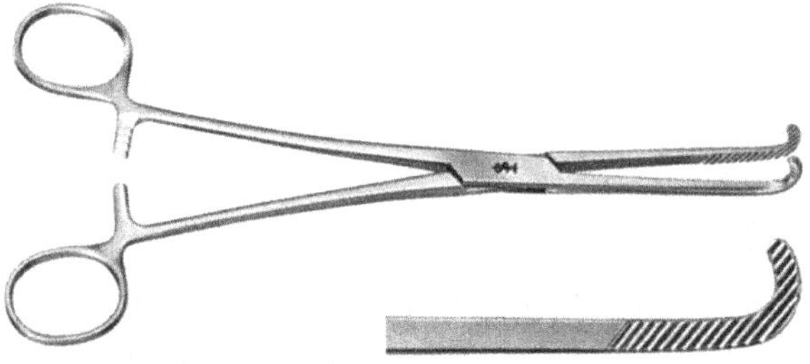

Naam: Cysticusklem **Nissen**.

Ook bekend onder de namen: Cysticusklem Gray, Desjardins.

Gebruiksdoel: Wordt op de ductus cysticus geplaatst bij een cholecystectomie.

Relatie vorm/functie: Om beschadiging van naburig weefsel (de lever) te voorkomen heeft deze klem stompe punten. Omdat dit instrument vrijwel nooit recht op de ductus cysticus geplaatst kan worden heeft men de bek voorzien van diagonaal verlopende groeven, hierdoor wordt de benaderingshoek gecompenseerd.

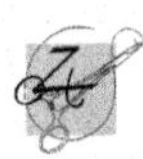

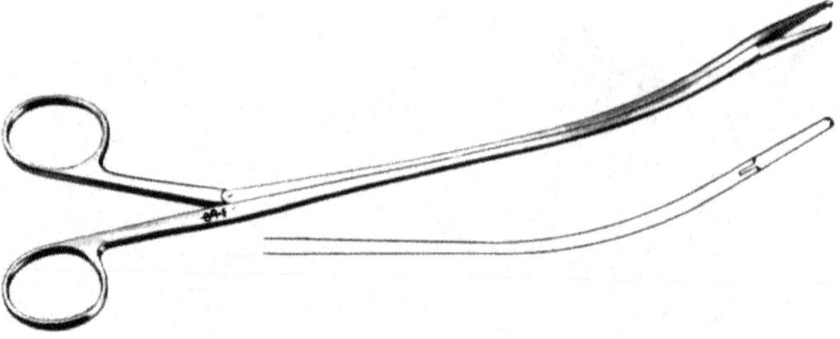

Naam: Peestunnelklem **Brand**.

Gebruiksdoel: Tunnelen van (alternatieve) peesschedes en vergemakkelijken van het doorvoeren van de pees.

Relatie vorm/functie: Deze superslanke klem met uniek slot wordt in gesloten toestand gemanipuleerd onder de weefselstructuren die de pees moeten gaan bedekken en de bek wordt verderop weer boven het wondbed uit gebracht. Dit laatste wordt gemakkelijker gemaakt door de kromming in het instrument. Daarnaast kan de kromming van pas komen als het operatiegebied niet helemaal vlak is. Nadat de klem zo tussen het weefsel is gebracht, wordt het uiteinde van de pees in de stevige bek geplaatst, en dan wordt de klem met pees en al teruggetrokken. Op deze wijze is het mogelijk om moeiteloos peestransposities of -transplantaties uit te voeren.

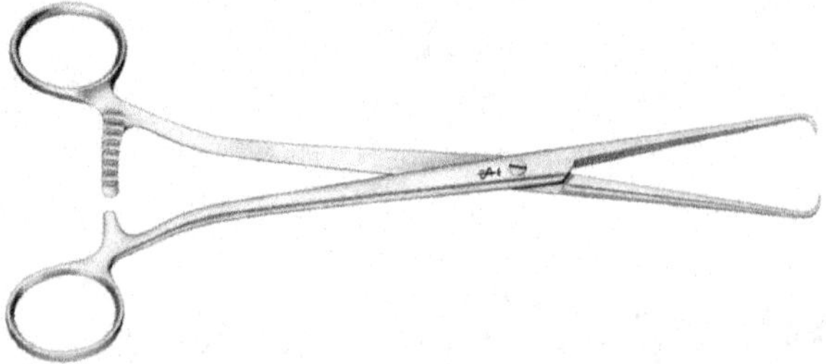

Naam: Portio-aanhaaktang **Collin**.

Eventuele bijnaam: Kogeltang. De term kogeltang is afkomstig uit de Eerste Wereldoorlog. Deze tang kon, dankzij de geringe omvang van de bek, in smalle schotwonden worden gebruikt. De scherpe punten van de bek drongen vervolgens moeiteloos in het zachte lood van de ouderwetse kogel, waardoor de kogel slechts met een geringe weefselmanipulatie kon worden verwijderd. Dit was gunstig omdat er zonder verdoving moest worden geopereerd.

Gebruiksdoel: Transvaginaal vastgrijpen van de portio.

Relatie vorm/functie: De paradox van de scherpe punt die weinig weefselschade aanricht, is ook van toepassing op deze klem. Met achterlating van slechts twee prikgaten stelt de klem de operateur in staat om de gehele cervix en de uterus te manipuleren. Vanwege het inscheuringsgevaar is de kogeltang bij een zwangere portio *absoluut gecontraïndiceerd*.

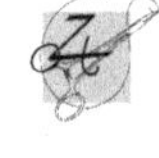

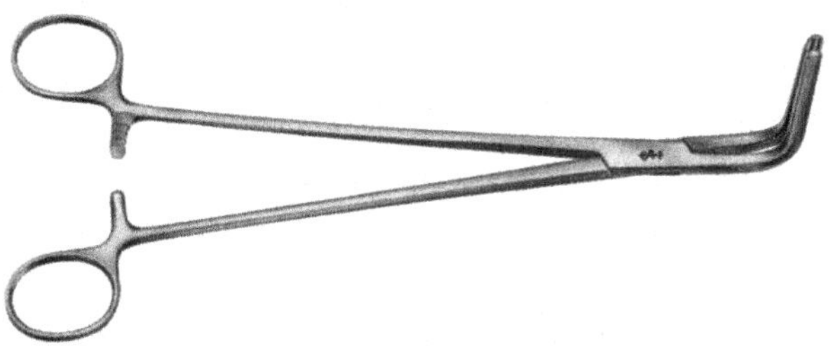

Naam: **Rectum-anastomoseklem.**
Ook bekend onder de namen: Gehoekte darmklem Hayes, De Bakey.
Gebruiksdoel: Wordt gebruikt bij lagedarmchirurgie (in het kleine bekken) bijvoorbeeld bij een anteriorresectie.
Relatie vorm/functie: De kromming in de benen maakt het mogelijk om goed diep in het bekken te komen. De gehoekte bek zorgt ervoor dat het afklemmen haaks op de darmrichting komt te staan.

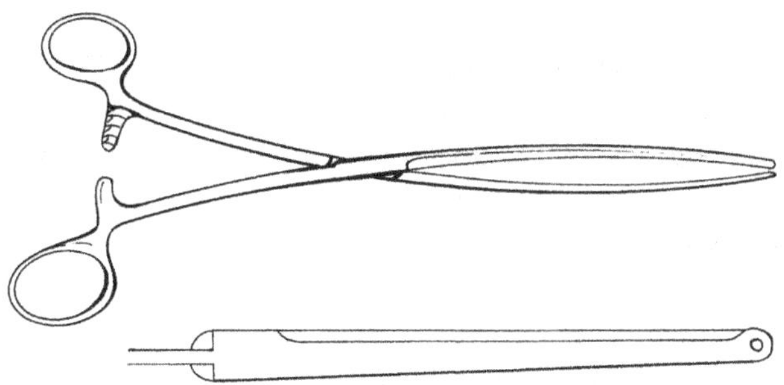

Naam: Darmklem **Schoemaker**.
Gebruiksdoel: Afsluiten van de darm zodat deze doorgenomen kan worden. De klem kan ook gebruikt worden bij het doornemen van een spier, bijvoorbeeld bij een strumectomie.
Relatie vorm/functie: Deze niet-verende klem heeft aan het einde van de bek een gaatje en een pinnetje zodat de klem in een gesloten toestand niet 'omklapt'. Aan de binnenkant van de bek zitten enkelvoudige uitgefreesde diepe groeven, hierdoor is deze klem traumatiserender dan de Kocher.

Naam: Maagklem **Schoemaker**.
Ook wel eens genoemd: Curvatuurklem.
Gebruiksdoel: Doornemen van de maag, waarna de klem gebruikt wordt bij de anastomose tussen de maag en het duodenum of jejunum. De klem wordt geplaatst op het gedeelte van de maag dat een nieuwe kleine curvatuur wordt.

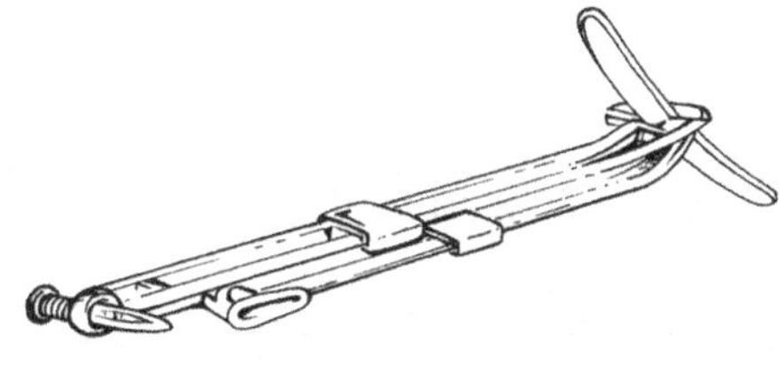

Relatie vorm/functie: De klem bestaat uit twee gedeelten die op elkaar gezet worden vóór het aangeven. De klem wordt in zijn geheel op het door te nemen maaggedeelte, daar waar de kleine curvatuur komt, geplaatst. Nadat de maag is doorgenomen wordt het bovenste gedeelte van de maagklem verwijderd. Over de onderste klem wordt de maag blind (doorlopend) gesloten.

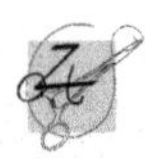

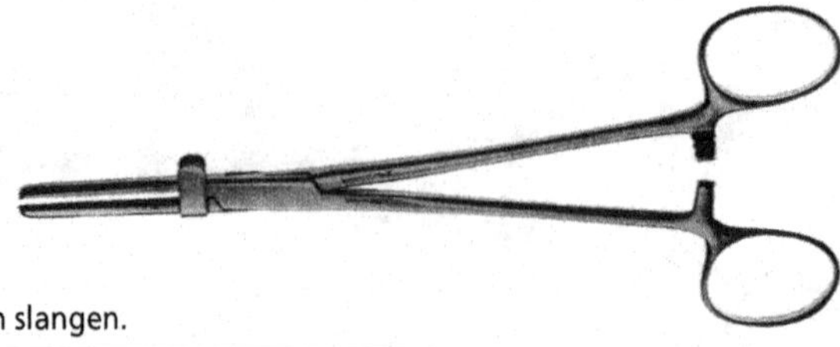

Naam: **Slangenklem.**

Gebruiksdoel: Het afsluiten van slangen.

Relatie vorm/functie: Deze klem is vrij grof, en dient daarom ook om op slangen van de ECG te zetten. Dit om te voorkomen dat tijdens het aansluiten van de arteriële en veneuze canules op de slangen van de hart-longmachine de priming uit de slangen loopt. Er wordt tevens een slangenklem op de aortacanule geplaatst, wanneer deze wel in de aorta is ingebracht, maar nog niet op de hart-longmachine is aangesloten. Dit om te voorkomen dat hier bloed uit spuit.

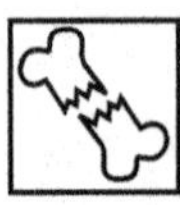

Naam: **Weefselbeschermer**.

Gebruiksdoel: Beschermen van weke delen tijdens boren of inbrengen van voerdraden.

Relatie vorm/functie: Het smalle uiteinde wordt op het bot geplaatst. Binnen dit smalle uiteinde loopt in de lengterichting (horizontaal in de afbeelding) een inkeping; daarlangs wordt de voerdraad of boor geleid. Het brede blad rust op het omliggende weefsel, waardoor dit wordt afgeschermd van de boor of voerdraad. In het ronde gat van het brede blad kan een vinger geplaatst worden, zodat het stevig kan worden vastgehouden.

Naam: Draadzaag en conductor **Gigli**.

Gebruiksdoel: Doorzagen van botstructuren (op moeilijk bereikbare plaatsen).

Relatie vorm/functie: Van gevlochten hechtingen is bekend dat ze het weefsel kunnen insnijden. Dit effect wordt bewust opgeroepen met de draadzaag volgens Gigli. Voordeel van een draadzaag is het feit dat de draad zich zonder moeite langs weke delen laat begeleiden, ook op plaatsen die moeilijk bereikbaar zijn.

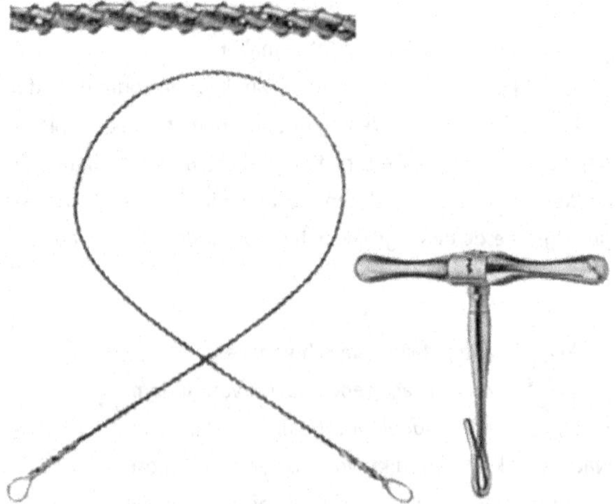

De draad wordt, doorgaans eenvoudig, maar bij erg weinig ruimte dubbel achter het bot langs gemanoeuvreerd en de draadlussen worden voorzien van twee zogenaamde conductoren (grepen). Door afwisselend aan de beide grepen te trekken, wordt de draadzaag over het bot bewogen en wordt het bot doorgezaagd. Enige voorzichtigheid is geboden bij de laatste millimeters bot. Zodra de zaag vrijkomt, kan de springerige draad in de richting van de chirurg zwiepen.

De draadzaag is bedoeld voor eenmalig gebuik en wordt doorgaans bij het scherpe afval weggegooid. De grepen zijn uiteraard wel re-usable.

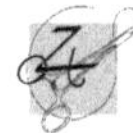

Naam: **Gigli-zaag**, handgreep voor Gigli-zaag en de De Martel-voerder.
Gebruiksdoel: Zagen van een botlap.
Relatie vorm/functie: Als eerste worden in de schedel meerdere boorgaten gemaakt met de boorapparatuur, de perforator. De botbruggen tussen de boorgaten moeten vervolgens doorgezaagd worden. Bij het gebruik van de Gigli-zaag worden de volgende onderdelen gebruikt.

- De De Martel-voerder.
  De voerder heeft een stompe platte voorkant. Deze dient om de voerder, tussen dura en schedelbot, atraumatisch door te voeren van het ene boorgat naar het andere. Op ongeveer een derde deel van de stompe voorkant bevindt zich een haakje waar een oog van de Gigli-zaag ingehaakt kan worden. Tijdens het doorvoeren van de voerder, wordt de Gigli-zaag meteen meegenomen. Doordat de voerder zich boven de dura bevindt en de zaag tussen voerder en schedelbot, zal geen duraletsel ontstaan.
- Gigli-zaag en handgrepen voor de Gigli-zaag.
  De Gigli-zaag is een zeer flexibele draadzaag. Hij bestaat uit twee getwijnde draden. Deze draden zijn circulair ruw waardoor ze een zaageffect krijgen als ze heen en weer door het bot gehaald worden. Als de zaag met de voerder doorgehaald is, wordt deze losgemaakt uit het haakje. Aan het uiteinde van de draadzaag bevinden zich twee ogen waarin vervolgens de zaaghandvatten gehaakt worden. De draadzaag wordt tegen het bot getrokken waarna met rustige halen het bot doorgezaagd wordt. Ook bij het zagen met de Gigli-zaag ontstaat een behoorlijke warmteontwikkeling. Tijdens het zagen dient gespoeld te worden op de plaats waar de zaag door het bot gaat om verbranding van het bot te voorkomen.
  Op de zaag staat tractie. De zaag zal dan ook uit de zaagsnede schieten op het moment dat het bot doorgezaagd is. Vanwege de spetters is het erg belangrijk om het gezicht en met name de ogen goed af te schermen met een spatbril.

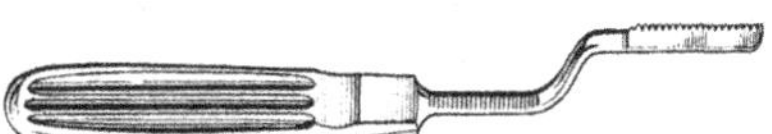

Naam: Neuszaag **Joseph**.
Gebruiksdoel: Doorzagen van de ossa nasalia.
Relatie vorm/functie: Een dubbele knik in de steel zoals hier wordt in de instrumentenleer aangeduid met de term 'bajonet'-vorm. Zo'n vorm wordt gegeven aan instrumenten die via een kleine toegang, en soms onder een hoek, hun werk moeten doen. Daarnaast stelt de vorm de gebruiker in staat om op moeilijk bereikbare plaatsen toch enig zicht te hebben op het werkzame deel van het instrument. Van deze zaag bestaan drie versies: een rechte variant, en twee varianten met een kromming naar links, respectievelijk naar rechts.

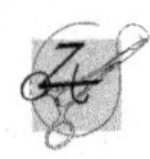

Naam: **Oscillerende zaag.**

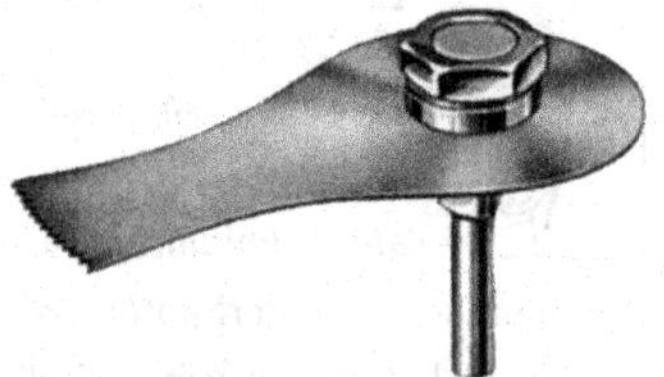

Gebruiksdoel: Openzagen van het sternum.

Relatie vorm/functie: Deze zaag heeft een andere manier van werken dan de sternumzaag. Met deze zaag is het mogelijk om het sternum van bovenaf naar beneden door te zagen. Er is keuze uit drie verschillende maten zaagbladen, afhankelijk van de voorkeur van de chirurg en de grootte van de patiënt. Met name bij re-operaties in de thorax wordt deze zaag gebruikt, omdat er dan vaak sprake is van verklevingen onder het sternum. Men kan dan niet blind de sternumzaag onder het sternum door gebruiken, omdat er een reële kans bestaat dat men het hart inzaagt. Met deze zaag kan men op een gecontroleerde manier zagen, net zolang tot het sternum helemaal doorgezaagd is. (Tijdens het zagen met de oscillerende zaag wordt de patiënt gewoon doorbeademd, omdat deze manier van zagen langer duurt; tijdens zagen met de sternumzaag wordt de beademing van de patiënt kortdurend stilgezet.)

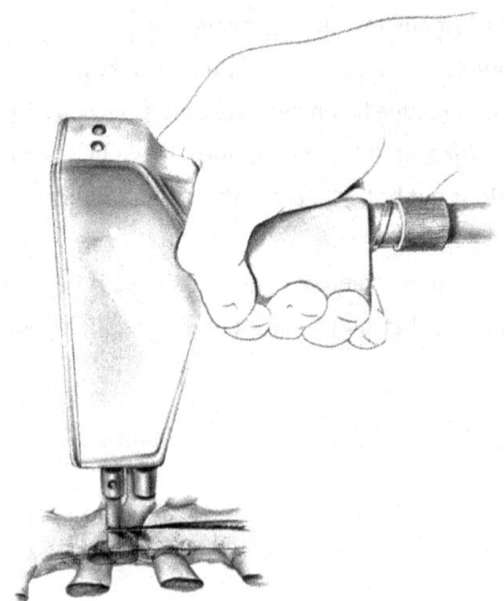

Naam: **Sternumzaag.**

Gebruiksdoel: Openzagen van het sternum.

Relatie vorm/functie: Deze zaag bestaat uit een persluchtslang om de zaag aan de persluchttoevoer te kunnen bevestigen, een daadwerkelijk zaaggedeelte waarin men het disposable zaagblad bevestigt, en een aandraaisleutel om het zaagblad vast te zetten in de zaag. Over het zaagblad heen wordt een beschermend kapje geplaatst, dat onderliggend weefsel beschermt voor de zaag. De zaag wordt aan de onderkant of de bovenkant van het sternum ingebracht en in één beweging wordt deze door het midden van het sternum geleid.

Naam: **Zaag.**

Gebruiksdoel: Het doorzagen van bot.

Relatie vorm/functie: Het uiteinde van het zaagblad bevat tandjes. Door de zijdelingse beweging van de tanden wordt het bot doormidden gezaagd. Het zaagblad op een handvat geeft stabilisatie tijdens het zagen van osteotomielijnen.

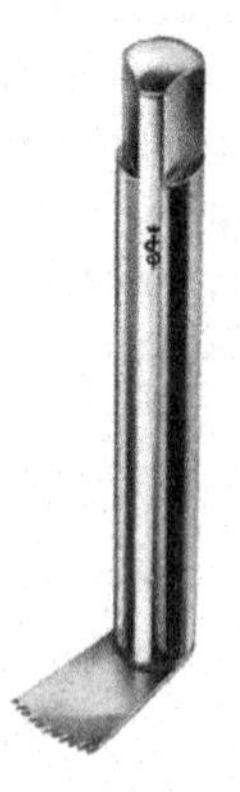

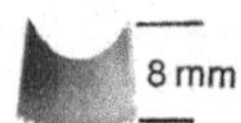

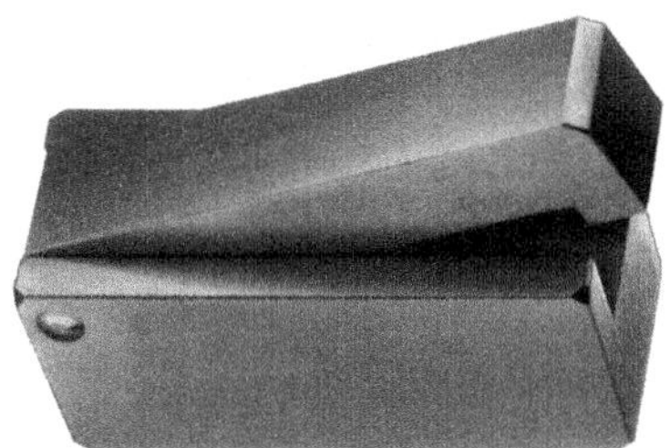

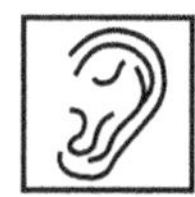

Naam: Kraakbeenpletter **Cottle**.

Gebruiksdoel: Voor het pletten van stukjes gereseceerd kraakbeen bij neusoperaties.

Relatie vorm/functie: Het aambeeld van de pletter is ervoor bedoeld om er een stukje kraakbeen op te leggen (bijvoorbeeld een gereseceerde crista of spina van het neustussenschot). Door de pletter vervolgens te sluiten en er met een hamer een paar keer op te slaan ontstaan er platte kraakbeenplaatjes die geschikt zijn voor het reconstrueren van bijvoorbeeld het neustussenschot en/of de neusrug.

Bron: Explorent instruments/instruments range – Gyrus Medical GmbH, Tuttlingen

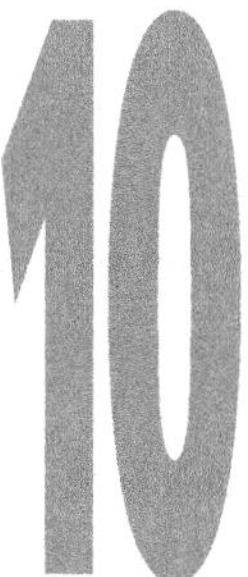

Sluiten

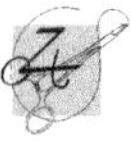

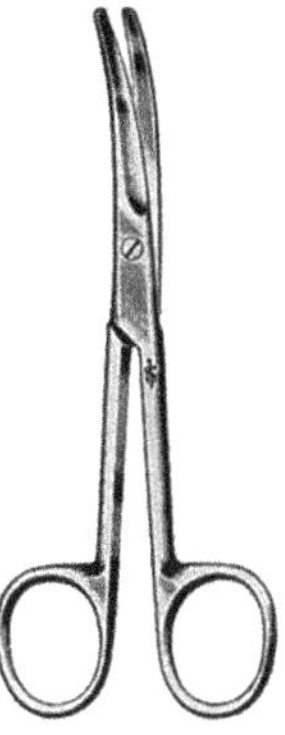

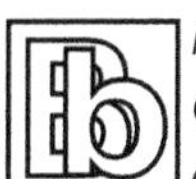

Naam: Weefsel- en draadschaar **Mayo**.
Gebruiksdoel: Doorknippen van stugge weefsels; de schaar is eveneens geschikt voor het knippen van ligaturen en hechtingen.
Relatie vorm/functie: In vergelijking met de eerder afgebeelde Metzenbaum-scharen is de Mayo een stuk steviger gebouwd. De bladen zijn breder, de benen zijn steviger en het opvoeren van de spanning op de snijvlakken kost meer kracht. Mayo-scharen zijn ook verkrijgbaar in een rechte en gebogen uitvoering in een aantal lengtevariaties. De schaar kan gebruikt worden voor het prepareerwerk maar is algauw te grof. De operateur zal om een Metzenbaum vragen. Voor het knippen van hechtingen en ligaturen is de schaar echter bijzonder geschikt, met name in de gebogen uitvoering. Door de kromming van het blad – van het weefsel af – kan de assisterende goed zien waar de tip van de schaar gebleven is en is het risico op weefselbeschadiging minimaal. Er zijn voor dit doel speciale scharen in de handel waarbij de binnenzijde van de bek voorzien is van minuscule karteltjes. Hiermee wordt de hechting in de bek van de schaar gegrepen en kan de draad niet meer voor de bek uit geduwd worden. Deze aanpassing heet 'Wellenschliff' en de scharen zijn herkenbaar aan een of twee zwartgelakte ogen.

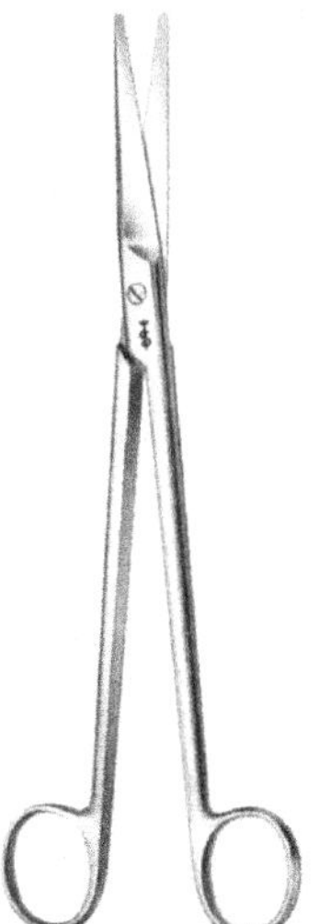

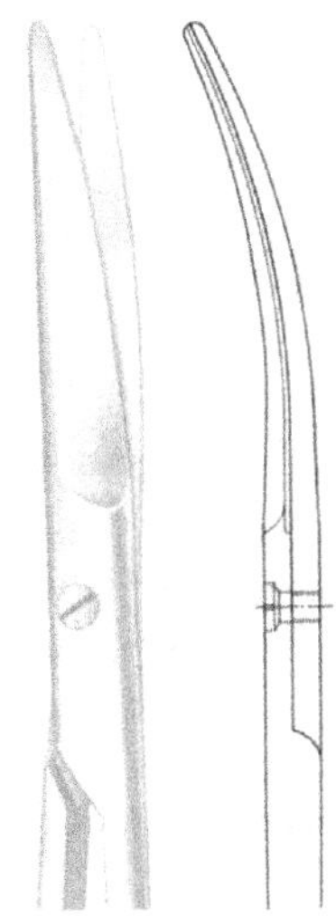

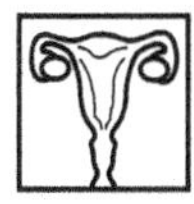

Naam: Weefselschaar **Mayo-Harrington**.
Gebruiksdoel: Knippen van stug weefsel en hechtmaterialen in de diepere regionen.
Relatie vorm/functie: De modificatie volgens Harrington is slechts terug te vinden in de lengte van de benen, waardoor het mogelijk wordt om in diepere regionen te knippen. Vanwege deze verandering in beenlengte neemt enerzijds het hefboomprincipe toe, maar neemt de rigiditeit van het slot en de benen af.

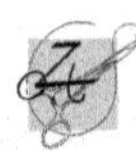

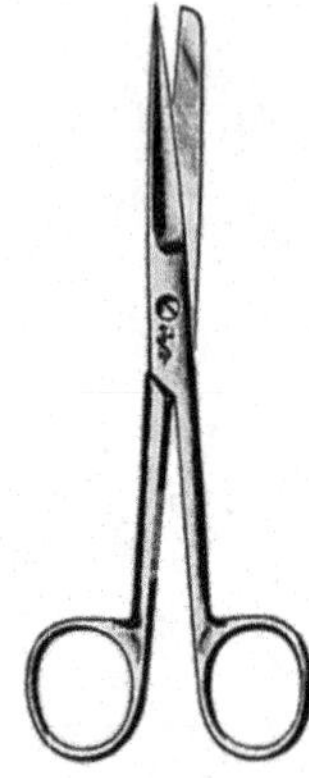

Naam: Draad- en papierschaar **Wagner**.
Eventuele bijnaam: Zusterschaar.
Gebruiksdoel: Doorknippen van drains, dikke hechtingen, verbandmiddelen en verpakkingsmaterialen.
Relatie vorm/functie: Deze schaar ligt alleen onder bereik van de instrumenterende (vandaar de bijnaam) en wordt eigenlijk nooit uit handen gegeven. Dat is niet voor niets, voor het prepareren van weefsels is de schaar te grof of juist te puntig. Vooral de afgebeelde uitvoering met de asymmetrische bekhelften is bijzonder praktisch. De punt kan gebruikt worden om gaatjes te maken of voor allerlei peuterwerkjes en de stompe kant kan over de huid schuiven bij het doorknippen van zwachtelverbanden.

Naam: Atraumatische hechtpincetten **Cushing**.
Gebruiksdoel: Vastpakken van de naald bij hechten.
Relatie vorm/functie: De tip van het pincet is hetzelfde als de inlay van de slijtvaste naaldvoerders. Het bestaat uit een tungsten carbide legering die met een zeer fijn raster gefacetteerd is geslepen. Op deze wijze verkrijgt de gebruiker veel grip op de naald zonder de naald te beschadigen. Deze hardheid en slijping worden in de catalogus aangegeven met een diamantje. De instrumenten zijn in het gebruik herkenbaar aan een goudkleurige basis.

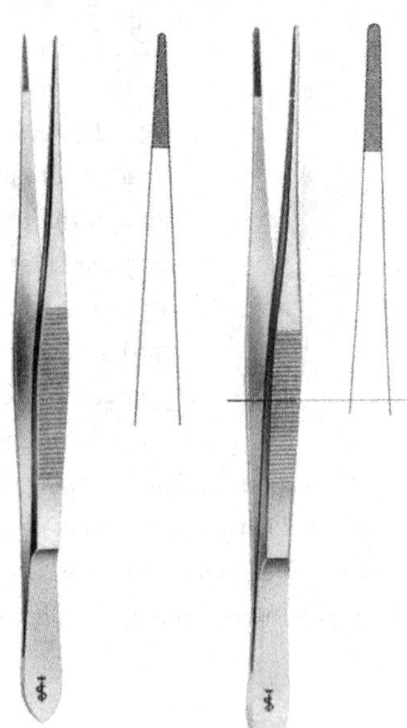

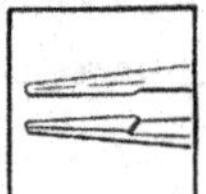

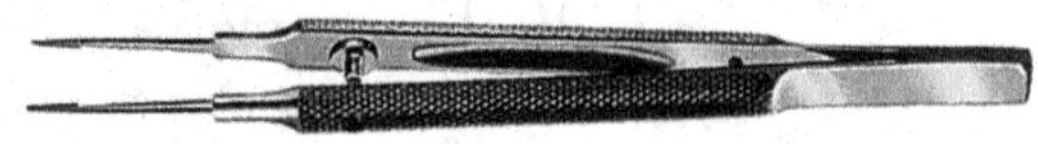

Naam: Anatomisch pincet **Girard**.
Gebruiksdoel: Knopen van de hechting in samenwerking met de naaldvoerder.
Relatie vorm/functie: Het betreft hier een pincet met een gladde bek, waarlangs de draad gemakkelijk glijdt. De bek is 5 mm lang. Bij het wegglijden van een eerste knoop is dit een prima pincet om de knoop even te fixeren totdat er een tweede knoop op komt te liggen.

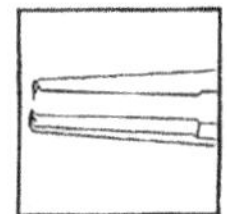

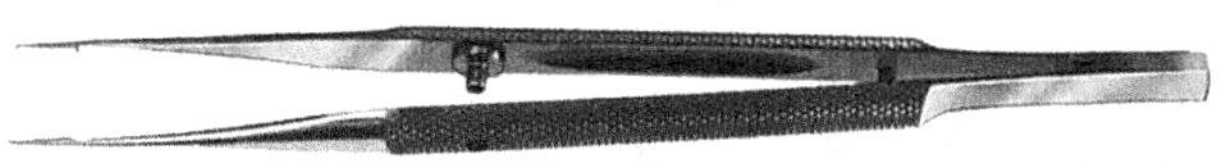

Naam: Chirurgisch pincet **O'Gawa**.

Gebruiksdoel: Presenteren van de wond bij sluiten.

Relatie vorm/functie: Door de gladde bek glijdt de draad gemakkelijk door het pincet. Met de tandjes is het mogelijk om toch nog iets van het weefsel te pakken. Het is dan ook een chirurgisch knooppincet. De draad wordt bij juist gebruik van het instrument niet beschadigd.

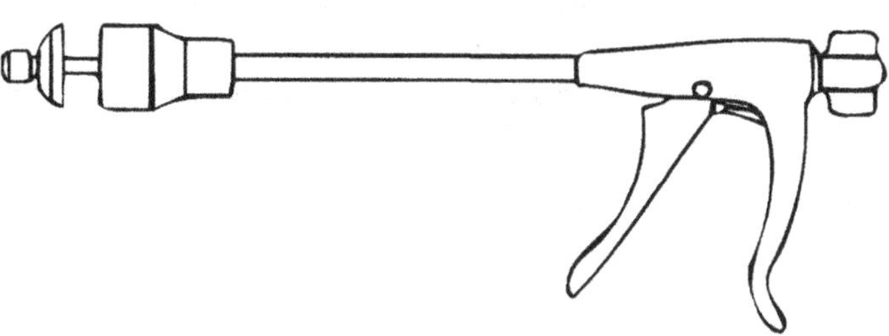

Naam: **Mechanisch circulair hecht- en snij-instrument**.

Ook bekend onder de naam: EEA, Proximate ILS.

Gebruiksdoel: Dit instrument wordt gebruikt bij circulaire end-to-end- en end-to-side-anastomosen van de oesophagus, maag en darmen. Het legt circulair twee rijen verspringende nietjes en snijdt vervolgens een stoma.

Relatie vorm/functie: Men onderscheidt verschillende diameters. Daarnaast zijn er uitvoeringen met een rechte en een gebogen steel.

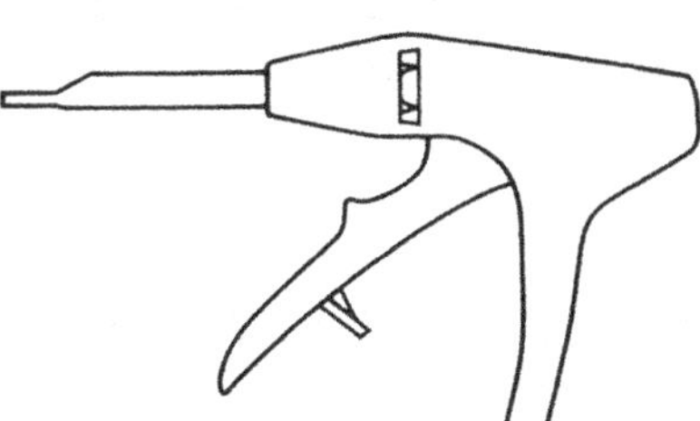

Naam: **Mechanisch fascia-hechtinstrument**

Ook bekend onder de naam: DFS (SFS).

Gebruiksdoel: Het hechten van de fascia, kunststofmatjes en ritsen.

Relatie vorm/functie: Door het indrukken van het handvat en zijn draaiende kop en afgevlakte cassette kan men de puntjes van de nietjes zien penetreren zodat men zeer nauwkeurig kan werken. Bij de fascia zal men de kop van het instrument loodrecht op de fascia moeten zetten om zo meer weefsel tussen de staplers te krijgen. De nietjes van deze stapler zijn plat na afvuren, waardoor de lagen dichter tegen elkaar aan komen te liggen. De nietjes zijn grover en scherper dan bij het huidhechtinstrument. In tegenstelling tot de huid is de fascia niet gevoelig voor oedeem.

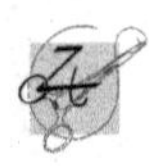

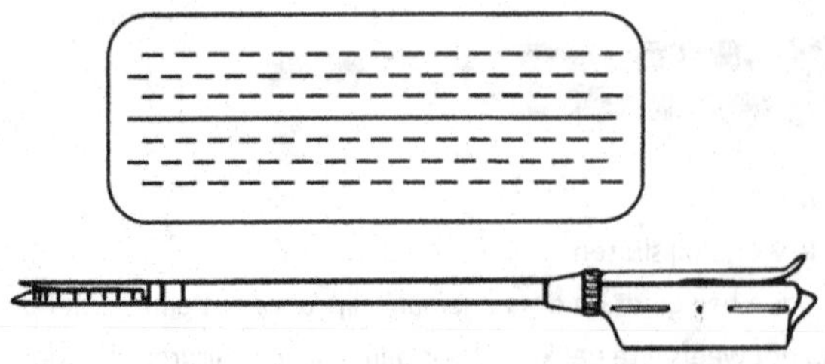

Naam: **Mechanisch hecht- en snij-instrument.**
Ook bekend onder de naam: Multi-fire Endo Gia.
Gebruiksdoel: Het leggen van een rechte lijn nietjes en het doornemen van weefsel.
Relatie vorm/functie: De lengte van de staplelijn en het formaat van de nietjes worden aangepast aan de benodigde afstand en de dikte van het weefsel. Er worden zes rijen verspringende nietjes geplaatst en tussen de derde en vierde rij komt een mes dat het weefsel doorneemt.

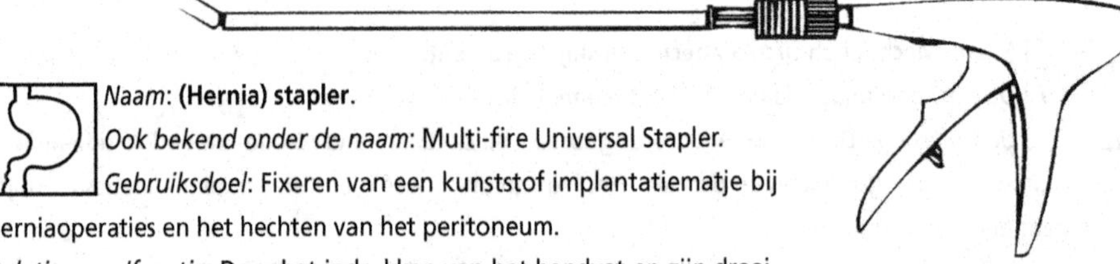

Naam: **(Hernia) stapler.**
Ook bekend onder de naam: Multi-fire Universal Stapler.
Gebruiksdoel: Fixeren van een kunststof implantatiematje bij herniaoperaties en het hechten van het peritoneum.
Relatie vorm/functie: Door het indrukken van het handvat en zijn draaiende kop en afgevlakte cassette kan men de puntjes van de nietjes zien penetreren zodat men zeer nauwkeurig kan werken. Bij het peritoneum zal men de kop van het instrument loodrecht op het weefsel moeten zetten om zo meer weefsel tussen de staplers te krijgen. De nietjes van deze stapler zijn plat na afvuren, waardoor de lagen dichter tegen elkaar aan komen te liggen. De nietjes zijn grover en scherper dan bij het huidhechtinstrument.

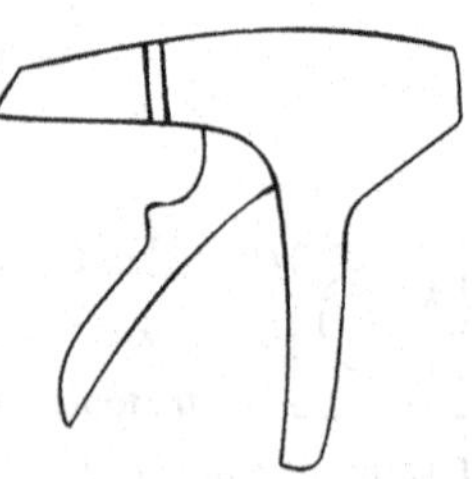

Naam: **Mechanisch huid-hechtinstrument.**
Ook bekend onder de naam: Premium Skin (Concorde, Signet, SM), Proximate III disposable skin stapler.
Gebruiksdoel: Het hechten van de huid.
Relatie vorm/functie: Door het indrukken van het handvat en zijn draaiende kop en afgevlakte cassette kunnen hele kleine puntjes van de nietjes penetreren in de huid. Doordat de nietjes boven de huid ruimte overlaten voor oedeemvorming ontstaat er een cosmetisch mooi resultaat.

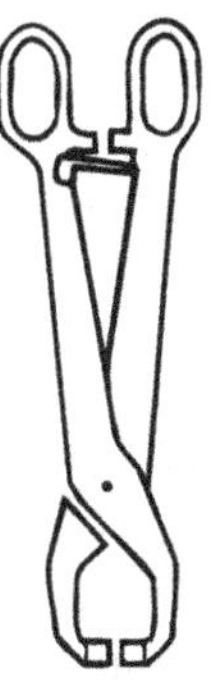

Naam: **Purstring**.

Gebruiksdoel: Het leggen van een tabakszaknaad.

Relatie vorm/functie: Door de binnenkant van de bek wordt het weefsel in een slangenvorm gedwongen. Na het opvoeren van een rechte naald wordt er steeds een stukje weefsel opgenomen. Op deze wijze wordt er een tabakszaknaad gelegd.

Door zijn formaat is het instrument op alle gebieden van de tractus digestivus hanteerbaar. Daarnaast is er een disposable, vol-automatische uitvoering waarbij er geen naald wordt opgevoerd maar de draad aan het weefsel wordt geniet (PPS). Dit apparaat wordt in verschillende uitvoeringen geleverd.

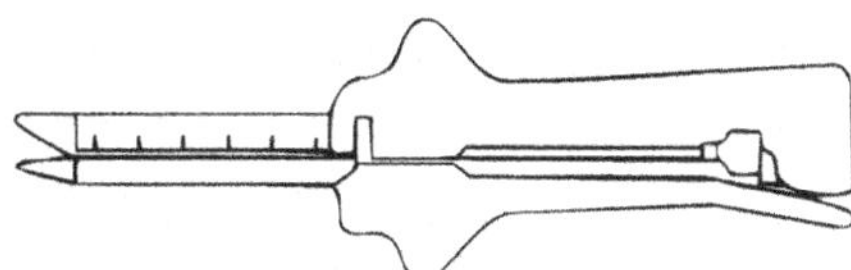

Naam: **Mechanisch lineair hecht- en snij-instrument**.

Ook bekend onder de naam: GIA, Proximate Lineair Cutter.

Gebruiksdoel: Het leggen van een rechte lijn verspringende nietjes en het doornemen van weefsel.

Relatie vorm/functie: De lengte van de staplelijn en het formaat van de nietjes worden aangepast aan de benodigde afstand en de dikte van het weefsel. Er worden vier rijen nietjes geplaatst en tussen de tweede en derde rij komt een mes dat het weefsel doorneemt.

Er zijn verschillende lengten en dikten verkrijgbaar.

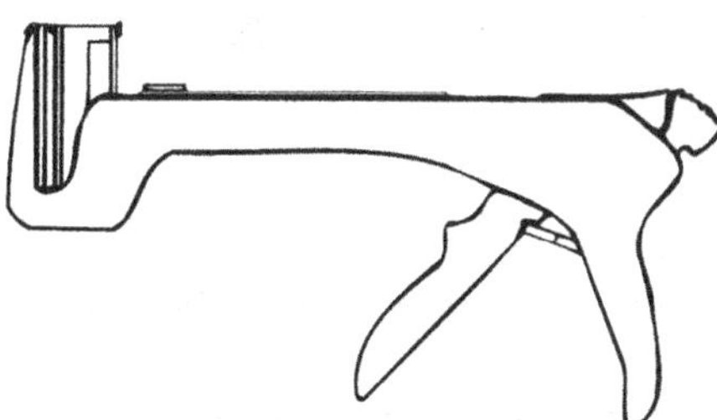

Naam: **Mechanisch lineair hechtinstrument**.

Ook bekend onder de naam: TA, Proximate RL.

Gebruiksdoel: Hechten van darmen en maag, het instrument legt een dubbele rij verspringende nietjes.

Relatie vorm/functie: De lengte van de staplelijn en het formaat van de nietjes worden aangepast aan de benodigde afstand en de dikte van het weefsel.

Er zijn verschillende lengten en dikten verkrijgbaar.

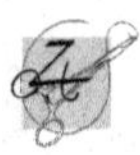

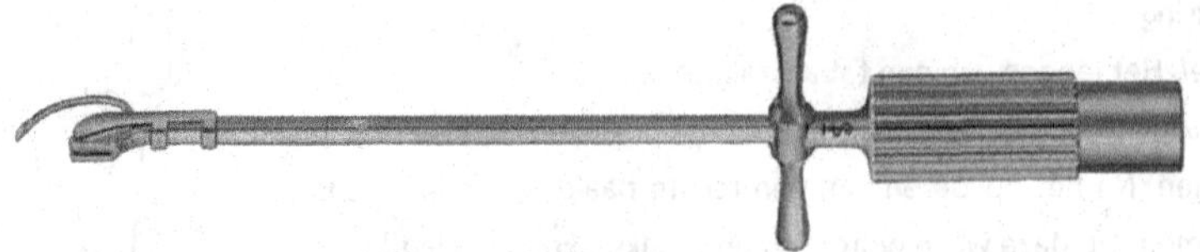

Naam: Hechtinstrument **Young-Millin.**
Eventuele bijnaam: Boemerangnaaldvoerder.
Bijna identiek aan: Young-Hryntchak.
Gebruiksdoel: Hulp bieden bij het sluiten van het prostaatkapsel na een prostatectomie.
Relatie vorm/functie: De recht naar voor bewegende naald van dit hechtinstrument maakt een beweging mogelijk in een operatiegebied dat met een gewone naaldvoerder moeilijk bereikbaar is. De slanke steel brengt de boemerangnaald moeiteloos naar het doelgebied zonder het zicht te veel te belemmeren. Het instrument wordt als een grote injectiespuit in de hand genomen. Door met de muis van de hand op een knop in de basis van de greep te drukken wordt de lege naald door het prostaatkapsel gestuwd. Zodra de naaldpunt weer zichtbaar wordt, kan men met een ligatuurvattende klem volgens Millin een draad in de naaldopening plaatsen. Daarna laat de chirurg de knop weer terugveren en wordt de naald, ditmaal voorzien van een draad, weer teruggetrokken (deze heen en weer gaande beweging verklaart de naam boemerangnaaldvoerder). Door deze handelingen een aantal keren te herhalen kan men een hele reeks hechtingen aanbrengen. De modificatie van Young-Hryntchak is vooral gebaseerd op een tweetal extra uitsteeksels om de vingers achter te haken, waardoor de hanteerbaarheid van dit instrument wordt verbeterd. Daarnaast is de Young-Hryntchak vier centimeter langer dan zijn voorganger. Beide naaldvoerders kunnen worden voorzien van een drietal naaldvarianten die in grootte oplopen.

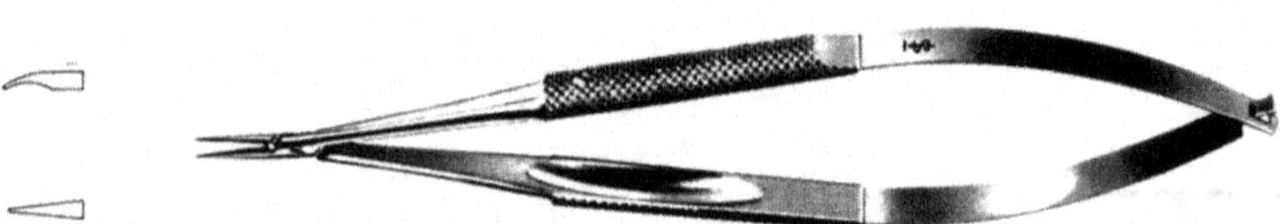

Naam: Micronaaldvoerder **Barraquer.**
Gebruiksdoel: Hanteren van zeer kleine atraumatische naalden bij de microchirurgie.
Relatie vorm/functie: De naaldvoerder is zelfverend en bezit geen crémaillère. De moeite die men moet doen om een crémaillère te openen, kan namelijk verstorende bewegingen geven die weefselschade kunnen aanrichten. De licht gebogen bek maakt het mogelijk om de naaldvoerder onder een bepaalde hoek te houden zonder dat de bek in het weefsel prikt.

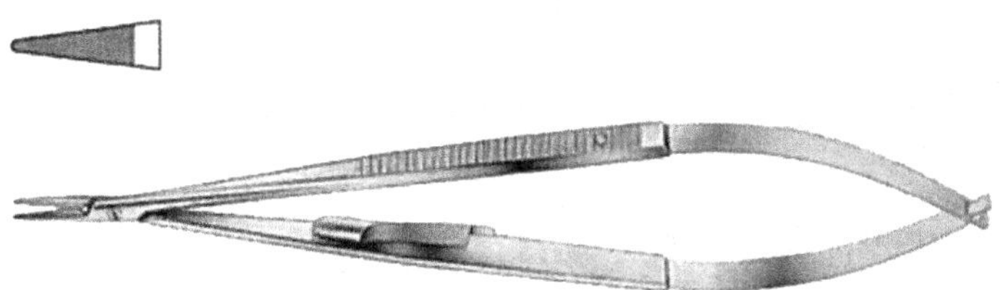

Naam: Micronaaldvoerder **Castroviejo**.
Gebruiksdoel: Hanteren van atraumatische (vaat)hechtingen.
Relatie vorm/functie: Bij microanastomose komt het eropaan dat de naald op het moment dat hij de vaatwand passeert zo min mogelijk extra bewegingen maakt. Elke vergroting van het naaldkanaal in het weefsel geeft een potentieel verhoogd risico op naadlekkage. Conventionele naaldvoerders (type Hegar en dergelijke) geven altijd schokkerige zijdelingse bewegingen aan de naald tijdens het openwringen van de crémaillère. De spanning in het slot loopt hierbij aanzienlijk op hetgeen op den duur resulteert in overmatige slijtage en daardoor speling. Voor micronaaldvoerders is dit een ongewenste situatie. Door de Castroviejo verend te maken worden de instabiele scherende krachten in het slot geëlimineerd en ontstaat een delicate naaldvoerder die ook bij het hechten moeiteloos openveert. Voor de liefhebbers van een naaldfixatiehulpje is de Castroviejo leverbaar met een ééntands *catch* (lijkt op de fixatie van een Mathieu-naaldvoerder).

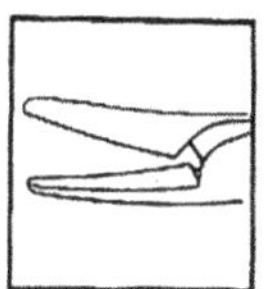

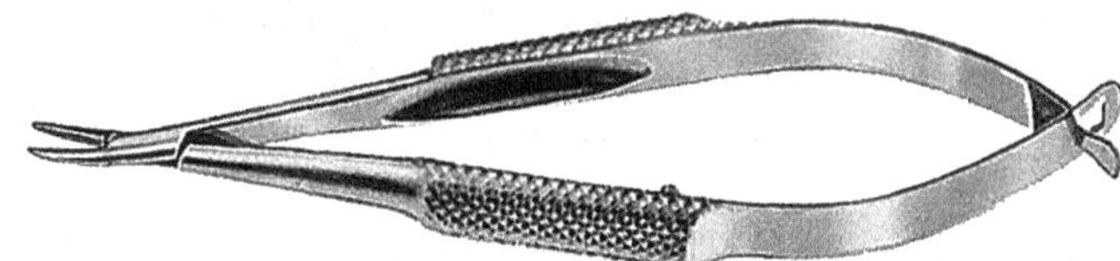

Naam: Naaldvoerder **Cohan**.
Gebruiksdoel: Hechten van de wond.
Relatie vorm/functie: Dit is een kleine naaldvoerder voor het plaatsen van hechtingen met een kleine naald. De draadcode is vaak vanaf 7-0/8-0. De bek is ook kleiner en smaller dan die van de Barraquer-naaldvoerder. De greep is geribbeld waardoor er een betere grip is en de naaldvoerder makkelijker tussen de vingers gedraaid kan worden.

Naam: Naaldvoerder **Derf**.
Gebruiksdoel: Hanteren van hechtnaalden.
Relatie vorm/functie: Dit instrument heeft een betrekkelijk geringe omvang, zonder dat afbreuk wordt gedaan aan de grondregels van het hefboomprincipe. De verhouding tussen bek- en beenlengte staat garant voor de vereiste krachtopbouw, en de ellipsvormige groeve in de bek stelt de gebruiker in staat de naald in het verlengde van de naaldvoerder te plaatsen. Dit is vooral van belang als weefsellagen via kleine toegangsincisies geadapteerd moeten worden.

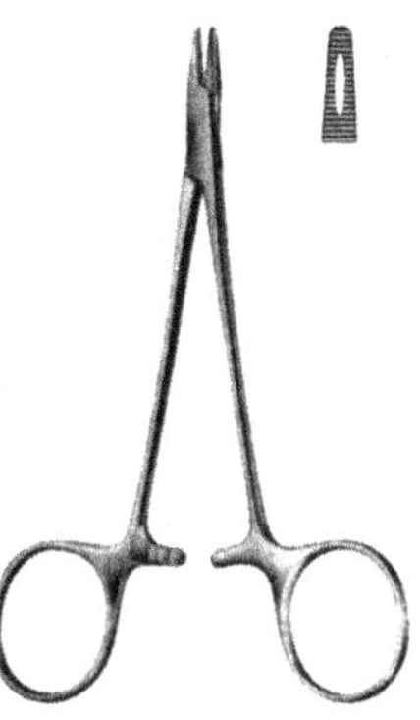

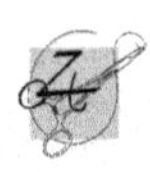

Naam: **Durogrip®**-naaldvoerderinlays.
Gebruiksdoel: Het afstemmen van de naaldvoerderinlay op de gewenste draad/naaldcodering.

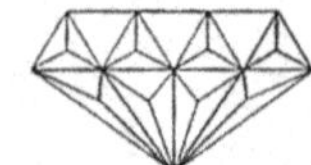

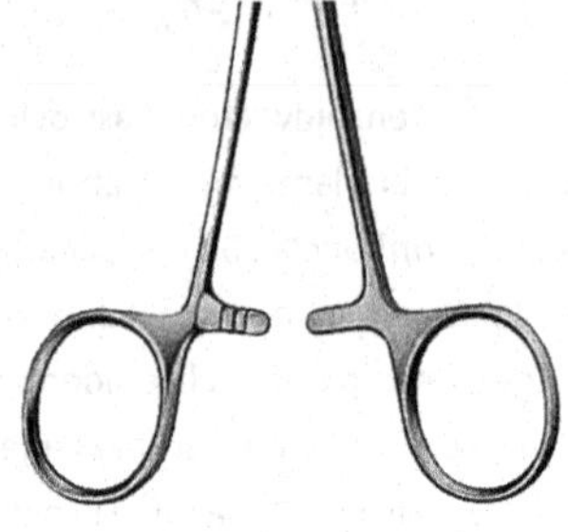

Relatie vorm/functie: Naaldvoerders kampen in het algemeen met het probleem dat de naald stevig zonder zijwaarts uitbreken in de bek genomen moet worden zonder dat het metaal van het naaldlichaam al te veel verbogen of beschadigd wordt. De meeste hechtnaalden zijn immers gebogen en worden met kracht in een bek genomen die bestaat uit twee platte vlakken. Concreet betekent dit dat het naaldlichaam aan de binnenbocht op twee plaatsen en aan de buitenbocht in 'het midden' door de bekhelften gegrepen (lees = beschadigd) wordt. Verkeerde inlaykeuze kan tot gevolg hebben dat bij een te ruwe inlay het delicate naaldje tot een soort vijl wordt omgebouwd. Een te fijne inlay slijt eerder en kan beschadigd raken als er een te grote naald tussen wordt geplaatst. Om deze reden is er door de fabrikant voor de *tungsten carbide* (speciale slijtvaste legering) inlay bij normaal gebruik van atraumatische hechtingen de komende richtlijn gegeven:

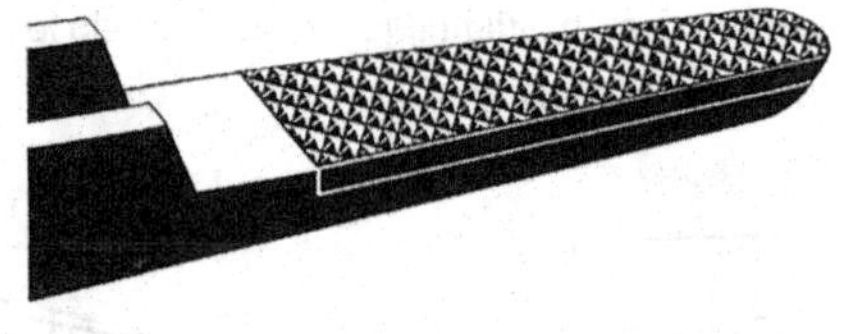

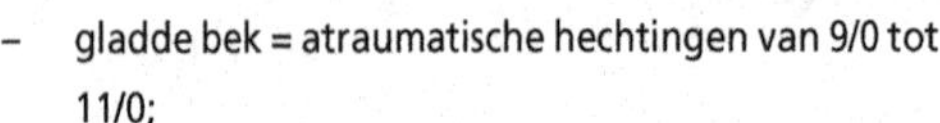

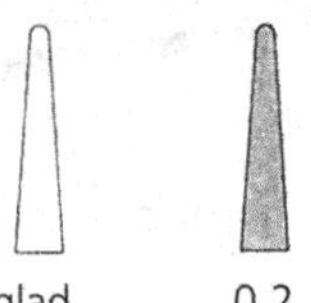

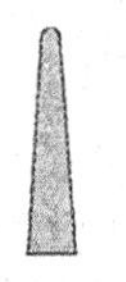

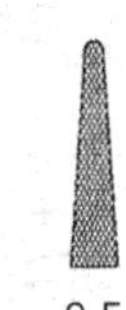

- gladde bek = atraumatische hechtingen van 9/0 tot 11/0;
- 0,2 mm korrelgrootte = atraumatische hechtingen van 6/0 tot 10/0;
- 0,4 mm korrelgrootte = atraumatische hechtingen van 4/0 tot 6/0;
- 0,5 mm korrelgrootte = atraumatische hechtingen tot 3/0.

Behalve naaldvoerders zijn ook scharen, pincetten en zelfs weefselvattende klemmen verkrijgbaar met de slijtvaste inlay.

Al dit soort instrumenten is herkenbaar aan vergulde ringen, en crémaillères (de pincetten zijn voorzien van een vergulde basis).

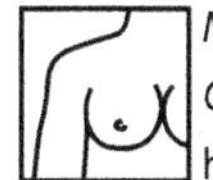

Naam: Naaldvoerder **Gillies**.

Gebruiksdoel: Hanteren van hechtnaalden en afknippen van hechtmaterialen.

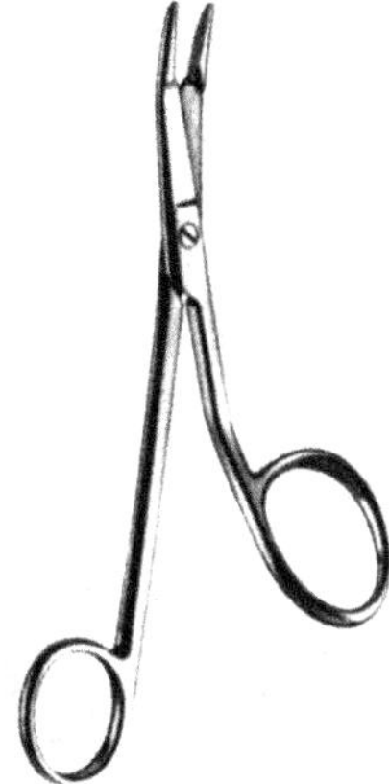

Relatie vorm/functie: De duimring is op een verkort been en onder een hoek ten opzichte van de rest van het instrument geplaatst, naar de anatomie van de hand. Daarom bestaat er zowel een links- als een rechtshandige uitvoering. Niet alleen de duimring, maar ook de bek staat enigszins in een kromming ten opzichte van de rest van het instrument. Daardoor kan de naald na het doorsteken gemakkelijk worden opgepakt. Vervolgens zal opvallen dat er geen crémaillère aanwezig is. Dit bevordert een vlot en moeiteloos hanteren van de hechtnaald. De tweede ring op de lange helft wordt bij voorkeur niet door de middelvinger, maar door de ringvinger aangehaakt. Daarmee bereikt men een betere wendbaarheid en 'sturing'. De schaar achter de bek stelt de gebruiker in staat om de hechtingen eigenhandig op maat te knippen. Zeker als er veel hechtingen gelegd moeten worden, is het prettig wanneer de chirurg niet steeds op de assisterende hoeft te wachten.

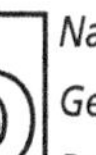

Naam: Naaldvoerder **Hegar**.

Gebruiksdoel: Hanteren van atraumatische naalden.

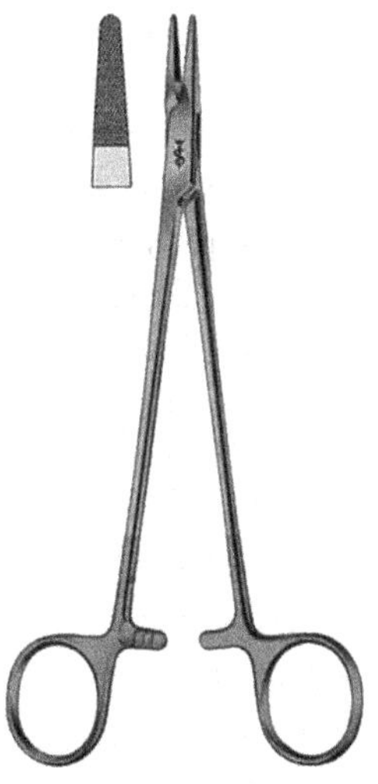

Relatie vorm/functie: De praktijk heeft geleerd dat de 'klemvorm' van deze naaldvoerder, ten opzichte van de Mathieu-naaldvoerder, minder dikke naalden en dus minder grote krachten toelaat. Dit verklaart mogelijk het toepassingsvoorschrift voor dunne atraumatische naaldjes. De Hegar-naaldvoerders zijn vrij kwetsbaar en breken bijna altijd in het slot af. De specifieke belasting en slijtage in het slot worden mede veroorzaakt door het honderden malen zijwaarts wringen van de benen in het slot om de crémaillère te openen. Dit is een noodzakelijke, doch schadelijke beweging. Dankzij de speciale crémaillères komt deze beweging in de Mathieu-naaldvoerders in veel mindere mate voor. De 'goudoog'-variant heeft de inmiddels bekende 'diamond'-geslepen extra sterke (tungsten carbide) inlay in de bek.

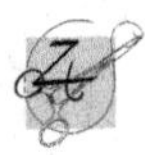

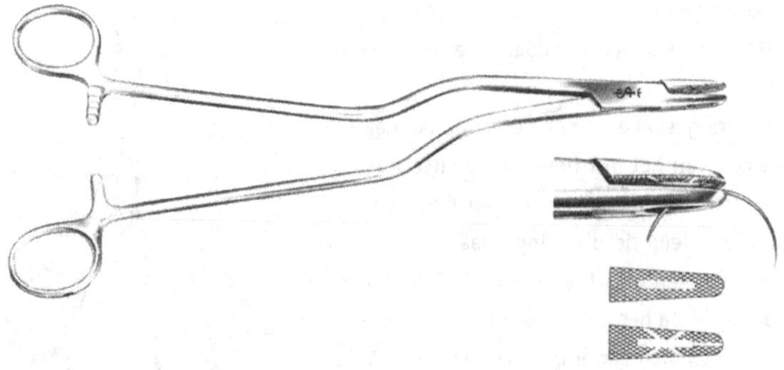

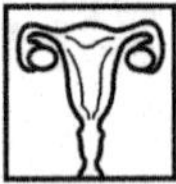

Naam: Naaldvoerder **Masson-Luethy**.
Eventuele bijnaam: Bajonetnaaldvoerder.
Gebruiksdoel: Toepassing bij vaginale uterusextirpaties.

Relatie vorm/functie: Deze naaldvoerder is als geen ander bedoeld voor de echte kleine toegangschirurgie. De bajonetvorm stelt de operateur in staat om in kleine diepe wonden toch zicht te behouden en de bek is voorzien van een gat en sleuf die het mogelijk maken om de naald recht vooruit te steken. Dit neemt veel minder ruimte in dan het hanteren van een haaks geplaatste naald.

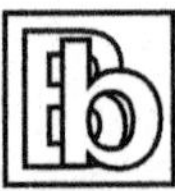

Naam: Naaldvoerder **Mathieu**.
Gebruiksdoel: Hanteren van 'losse' naalden.

Relatie vorm/functie: Deze naaldvoerder heeft een korte bek in verhouding tot de lange greep om zo veel mogelijk kracht op de naald te kunnen uitoefenen (hefboomprincipe). De 'tungsten carbide' inlay in de bek is om slijtage tegen te gaan. De fijne 'diamond'-geslepen structuur van de inlay voorkomt de vorming van bramen op de naalden. Het doorlopend slot geeft een goede stabiliteit ook al is er door het doorknijpprincipe van de crémaillère nauwelijks sprake van 'scherende' krachten. De veer is voor een gelijkmatig terugveren, nadat de laatste crémailleretand is gepasseerd. De crémaillère is binnenwaarts gebogen om aanhaken van de handschoen ter hoogte van de overgang naar de pols te voorkomen. Het onderste deel van de greep is in een goudbad gedompeld om aan te geven dat het hier, vanwege de inlay, om een extra sterk instrument gaat.

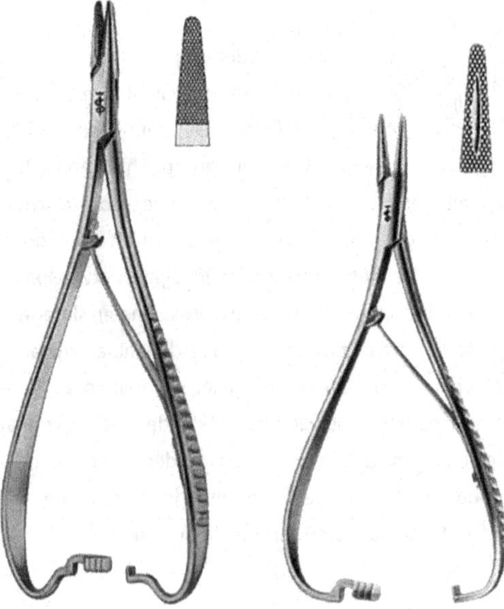

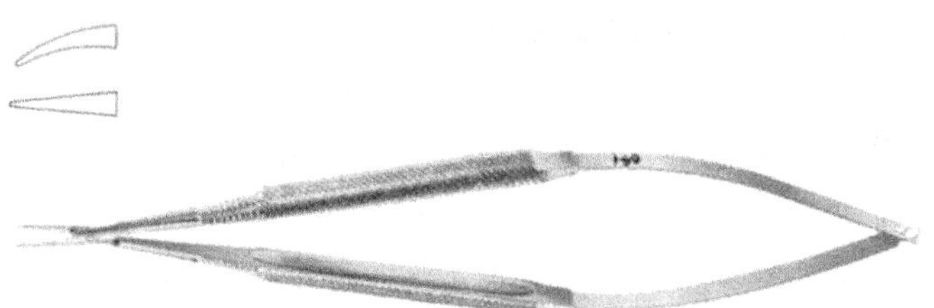

Naam: Micronaaldvoerder **Reill**.
Gebruiksdoel: Hanteren van zeer kleine atraumatische naaldjes bij de microchirurgie.
Relatie vorm/functie: Bij zeer fijn-motorische handelingen geeft men de voorkeur aan instrumenten die als schrijfgerei in de hand kunnen worden genomen. De naaldvoerder is zelfverend en bezit geen crémaillère. De moeite die men moet doen om een crémaillère te openen kan storende bewegingen geven, die weefselschade kunnen aanrichten. De licht gebogen bek maakt het mogelijk om de naaldvoerder onder een bepaalde hoek te houden, zonder dat de bek in het weefsel prikt.

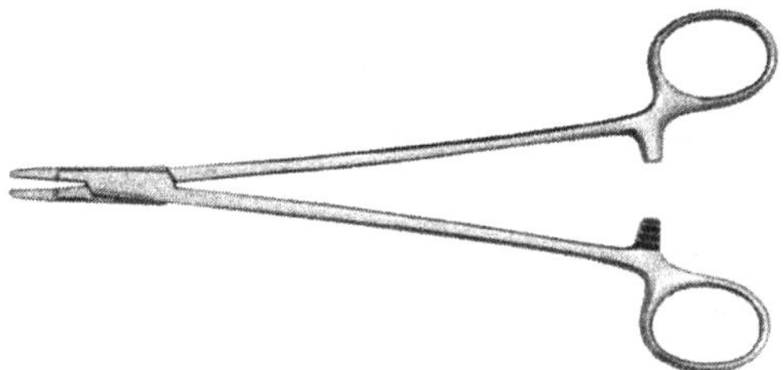

Naam: Naaldvoerder **Rhyder**.
Gebruiksdoel: Met deze naaldvoerder worden de tabakszaknaden op het hart gelegd met behulp van USP 2/0 tot USP 5/0.
Relatie vorm/functie: Dit is een vaatnaaldvoerder met een geringe omvang zonder afbreuk te doen aan de basale regels van het hefboomprincipe en hij heeft een smal toelopend bekje. Ondanks de ranke uitvoering staat de verhouding tussen bek- en beenlengte garant voor de vereiste krachtopbouw. Het bekje is geribbeld, hetgeen een goede grip op de naald geeft.

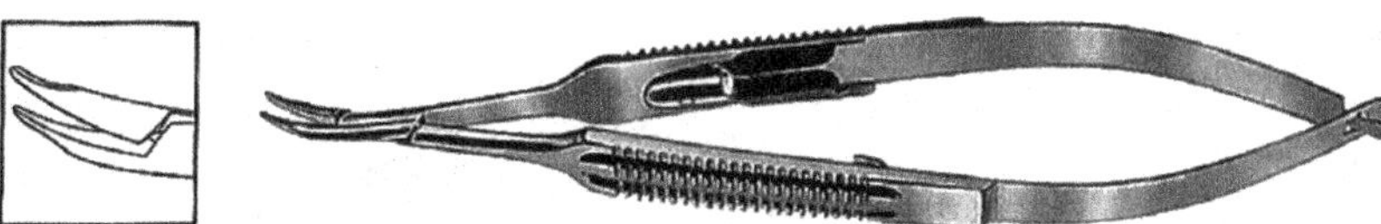

Naam: **Troutman**-naaldvoerder.
Gebruiksdoel: Hechten van de wond.
Relatie vorm/functie: Dit is een kleine naaldvoerder voor de dunne draadjes (7-0 en dunner). De naaldvoerder heeft geribde bladveren voor een betere grip en kan voorzien zijn van een slot.

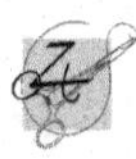

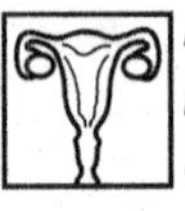

Naam: Naaldvoerder **Ulrich**.

Gebruiksdoel: Anastomoses maken met behulp van USP 6-0 en 7-0.

Relatie vorm/functie: Dit is een verende micronaaldvoerder met een fijn bekje, gemaakt om goede grip te hebben op kleine naaldjes van een USP 6-0 of 7-0. Tijdens bypasschirurgie wordt deze naaldvoerder met name gebruikt om de proximale anastomose tussen de veneuze graft en de aorta te maken met een USP 6-0 (een USP 5-0 met fijn naaldje kan eventueel ook in combinatie met deze naaldvoerder gebruikt worden).

Naam: Naaldvoerder **Wertheim**.

Eventuele bijnaam: S-naaldvoerder.

Gebruiksdoel: Hechten op moeilijk bereikbare plaatsen.

Relatie vorm/functie: De bochten in de benen van deze naaldvoerder verbeteren het zicht en de hanteerbaarheid bij operaties in het kleine bekken. De algemene regel van kromming naar de mediaanlijn van de operateur gaat ook op bij het plaatsen van de naald in deze naaldvoerder. De afgebeelde naaldvoerder in zijaanzicht is dus voor een linksdraaiende naaldvoerder. De naaldvoerder wordt geleverd als 'goudoog'-variant met een tungsten carbide inlay in de bek voor extra slijtvastheid.

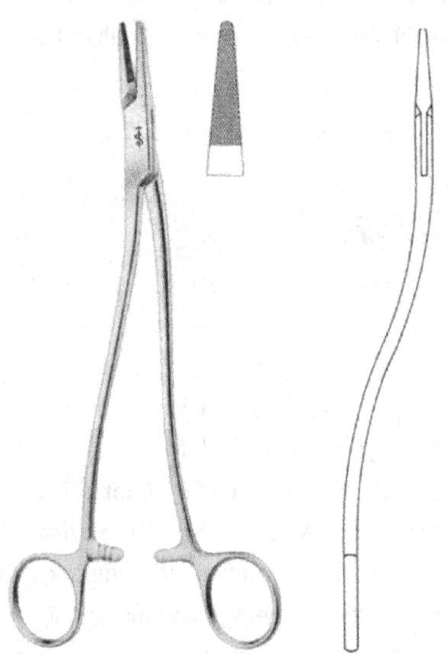

Naam: **Haarpin**.

Officiële naam: Suture holder.

Gebruiksdoel: Het nauwkeurig kunnen plaatsen van meerdere hechtingen, met name bij het inhechten van een nieuwe klep.

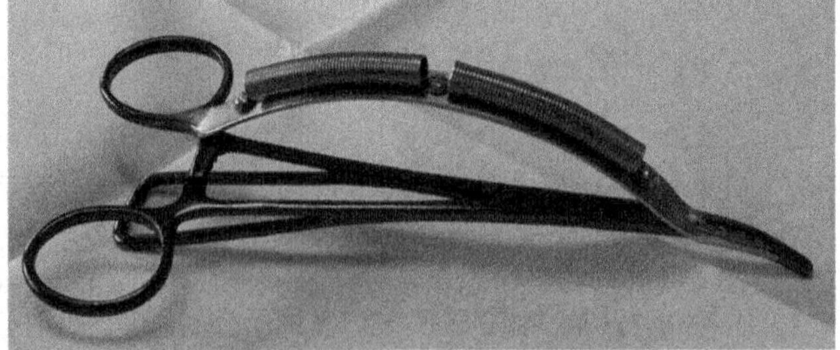

Relatie vorm/functie: Deze klem is opgebouwd uit een Crile-klemmetje, waarop een soort veer bevestigd is, waartussen de hechtdraden geplaatst kunnen worden en daarna nauwgezet gehecht kunnen worden. De klem wordt geplaatst op het afdekmateriaal of een los doekje, waardoor hij vast komt te staan.

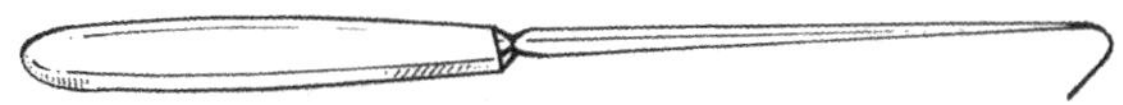

Naam: Naald van **Narath**.

Gebruiksdoel: Deze naald is ontwikkeld om diepe hechtingen door het periost van het os pubis te kunnen leggen. De naald wordt hoofdzakelijk gebruikt bij hernia-femoralischirurgie.

Relatie vorm/functie: De hoek van 45° vergemakkelijkt het leggen van hechtingen op moeilijk bereikbare plaatsen.

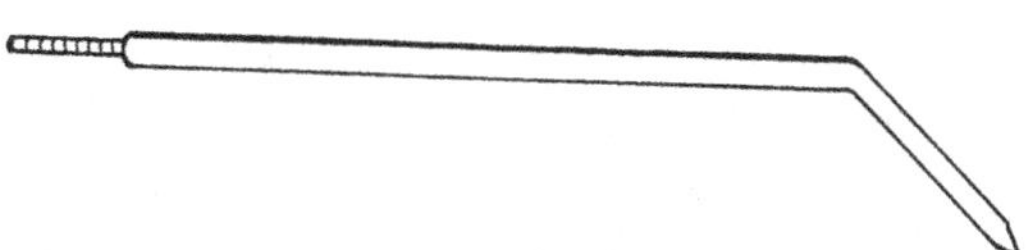

Naam: Drainvoerder **Redon**.

Gebruiksdoel: Deze voerder wordt gebruikt om drains door de huid naar buiten te geleiden.

Relatie vorm/functie: Door zijn scherpe punt kan het instrument met enige kracht door de huid geprikt worden. De snijdende zijkanten van de punt zorgen ervoor dat elke drain (ongeacht de dikte) de huid kan passeren.

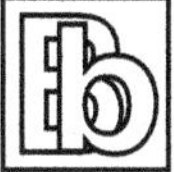

Naam: Peritoneumklem **Schindler**.

Gebruiksdoel: Markeren van het peritoneum, voorafgaand aan het sluiten van de buik.

Relatie vorm/functie: Deze zijwaarts gebogen klemmen zijn bedoeld om het peritoneum vast te grijpen en voor het uitzetten van een aantal markeringspunten ten bate van een symmetrische sluiting van de wond. De zijwaartse kromming benut de operateur om na het aanhaken van het peritoneum de klem buiten de wondrand te laten. Hierbij volgt de kromming de vorm van de buik. De verhouding tussen de lange benen en de korte bek staat garant voor een doeltreffende fixatie van de klemmen waardoor ze niet makkelijk loslaten.

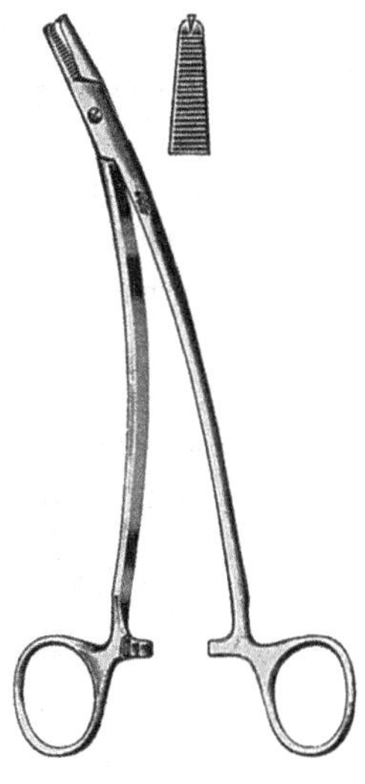

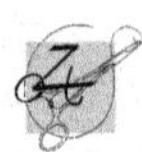

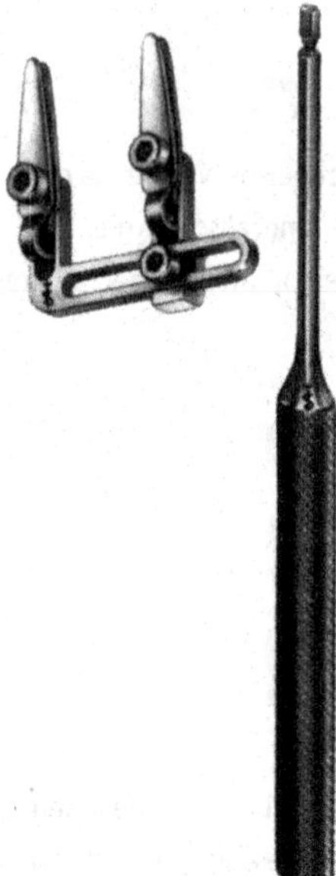

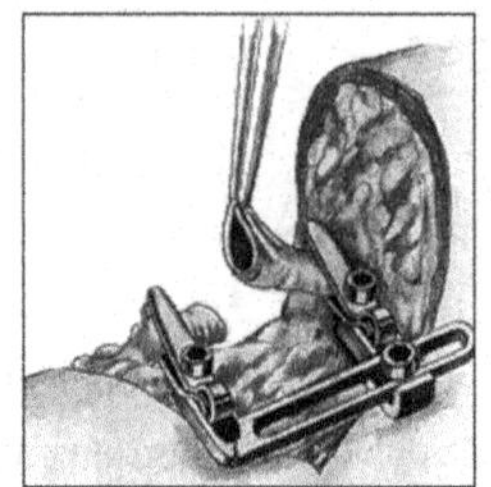

Naam: **Approximator**, zonder nadere aanduiding.

Gebruiksdoel: Vergemakkelijken van het aanleggen van anastomoses.

Relatie vorm/functie: Zoals het toepassingsvoorbeeld laat zien, is dit een bijzonder handig hulpmiddel bij het ondersteunen en fixeren van twee vaatstompen, voorafgaand aan het aanleggen van een anastomose. Met de bijgeleverde inbussleutel kan men de spanning op de bekhelften doseren en de tussenliggende afstand van de beide vaatklemmetjes instellen. De approximator wordt vooral gebruikt bij vaatanastomoses, bijvoorbeeld na een handtrauma.

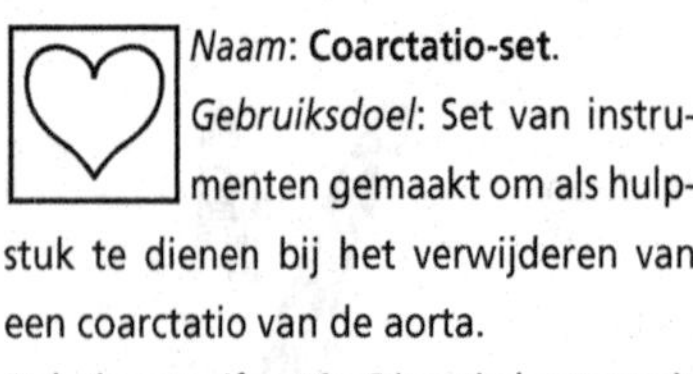

Naam: **Coarctatio-set**.

Gebruiksdoel: Set van instrumenten gemaakt om als hulpstuk te dienen bij het verwijderen van een coarctatio van de aorta.

Relatie vorm/functie: Dit setje bestaat uit twee vaatklemmen: één rechte en één lepelvormige, die tezamen in een brug vastgeklemd kunnen worden. Door deze brug waarin ze bevestigd zijn aan te draaien, worden de twee vaatklemmen naar elkaar toegebracht, waardoor na uitknippen van de coarctatio de twee aortastompen naar elkaar toegebracht worden. Nu kunnen hier middels een end-to-end-anastomose de twee aortadelen weer aan elkaar gezet worden.

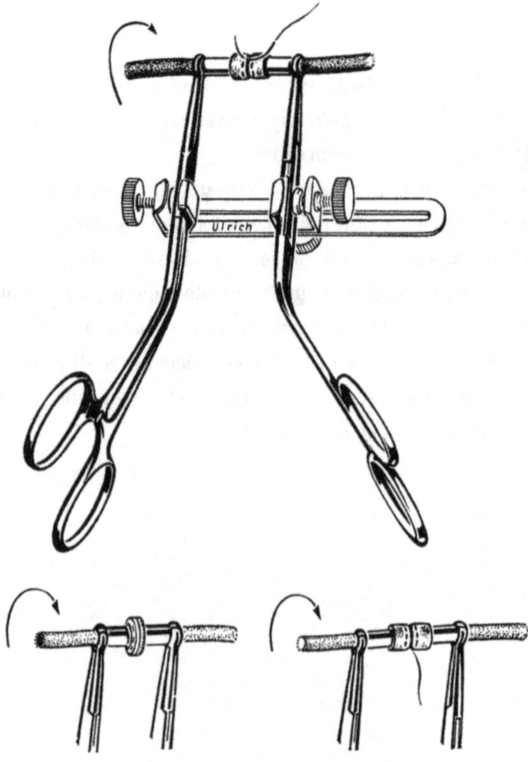

Bronvermelding

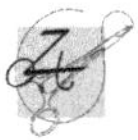

Aesculap, *Hauptkatalog Chirurgie*, Tuttlingen, Germany, 2002.

Bank, Ch., *Kaakchirurgie*. Elsevier gezondheidszorg, Maarssen, 2005.

Belien, M., *Orthopedische chirurgie*. Elsevier gezondheidszorg, Maarssen, 2000.

Beuerle, H., *Instrumentenreiniging op juiste wijze*. Arbeitskreis Instrumentenaufbereitung, Münchener Medizin Mechanik GmbH, Mörfelden-Waldorf, Germany, 2005.

Boele, H. et al., *Urologische chirurgie*. Elsevier gezondheidszorg, Maarssen, 2002.

Elsevier gezondheidszorg jaarboek. Elsevier, Maarssen, 2004.

Elvader, J.A., *Heelmeesters en kwakzalvers door de eeuwen heen*. Stichting Geneeskundige Geschiedenis, Noordwijk, 2001.

Gerritsen, E., *Plastische en reconstructieve chirurgie*. Elsevier gezondheidszorg, Maarssen, 2004.

Larmené, I., *Algemene chirurgie*. Elsevier gezondheidszorg, Maarssen, 2000.

Mulder, H., *Keel-, neus- en oorchirurgie*. Elsevier gezondheidszorg, Maarssen, 2005.

Pinkhof Geneeskundig woordenboek. Bohn Stafleu van Loghum, Houten, 1998.

Productinformatie medisch instrumentarium: Explorent Instruments – Gyrus Medical GmbH, Tuttlingen, Germany, 2005.

Productinformatie QlickSmart: Medzorg Nederland bv, Hillegom, 2004.

Productinformatie diathermie: Valleylab Tyco Healthcare, Zaltbommel, 2004.

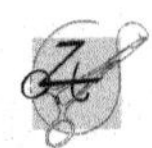

Stoorvogel, P., *Oogchirurgie.* Elsevier gezondheidszorg, Maarssen, 2005.

Vaessen. N., *Neurochirurgie.* Elsevier gezondheidszorg, Maarssen, 2006.

Vliet, van, E.J. et al., *Traumatologie van extremiteiten en bekken.* Elsevier gezondheidszorg, Maarssen, 2005.

Wassink-Cornelisse, J. et al., *Thoraxchirurgie.* Elsevier gezondheidszorg, Maarssen, 2003.

Weert, R. de, *Basisboek Operatieve Zorg en Technieken.* Elsevier gezondheidszorg, Maarssen, 2005.

Weert, R. de, *Gynaecologische Chirurgie.* Elsevier gezondheidszorg, Maarssen, 2004.

Wisse, A., *Vaatchirurgie.* Elsevier gezondheidszorg, Maarssen, 2004.

De iconen bij de instrumenten zijn ontworpen door Rolf de Weert en getekend door Gerard de Groot uit Heerenveen.

Register

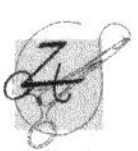

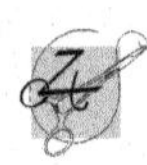

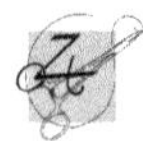

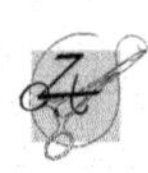

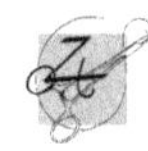

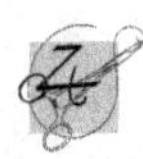

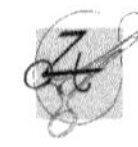

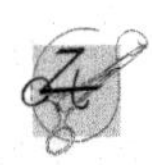

OZT-reeks

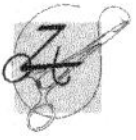

De OZT-reeks kent de volgende delen:

Algemene chirurgie, I. Larmené.

Basisboek operatieve zorg & technieken, R. de Weert.

Gynaecologische chirurgie, R. de Weert.

Instrumentenatlas, R. de Weert.

Kaakchirurgie, C. Bank.

Keel-, neus- en oorchirurgie, J.H. Mulder.

Oogchirurgie, P. Stoorvogel.

Orthopedische chirurgie, M. Beliën.

Plastische en reconstructieve chirurgie, E. Gerritsen.

Thoraxchirurgie, J. Wassink-Cornelisse, M. van Meer, M. Dongstra, m.m.v. M. Bekkers-Hop en C. Bout.

Traumatologie van extremiteiten en bekken, E.J. van Vliet en H. Boele.

Urologische chirurgie, H. Boele m.m.v. E. Riemens-Vuik.

Vaatchirurgie, T. Fuhring-Holzhaus, G.J.J.E. Mans en A. Wisse.